Albrecht Haupt

Kunst und Baukunst der Germanen

REPRINT – VERLAG
LEIPZIG

Die zum Teil geminderte Druckqualität ist auf den
Erhaltungszustand der Originalvorlage zurückzuführen

Volker Hennig, Goseberg 22-24, 37603 Holzminden
ISBN 3-8262-0806-4

Reprint der Originalausgabe von 1909
nach dem Exemplar der Universitätsbibliothek Leipzig
(Signatur: Aesth.C. 7224)

Lektorat: Andreas Bäslack, Leipzig
Einbandgestaltung: Jens Röblitz, Leipzig
Gesamtfertigung: Westermann Druck Zwickau GmbH

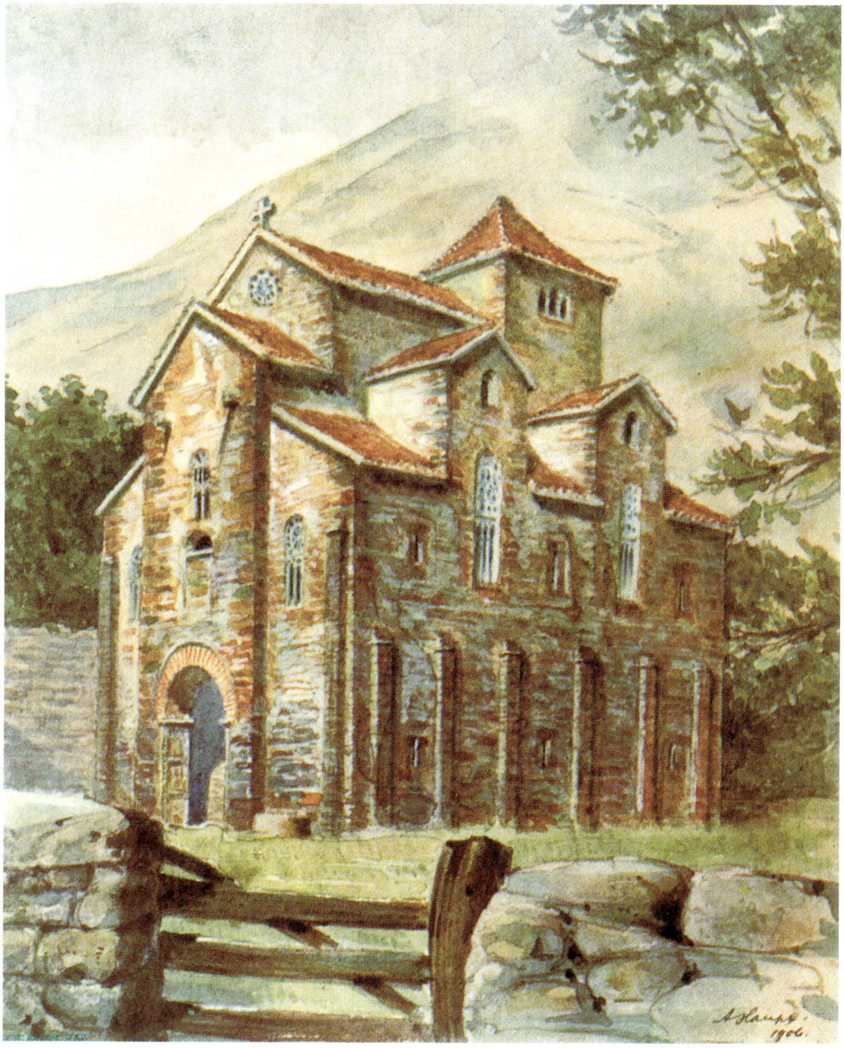

S. Miguel de Lino.
(In ursprünglicher Gestalt.)

DIE ÄLTESTE KUNST
INSBESONDERE
DIE BAUKUNST DER GERMANEN

VON DER VÖLKERWANDERUNG
BIS ZU KARL DEM GROSSEN

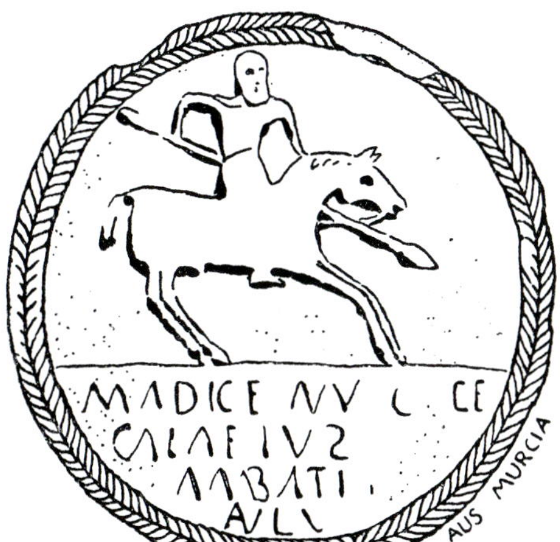

VON

ALBRECHT HAUPT

LEIPZIG · H · A · LUDWIG DEGENER · 1909

SEINER HOHEIT

DEM HERZOGE

JOHANN ALBRECHT
ZU MECKLENBURG

REGENTEN DES HERZOGTUMS BRAUNSCHWEIG

DEUTSCHLANDS VORLEUCHTENDEM FÜHRER
ZU NEUER KOLONIALTÄTIGKEIT

SEI DIES BILD

URALTER GERMANISCHER KULTURARBEIT

IN TIEFSTER EHRFURCHT

VEREHRUNGSVOLL DARGEBRACHT.

Zum Geleit!

Dieses Buch ist ein Versuch, ein erster noch unsicherer Schritt auf bisher nicht begangenem Wege.

Aber ich glaube nicht nur, daß er einmal, sondern sogar, daß er gerade jetzt gewagt werden mußte, da die Zeit dazu gekommen scheint, da sich in allen germanischen Völkern der Wunsch nach solchem Rückblick regt. Wenigstens deutet darauf die sich häufende Vorarbeit über so viele Einzelheiten.

Doch hat bisher noch niemand es unternommen, das Material, das sich so gewaltig angesammelt hat, zu vereinigen, planmäßig zu gliedern, zu einem Ganzen zusammenzubauen.

Freundliche Nachsicht darf daher wohl gewährt werden in Anbetracht der Schwierigkeit des Gewollten. Was ich vor allem erstrebte, ist ja vielleicht gelungen: einen Zusammenhang, einen Faden aufzufinden, an den sich das scheinbar so weit auseinanderliegende Einzelne jetzt doch aufreihen ließ.

Und ferner, den Nachweis zu liefern, daß da, wo vorher nichts zu sein schien, doch etwas, ja mehr, als je zu erwarten war, vorhanden ist; daß die Kindheit unserer germanischen Volkstämme keineswegs des goldenen Glanzes der Schönheitsfreude und des künstlerischen Lebensschmuckes, noch auch sogar eigener Gestaltungskraft und eigenen Wollens auf diesem Gebiete entbehrte.

Sollte mein Versuch dazu helfen, daß in dem unübersehbaren Mosaikbilde der Kunst auch eine bescheidene Ecke als der ältesten germanischen zugehörig anerkannt würde, und daß die heute durch so manche schwere Einwirkung auseinandergetriebenen germanischen Völker sich ihrer gemeinsamen künstlerischen Kindheit mit einiger Freude erinnerten, wenigstens solche Erinnerungen mit Liebe weiterpflegten, so wäre die wichtigste Aufgabe gelöst.

Fern lag es mir natürlich, hier den Weg anderer wertvoller und fruchtbringender Studien durchkreuzen oder abschneiden zu wollen. Weit ferner noch, etwa zu behaupten, daß die als „germanisch" geschilderte Kunst so, wie sie hier erscheint, ohne jede fremde Einwirkung aus Wotans Haupte gesprungen sei. Vielmehr hatte sie so gut als jede andere ihre Vorläufer, ihre Quellen, aus denen sie schöpfte, und in vielen Fällen mag sie, wie kluge Männer es bereits sich dachten, Trägerin bestimmter künstlerischer Erbschaften, selbst Vermittlerin zwischen Ost und West, Ausfüllerin sonst klaffender Lücken in der Entwicklung oder nur Erhaltung der Kunst gewesen sein.

Aber wo sie sich Fremdes zu eigen gewonnen hat, da darf man dieses als nun ihr gehörig ansehen, darf in Anerkennung nach eigenem Geschmacke erfolgter Auswahl für sie in Anspruch nehmen, daß solche Aneignung aus innerem Grunde, nicht nach Zufälligkeiten, vor sich ging. Was der Germane so in sich aufnahm, wurde ein Teil seines jungen Selbst, verschmolz mit älterem Besitze zu neuem Ganzen. Wie nun, davon wollte ich ein Bild zu geben versuchen.

Nicht jedoch davon, woher solche fremde Bestandteile kamen, die hier zu frischem Leben zusammenwuchsen. Insbesondere ist mir die Kunst des Orients allzu wenig vertraut, als daß ich Zusammenhänge dorther nachzuweisen versuchen dürfte, auch wenn ich das gewollt hätte. Das bleibt anderen, wissenderen, die hier gegebenes Material nach dieser Richtung zergliedern mögen. Mir war es um die Zusammenfassung zu tun.

In solchem Zusammenhange ist es hier unerheblich, ob zum Beispiel das Theoderichgrabmal römische, syrische oder gar mesopotamische Elemente enthalten mag. Das Werk ist gewaltig genug, um in seiner Zeit und an seinem Orte einen bedeutungsvollen Markstein zu bilden, als errichtet von dem größten Germanenkönig, wenn auch in erobertem Lande, doch für ihn selbst, ein Spiegel seines Geistes und des Geistes seines Volkes.

Wie wir das Kolosseum vor allem als eine architektonische Großtat des Römertums bewundern, unangesehen, ob Künstler aus aller Welt, vielleicht auch aus dem Osten, es gestalten mochten.

Es war also das Zusammenfassen des von und für Germanen in jenen kritischen vier Jahrhunderten Geschaffenen zu einem Bilde mein Ziel, — und ich freue mich der Möglichkeit eines Ergebnisses. Wie bemerkt, führt auch ein Zug unserer Zeit darauf hin; eine nicht mehr kleine Gruppe von Helfern hat großes Material zusammengetragen; hat auch mich unterstützt, wo es möglich war; hat mir gezeigt, daß bereits eine Gemeinde besteht, in solchem edlen Streben geeint. Das gab mir die Sicherheit, daß ich nicht vielleicht voreingenommen als einzelner unhaltbarer Idee nachjagte.

So darf ich wohl den Vielen danken, die mir hilfreiche Hand boten in Rat und Tat. Vor allem dem Generaldirektor der königlich preußischen Museen, dem verehrten Meister Wilhelm Bode, der mich in gütigster Weise unterstützte, für die unentbehrlichen Studienreisen in Spanien und Italien selbst pekuniär und durch Erteilung von Aufträgen, deren Ergebnisse dem künftigen Deutschen Museum zugute kommen sollen; dann deutschen Museumsverwaltungen, wie denen zu Stuttgart, Mainz, Wiesbaden, Metz; deutschen Gelehrten, die alle zu nennen die Gelegenheit fehlt. Aber auch im Ausland half man mir überall bereitwillig; die Generaldirektion der italienischen Museen und Kunstdenkmäler in Rom, die Direktion des französischen Nationalmuseums zu St. Germain, der Nationalbibliothek zu Paris, die Museumsdirektionen zu Genf, Narbonne, Barcelona,

Madrid, Sevilla, Lissabon, Oviedo und andere, die ausländischen Herren Kollegen, alle bestrebten sich, mir die nicht immer leicht zu findenden Wege zu weisen. Auch der Deutsche Botschafter zu Madrid, Herr von Radowitz, hat sich zu meiner Unterstützung umfassend bemüht.

Und so manchen Brief empfing ich, der mir schätzbare Winke gab, manches gute Wort dazu!

Es sei dies alles ohne Einzelheit doch aufrichtigst gerühmt und dafür gedankt.

Zuletzt auch meinem trefflichen Herrn Verleger, der sich mit größter Liebe und Aufopferung in den Dienst der bedeutenden Sache gestellt und jeden meiner Wünsche erfüllt hat, soweit dies möglich war.

Das Ergebnis nicht geringer langjähriger Mühen übergebe ich so vertrauensvoll dem deutschen Volke, auch ein wenig allen Völkern germanischen Ursprunges. Möchte es wieder verbinden helfen, wo Jahrtausende getrennt haben.

Hannover, August 1908. A. H.

DIE ÄLTESTE KUNST INSBESONDERE DIE BAUKUNST DER GERMANEN

Unendliche Arbeit ist getan für den Aufbau einer Geschichte der alten Kunst der ganzen Welt. Fern im Osten, Süden und Westen durchwühlt emsige Forschung die übereinander gelagerten Kulturschichten der Jahrtausende. Langsam fügt sich Glied an Glied der Kette, die zurückreicht bis in die Anfänge menschlicher Kultur.

Nicht die letzten dabei waren deutsche Männer, die ihre ganze Kraft solchem Tun widmeten, die für griechische, ägyptische, assyrische graue Vergangenheit und ihre Erhellung ihr Dasein einsetzten; und deutscher Wissenschaft gebührt wie in anderen Dingen so auch hier hohe Ehre.

Doch erstaunlich — wenn wir alle das Geleistete an uns vorüberziehen lassen, wie mag es wohl kommen, daß gerade unser Eigenstes dabei so stark zurücktritt? — Warum scheint es bis heute immer noch wichtiger und auch wissenschaftlich allein wert und würdig, seine Kräfte so ferner Kultur zu widmen, warum gilt es für minderwertig, ja dilettantenhaft, wenn einer sich angelegen sein läßt, auch von ältester deutscher oder germanischer Kunst zu sagen und nach ihr zu forschen? Ist es denn wirklich richtig, daß da ganz und gar nicht zu finden ist, daß alles das, was dieser oder jener so nennen will, nichts anderes sein soll, als entarteter und barbarisierter Abfall allein liebens- und beachtenswerter südlicher und östlicher Art?

Und wo wirklich noch etwas sich zeigt, was den Blick der Bewunderung doch auf sich zieht, und was dabei den Namen irgendeines nordischen Barbarenstammes oder eines seiner Helden trägt, — ist es denn allein des Schweißes wert immer und immer wieder beweisen zu wollen, daß dann solches Werk unmöglich barbarisch-nordischem Geist entsprungen sein könne, — daß überhaupt alles, was auf Kunstwert Anspruch erheben kann, a priori Fremden zuzuweisen sein müsse?

Das scheint bisher wissenschaftlicher Grundsatz zu sein. Nur verworrene oder phantastische Köpfe können von so bewährtem Grunde weichen. Und wer gar von der patriotischen Pflicht sagt, die gebiete, was wirklich germanisch sei, auch als solches zu würdigen, dem wird bedeutet, daß es in der Kunst und Geschichte der Kunst keinen Patriotismus geben dürfe, nur Wissenschaft allein; und die Wissenschaft lehre, daß alles Heil von draußen komme.

Trotzdem sei es gewagt, hier nicht nur die Pflicht deutscher Kunstgeschichte zu erfüllen, das was vermutlich doch dem Norden und seinen Völkern geistig angehört, für sie wieder in Anspruch zu nehmen, sondern auch den Beweis auf einem Gebiete wenigstens nicht ganz unwissenschaftlich zu führen, daß dem wirklich so sei; und daß Eigenart und Leistung nordisch-germanischer Völker nicht nur in Poesie und Musik, sondern auch in sicht- und fühlbaren Werken ihrer Hand zu finden möglich; daß solche Art in den allerersten Zeiten, da ihre Kraft sich noch tastend versuchte, sich vielleicht am deutlichsten offenbare, somit gerade diese Jugendzeit für jeden, der germanisches Wesen liebt, von tiefster Bedeutung sein müsse.

ALLGEMEINER TEIL

Für die Würdigung der Eigenart und des Werkes des germanischen Zweiges der Indogermanen ist es unerheblich, ob der Urwohnort (so weit von solchem zu sprechen) wirklich das iranische Hochland, oder ob nicht gerade das norddeutsche Tiefland die Wiege der indogermanischen Stämme sei, wie man das neuerdings behaupten will. Jedenfalls aber ist Deutschland — mit Skandinavien zusammen — östlich weit ausgedehnt und den nördlichen Teil Polens in sich fassend, als die Heimat wenigstens der eigentlichen Germanen anzusehen. Selbst sind manche ruhiger angelegte Stämme im engeren oder weiteren Bereiche dieser Heimat bis heute geblieben; regsamere und meist reicher begabte wanderten früh nach Südosten und Süden, andere nach Westen von dannen; bei diesen und durch sie hat germanische Kultur und Kunst eine erste Höhe erreicht.

Heimat

Was zurückblieb und die alten Stammsitze weiter bewohnte, verharrte auch in der Entwicklung länger auf dem alten Standpunkte, hat von eigener Kultur aus jener ersten Zeit weit weniger hinterlassen, lernte vielmehr erst spät aus der zurückströmenden Kultur der anderen Stämme ähnliches schaffen, wie jene.

Der kraftvollste und edelste aller Stämme war der gotische, der früh nach Südosten bis zum Schwarzen Meere zog. Von ihm lösten sich wieder die Westgoten, nach stürmischen Siegeszuge die Balkanhalbinsel, dann Italien und Südfrankreich gewinnend, um zuletzt ein neues Reich in Spanien zu gründen, das erst im Kampfe gegen die Araber unterging.

Völkerverschiebung und Völkerwanderung

Schon vorher hatten die stammlich nahestehenden Vandalen, ebenfalls Ostgermanen, Nordafrika erobert. Ihr Königreich, das wunderbar rasch erwachsen war, erlag freilich bald der List der Byzantiner und ihrer Staats- und Kriegskunst.

Auch die Burgunden waren aus östlichem Bereich gekommen, gen Sonnenuntergang bis an den Rhein gezogen, hatten dann aber, nachdem die Hunnen sie dort fast vernichtet hatten, noch weiter im Westen, im späteren Burgund, das sich bis nach der Rhonemündung erstreckte, sich eine andere Heimat geschaffen.

Die Ostgoten, die unter Theoderich dem Großen in Italien eingedrungen baldigst dieses Landes Herren wurden, gelangten rasch zur höchsten politischen Macht; ihre Grenzen reichten bis nach Südfrankreich, Sizilien, Ungarn und Dalmatien. Nach kaum sechzigjähriger Herrschaft verloren aber auch sie Reich, Macht und Dasein und verschwanden spurlos. Mit ihnen das glänzendste und bedeutsamste germanische Staatengebilde jener Zeit.

Ihnen erwuchsen in den Langobarden zuerst Feinde, dann Nachfolger und Rächer. Seit 568, bis Karl der Große 774 ihr Reich stürzte, beherrschten sie fast ganz Italien.

Schon im 5. Jahrhundert hatten die salischen Franken unter Childerich, dann Chlodowech Schritt für Schritt in unwiderstehlichem Siegeszuge Frankreich durchdrungen und dort auf den Trümmern keltischer und römischer Kulturen, später auch die Burgunden sich unterwerfend, einen neuen mächtigen Germanenstaat geschaffen, den einzigen, der sich in gleichmäßiger Entwicklung bis heute erhielt. Freilich ist längst sein Germanentum unter dem wieder an die Oberfläche gelangten gallischen Elemente verschwunden.

Selbst England hatten die eingebrochenen Angelsachsen germanisch gemacht; ihr Königreich, durch schwere Kämpfe gegangen, bestand bis zum Einbruch der Normannen, eines ebenfalls vorwiegend germanischen Volkes. Doch ist dort das Angelsachsentum in der inneren Entwicklung bis heute bestimmend und herrschend geblieben.

Europa germanisch

Überblicken wir dies ungeheure Gemälde, in dem wir die über das gesamte westliche und südliche Europa herübergefluteten germanischen Völkermassen vereinigt finden, so sehen wir vom 6. Jahrhundert an ganz Europa, mit Ausnahme des heutigen Rußlands und der eigentlichen Balkanhalbinsel, selbst die Nordküste Afrikas Germanen untertan oder von ihnen bevölkert; und so kann es nicht wundernehmen, daß damals eine völlig gleichartige und zwar germanische Kultur und Kunstauffassung, freilich in der Folge ganz verschwunden und gegenüber der südöstlichen so unendlich viel reicheren nicht beachtet, über alle diese Gebiete hin herrschte, von der Krim an bis nach Lissabon, von Nordskandinavien und England bis nach Karthago.

Einheitliche Kunst der Germanen

Mehr als anderes geben die Gräber und Kirchhöfe jener Völker hiervon Zeugnis; und in so reichem Maße, Jahr für Jahr so ungeheure Mengen der bemerkenswertesten Kunsterzeugnisse dem Tage wiederspendend, daß wir heute wahrhaft erstaunen über solche ungeahnte Fülle altgermanischen Werkes, vor allem aber über die unerwartete Einheit dieser Kunst, die, durchaus verschieden von aller anderen gleichzeitigen, nur wenig von ihr beeinflußt, beweist, daß der ungeheuren Völkermasse der Germanen einerlei Art des Geschmacks, einerlei Art sich zu schmücken, zu kleiden, zu waffnen, zu leben, gewiß auch zu wohnen und zu bauen eigen war.

Mit dem Untergange der meisten dieser alten Reiche, mit dem langsamen Übergange der überlebenden ins frühe Mittelalter zu einer völlig anderen Art von Kultur und Dasein, mit der Vernichtung zuerst des alten Glaubens, dann auch selbst der alten Poesie durch den römischen Katholizismus, den Träger grundverschiedenen geistigen Lebens, versank jene germanische Eigenart langsam wieder, nur noch ein letztes und bescheidenes Dämmerleben führend in vergessenen Winkeln und Ecken, wie Norwegen und Island, wo ihre spätesten Daseinsäußerungen fast bis in unsere Tage reichen.

Dennoch ist, wie oben schon betont, die Einheit in jener Kunst so groß und ihre Art so verschieden von der des Südens, ihre Masse dabei so überwältigend, daß die schulmeisterliche Ungläubigkeit früherer Geschlechter, die in den eigensten nordischen Kunstwerken immer noch Händlerware sehen wollte, lange verstummte; wir erkennen heute darin eine solche Selbständigkeit an Werk und Leistung, daß wir uns der Gewalt der Rasseneigentümlichkeit ohne längeren Widerstand beugen müssen. Wir fühlen, daß wir vor einem ganz selbständigen Kunstwesen stehen, das langsam aus der Erde wieder hervortaucht, darin es solange verborgen und vergessen gelegen.

Es sind völlig neue Eindrücke und Einwirkungen, die wir hier erleben, vergleichbar denen jener vergangenen Jahrhunderte, da der europäischen Kultur die so plötzlich hervortauchende östliche Wunderwelt der Asiaten, die indische, chinesische, japanische als ein so ganz Neues erschien, damals ein Zeugnis, daß im fernen Osten fremde Völker zu einer bisher unbekannten Form der Schönheit und doch zu einer nicht wenig merkwürdigen und selbständigen hatten gelangen können. Nur daß das was sich heute unseren Augen bietet, unser lange vergessenes und verborgenes doch allereigenstes Erbe ist.

Nicht länger darf jemand also zu behaupten wagen, daß etwa im großen römischen Reiche irgendwo Bronzegießer und Waffenschmiede, Goldarbeiter und andere Kunsthandwerker niedrigstehende Kleinarbeiten, wie sie jenen „Barbaren" nötig waren, in ungeheuren Massen angefertigt und durch Karawanen und Kaufleute in die unwirtlichen Hyperboräerlande gesandt hätten im Austausch gegen Felle, Bernstein und ähnliche Erzeugnisse nordischer Wildnis.

Vielmehr bergen selbst im sonnigen Italien noch ungezählte Gräber von West- und Ostgoten oder Langobarden herrliche Kunst- und Schmuckgegenstände, Kostbarkeiten, deren Schönheit neben der der Leistungen der Römer und Griechen keineswegs verbleicht; ebenso wie die Schätze uralter Kirchen des Südens als ihre köstlichsten Besitztümer noch heute die Geschenke „barbarischer" Könige und Königinnen aufweisen aus Gold und Silber, mit funkelndem Gesteine überreich besetzt; Kostbarkeiten mannigfaltester Art und verschiedensten Stoffes, von höchst eigener Formgebung, prächtiger Gestalt und Wirkung, doch jedem Auge schon von weitem als „barbarisch" erkennbar.

Langsam wird dann der Unname zum Ehrennamen für eine eigene Kultur. Zahlreiche Bücher und Bilder sprechen heute bereits von Kunst und Kunstgewerbe der „Barbaren"; jetzt beginnt dem Auge, das den Nebel der Zeiten und jener wilden Kämpfe durchdringt, sich innerhalb des seither da gesehenen Chaos und an seiner Statt sich eine der Ordnung keineswegs entbehrende Welt, eine neue doch wohl gegliederte Kunstart zu enthüllen: — die älteste „germanische".

Und hier triumphiert am Ende wieder einmal das Prinzip der Rasse. Was jetzt als Ergebnis rein germanischer Art hervortritt, hat sein eigenes Leben und seine eigenen Schönheitsgesetze; in ihrer Art nicht minder wertvolle, als die im Bereiche uns seither wohl bekannter und vertrauter anderer Rassen einst geltenden.

Sucht sich doch eine jegliche Art ihren Weg nach ihrem eigenen inneren Gebote.

Wunderlich ist es nun, wie fremd uns inzwischen selber unser einstiges Selbst geworden ist, wie schwer wir uns wieder in unseres Stammes und unserer Heimat alte Kunstsprache zu finden wissen; es ist ein Weg durch Jahrtausende zurück, nicht ohne Dornen, da unser Auge durch uns stammfremdes Wesen und fremde Sitten so ganz umgewöhnt ist.

Und doch — solches Versenken wirkt langsam neues Wunder. Freunde echter Germanenkunst brechen in Scharen wieder hervor, Kenntnis und Verständnis dafür wird täglich breiter, und die Freude an dieser wieder entschleierten Schönheit wächst fort und fort. Jeder fühlt mit und sucht zu ergründen, worin der Unterschied zwischen dem auferstandenen und dem seither in Geltung gewesenen Schönheitsbegriffe bestehe, worauf sich der jener Alten gründete, worin er gipfelte, — und siehe, es gelingt uns zuletzt völlig, denn alles das ist für uns ja nur der Einzug ins Erbe der Väter.

Fernere Denkmale

Doch nicht Gräberfunde allein geben uns noch Zeugnis von dem vor alters in jener Kunst Gewesenen und Geschaffenen, auch manch anderes Denkmal spricht davon. So die allerlei Weihegaben und Angedenken, in ehrwürdigen Gotteshäusern bewahrt; auch Beutestücke, Geschenke und ähnliches in uralten Schatzkammern.

Nicht zu vergessen sodann der Nachrichten, die die Schriftsteller der germanischen Völker von ihrem Dasein uns überlieferten. Hat doch das Gotenvolk in Cassiodorius, Jordanis, Prokop, das Langobardenvolk in Paulus Diaconus, das der gallischen Franken in Gregor von Tours, selbst noch die Karolingerzeit in Einhard, wackere, wenn auch oft lakonische und trockene, selbst einfältige Schilderer gefunden; aus manchem Wort und manchem Gedicht welscher Poeten, wie denen des Venantius Fortunatus, aus geschichtlichen Nachrichten, wie denen des Anonymus des Valesius klingt anerkennendes oder gar begeistertes Lob und heller Preis germanischer Kunstleistung, die jene Fremden einst in Erstaunen gesetzt hat.

Bauwerke

Zuletzt aber ist die Reihe wirklich in Resten, ja selbst vollständig erhaltener Baudenkmale aus den fernen Tagen germanischer Herrschaft keineswegs ganz gering noch verächtlich. Steht doch in Italien unter vielen anderen noch ein von je viel bewundertes Werk frühester germanischer Baukunst: Theoderichs des Großen Grabmal, das er sich selber errichtete. Auch das sogenannte Oratorium der Langobardenherzogin Peltrudis oder Gertrudis in Cividale und vieles Stück- und Trümmerwerk gehört dahin; — in Spanien kennen wir den Kirchenbau des Westgotenkönigs Reccesvinth zu Baños und manches andere; von seinen Nachfolgern, den letzten Westgoten in Asturien, die Königshalle von Sta. Maria de Naranco, das Oratorium von Sta. Cristina de Lena und nicht weniges Ähnliche oft von hervorragendem Werte; in Frankreich allerlei Merowinger- und Frankenbauwerk, wie St. Jean zu Poitiers, die Karolingerkirche zu Germigny-des-Prés; in Deutschland die Halle zu Lorsch, Karls des Großen Pfalzkirche zu Aachen und Heinrichs I. Kapelle zu Quedlinburg; ihnen folgt noch eine Reihe karolingischer und sächsicher Frühbauten nach altgermanischer Art. In England sind der angelsächsischen Kirchenbauten so manche noch vorhanden, vor allem die Kirchlein zu Bradford-on-Avon und Barton-on-Humber, die Türme von Monkwearmouth und Earls Barton.

Als Spätwerke im hohen Norden folgen zuletzt die hölzernen Stabkirchen Norwegens — — alles dies zusammen fürwahr ein nicht ganz geringer Schatz an Denkmälern noch heute sicht- und greifbarer Art.

Wenn auch nicht viel im Vergleich zu der Fülle der Werke anderer Zeiten und anderer Länder, so für uns um so unschätzbarer.

Sprechende Beweise dafür, daß wie den anderen von uns bisher allein geschätzten Völkern, nicht minder auch den Germanen von Anfang an eigenes künstlerisches Leben und Wollen inne wohnte, wenn es auch zuerst freilich nur im bescheidenen Rahmen der Notdurft und im Kleinsten wirkte und schuf, wenn auch so manche Anregung von außen kam und erst der Eindruck fremden Könnens die eigene Tätigkeit anspornte und befruchtete.

Einwirkung von außen

Denn keineswegs kann und soll dabei geleugnet werden, daß künstlerische Einwirkungen genug aus anderen Kulturregionen, in germanische Gauen eindringend, da Einfluß gewannen. Und manche südliche Form und mancher fremde Gedanke seit der Etrusker-, Griechen- und Römerzeit blieb bei den nordischen Barbaren haften, wandelte sich, nahm neue Gestalt an, bildete den Keim zu neuer Entwicklung. Aber wer macht Indern und Chinesen einen Vorwurf daraus, daß sie von westlicher Kultur starke Einflüsse empfingen; wer anerkennt griechische Baukunst deshalb weniger, weil die Grundformen ihrer Säulenarchitektur aus Ägypten, Assyrien und anderen Ländern zu ihnen gewandert sind; wer gar bezweifelt den ungeheuren Wert römischer Kunst, die doch fast alles dem griechischen, klein- oder vorderasiatischen Osten entnahm?

In deutschen Landen gab und gibt es freilich noch immer Leute, die, päpstlicher als der Papst, die Existenz einer deutschen oder weiter gefaßt germanischen Kunst leugnen oder solche wenigstens möglichst verkleinern und hinabdrücken zu müssen glauben, mit der steten Wiederholung dessen, daß sich in ihr nachweislich so manches fremde Element eingeschlichen habe, das dann vielleicht langsam unkenntlich und umgestaltet worden, dessen künstlerischer Ursprung aber allein im Süden und Osten zu finden sei.

Was macht das alles?

Originalität

Denn trotz alledem hat schon seit ihrem ersten Erwachen die germanische Kunst eine so charakteristische Art entfaltet, immer wieder eigene Wege eingeschlagen und etwaige fremde Motive und Elemente so gründlich verarbeitet und umgeschmolzen, daß auch solche in den meisten Fällen nicht mehr als eingewandert zu erkennen und völlig in die so ganz verschieden geartete nordische Kunstweise eingefügt sind als ihr zu eigen geworden. Und es bleibt außerdem noch so viel Selbständiges und rein Germanisches lebendig, daß sich aus allem hier vor uns das Bild einer ganz ebenso stark und wohl abgegrenzten Kunstwesens abhebt, als das bisher anerkannter sonstiger Kunstzeiten.

Welchen ungeheuren Wert es aber für die gesamten germanischen Völker haben muß, ihren Geist und ihr Wesen in ihrer eigensten Kunst im Bild widergespiegelt zu sehen, gerade in jener, die sich als ihre älteste zuerst auf noch unbebautem Boden damals entwickelte, als das Germanentum in vollster Jugendfrische gleichsam neugeboren aus den Wäldern hervortrat in das helle Tageslicht der Geschichte und in den Gesichtskreis der schon alt gewordenen Kulturwelt, — das ist nicht zu ermessen. Denn nur hier ist die ursprüngliche Sonderart des Stammes und der Rasse so weit, als überhaupt möglich, rein und unverfälscht zu erkennen; was später erwuchs und was noch heute erwächst, — sei es noch so sehr germanischen Geistes echtes Kind, ward immer mehr das Ergebnis unendlich viel fremder Kultur- und Geistesströme, die seit fast zwei Jahrtausenden zu uns geflossen sind und sich mit dem ersten und Hauptstrom reiner Urstammheit gemischt haben, bis es unser Eigentum geworden.

So ist, obwohl man immer einen Albrecht Dürer in seinem Werke als den deutschesten aller deutschen Künstler empfindet und mit Recht bezeichnet, doch, wie er als einer der ersten die gewaltige Einwirkung der aus dem Süden herüberflutenden Renaissancekunst empfand und in sich verarbeitete, selbst schon seine Kunst als eine unendlich differenzierte aus vielerlei Kultur erst zu einer neudeutschen zusammengewachsene zu betrachten, so sehr gerade in ihm die germanische Rasse in allem Wesentlichen in lange nicht gesehener Art aufs neue triumphierte.

Ein ganz anderes bleibt es aber, die ersten Kunstäußerungen eines noch ganz jungen und reinen Volkes zu beobachten, sich in sie zu vertiefen, aus ihnen und ihrer oft noch unbeholfenen Ausdrucksweise die künftige Art und den eigentlichen Inhalt seines Wesens zu erkennen, sozusagen von des Kindes erstem stammelnden Laute alles sich bilden und gestalten zu sehen, was in seinem Herzen seit Urzeiten träumend sich bewegte. Was sich formte zu den ersten Werken seiner Hände und seines Geistes, seiner Kunst und seiner Poesie, vom vielgestaltigen Schmucke aus seinen Gräbern bis zum gewaltigen Grabmal Dietrichs von Bern, vom erhabenen Sange von Walhallas Glanz bis zur wundersamen Klage von der Nibelungen Not und Untergang.

Das allermeiste des Besten, das einst war, ist freilich unwiederbringlich dahin und vernichtet. So versank ja auch die uralte Götterlehre der Deutschen, und allein ein Stückwerk von Trümmern hat sich in die isländische Edda gerettet, in dem schwer sich unser unsicheres Tasten zurecht findet, und nur noch ein verschleierter Blick in jenen an Gestalten und Gedanken so unendlich reichen Himmel der Germanen möglich wird. Die Sammlung ihrer alten köstlichen Lieder, die noch ein Karl der Große veranstalten ließ, hat traurige Pfaffheit seines Sohnes vernichtet, ihre Reste haben dessen Geistesvettern im Volke ausgerodet. Es ist nur noch das klingende Echo einstigen ungeheuren dichterischen Besitzes, das in unseren Wäldern klagt.

Unübersehbare Arbeit ist der Pflege der Denkmäler antiker Kunst und antiken Geistes gewidmet worden, auch von uns; treulichste Sorgfalt seit Jahrtausenden darauf verwandt, der Griechen und Römer künstlerische und geistige Arbeit zu erhalten und zu vererben, auch von seiten gerade jener Geistlichkeit, die mit fanatischer Leidenschaft jede Spur germanischen Wesens auszutilgen strebte. Seit fünf und mehr Jahrhunderten sind humanistische Kreise am Werk, jenes löbliche Tun in die weitesten Kreise zu pflanzen, und ist selbst unsere gesamte Bildung auf jenem fremden geistigen Wesen, auf dem gräko-italischen Humanismus aufgebaut. Das griechisch-römische Gymnasium ist bis heute die Quelle und Vorstufe aller unserer geistigen und künstlerischen Bildung geblieben.

Humanismus

Gewiß teilweise und seiner Zeit mit Recht. —

Aber was all diese fremd denkenden Jahrhunderte von unserem Allereigensten, vom Urerbe unserer Väter überdauerte, das war jammervoll wenig geworden. So bleibt unserer Zeit, da selbst auch dies Wenige ihr ein unschätzbarer Gewinn werden könnte, die Aufgabe, wenigstens den letzten Rest unseres ältesten Hortes zu heben; die Gräber müssen wir öffnen und die vergessenen Winkel durchforschen, um das noch Übrige zusammen zu tragen, um uns ein wenn auch nur bescheidenes Gebäude aufzuerbauen, das das nur uns allein Eigene, die Trümmer unseres ältesten Erbteils umschließt.

Nicht vergeblich haben wir solches unternommen.

Reicher als man je gedacht, strömt der Inhalt der ältesten Kirchhöfe hervor, finden sich überall zerstreut die Urreste unseres Volkstums, wuchert hier und da noch der Efeu uralter Kunst um die Ruinen, — und so mag es denn doch gelingen, ein nicht allzu lückenhaftes Bild dessen wieder zu gewinnen, was die großen germanischen Zeiten bis nach den Völkerwanderungen, die heute für uns nicht mehr ein Chaos sind, sondern eine Zeit der Bildung neuer gewaltiger Völkergruppen, der Neugestaltung und Neubefruchtung der ganzen Welt, — was jene Zeiten für schön hielten und wie ihre Kunstideale aussahen. Und wie gerade in ihnen die Keime lagen für die gesamten sich seitdem neu aufbauenden Zeiten bis heute.

Solche Wege wollen wir hier zu gehen versuchen.

Nochmals einen raschen Blick auf die geschichtliche Grundlage unserer Untersuchungen.

Zu Cäsars und Tacitus' Zeiten war Germanien, das heutige rechtsrheinische Deutschland, bis zum Niemen und bis nach Rußland hinein, wie auch Skandinavien, von reinen Germanen bevölkert, deren Ausläufer

Geschichtliches

in die Westschweiz, ins Elsaß und am Niederrhein auch nach Gallien hinüberragten. In Ostpreußen und Polen saßen Goten, westlich von ihnen bis zur Elbe Burgunden und Vandalen; die Langobarden im heutigen niedersten Sachsen um Lüneburg, südlich von ihnen Cherusker und Chatten, nördlich Angelsachsen und westlich an der Küste Friesen; Ost- und Westfalen bis zum Rhein hin; am Niederrhein und weiter westlich schuf sich in der Folge das germanische Völkergemisch der salischen Franken, rheinaufwärts das der Uferfranken, die Heimat; östlich davon Hermunduren in Thüringen; am Oberrhein entwickelten sich langsam am Südende des Dekumatenlandes die Alamannen, an die sich östlich Sueben, Bajuwaren, in Böhmen die Markomannen anschlossen.

Verteilung

Dies die Verteilung der Hauptvölkerschaften vor der Völkerwanderung, bis zu der schon manche ihre Sitze gewechselt hatten, worüber bereits oben gesprochen ist.

Wandertrieb

Die von der Nordsee kommenden Cimbern und Teutonen hatten schon viel früher, am Ende des 2. Jahrhunderts vor Christo, ihre kühne Wanderschaft nach Italien angetreten, waren, nachdem die gewaltige römische Republik unter ihrem Ansturm fast zusammen gebrochen war, zuletzt durch Marius doch vernichtet worden.

Woher jene unbezwingliche Sehnsucht kam, die die germanischen Völker von jeher über die Alpen nach südlicheren Gauen trieb, wissen wir nicht; aber sie lebt noch heute im Blute ihrer Nachkommen und wird immer neu. Erklärungen, wie die der Übervölkerung und des mangelnden Platzes haben gewiß viel Richtiges — aber sie geben uns lange nicht alles. Vor allem rechnen sie nicht mit der unbezwinglichen Wanderlust des Germanentums, die ihm immer und immer wieder die nähere Welt zu enge machte; die seine Völker stets von neuem hin und her trieb; die ewig nach Ausdehnung dürstete, ja die heute den ganzen Erdball zu klein werden ließ.

Außer den kontinentalen Germanen kommen hier nicht minder die Angelsachsen in betracht, die aus ihrem engen Inselheim ihre Boten immer weiter und weiter sandten durch die ganze erreichbare Welt.

Auch Amerika war einst schon entdeckt durch nordische germanische Wikinger, später aufs neue durch Italiener, Spanier und Portugiesen und von diesen in Besitz genommen. Bevölkert haben es aber unendliche Reihen germanischer Einwanderer; selbst in Australien und zuletzt in Afrika ist es ähnlich geworden.

Das afrikanische Burentum mit seinem fortwährenden „Treck"-Trieb oder -System mag uns ein Bild sein für jene dauernde Bewegung während der Völkerwanderung, aber vor allem für die unaustilgbare stets sich erneuernde Rastlosigkeit und Wanderlust der germanischen Stämme seit uralter Zeit.

Und dazu jene ewigen träumerisch-phantastischen Wünsche, die in die Ferne fliegen, nach schöneren und wärmeren Gefilden, die noch in jungen Tagen zu dem berühmten Verlangen nach dem Platze an der Sonne Anlaß gegeben haben.

So getrieben löste sich ein Volk nach dem anderen vom alten Boden los und wanderte fort, gen Süden und Westen, oft den Spuren der unglücklichen Cimbern und Teutonen folgend. Aber mit immer steigender Wucht und wachsendem Erfolg. Denn das Römerreich war seitdem um manches Jahrhundert älter und mürber geworden, näherte sich dem Greisentum; es fanden die nordischen Streiter nicht mehr die unbesieglichen römischen Legionen, sondern nur noch ihre Epigonen sich gegenüber, freilich dazu eine erprobte Kriegs- und Staatskunst, der sie allzuoft unterlagen; — doch die unwiderstehliche nachhaltige Flut der heranstürmenden Völkerstämme sprengte zuletzt alle Pforten der südlichen und westlichen römischen Provinzen und gab sie den nordischen Barbaren zur Beute.

Die Goten

Der Weg der Goten führte sie durch die russischen Ebenen bis zu den gesegneten Gefilden am Schwarzen Meer, wo sie ein großes und mächtiges Reich aufbauten, von dem wir freilich gar wenig wissen. Der Wirbelsturm der furchtbaren Horden der Hunnen mit ihren ungezählten Scharen überraschte und unterwarf die der Ruhe Pflegenden; vor den gefürchteten Bedrängern wichen da zuerst die westlichen Goten unter Alarich und eroberten in raschem Siegeszuge ganz Italien. Wohl begruben sie im Busento bald ihren jungen blondgelockten Fürsten, doch nur um fürder gen Westen zu ziehen, wo ihnen das reiche Gallien eine neue Heimat verhieß. Südwestlich von den Alpen erblühte dann ein schönes westgotisches Reich, das von Toulouse.

Der schlimmste aller Nachbarn aber, die merowingischen Franken unter Chlodowech, ließ sie auch da nicht zur Ruhe gelangen. Seine fortwährenden unberechenbaren Überfälle, seine tückischen Unternehmungen drängten die Westgoten immer weiter südwärts. So fanden sie endlich jenseits der Pyrenäen ein anderes Vaterland und gründeten das Reich der Westgoten in Spanien mit der Hauptstadt Toledo. Da nun reihte sich eine neue Folge ruhmreicher Herrscher an die alten, an Alarich II., Ermanarich, Eurich dann Athanagild, Leovigild, Sisebuth, Reccesvinth, Kindasvinth bis zu Wamba. — Wenn auch schlimme Priesterherrschaft den Staat im Inneren langsam zerfraß und zermürbte, es erblühte doch reiches Leben auf geistigem und künstlerischem Gebiete hier, von dem heute noch so manches Kunstwerk, von dem später zu sprechen sein wird, Kunde gibt. — Erst die wilde Sturmflut der Araber brachte dies Reich, aus dessen Resten doch später ein neues Spanien erstand, zu dröhnendem Falle.

Hinter den Westgoten zogen bald vom Schwarzen Meere her, der Sonne nach, ihre Stammesbrüder, die Ostgoten, dem gewaltigen Druck der Hunnen nachgebend. Nach Odovaker, dem Skiren, dessen Landsknechtscharen das weströmische Reich dem letzten Kaiser entrissen hatten, trat Theoderich der Große auf den Plan: seiner gewaltigen Persönlichkeit gelang es, in raschem Siegeszuge das ganze Italien bis tief nach Gallien hinein der gotischen Herrschaft zu unterwerfen. In ihm erreicht das gesamte Germanentum jener Jahrhunderte seine wahre Höhe. Theoderichs Name, seine sagenumwobene Riesengestalt lebt bis heute im deutschen Volke, in „Dietrich von Bern". Ich sage: „im deutschen Volke", denn diesem allein gehört dieser Gewaltigste vor Karl dem Großen heute an; — diesem ist seine Erbschaft geworden; und kein anderes lebendes Volk kennt Dietrich mehr als den Seinen. — Er war einst unser und ist zuletzt unser geblieben.

Dies sei gesagt gegen die unter uns, denen die Goten, wie die anderen Ostgermanen, fremd gewordene Stammesverwandte sind, obwohl sie unserem Vaterlande entstammen und nach ruhmvollster Wanderung und Entwicklung im Süden allzu rasch kampf- und ruhmreichen und doch klagenswerten Untergang fanden. Geistig und künstlerisch sind sie Deutsche und gehören auf immer ihnen zu. Ihre mächtigen Volksmassen und Heere scheinen in den furchtbaren Jahren 550—555 nach der Schlacht am Vesuv, nachdem mit Totila und Teja ihre letzten Könige gefallen waren, völlig vernichtet zu sein. Die Sage erzählt, die dürftigen Überbleibsel des Volkes seien über die Alpen gezogen und gänzlich verschollen, und so blieb von ihnen selber ja auch nicht ein Nachkomme übrig, der sich heute ihrer als Vorfahren rühmen will, ja keine Spur im Völkertum.

Deutschland hat ihr geistiges Erbe angetreten.

Ihr nur halbhundertjähriges Reich in Italien hat jedoch in der Geschichte und auf jedem geistigen Gebiete, auch auf künstlerischem, bedeutende Spuren genug hinterlassen, daß wir es nur desto schmerzlicher beklagen müssen, daß es nur so ungeheuer kurz bestand. Was von der Ostgoten Tun noch vorhanden ist, spricht für großartige und gleichgeistige Erfassung des Werkes der alten Römer, wie für die Fähigkeit zu einer ebenbürtigen Fortbildung dessen in germanischem Geiste; ihr Schaffen auf diesem Gebiete ist dabei bereits neu und eigenartig genug, um eine Fülle des Ungeborenen ahnen zu lassen. Einige Jahrhunderte ungestörter Entwicklung hätten ohne Zweifel auf diesen Feldern, die die Antike mit ihrem Besten gedüngt hatte, die erste hohe Blüte germanischer Kunst gesehen. Es sollte nicht sein.

Die Langobarden

Wilde Langobarden, die — leider — zu der Vernichtung der Ostgoten selber allzuviel mitgeholfen, lösten sie ab; aber einer Frist von zwei Jahrhunderten bedurften sie, um dahin zu gelangen, wo die Ostgoten aufgehört hatten, — zu der Gewinnung der Anfänge einer eigenen Kunst. Die ersten Fürsten, Alboin, Agilulf, Theudelinde und andere bewegten sich offenbar ausschließlich auf dem Grunde und Boden, den sie vorfanden, benutzten auch, was die Ostgoten geschaffen — und erst langsam bildete sich in der Folge ein den Langobarden Eigenes. Als sie unter Liutprant, Hildiprant und anderen endlich so weit gekommen waren, daß man von einer endlich erwachsenen langobardischen Kunst — insbesondere einer Bauweise — zu reden beginnen darf, da brach unter des Franken Karl übermächtigen Streichen politisch dies germanische Reich zusammen. Freilich war damit nicht sein künstlerisches Vermächtnis vernichtet — und aus den Ruinen der altlangobardischen erstand eine jüngere, mittelalterlich-lombardische Baukunst, die ihre Wirkungen weithin erstreckte, selbst ins alte Vaterland hinein, in dem nicht geringe Spuren lombardischer Werk- und Baumeister bis zum 12. Jahrhundert sich finden lassen, in dem wir sogar das Entstehen einer eigenartigen nordischen Backsteinarchitektur vielleicht auf Import und Anregung aus Norditalien zurückzuführen haben.

Einwirkung der Antike

Es ist eine bei diesen Entwicklungen stark hervortretende Beobachtung, daß die germanischen Einwanderer überall, wo sie in fremde Kulturen eindrangen, erst längere Zeit gebrauchten, bis sie diese sich zu eigen gemacht hatten und frei über sie schalten lernten. Zuerst müssen sie überall sich der alten Kultur und Kunst unterworfen und versucht haben, sie, wie sie war, weiter zu führen. Erst langsames Sichaneignen ergab eine stetige Umbildung, die natürlich langer Jahre bedurfte, um zu selbständigen Gestaltungen zu führen.

Galt das schon für die rasch auffassenden glänzenden Goten, so gilt es in noch höherem Maße für die Langobarden und Franken, am meisten aber für die in der Heimat gebliebenen Deutschen. Freilich nur in bezug auf die Kunst im großen, die Steinarchitektur, Plastik, Malerei. — Unberührt davon blieben ihre bereits blühenden nationalen Zweige, die Holzbaukunst im großen und kleinen, das Kunstgewerbe, so weit es bisher schon zum Schmuck der Menschen und zum Ausbau des gewöhnlichen Daseins gedient hatte; also alles was sich auf Kleidung, Bewaffnung und Zier des Leibes und der Haustiere, insbesondere des Pferdes, Ausstattung der Geräte und der Wagen, der Hütte, des Holzhauses und der Holzgebäude bis zur Königshalle bezog. — Solches war längst ausgestaltet und besaß nicht nur herkömmliche, sondern auch durchgebildete, reiche, sogar prachtvolle Formen; bildete eine vollständige Welt für sich, die engere Kunstwelt des zuerst wandernden, dann seßhaften, zuerst nur jagenden und Vieh züchtenden, dann auch den Acker bebauenden Germanen in den Stammsitzen oder in den ersten eroberten südlicheren Wohnplätzen.

Nationale Kunstzweige

Die Wucht römischer Steinbauwerke muß die Einwanderer überwältigt haben; nicht minder das Schauen der bildlichen Darstellungen in Plastik und Farben, von deren Möglichkeit der nordische Barbar ja keine Ahnung gehabt haben konnte. Daher zunächst ein bedingungsloses Sichhingeben an das große Neue — dann ein langsames Sichaneignen und Durchdringen dieses Fremden mit Eigenem, während für Schmuck, Kleidung, Waffen, Sitte und Wohnen das Gewohnte nebenher ging und weiter bestand, wie seit alters.

Umgestaltung der Antike

Und zuletzt auch ein Bestreben, das Neugelernte im eigenen Sinne zu verwerten, erst schüchterne, dann deutliche und bewußte Versuche des Nordländers, selber auf dem seither fremden Gebiete tätig zu sein — bis zu völlig selbständiger Neubildung unter kluger Benutzung der vorgefundenen Technik und ihrer Ergebnisse.

Daraus wuchs denn ganz neue Kunst, und an ihren weiteren Fortschritt reihte sich in der Folge selbst alles das, was wir die Kunst des Mittelalters nennen; nur eine logische Schlußfolgerung jener einmal begonnenen Entwicklung durch Hinzutreten stets anderer Mitwirkender.

Klare Erwägung wird uns nun ohne weiteres sagen — wie die alten Römer ihre Kunst bis zum Ende folgerichtig fortführten und ausbauten, wohl ohne sie völlig zu erschöpfen —, daß ohne Hinzutritt fremder Völkerschaften das Römertum sich ohne Zweifel auch fernerhin auf der gleichen Ebene und in gleicher Richtung weiter bewegt haben würde, wie vorher. Wie ja auch die Renaissance des 15./16. Jahrhunderts und die Protorenaissance des 11./12. in Italien nur Versuche bedeuteten, jene alte Kunst wieder hervorzuholen und fortzuführen, nachdem sie durch nordisches fremdes Wesen so nachhaltig unterbrochen worden war.

Man denke hierbei auch an die Kunst der Ägypter, die seit den uralten Zeiten der jetzt endlich durch die Forschung erreichten ersten Dynastien bis zu den Ptolemäerzeiten sich in Charakter und Wesen kaum nennenswert geändert hat. — Die Verwandtschaft der Bauwerke in den letzten Jahrhunderten mit denen des 3. und 4. Jahrtausends vor Christi Geburt ist die erstaunlichste, in der ganzen späteren Zeit der Kunst nicht mehr ihresgleichen findend. Nur erklärlich durch die Seßhaftigkeit und Unwandelbarkeit der alten Nilanwohner. Unterjochung, Einwanderung und Durchwanderung, äußere Änderung war seit den Anfängen der Bildung dieses rassigen Volkes ohne Bedeutung geblieben, und so kam eine Neuentwicklung und Umbildung, wie wir sie in Europa an den Nachfahren der Römer sehen, für das ägyptische Volk gar nicht in Frage.

Man denke hier ferner an Chinesen und andere ihnen verwandte Völker, die ganz ebenso an dem einmal gewonnenen Kulturideal und an der darauf aufgebauten traditionell gewordenen Kunst nie mehr rüttelten, sondern an dem durch viele Jahrtausende unveränderten unwandelbar festhalten.

Ähnliches beobachten wir selbst in Indien, da der eingewanderten Araber Kunst völlig auf die Moslems beschränkt bleibt, da die neuere Richtung geistiger und künstlerischer Bildung des eigentlichen Volkes sich langsam wieder der uralten indischen Art zuwendet, dagegen das jüngere arabisch-mohammedanische Wesen nur als aufgepfropft erscheint. — Am deutlichsten überall, wo die Ureinwohner oder Vorbewohner in so gewaltiger Überzahl vorhanden sind, daß die Eingewanderten langsam aufgesogen werden.

Die Franken

Frankreich, dem wir uns jetzt zuwenden, lehrt uns gleiches. Die Masse der salischen Franken, die von Norden her einbrachen und das Land sich zu eigen machten, zusammen mit den in Südfrankreich zurückgebliebenen Westgoten und den im Osten seßhaft gewordenen Burgunden, die dort nach der im Nibelungenlied besungenen Niederlage ihres Stammes am Rheine endlich eine dauernde Heimat fanden, — war wohl groß genug, um das ganze Land der nur äußerlich römisch gewordenen Gallier zu unterjochen und zu beherrschen. Nachschübe über den Rhein aus altgermanischen Gauen erhielten zunächst die germanische Übermacht, und so wuchs in Gallien das neue germanische Reich der Franken in die Höhe, das seine Entwicklung auf immer stärker werdender altnationaler Grundlage bis zur Gegenwart fortgeführt hat; ein Reich, dem seinerzeit das Germanentum die erste Kraft und Gesundheit schuf, das das älteste der heute noch bestehenden europäischen Reiche geworden ist.

Auch hier ist in den ersten Zeiten Ähnliches auf dem Gebiete der Kunst bemerklich: anfängliches sich Hingeben an das im Lande Vorhandene im großen — unter strenger Beibehaltung germanischen Brauches und Wesens im kleineren und engeren; sodann langsames Aufsteigen national germanischer Art in der größeren Kunst, so daß wir schon bald von einer selbständigen merowingisch-fränkischen Weise auch im Bauen sprechen dürfen.

Wie sich aber seit den Karolingern hieraus — sicher unter immer stärkerer Einwirkung des ursprünglichen gallischen Elementes — erst das eigentlich Französische entwickelt hat, das zeigt die spätere Kunstgeschichte. — Die Franken waren doch nur die politisch herrschende Oberschicht des neu entstandenen Volkes, die allmählich von der großen Masse der ursprünglich Seßhaften aufgesogen wurde.

Die Angelsachsen

In England war der Prozeß seit Einwanderung der Angelsachsen ein ganz verwandter, bis infolge Eroberung des Landes durch die Normannen, auch eines germanischen Stammes, das germanische Element eine weitere bedeutsame Stärkung erhielt. Daher ist es hier bis heutzutage im Vordergrund der Entwicklung geblieben und hat das Wesen des jetzigen englischen Volkes, das sich noch immer angelsächsisch nennt, vorwiegend bestimmt.

Die Deutschen

Das Stammland aller Germanen bleibt merkwürdiger-, vielleicht natürlicherweise von solchen wechselnden Gärungsprozessen frei, weil von äußeren Einwirkungen fast völlig unberührt. Was von den alten Stämmen dort sitzen geblieben war, entbehrte wohl auch des lebhaften und bildungsfähigen Temperaments der Goten, Franken und Burgunden. Wenig Anregung kam von außen, nur Zwang der Eroberer und der Priester, deren Missionen das Land durchzogen und Kirchen gründeten. Aber vor dem 8. Jahrhundert waren auch die Sendboten des Christentums nur seltene Gäste im alten germanischen Stammlande, das sich von jeher wenig einer der südlichen ähnlichen Kunstübung geneigt gezeigt hatte, auch ihrer nirgends bedurfte.

So sehen wir das deutsche Volk seine ersten Schritte auf dem neuen Gebiete an den Grenzen des Landes gegen Westen und Süden versuchen; am Rhein und in Süddeutschland, im Dekumatenlande und an den Grenzen gegen Italien, mehr jedoch gegen Frankreich zu, das von jeher in dieser Hinsicht für uns die Anregung bot.

Merowingisch-fränkische Bauten im westlichen Deutschland bestätigen dies; später aber bedurfte es erst der kriegerischen Macht Karls des Großen, um Steinbauten auf deutschem Boden erstehen zu lassen. — Spärlich genug war das alles, und im Lande der Friesen, Katten, Schwaben und Bayern blieb es lange beim Alten und Gewohnten; bei den bezwungenen Sachsen und im Gebiete der Rheinfranken ging es auch nur sehr langsam mit dem Bauen in neuer Art vorwärts. — So sind wir hier auf die Werke einer ganz kurzen Zeitspanne angewiesen, wenn es sich um die erste deutsche Baukunst handelt; jedoch entschädigt uns hier im weiteren Laufe der Jahrhunderte die immer wieder auftretende nationale Note in dem Wechsel der die Welt überflutenden Stilmoden fast durch ein Jahrtausend.

Germanische Kleinkunst gab es freilich in Deutschland ganz wie in allen anderen stammverwandten Ländern, doch beschränkte sich ihre höhere Blüte vorwiegend auf die Rheinlande, Alamannien, Schwaben und Bayern; die übrigen Stämme verharrten auch nach der Völkerwanderung noch lange, wie es scheint, in einer gewissen Gleichgültigkeit, ja Abweisung gegenüber solchen Fortschritten. — Wie ja auch im Laufe späterer Entwicklung der ernste und schwerfällige Norden, das Land der Niederdeutschen, erst langsam in Bewegung kam. — Was wir an geistiger Anregung und Förderung gewannen, haben wir meist dem Südwesten Deutschlands, jedenfalls vorwiegend Oberdeutschland zu danken.

Die Skandinavier

Der skandinavische germanische Norden hat an dieser Frühkultur, die zu ihm sicher über England und Deutschland kam, in ähnlicher Weise teilgenommen, an ihr bis vor wenigen Jahrhunderten gezehrt, sie unbeeinflußt weiter gepflegt und auf gut germanischen Wegen gefördert. Die überall später zu bemerkenden Einbrüche mittelalterlicher Kunst des Westens und Südens hatten nie viel zu bedeuten, da sie auf das Volk selber keinen Einfluß gehabt zu haben scheinen. Und so haben wir dort das merkwürdige Schauspiel einer rein germanischen, wenn auch sozusagen nur provinziell entwickelten bildenden Kunst, auch die Architektur eingeschlossen, die uns einigermaßen zeigt, wohin die Eigenart der germanischen Rasse trieb, da wo sie durch Fremdes sich nicht beeinflußt sah. So ist Norwegen mit seiner ältesten Holzbaukunst sozusagen das Schulbeispiel dafür geworden. Freilich nicht dafür, was jene Richtung bei weiterem Fortleben in dem Bereich der begabten und glänzenden Stämme des Südens zu leisten vermocht haben würde, aber doch wenigstens der Beweis dafür, daß diese Richtung zu nicht nur greifbaren, sondern auch wertvollen Werken führen konnte, und sozusagen selbst auf dem Dorfe wirklich geführt hat. — Es geben uns ferner jene nordischen Bauwerke das Muster für sonst nicht leicht zu konstruierende Möglichkeiten, wie für die Ausführung völlig hölzerner großer Gebäude, selbst Kirchen, und das Bild des wirklichen Aussehens solcher Bauwerke, ungefähr so, wie sie in den übrigen germanischen Landen einst bestanden haben müssen.

Die Kleinkunst hat daneben ein frohes und langes weiteres Dasein auf dem Grunde des in Allgermanien üblichen geführt. Bis ins Mittelalter bewegt sich die schwedisch-norwegische Kleinkunst und Dekoration völlig in dem Rahmen und auf dem Boden dessen, was wir sonst im Süden nur noch bis zum 8. Jahrhundert aus den Gräbern zu fördern vermögen.

So finden wir hier eine klar geschiedenes germanisches Rassenvolk von völlig eigenem Charakter in ähnlicher Art tätig, wie wir einst das so scharf gekennzeichnete ägyptische oder noch jetzt das chinesische Volk, dessen Gesichtstypus sogar wir von weitem schon zu erkennen vermögen, unentwegt an seinem künstlerischen Ideal festhalten sahen. Auch einen Beleg dafür, daß jede unterschiedene Rasse, die in ihrem nationalen Fortleben gestört wird, von selbst sofort wieder zu ihm zurückkehrt, sobald die Störung beseitigt ist.

Wie denn aber andererseits die Ideale der Chinesen oder der Ägypter niemals die unsrigen werden können noch dürfen.

Die Rasse.

Kühn bekennen wir uns an dieser Stelle zu dem Grundsatze der Rassenverschiedenheit. Wenn auch einerseits Kosmopolitismus, andererseits Interesse an dem Verschwinden der Rassenunterschiede auf das heftigste dagegen aneifern, so wird doch die Theorie der Entstehung des Menschengeschlechtes aus e i n e m Stammvater niemals im Ernste wissenschaftlich in Frage kommen können. Solche Annahme scheint vielmehr jeder klaren logischen Schlußfolgerung widersprechend. Nach allem, was unsere Naturwissenschaft an Tatsachen der Entwicklung festgestellt hat, aber auch nach der Überzeugung der Menschheit selber, wie aller Religionen (man vergleiche den sechsten Schöpfungstag der Bibel) ist die Entstehung des Menschen die Krönung, der obere Abschluß der Entwicklung jedes organischen Lebens der Erde.

Schon die ja durch die Tatsachen gegebene M ö g l i c h k e i t dieser Entwicklung erweist ihre N o t w e n d i g k e i t; denn nichts ist in der Entwicklung möglich, was nicht auch in ihr folgerichtig, ja mathematisch notwendig ist, sobald die Entwicklungsbedingungen erfüllt sind. Die Existenz einer bestimmten organischen Form bezeugt den logischen Aufbau ihrer Vorbedingungen und ihrer Entwicklungsvorstufen; auch wenn diese Form nur in einem einzigen Beispiel existierte. Die Milliarde lebender Menschen bestätigt die Logik dieser Erscheinung in der physiologischen Entwicklung des Organischen milliardenmal.

Wenn aber trotzdem ein einziger Stammvater als der Anfang des Menschengeschlechtes angenommen werden soll, so kann damit höchstens eine Stammfamilie gemeint sein, das Elternpaar, in der Folge seine Kinder. — Somit haben wir die Notwendigkeit der Koexistenz wenigstens zweier parallel stehenden Individuen vor uns, befähigt die Stammeltern des künftigen Stammhauses zu werden.

Die Gewißheit, daß sich mindestens zwei Individuen gleichzeitig zu dieser Fähigkeit aus ihren Vorstufen heranbilden mußten, genügt, um die Möglichkeit der Heranbildung verschiedener Individuen aus den Vorzuständen zur Stammvaterschaft des ersten Menschen zu beweisen. Diese Möglichkeit bedeutet, wie oben bemerkt, die Notwendigkeit, daß diese Stammelternschaft sich überall da auf der Erde, ja im organischen Leben überhaupt — in ganz gleicher Art herausbilden mußte, und noch muß, wo die Vorbedingungen und Vorstufen für ihre Entwicklung gegeben waren und sind. Also nicht nur auf unserer Erde und auch für alle Zukunft.

Jedoch müssen solche Stammeltern in ihren Eigentümlichkeiten je nach den Bedingungen ihrer Entstehung und nach den klimatischen Unterschieden, die auch auf die Vorfahren verschieden eingewirkt haben, Verschiedenheiten zeigen, die ihren Nachfahren für immer bleiben müssen, so lange sie im Stamme rein verharren. Nur die Vermischung verschiedener Stämme kann diese Unterschiede langsam verwischen.

Hält man daran fest, so wird der Unterschied der Rassen in Körper und Geist zur Selbstverständlichkeit; bleibt so lange konstant, als sie sich überhaupt zu erhalten wissen. Alle Erfahrung hat dies bestätigt. Glück und Erfolg der einzelnen Rassen aber beruht offenbar in dieser Reinheit, in der Fähigkeit und Möglichkeit, die ihnen gegeben ist, sich nach ihrer Art und ihrem eigenen Wunsche zu bilden, zur Höhe zu entwickeln und auszuleben. Man vergleiche nochmals die Chinesen, die bis heute noch keinen lebhafteren Wunsch haben und vielleicht bis ans Ende ihrer Tage haben werden, als von der übrigen Welt abgeschlossen nach eigener Fasson selig zu werden. Die dann auch sicher ihre Kulturform für die höchste überhaupt erreichbare halten und allein in ihr Befriedigung finden.

Es ist jedoch auch ohne Gobineau nicht wohl zu bestreiten, daß die heute indogermanisch oder arisch genannte Rasse die höchst organisierte und stärkste aller ist und bleiben könnte, daß ihr aber ein eigentümlicher Zug eigen ist, der fürchten läßt, daß in der Folge eine Verflachung und ein Zerfließen ihres Wesens eintreten mag.

Die so notwendige und zur Erhaltung ihrer höchsten Güter und Fähigkeiten unentbehrliche Abgrenzung gegen niedere Rassen, erst recht aber die für uns so wünschenswerte Reinheit der, wie wir mit Gobineau glauben, stärkeren enger germanischen Rasse, z. B. gegenüber den romanischen, scheint in Zukunft kaum möglich. Die ungeheure Expansionskraft der germanischen Stämme hat in dem Prozesse, den wir seit der Völkerwanderung vor sich gehen sahen, die gesamten Länder Europas stets von neuem mit neuen Fluten ihrer besten Menschen überschwemmt und ohne Zweifel nicht nur so das Entstehen gemischt-germanisch-romanischer Staaten und Völker ermöglicht und verursacht, sondern glänzende neue Kulturen auf den alten Feldern hervorgerufen.

Inzwischen ist als Gegengabe die langsame Durchdringung des altgermanischen Körpers mit fremdem Blute vor sich gegangen, im Osten durch Wenden und Slaven — im Ganzen durch Romanen, Semiten und andere Eingewanderte, so daß die ursprüngliche Kraft zu dauernder Selbsterneuerung stark geschwächt ist. Ein geringes Äquivalent mag dieser Prozeß dadurch finden, daß die Rasseeigentümlichkeit der Menschen nicht nur bloßes Ergebnis seiner Stammesentwicklung, sondern auch seiner klimatischen und geographischen Umgebung ist, somit denn bei den Mischlingen und den Eingewanderten eine Art Korrektur erfolgt durch die geographisch-klimatische Einwirkung des Wohnlandes im Sinne der Form der ursprünglich Seßhaften und durch langsames Aufgesogenwerden der Fremden.

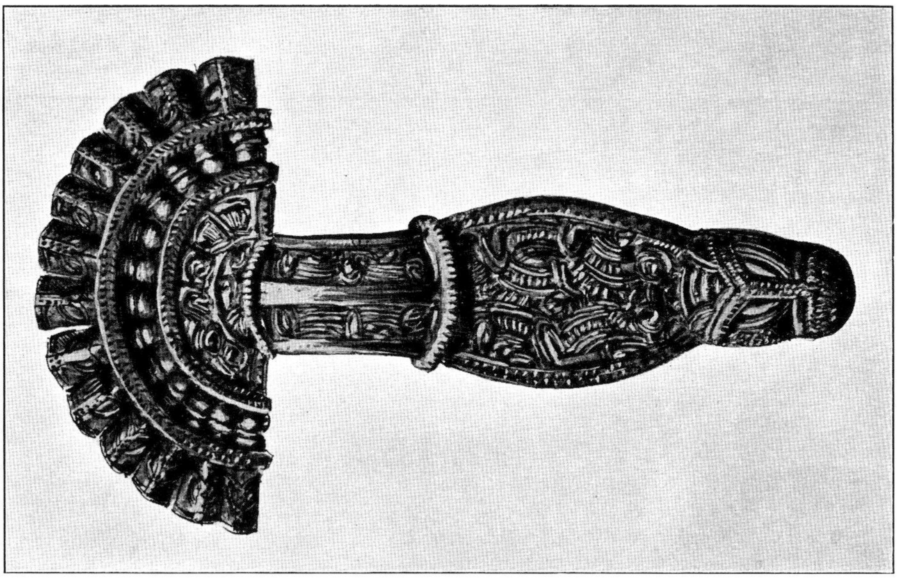

Abb. 9. Fibel aus Nocera Umbra.

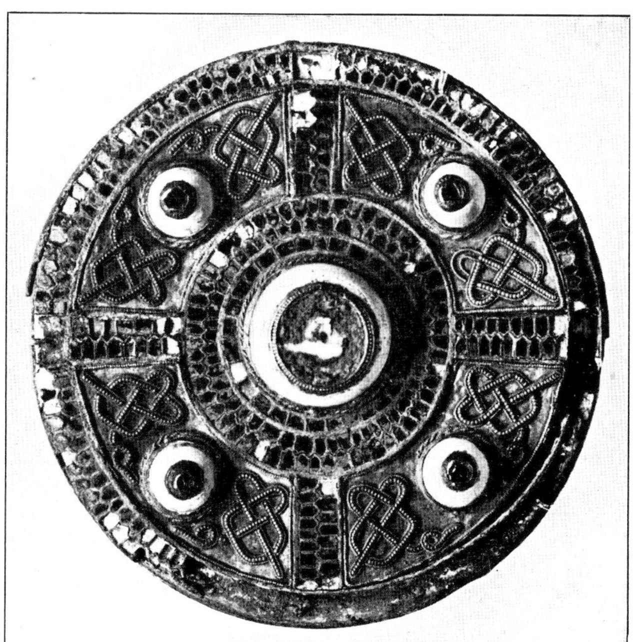

Abb. 10. Angelsächsische Goldfibel von Abingdon.

Unter allen Umständen jedoch hat jedes Volk das stärkste Interesse daran, daß es seine Rasse, seinen Stamm, seine Eigentümlichkeiten und Errungenschaften, kurz alles, was ihm besonders zugehört, in jeder Gestalt und in jeder Art rein erhalten sehe. Vor allem dann, wenn in der Vermischung mit fremdem Blute keine Förderung, kein Fortschritt, keine Verbesserung des Ererbten liegen kann.

Für uns Deutsche, wie für die germanische Welt, besteht somit eine gewaltige Aufgabe in der Erhaltung alles dessen, was unsere Stammes- und Rasseeigentümlichkeiten hervorbrachte und ausbildete, und in der fortwährenden Erneuerung dieses Erbteils.

Wenn in früheren Jahrhunderten auf manchem Gebiete das Gegenteil gewiß richtig und auch unvermeidlich war — wenn wir die höhere Kultur südlicher und westlicher Nachbarn aufnehmen und verarbeiten mußten, weil auch wir teilnehmen wollten an der Entwicklung der europäischen Welt, wenn wir sogar unser bestes Blut hergaben zur Auffrischung anderer alt gewordener Völker, wenn Italien ganz gewiß seine ungeheure Blüte in mittelalterlicher und späterer Zeit dieser Aufokulierung germanischen Wesens auf seinen Stamm dankt — so ist die Zeit für solche Verpflanzung für immer vorüber. Und es ist die andere Zeit sicher gekommen, wo wir Germanen genötigt sind, unsere letzten Hilfsmittel, sozusagen den Landsturm unserer alten nationalen Kraft aufzurufen, unser Eigenstes wieder neu zu beleben, uns wieder ganz auf uns selber zu besinnen und zu versuchen, aus diesen Urgründen das Beste nur für unsere eigene Zukunft hervorzuholen, um endlich auch unserseits in der Geschichte der Menschheit die uns zugewiesene Stelle einnehmen zu können.

Die Wellen der Geschichte haben den Ruhm und die Macht der Weltherrschaft heute endlich wieder auf die germanischen Völker gehäuft, und so ist es an ihnen, auch in geistigen Dingen ihre letzte Kraft aufzuwenden, ihr Bestes zu geben, nicht wie früher in sekundärer Stellung und als Hintermänner, sondern als Herrscher und frei von aller Verdeckung. Endlich ist der Germane auch einmal ganz in die vorderste Reihe getreten — vielleicht als der letzte der Europäer. Denn daran, daß die an sich so viel indolenteren und offenbar nicht zu selbständigem Herrschen geborenen Slaven, denen vielmehr dienende Stellung auferlegt scheint, die seit Anbeginn nur als ungeheure Masse unter despotischem Zepter zu wesen und zu wirken berufen und fähig waren — sich je zu Nachfolgern der Germanen, zu Herrschernaturen heraus zu entwickeln überhaupt fähig sein können, daran ist nicht zu denken.

Das Wesen der Rassen bürgt hierfür. Und alles, was wir von dem Germanentum noch erhoffen, ist in ihm von Anfang an enthalten und stets vorhanden gewesen; oft viel größer, oft so herrlich, daß es uns für die Zukunft ganz unerreichbar mehr erscheint.

Aber das zielbewußte Sammeln des auch jetzt noch Vorhandenen, der immer noch nicht erschöpften Kräfte des an sich so starken Volkstums, das organisierte Zusammenfassen alles Gegebenen in eine mächtige

Phalanx hat bis heute gefehlt und verspricht bisher nicht Gewonnenes noch für die Zukunft, wenn auch die besten Jugendkräfte unseres Stammes unwiderbringlich schon längst — und zwar in fremdem Dienste oder für fremde Ideen — verbraucht sein mögen. Stärkste Konzentration kann uns dies Verbrauchte einigermaßen ersetzen; kann uns ermöglichen, unsere Kräfte noch einmal, aber dann in weisester Abwägung, zu nutzen und aus ihnen das letzte, zu dem wir fähig sind, zu schöpfen, damit wir dann die auch uns wie jeder Rasse und jedem Volke für dieses Erdenrund auferlegte und verbürgte Mission ganz zu erfüllen vermögen.

Und dazu gehören, wie die gesamte Kultur, auch die weiten Gebiete der Kunst; ihr Neuaufbau auf Grund der neu gefundenen und wiedergewonnenen Anfänge und Keime seit der ersten Regung des künstlerischen Wesens in unseren eigenen Gauen, in unserem Hause — da doch so unendlich viel unseres Besten von uns an andere Völker geschenkt worden ist.

Ich stehe nicht an zu behaupten, daß ohne jeden Zweifel, was Italien, Spanien, Frankreich, England seit dem frühen Mittelalter in der Kunst schufen und leisteten, nur dem gewaltigen Zufluß jungen germanischen Blutes zu danken war und ist. In dem wunderschönen Lande Italien hat sich seit tausend Jahren nur so weit jene unvergleichliche Kultur- und Kunstblüte erschlossen, als der reiche Strom germanischen Blutes das Land befruchtet hatte; ja selbst Rom hat, wie bekannt, „kaum mehr als einen Künstler hervorgebracht". Alles was dort großes wirkte, entstammte nördlicheren Gauen. Südlich von Rom schläft mit Pompeji die alte Schönheit, die herrlichste Kultur, den bleiernen Schlaf des Alters unter der Asche. Was sich dort als neue Kunst gibt, ist kaum mehr als eine Jahrmarktskunst, eine Sammlung von bunten Lappen und leichtem Plunder geworden; was von Wert sich in jenen Ländern noch zeigt, ist Import aus dem Norden oder Westen.

Eine ganze besondere Ecke in der Geschichte des künstlerischen Mittelalters gebührt, nicht nur hier, auch den Normannen.

Die vorstehenden Erwägungen mögen genügen zur Begründung des Versuches, der in nachfolgendem gewagt wird: die ersten bedeutenderen Regungen des altgermanischen Kunstgefühls zu beobachten, seine Werke, so bescheiden sie auch sein mögen, herauszusuchen und ihre Art erkennen zu lernen. Großes liegt doch in diesen Anfängen, und wirklich bedeutende Leistungen sind darunter, gemessen an ihren Vorgängern und den Bedingungen ihrer Entstehung. Aber das Größte in ihrer Eigenart, und darin, daß in ihnen künstlerische Keime für das ganze folgende Jahrtausend gegeben sind, das ja Manche trotz seiner vielen fremden Ingredienzien als ein in der Hauptsache germanisches bezeichnen wollen. Wie mir scheint kaum mit Recht; es müßte eher nur das durch die Germanen befruchtete heißen. Wenn es nicht zu spät ist, dürfte vielmehr das germanische Zeitalter Europas, vielleicht gar des Erdballes, erst angebrochen sein — wobei dem Angelsachsentum vielleicht die Rolle eines Pfadfinders zuzuteilen sein würde.

Aber nur, wenn die Zeit dafür nicht bereits verflossen sein sollte, nachdem das Germanentum die von ihm selbst geschaffenen Mittel der Weltherrschaft auf dem Gebiete des Geistes und der Technik allzu früh und allzu vollständig aus der Hand gegeben hat; — und wenn es in der Tat noch die Kraft zur Konzentration und zur Sammlung aller eigenen Kräfte in sich selbst besitzt — vor allem aber die Kraft zur Reinheit, zur Reinkultur seines besten Blutes, zur Abwehr der Blutmischung und Blutverschlechterung. So nüchtern und prosaisch dies erscheint gegenüber dem Ideale des zu erreichenden Zieles — von so ungeheurer Wichtigkeit, so sehr die gesamte Zukunft unseres Volkes bestimmend bleibt dieser Grundsatz[1]).

Die germanische Rasse und ihre Eigentümlichkeit in der Kunst.

Ehe wir zur eigentlichen Behandlung des Stoffes selber und seiner Einzelheiten übergehen, scheint eine Erinnerung daran notwendig, daß unserer Kunst, Baukunst und Kunstgewerbe einbegriffen, von alters her gewisse Eigentümlichkeiten, immer wieder auftauchende Gedanken, sozusagen unsterbliche, eigen sind. Gerade das ist das eigentlich Bedeutungsvolle weil dauernde.

Nicht in dem Sinne, daß diese kleinen Motive, die doch immerhin eine Art Zufälligkeit besitzen, auch an sich vielleicht zu unbedeutend sind, als besonders wertvoll erklärt werden sollen; nur gerade, daß sie immer wiederkehren, ewig sich gleich bleibende Begleiter größerer wichtiger Erscheinungen, diese Tatsache spricht für eine innere Gleichmäßigkeit, eine Konstanz im Wesen der sie bildenden Menschheit. Am merkwürdigsten hierbei mutet die ganz unleugbare Tatsache an, daß die heutige modernste Kunst auf den Gebieten, die hier in Frage kommen, im Kunstgewerbe und in der Baukunst, insbesondere aber im Ornamente, scheinbar ganz von selber auf die ältesten Wege gerät. Die verschiedensten Arbeiten der Gegenwart zeigen heute, manchmal bewußt, meistens unbewußt, instinktive doch deutliche Anlehnung, oft auffallende Ähnlichkeit mit ältesten germanischen Arbeiten. Das „Nordische", „Altgermanische" ist auch langsam ein wenig wieder in die Mode gekommen, ohne Absichtlichkeit, doch einem Zug der Zeit entsprechend.

Wiederkehr derselben Formen

[1]) Es sei hier betont, daß obigen Bemerkungen nicht etwa irgend eine gewisse Rassetendenz, sondern nur nüchternste Beobachtung einfachster Vorgänge zugrunde liegt. Was in der edlen Tierwelt, so beim Pferde, die sorgfältigste Reinhaltung der Stammbäume an Geschöpfen von wahrhaft klassischer Schönheit und herrlichster Kraft hervorgebracht hat, steht vor aller Augen und beweist uns, daß es nicht zu spät zu sein braucht, noch in zwölfter Stunde, gleiche Grundsätze auch auf das Wichtigste im organischen Leben des Volkes, seine eigene Fortpflanzung mit gleich herrlichem Erfolge anzuwenden. Sollte das Ebenbild Gottes nicht unendlich mehr noch dessen wert sein, was einem nur nützlichen und schönen niedrigeren Geschöpfe an Liebe und Sorgfalt in dieser Richtung gewidmet wird?

Aber das für uns Wichtigste daran ist, daß ohne jede Beziehung die ursprünglichsten und einfachsten Ornamentgrundsätze, wie die Parallelität der Linien, die Wellenlinie, das Aufhören der organischen Verschmelzung des Ornaments mit seinem Träger und seine vollständige

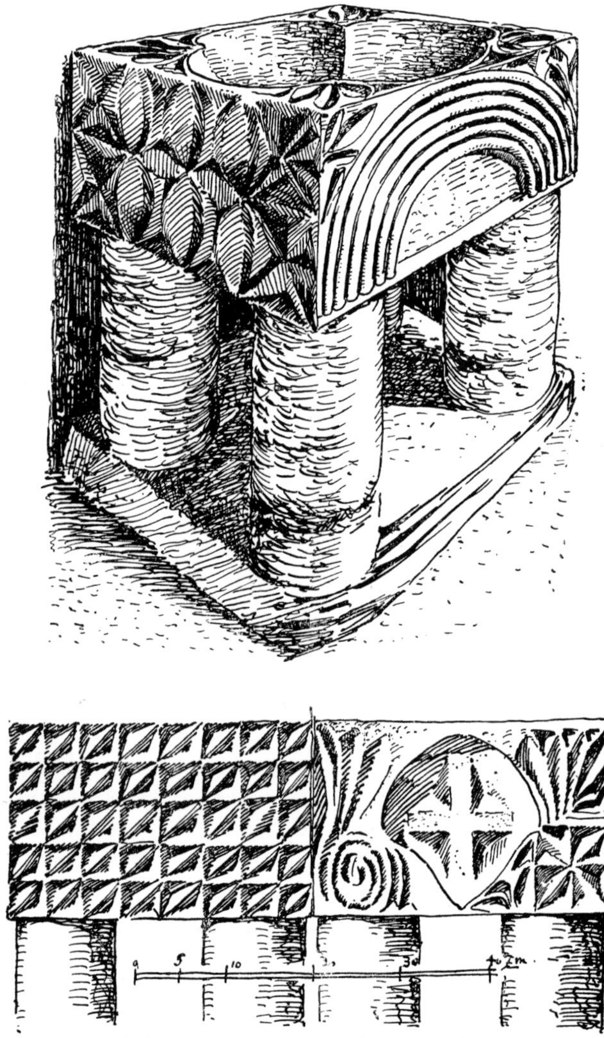

Abb. 1. Cardona. Weihwasserbecken.

Trennung von Struktur und Ornament

Trennung vom Funktionellen des Gegenstandes oder Bauwerkes jetzt, wie vor alters, wieder alltäglich werden. Kurz und klar gesagt: jedes Objekt wird einfach sachlich gebildet, rein zweckentsprechend; sein Schmuck besteht in einer erst nachträglich eintretenden Behandlung seiner Oberfläche; das einfachste Objekt bleibt glatt, das reichere wird nicht in der Grundform durchgebildet, wie es die Antike tat, oder auch das Mittelalter, sondern erst nach sachlicher Fertigstellung verziert. Daher fällt z. B. der Begriff der so organisch erscheinenden Säule heutzutage wieder häufig ganz weg; Kapitell, Schaft und Fuß ist nicht mehr notwendig, sondern nur noch die einfach konstruktive eckige oder runde Stütze, die, wenn sie steht, mit Ornament, Schmuck, Farbe herausgeputzt

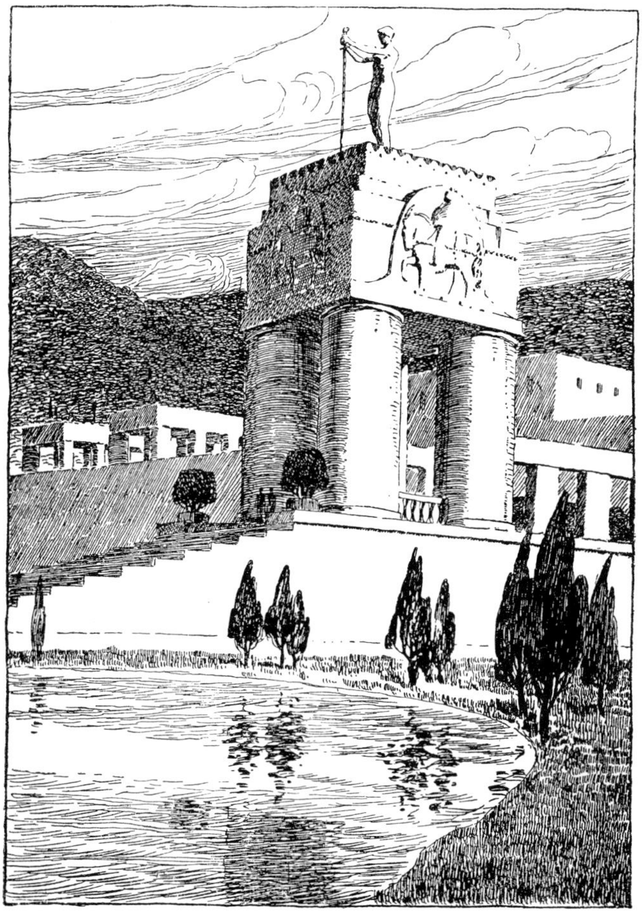

Abb. 2. Denkmalentwurf von H. Billing.

werden kann. Es sind die Grundsätze des Zimmermanns, die wieder herrschend werden.

Unsterblichkeit der Motive

Das ist so auffallend, daß z. B. gewisse Stützformen spanisch-germanischer Herkunft uns völlig modern erscheinen, sicher unbewußt. Eines der merkwürdigsten Beispiele ist uns ein Monumententwurf Hermann Billings (Abb. 2), der fast eine Kopie eines in Barcelona befindlichen uralten Taufsteines (Abb. 1) westgotischer Zeit sein könnte.

Die wunderliche Übereinstimmung des merowingisch-fränkischen Bronzebeschlages eines Riemens aus dem Museum in Reims mit der Fassade eines Salzfasses wohl des 17./18. Jahrhunderts im vaterländischen Museum zu Celle ist ganz ähnlicher Art (Abb. 3).

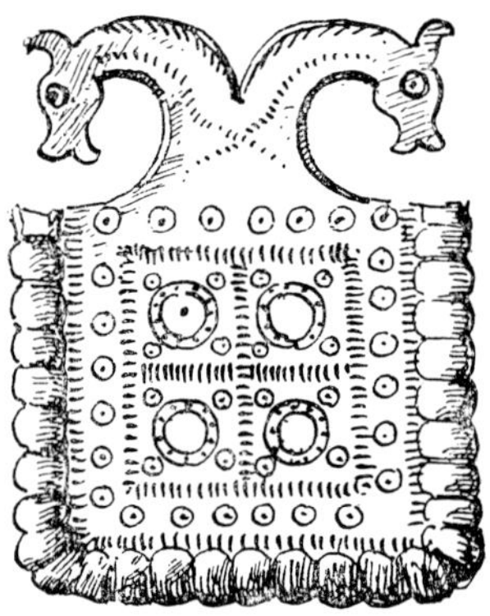

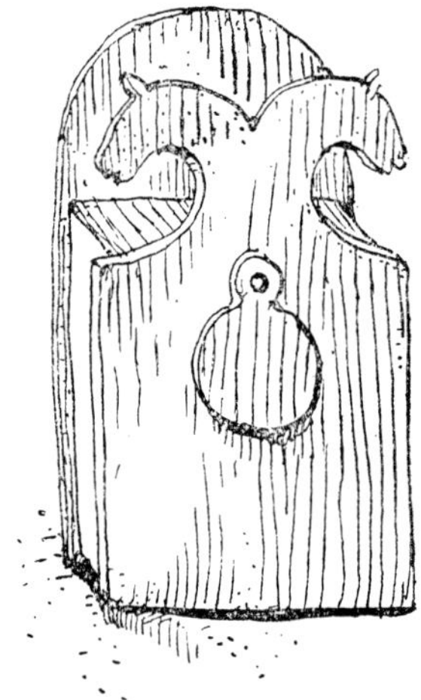

Abb. 3. Fränkischer Bronzebeschlag und niedersächsisches Salzfaß.

Als fernere höchst merkwürdige Belege für diese ewige Wiederkehr gleicher Formen und Ideen dürften gewisse Schlosserarbeiten unserer Renaissancezeit zu betrachten sein, die in dem eigentümlichen Gewirr ihres Flechtwerks mit Drachenköpfen und Gewürm (Abb. 4), zusammen mit dem charakteristischen Flechtwerke der gleichzeitigen Eisengitter (Abb. 5), ein gerade um die Zeit von 1600 am wenigsten zu erwartendes Wiederauftauchen uralter Motive aufweisen, die uns sonst nur als „altnordisch" bekannt sind.

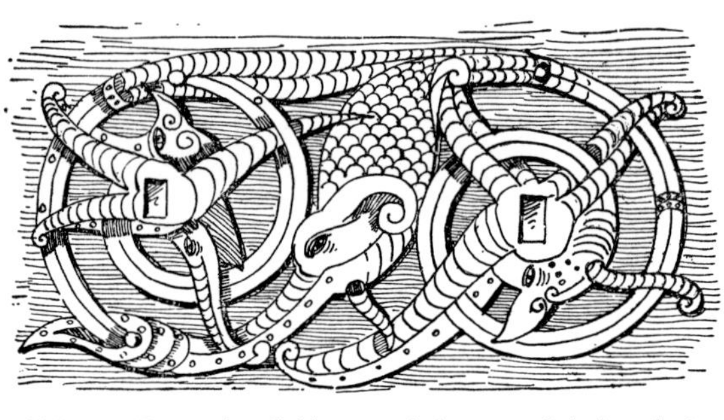

Abb. 4. Deutsche Schlosserarbeit. 17. Jahrhundert.

In der älteren Kunst gehört auch die menschliche Maske an den Ecken hervorstechender Bauteile und ähnlicher Gegenstände zu den verbreiteteren Motiven. Sie läßt sich schon an Arbeiten des 5./6. Jahrhunderts, an Bauwerken des 12. (Abb. 6), an Gebrauchsgegenständen des Mittelalters (Abb. 7), zuletzt an Ecken von Fachwerkbauten des 18. Jahrhunderts nachweisen (vgl. Abb. 44 und 47), immer sich ähnlich, meist roh, doch von überraschend phantastischer Wirkung. So vielerlei Masken und Köpfe auch die Antike an ihren Werken der Kleinkunst wie in ihrer architektonischen Dekoration verwendet, so geschieht das doch in grundmäßig verschiedener

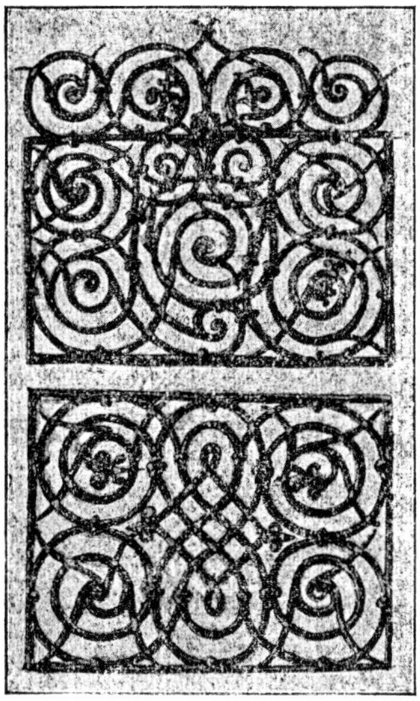

Abb. 5. Deutsches Gitter.
16. Jahrhundert.

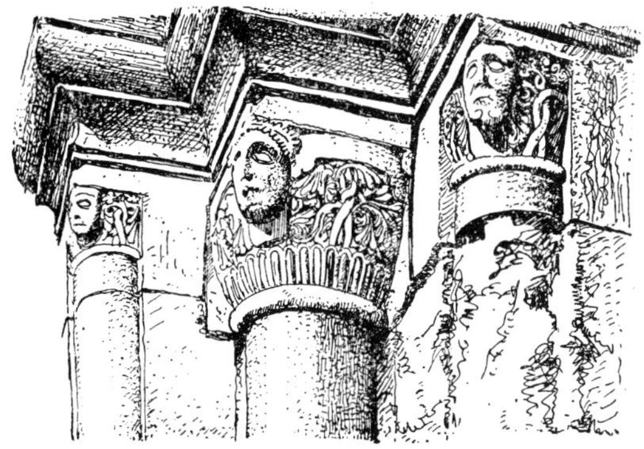

Abb. 6. Gelnhausen. Peterskirche.

Art; ihr fehlt jenes gewisse Unheimliche, öfters Fratzenhafte und Götzenbildartige oder gar Wilde; sehen solche nordische Bildungen doch gar oft wie abgeschnittene und an Ecken aufgehängte Köpfe von Kriegsgefangenen oder Menschenopfern aus.

Von anderem Verwandten hier nicht weiter zu reden, wie von der noch heute vorhandenen Übung des Kristall- und Kerbschnitts in Holz in den Gegenden, wo seit Jahrtausenden Germanen wohnten. Später wird davon zu handeln sein.

Eine Hinweisung aber darauf, daß diesen nordischen Eigentümlichkeiten gegenüber die Symmetrie südlichen Ursprunges zu sein scheint, ein nur eingewanderter Gast, der bei uns langsam eine in der Volksanschauung nicht begründete Herrschaft errang, kann ich nicht unterdrücken. In der griechischen und römischen Baukunst feierte die Symmetrie Feste, — bei uns ist sie von alters her nur in äußeren Umrissen wirksam, in der Sache, auch im Ornament, aber stets als überflüssig betrachtet. Nicht einmal ein einziges kirchliches Bauwerk selbst unseres Mittelalters hat zwei gleiche Türme, — erst der ganz verfremdeten Schablone des 19. Jahrhunderts war es vorbehalten, vor den Kölner Dom zwei völlig identische zu setzen, — von denen einer den anderen eigentlich überflüssig macht.

Symmetrie

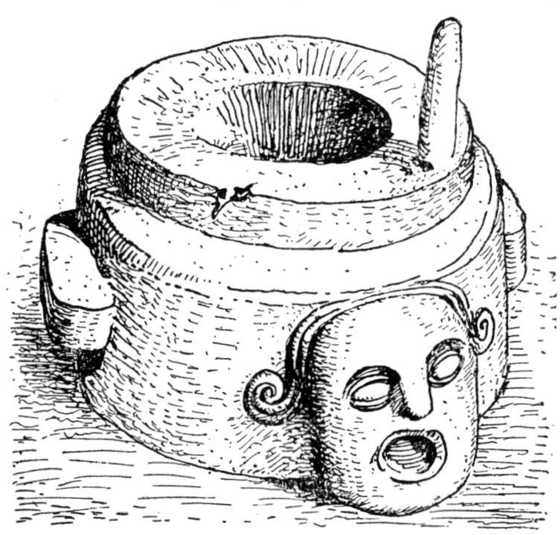

Abb. 7. Münden. Senfmühle.

Das Nähere wird sich bei der Behandlung der Einzelheiten deutlicher ergeben — daher kann es hier bei den gegebenen Andeutungen sein Bewenden behalten.

Wenn nun im nachfolgenden versucht wird die Baukunst der germanischen Stämme nebst den verwandten Künsten, insbesondere dem Kunstgewerbe, in eine Art System zu bringen, sie zu einem einigermaßen geschlossenen Bilde zu vereinigen, so kann sich dieser Versuch naturgemäß nur auf eine bestimmte Zeit, nicht etwa auf die gesamte Urzeit bis zum Schlusse des ersten Jahrtausends beziehen. Denn der Daseinskampf des eben entstandenen Menschengeschlechtes, seine ersten Kulturregungen, die ältesten Errungenschaften auf dem Wege zu einer menschlichen Gesittung, das erste Gewinnen von Werkzeugen und Waffen in Stein, Knochen und anderen Naturstoffen, dann in Bronze und schließlich in Eisen liegen auf einem anderen Gebiete und sind der gesamten Menschheit in gewissem Sinne so gemeinsam, daß ein System der feineren Rassenunterschiede für jene frühesten Zeiten sich bis jetzt noch kaum aufbauen ließe.

Gegenstand unserer Untersuchung

Erst eine gewisse Höhe mußte erklommen, bestimmte Anfangstadien mußten überwunden sein, aber auch manche Wege von in der Kultur älteren Völkern des Südens erst gewiesen werden, ehe eine eigene und charakteristische Kultur der nordisch-germanischen Völker sich gestalten konnte.

Die sonst noch in Frage kommenden älteren Bronze- und Bronzeeisenzeiten, die Hallstatt- und die ihr folgende La-Tèneperiode aber erstrecken sich über so gewaltige Flächen Europas in einer merkwürdigen Gemeinsamkeit, daß wir hier, wie es scheint, von einer bereits scharf abgegrenzten nordisch-germanischen Kunstart nicht reden können, wenigstens heute noch. Und soweit dies doch in mancher Hinsicht hier und da, teilweise, bereits möglich erscheinen könnte, so sind einerseits diese Erscheinungen noch immer allzusehr vereinzelt, andererseits aber nur als Vorstufen der folgenden zu bewerten.

Ja von vielen Seiten wird im Norden die Herstellung der besseren Werke dieser Frühzeiten, die für uns Wert haben könnten, noch immer absolut bestritten und auf einer gemeinsamen südlicheren Quelle ihrer Entstehung sowie ihrer nachherigen Verbreitung durch den Handel bestanden.

Daher sollen die folgenden Studien zeitlich erst mit der Völkerwanderung beginnen, die freilich ihre Vorboten schon vor Christi Geburt nach Süden sandte, dann fast unbemerkt in der gewaltigen Wanderung der Ostgermanen nach dem Schwarzen Meere ihre erste beinahe mächtigste und folgenschwerste Vorwärtsbewegung begann.

Damals hatte längst die südliche Kultur und Kunst der Etrusker, Griechen, Römer ihre Boten nach dem Norden, hatte dieser in regelmäßiger Wechselbeziehung des Handels seine Produkte nach Süden gesandt, hatte also der Norden und das Germanentum bereits Gelegenheit und Zeit gehabt, solches fremde Wesen wenigstens in denjenigen Äußerungen sich zu eigen zu machen, die ihm selbst zur Förderung seines eigenen willkommen waren. Neue Stoffe, insbesondere Metalle, neue Techniken, neue Formen, Kostbarkeiten und Schmuck, Kleidung, Gefäße und was alles sich hier eignete, förderten das bisher wohl anspruchsloseste Dasein im Norden auf immer lebhafter begangenen Handelswegen; insbesondere längs des Laufes der Flüsse.

Und da erstand dann jene gewaltige innere Kunstentwicklung, deren Zeugen die germanischen Gräber der in Frage stehenden Jahrhunderte darstellen. Nicht etwa in einfacher Nachahmung des aus der Ferne Gebrachten, sondern jetzt in stolzer Förderung des Eigensten. Es ist erstaunlich, wie verhältnismäßig wenig Fremdes hier auftritt oder gar sich dauernd erhält. Nur mächtigen Anstoß gab der Import, den man wohl zuerst nachahmte, so gut und so schlecht es ging, den man aber ganz außerordentlich rasch durch Eigenes ersetzte oder in solches umformte.

Es unterliegt gar keinem Zweifel, daß die germanischen Kleinkünste sich niemals charakteristischer und — trotz so mancher fremden Grundlage — selbständiger entfalteten als etwa vom dritten Jahrhundert nach Christi Geburt ab bis zum achten. Von da ab erstarben sie langsam wieder unter fremdem Einflusse und dem Drucke allgemein herrschend gewordenen, insbesondere durch die Kirche propagierten neuen Geschmackes.

Auch auf seiten der Baukunst, zunächst natürlich ausschließlich der Holzachitektur, in der Folge auch in anderen Baustoffen sich betätigend, ging in jener Zeit ein gewaltiges Ringen und Streben mit dem in der Kleinkunst parallel.

Wenn dann später bis zur Karolingerzeit ein neuer und verstärkter Einfluß der Antike, der Kunst Italiens und des Hellenismus, nicht minder selbst des Syrertums ganz Europa überflutete, wenn durch ihn die nordische Art langsam erstickt schien, so wirkte diese, noch allzu stark und allzu verbreitet in germanischen Gauen, in der Stille lange unbesiegt weiter. Die folgende Epoche in der Kunst, die wir die romanische zu nennen pflegen, ruht ganz wesentlich auf jenen älteren germanischen Unterströmungen, die wir immer aufs neue wieder durch- und hervorbrechen sahen, trägt ihren Namen daher kaum ganz mit Recht; zu jener Zeit, selbst noch später können wir eine nicht sterben wollende künstlerische Überlieferung von Formen und Gedanken immer wieder bemerken. So ist es selbst unbestreitbar, daß unsere Holzbaukunst des 16. und 17. Jahrhunderts ihre Wurzel nicht im „Mittelalter“, sondern in viel früheren Zeiten findet, mit denen sie sich fast über ein Jahrtausend hinüber, öfters halb unterbrochen, doch unzerreißbar fest verbunden erhielt. Unsere Holzbaustädte des 16./17. Jahrhunderts sind geistig die getreuen Enkel der deutschen Städte im Beginn des zweiten Jahrtausends und werden sich auch tatsächlich von ihnen gar nicht so sehr unterschieden haben.

Jene aber fußten direkt auf uralten Vorbildern; und es ist keineswegs richtig, wenn heute behauptet wird, die Deutschen hätten vor den Sachsenkaisern keine wirklichen Städte gekannt und gehabt. Rühmt doch Venantius Fortunatus (um 560) die schönen Rheinstädte wegen ihrer reichen und feinen Holzbaukunst, die ihm, dem Römer, ganz gewaltig imponierte.

Ferner habe ich oben der Entstehung und weiteren Entwicklung der germanischen Steinbaukunst auf fremdem erobertem Boden gedacht und darauf hingewiesen, daß auch diese hohe nationale Bedeutung gewann und bedeutsame Leistungen schuf.

Daher ist es wohl nicht nur berechtigt, gerade dieses sich bei näherer Betrachtung auf etwa ein halbes Jahrtausend zusammenziehende Gebiet, welches im Zusammenhange überhaupt noch nicht gewürdigt ist, endlich einmal zu einem ganzen Bilde zusammenzufassen. — Es wird für uns sogar zur gebieterischen Notwendigkeit und Forderung. Vor allem deshalb, weil wir in dieser Zeit und ihren Äußerungen das Germanentum in seiner stärksten Jugendkraft, plötzlich alles Fremde von sich abwerfend, herrschend hervortreten und sein Dasein neu gestalten sehen. Wenn Chamberlain bedauert, daß dies auf den Feldern der zusammengebrochenen fremd-südlichen Kultur geschah, daß die Neugestaltung des nordisch-germanischen Völkertums nicht ganz frei und unbeeinflußt vor sich gehen konnte, weil dann die Welt ganz anderes und Besseres gewonnen haben würde, so mag dies ja richtig sein; doch müssen wir uns eben bescheiden mit dem, was uns gegeben ist. Und wie bemerkt, es ist nicht ganz wenig und dabei viel selbständiger und von viel eigenerer Art, als man wohl glaubte. Denn es kann nicht oft genug wiederholt werden: das Germanentum der Völkerwanderung schüttelte fast in jeder Richtung, sobald es nur konnte, aufgezwungene fremde Art und Fessel ab und versuchte, sich auf eigene Füße zu stellen. Wenn nicht damals Größeres und Dauerndes erwuchs, so lag es sicher nur daran, daß seine Kraft politisch den greisen Künsten der Unterjochten nicht gewachsen war und der Vergiftung und Zersplitterung, der Bekämpfung durch die Waffen der eigenen Stammesgenossen zuletzt unterlag und unterliegen mußte.

Notwendigkeit unserer Untersuchungen

Ist doch bis heute noch kein germanisches Volk, am wenigsten das deutsche selber, von innerer Uneinigkeit, Kräftezersplitterung oder wenigstens der Sonderbündelei ganz frei geworden, und sind doch bis heute noch seine schlimmsten Gegner seine eigenen Brüder geblieben. Vereint — endlich alle vereint, würden sie noch heute die ganze Welt in ihren Fäusten zerdrücken können, und, wäre ihnen so Zeit und Freiheit gegeben, auch endlich die geistigen und künstlerischen Taten schaffen können, die nach denen des Griechentums noch dem Germanentum vorbehalten scheinen.

Müssen wir so immer noch auf Wünsche, Hoffnungen, Möglichkeiten verweisen, so ist es uns ein Trost und eine Genugtuung, ein Bild alt-originaler germanischer Art und Kunst vor uns erstehen zu sehen, das, obwohl lückenhaft und zerstückt, doch aufs neue erweist und uns darin bestärkt, daß wundervolle Kerne damals vorhanden waren, Sprossen und Zweige wuchsen und mit Blüten sich schmückten, denen es nur deshalb versagt war, auch reife und herrliche Früchte zu tragen, weil rauhe Stürme und schwerste Unwetter die jungen Pflanzen niederschmetterten und roher Krieger Fuß sie zertrat. Doch unsterblich scheint ihr Wachsen unter der Erde in der Stille weiter gediehen zu sein; immer aufs neue strecken junge Knospen ihre Häupter hervor, und so mag auch hier versucht werden, einen Teil jener Pflänzlein weiter zu hegen und zu pflegen zu neuem Wachstum und neuer Blüte.

GRÄBER UND KLEINWERK

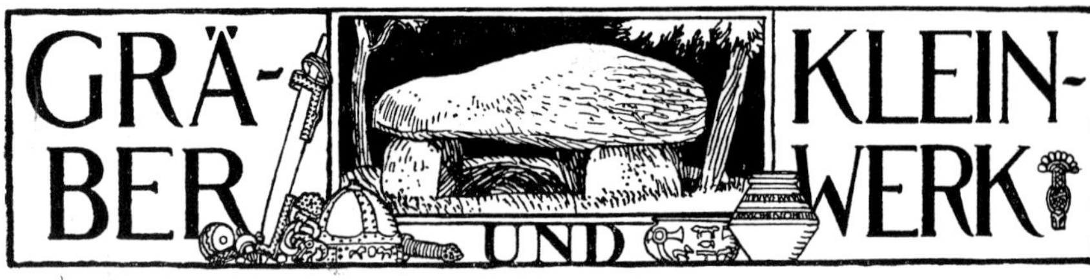

Die Gräber

Mehr denn irgendein Volk der Erde hat das germanische in der Erde und den Gräbern geborgen von seinen köstlichsten Besitztümern. Seine ganze Welt fast hat es mit seinen Toten begraben und ihnen mitgegeben; alles, was ihr Leben umgab, erhielt, verschönerte und weihte. Darum, da sich die Gräber öffnen, ersteht das lange Verschwundene aufs neue in nie geahnter Fülle vor uns. Wenn dichtes Gewölk uns früher das Leben und seine Formen bei unsern Vorfahren verhüllte, so tritt das alles heute mehr und mehr ins helle Licht. Und wunderbar: früher wohl erschienen uns die großen Gestalten unserer alten Sagen und Mären eher im Gewande des ritterlichen Mittelalters, heute begreifen wir, daß Nibelungen- und Amelungenlied, ja daß die gesamte epische Poesie, die uns als die des Mittelalters erschien, der viel größeren Völkerwanderungszeit angehört oder auf ihr ruht. Nicht halbgallischer höfischer Minnesang, sondern eigene Heldenlieder aus ganz fernen Tagen bilden jenen herrlichsten Schatz deutscher Dichtung. Und mitten darin prangt die gewaltige Heldengestalt Dietrichs von Bern, Theoderichs des Großen, des Königs der Ostgoten.

Auch nicht im glänzenden Plattenharnisch, als wie zum Turnier gerüstet, sondern in der Ring-Brünne, nicht im finstern federgeschmückten Visierhelm, sondern mit freiwallenden Blondlocken unterm Spangenhelme, mit dem scharfen Speer, dem funkelnden Langschwert und dem Skramasax gewaffnet, den lindenen Randschild am Arm und sonst leicht und frei gekleidet haben wir jene Helden unserer frühesten Vergangenheit zu sehen.

Das und so vieles andere zeigen uns ihre Gräber. Wenn in vorhergehenden Zeiten das germanische Volk seine Toten öfters durch Feuer bestattet hatte, so fügte es ein glückliches Geschick, daß diese Sitte zu Beginn unserer Zeitrechnung langsam erlosch. Seitdem begruben unsere Vorfahren ihre Toten mit aller Pracht und Feierlichkeit, deren man damals fähig war. Wem ist nicht die herrliche Schilderung Platens des Begräbnisses gegenwärtig, das das Westgotenvolk seinem jugendlichen Könige Alarich im Busento gerichtet hat?

Und wie viele Grabhügel, Hünengräber, Königsgräber im Norden und Süden reden von gleichem! Riesige Friedhöfe zeugen von der Pietät und Liebe, mit der die Germanen ihren Toten alles in ihre Ruhestatt mitgaben, was ihnen im Jenseits zur Labe und zum Unterhalt, aber auch zum Wirken, zum Kampf und zum Schutze, zur Pracht und zur Freude dienen mochte.

Da war es nicht nur völlige Kleidung und Körperschutz und Mantel, reichster Schmuck an Spangen, Ringen, Schnallen und anderem, was man dem Helden auf seinem dunkeln Wege ließ, da waren es vor allem alle seine Waffen, Speer, Lang- und Kurzschwert, Dolch und Messer, Helm und Schild, wohl auch Ringpanzer, was man den Helden auch fürder zu begleiten für unentbehrlich hielt.

Sodann, was ihm nützlich, lieb, auch Zeichen seiner Würde war, wie Siegelring und Ähnliches; nicht minder Geld und Gold auf den Weg; dazu kleine Zehrung in allerlei Gefäßen von Ton, Glas, Bronze, Silber und Gold, sogar geschlachtete Tiere für die weite Reise; und daß es an Jagdbeute nicht fehle, daneben die Hunde, getötet. Zum Reiten dann, zur Seite lang gelagert, das Lieblingsroß mit Zaum und Sattelzeug; wollte er gar lieber fahren, so stand ihm dabei ein köstlicher, reich mit Metall beschlagener Wagen, darauf sein Königsstuhl. Zuletzt gar, so des Königs oder Häuptlings Reise vielleicht über Meer gehen konnte, war alles das im schnellen Seeschiffe beigesetzt und gebreitet, mit Schilden längs dem Bord, mit Ruderbänken, Riemen und Steuer.

Den Frauen schuf man nicht minder prächtiges Begräbnis, nur daß da die Kriegswaffen und das dem Manne allein Eigene fehlte.

Im Binnenlande aber erbaute man wohl den Toten ein Steinhaus aus riesigen Platten mit einem Felsen darüber, oder ein Holzhaus, innen reich geschnitzt und bemalt, wie er es im Leben bewohnt hatte, und setzte ihn mitten hinein in einem Sarge in Gestalt eines hölzernen Bettes mit gedrehten oder geschnitzten Wänden.

Über all dem schüttete man den Grabhügel, wie einen Berg, für Große, Häuptlinge und Könige.

Sonst aber legte man breite Friedhöfe an, später meist um ein Heilig- Friedhöfe
tum, eine Kapelle, auf denen das ganze Volk in langen Reihen, in hölzernen oder steinernen Särgen, gemauerten, vielleicht auch nur gegrabenen Grüften ruhte. Riesige Gottesgärten mit ihrem ganzen Inhalt hat man in letzten Jahrzehnten aufgefunden und geöffnet; besonders reiche, ja prächtige, was ihren Inhalt anlangt, in Italien und Frankreich. Bald vergessen hatten sie ihre Schätze treu bewahrt und geschützt, viel mehr denn tausend Jahre lang.

So können wir uns denn ein ziemlich vollständiges Bild machen wenigstens von der Kleinkunst jener Zeiten bei den germanischen Völkern, da wir ihre Zeugnisse noch heute in die Hand zu nehmen, zu studieren und uns an ihnen zu erfreuen vermögen. Davon ist ein reicher Schatz vor uns ausgebreitet.

Kleidung und Schmuck.

Über die Kleidung der germanischen Stämme sind wir am besten unterrichtet da, wo noch originale Dokumente sich erhielten. In Dänemark insbesondere haben uns Funde im Moor, das alles, selbst Stoffe wunderbar schützt, Überraschendes geliefert. Sonst müssen uns bescheidene Reste, die etwa an verrosteten Waffen klebten, oder bildliche Darstellungen, wie sie sich auf Römerwerken (Triumphsäulen) bieten, zur Ergänzung der geschichtlichen Nachrichten behilflich sein. Es ergibt sich, daß vor uralter Zeit die Germanen Lederschuhe, oft schön geschnitten, manchmal eine Art Strümpfe, Hosen, Unterkleider und Mantel trugen; bisweilen eine Mütze, wenngleich die Mehrzahl ihre Haare frei wallen ließ. Von den farbigen Wollstoffen, die meist grün, rot oder braun waren, sind damastartig gemusterte Reste vorhanden; auch an Leinen fehlte es nicht. Selbst aber von Brokatstoffen, mit Gold durchwirkten Borten und Ähnlichem sind Reste gefunden. Ganz reiche Gewänder waren mit kleinen oder größeren Kleinodien besetzt, so gerne mit nachgebildeten Käfern und Insekten; des Merowingers Childerich Gewand mit goldenen, edelsteinbesetzten Bienen, wie sie später den französischen Kaisermantel schmückten.

Stoffe der Bekleidung

Die Franken liebten es, ihre Unterschenkel mit Binden und Riemen zu umwickeln. — Oft trugen sie darunter leinene Hosen, da Leinen überhaupt in ähnlicher Weise wie heute noch zu Hemd und Unterkleid verwandt wurde. Auch der Leibrock war später oft von Leinen.

Im Winter und im Norden war immer Pelzkleidung, die man gerne reich gestaltete und mit schönem Besatze schmückte, gebräuchlich, aber die Germanen behielten solche liebe Tracht überall bei; selbst in Spanien noch war sie bei den Westgoten bis zum Arabereinbruche verbreitet.

Über die Schultern des mit farbigem Leibrock bekleideten Mannes wie der Kleid und Mieder tragenden Frau fielen mantelartige, oft reich gefärbte Gewänder, die rechts und links oben durch schöne Spangen oder Langfibeln gehalten wurden. Die Rundfibeln auf der Brust der Frauen waren häufig mit langen Haken zum Raffen der Kleider verbunden. Die Ledergürtel trugen Beschlag von Eisen, Bronze, Silber und Gold, vor allem oft herrliche Schnallen mannigfachster Gestalt, nicht selten selbst mit Edelsteinen besetzte; gleiches galt für die allerlei Riemen, die das Gewand durchkreuzten; herabhängende Riemenenden wurden mit ähnlichen metallenen Riemenzungen abgeschlossen (Abb. 8). — Am Gürtel hing die reiche Bügeltasche und der Skramasax, auch Dolch und Messer; nicht minder Ringe mit Toilettengegenständen, Schere, Zänglein und Ohrlöffel, auch etwa Werkzeug wie Bohrer u. dgl.

Riemen mit Beschlag

Vielfache Spuren lassen es als sicher erscheinen, daß eine reiche Behandlung des Leders, nicht nur der Schuhe, in Zierschnitt, Ausnähung, Metallbesatz u. dgl. überall üblich war. Also eine Technik, die dem germanischen Kunstgewerbe bis heute eigen blieb.

Den schönen und meist großen, ja manchmal kolossalen Langfibeln auf den Schultern wurde die feinste Kunst der Ausstattung zuteil. Sie hatte sich aus der einfachsten Bronzespange, die der Sicherheitsnadel glich, zum glänzenden Schmuckstück von reichster Arbeit entwickelt (Abb. 9, Tafel I).

Spangen

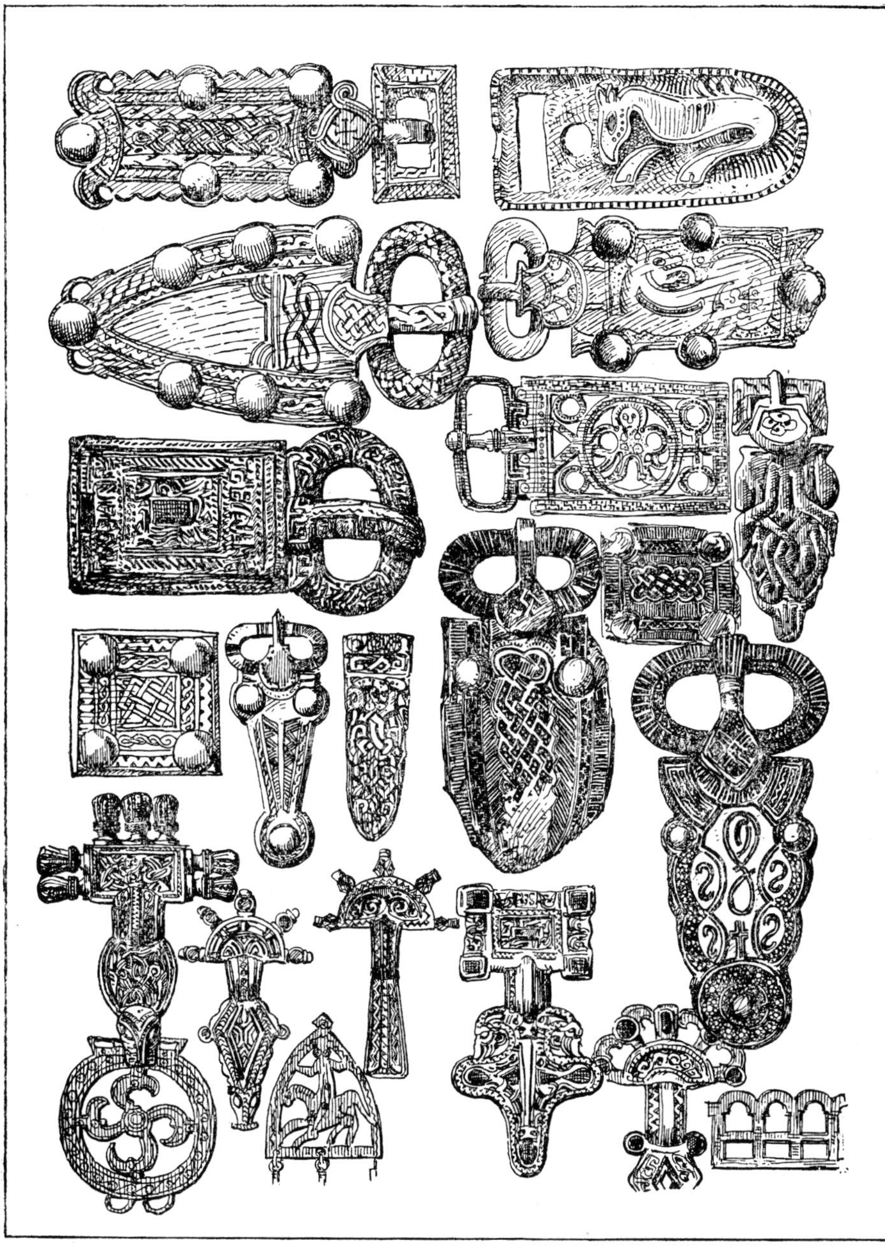

Abb. 8. Schnallen, Spangen, Riemenbeschlag, Hängeschmuck.

Ähnlichen Reichtum an Gestalt zeigen die Rundfibeln von broschenartiger Form, derer vor allem die Frauen sich bedienten (Abb. 10, Tafel I).

Dünne und dickere Ringe um die Handgelenke, feinere um die Finger, Siegelringe bei den Großen schmückten den Mann, solche um Ringe den Hals und verschiedenartigste zierlicher Art für die Ohrläppchen auch die Frau. Dieser kam wie selbstverständlich noch mancherlei anderes zu, so Kettenschmuck um den Hals, aus Perlen von Glas, Ton, Edelsteinen und Bernstein, Silber und Gold; auch Reihen von Gehängen, Münzen, Goldbrakteaten oft mächtiger Größe u. dgl. Überhaupt liebten die Frauen hängenden Schmuck aller Art und Form, wie reich durchbrochene bronzene Zierscheiben und dergleichen mit daran schwingenden Zierkettchen und Gehängen. Dazu Nadeln reicher Gestalt, bisweilen mit Falkenköpfen, für den Schmuck des Haares; Holzkästchen zur Aufbewahrung des Schmuckes gab es dabei, von denen sich öfters der Bronzebeschlag erhielt.

Toilettegegenstände

Zugleich mangelte es nicht an Toilettegegenständen für allerlei Zwecke. So sind in den Gräbern beinerne und elfenbeinerne Kämme (der der Theudelinde zu Monza besteht sogar ausnahmsweise aus Gold mit Filigran und Edelsteinen) sehr häufig; oft verziert mit dunklem Linienornament, meistens Bogenfriesen, auch mit geschnitzten Tierköpfen und dergleichen (vgl. Abb. 11).

Die erwähnte am Gürtel hängende Tasche trifft man häufig; ihren Bügel, den noch heute üblichen ähnlich, stellte man gerne aus kostbarem Metall mit Steinschmuck her. Sie barg Gold- und Geldschatz für den dunkeln Weg des Toten.

Zuletzt gedenken wir der vielerlei sonstigen Zugaben, z. B. der Amulette aus edlen Steinen, aus Jagdtrophäen, Zähnen, Krallen, Horn oder Bein u. dgl.; Kugeln aus leuchtend klarem Bergkristall wurde eine besonders schützende Kraft zugeschrieben.

Waffen zu Trutz und Schutz.

Schwert (Spatha)

Von alters her, schon zu den Zeiten, da es nur Bronze gab, um solche zu schmieden, sind die langen Schwerter die Hauptwaffe der Germanen gewesen. Ihre Herstellung aus Eisen oder Stahl gestaltete ihre Form gänzlich um, da sich nun Griff und Klinge im Material wie in der Form voneinander trennen mußten. Die mit großer Sorgfalt, ja mit unsäglicher Mühe, wie uns die Wielandsage berichtet, zusammengeschmiedete Klinge, die oftmals reich damasziert ist, bildet den Stolz des Besitzers durch Härte und Schärfe; der kurze Griff schmückt das Werk in künstlerischer Form und Ausstattung, das Ganze trägt dann einen weit klingenden Namen (Balmung, Notung . . .).

Der Rost hat jene edlen Klingen großenteils verzehrt, so daß wir nur noch an dem reichen Schmucke des Heftes und Knaufes den Wert der einstigen Waffe erkennen. Aber hier gibt es gar viel Schönes zu sehen, an kostbarer Bekleidung des Griffes, an Schmuck und Besatz der kurzen Querstange und des Knaufes in Gold und Edelsteinen wie in feiner Arbeit in Filigran.

Das Schwert hing, wenn allein, an der rechten Seite an einem Riemen, der über die Schulter ging.

Nicht minder prangten die Scheiden, die meist in Holz mit Lederüberzug hergestellt waren, mit schönem Besatz. War ihre Fläche selber oft schon mit allerlei Muster übersät, so bildeten die Fassungen am Eingange für die Klinge, die Querringe und das Ortband die prächtigsten Zieraten.

Skramasax

Gleiches galt für das vor allem bei den Franken gebräuchliche einschneidige Kurzschwert mit langem Griff, den breiten Skramasax, der dem Krieger zur Rechten oder zur Linken hing.

Lange und kurze Messer wie Dolche wurden in gleicher Pracht geschmückt, ebenso ihre Scheiden.

Speer

Der Speer mit breitem Blatte ist gelegentlich ein Gegenstand liebevoller Durchbildung; selbst mit Silber und Gold wurde seine Klinge eingelegt oder tauschiert, sein Schaft geschnitzt und mit reichen Ringen von Edelmetall umfaßt.

Axt

Der fränkische Angon — die Lanze mit langer dünner Eisenspitze und Widerhaken — diente zu reinem Kampfzwecke, erfuhr keine besondere künstlerische Durchbildung. Die Franziska (francisque) dagegen, die gefürchtete Streit- und Wurfaxt der Franken, besaß einen künstlerisch hoch interessanten und eleganten Umriß.

Bogen

Bogen und Pfeile behielten naturgemäß der Regel nach die reine Nutzform, die ihnen das Bedürfnis aufnötigte; doch wird berichtet, daß der Eibenholzbogen manchmal geschmückt, ja mit Metall und Steinen besetzt war; schöngezierte Bogenenden haben sich vorgefunden. Die Köcher für die Pfeile erfreuten sich dagegen meist reicherer Durchbildung mit Lederüberzug, Riemen- und Fransenschmuck, Metallringen und selbst kostbarem Beschlag.

Schild

Die unentbehrlichste Schutzwaffe war der Schild; von alters her bei den Germanen stets rund, aus Lindenholz, mit Leder überzogen. In der Mitte hatte er ein Loch, um der fassenden Hand Platz zu gewähren, die von hinten den darüber querliegenden Schildgriff ergriff. Sie zu schützen erhob sich über der Handöffnung nach außen der hutartig gestaltete Schildbuckel oder Nabel. Sein Rand war mit Nieten auf den Schild befestigt, seine Spitze kegel- oder halbkugelförmig; der meist aus Eisen bestehende Buckel war oft mit schönem Bronze-, manchmal selbst mit Silber- oder gar Goldschmuck besetzt oder mit edlem Metall überzogen und von Edelsteinen umgeben. Den Schild umzirkte ein Rand, der bei einem besonders kostbaren ostgotischen sogar aus Gold mit roten Edelsteinen in Zellen besteht. Die Lederfläche des Schildrundes war wohl meist bemalt, benagelt, besetzt oder sonst geschmückt.

Helm

Helme schützten zuerst vorwiegend das Haupt der Könige und Führer als Zeichen der Herrschaft, erst spät das der Krieger. Was uns erhalten ist, zeigt uns meist den verzierten Spangenhelm von kegeliger Kuppelform, oft mit Stirn- und Nasenschild, wohl auch mit Wangenschutz. Die Spangen von Bronze oder Eisen geben die Stärke, die Felder dazwischen, mit Reliefs und Ähnlichem gefüllt, aus edlerem Metall, wie das Stirnschild, den Schmuck. Die nordische bildende

Kunst versuchte sich hier sogar in getriebenen figürlichen Darstellungen.

Panzer

Panzer, aus Ringen gebildet, Brünnen, fehlen nicht, ohne jedoch in den Bereich der bildenden Kunst oder der Schmuckkunst zu treten.

Solche Bewaffnung (Abb. 11) genügte aber sicher, um den Träger zu einem nicht nur geschützten und stark gerüsteten Kriegsmanne, sondern auch zu einer prächtigen Erscheinung zu machen, wie solche von den Südländern mit Staunen geschaut und von ihren Schriftstellern oft gepriesen wurde.

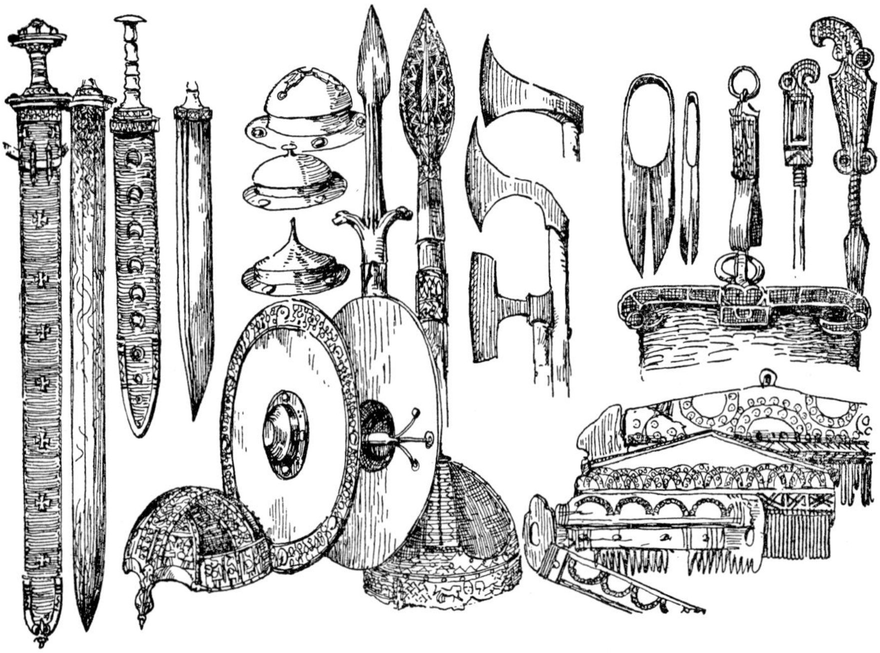

Abb. 11. Germanische Waffen und Toilettegegenstände.

Weitere Ausstattung und Mitgabe.

Gefäße

Es kommen noch die verschiedenen Gefäße in Betracht, die die Pietät der Trauernden mit Nahrung füllte für den weiten Weg, den der Tote vor sich hatte. Dazu auch die Trinkgefäße; Trinkhörner mit Zierbeschlag nach uralt nordischem Brauche für den Met und ähnliches Getränk, dessen Genusse der Germane wie bekannt von jeher zugetan war. Die Vornehmen tranken später auch gerne Wein, besonders gewürzten.

Geschadet hat dem Germanen, wie es scheint, diese Eigentümlichkeit in den zweitausend Jahren, die wir ihn so kennen, zum Glücke eigentlich wenig, trotz der verschiedenen Ansichten, die sich in den modernen Bestrebungen und Moden nach entgegengesetzter Richtung zur Geltung zu bringen suchen. Vielmehr mag ihn ein froher Trunk und heiteres Gelage vor manchem Schlimmeren bewahrt haben.

Eine reizvolle Ergänzung fanden jene Gegenstände in den zahlreichen Glasbechern verschiedenartigster Formung. Gewiß haben die Germanen diese Technik von den darin so erfahrenen Römern gelernt und sich an bei ihnen Übliches angeschlossen, doch bald mit erfreulichstem eigenem Erfolge. Insbesondere haben die westlichen Franken hierauf große und vielerlei Mühe verwandt, und so finden wir mannigfaltigste Grundformen und Schmuckbildungen an ihren Glasgefäßen; Trinkhörner, Becher und andere meist hohe fußlose Gefäße (Abb. 12), mit Glasfäden umflochten, mit allerlei Vorragungen, Knuppen und rüsselartigen Auswüchsen besetzt, bauchig, hohl, schlank, seltener breit. Auch mit reichem Schmuck versehen durch eingeschliffenen oder aufgetragenen Zierat, mit andersfarbigen Glasbändern, selbst ganz durchbrochenen Netzen, meist blau und milchweiß, besetzt, verraten diese zuweilen ganz zarten Arbeiten eine hohe Geschicklichkeit in Fortbildung römischer Vorbilder, selbst der Diatretongefäße, oft aber auch in fast selbständigen Erfindungen. Glas

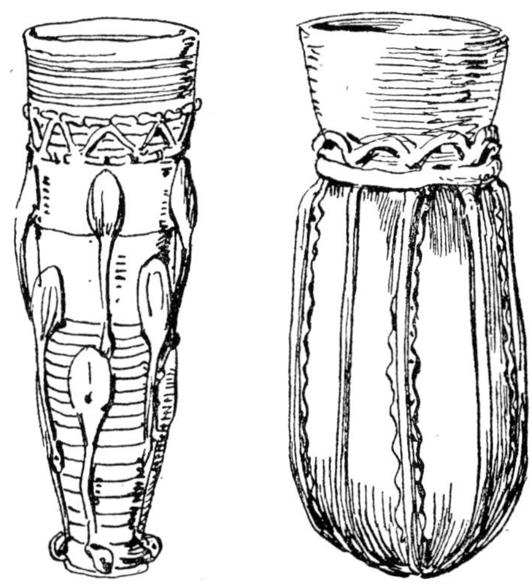

Abb. 12. Fränkische Glasgefäße.

Zu den Trinkgefäßen in naher ethischer Beziehung stehen die beinernen Würfel, den heutigen ähnlich, annähernd von Würfelgestalt, andere stark verlängert, wie vierseitige Stäbchen gestaltet. Wir wissen, daß die Germanen dem Spiele huldigten und der Würfelleidenschaft mehr als gut unterworfen waren. — Nicht minder liebte man später das Brettspiel; auch von Spielbrettern erhielten sich zahlreiche Reste, selbst von Musikinstrumenten.

Von anderen Gefäßen finden wir einfache Nutzgeräte, von der mit Pech oder Harz gedichteten Holz- oder Spanschachtel und dem feineren Trinkbecher aus Holz mit Bronzeschmuck und dem Holzeimer mit Metallbeschlag, Reifen und Henkel bis zur bronzenen Prachtschale und selbst silbernen und goldenen, reichen und großen Gefäßen, insbesondere flachen Schalen oder schüsselartigen, darunter sich sogar mit Edelsteinen besetzte oder mit Schmelz geschmückte finden. Holzgefäße

Auch an Tongefäßen (Abb. 13) hat es nicht gefehlt, weder an Kannen, Krügen, noch an Schüsseln und Vasen; ursprünglich nur mit der Hand ohne Drehscheibe geformt zeigen diese Töpfereien an Zier meist Reihen von eingedrückten Mustern, manchmal auch in einer Farbe aufgemalte; Ton beides mit Geschmack ausgeführt. Solche mit erhöhten Rippen und Knuppen sind im Norden zahlreicher (Hannover). Ihre Farbe ist oft schwarzglänzend.

Selbst Kannen u. dgl., deren Gestalt die Tierform nachahmt, kommen vor. Kurz, wenn auch die Gefäße in Ton weniger ansehnlich sind, vor allem weil sie meist der Farbe, stets der Glasur entbehren, so bilden sie bei näherem Studium doch ein reiches Feld, in bescheidenerem Rahmen Beweis genug von dauerndem Bemühen der Germanen auch auf diesem Gebiete. Wer die Reihen solcher Arbeiten, wie sie z. B. im hannoverschen Provinzialmuseum in gewaltiger Menge sich dem Auge bieten, überblickt, kann sich nicht verhehlen, daß auch in diesen vorwiegend mattglänzend schwarzen Potterien von mannigfachster Ge-

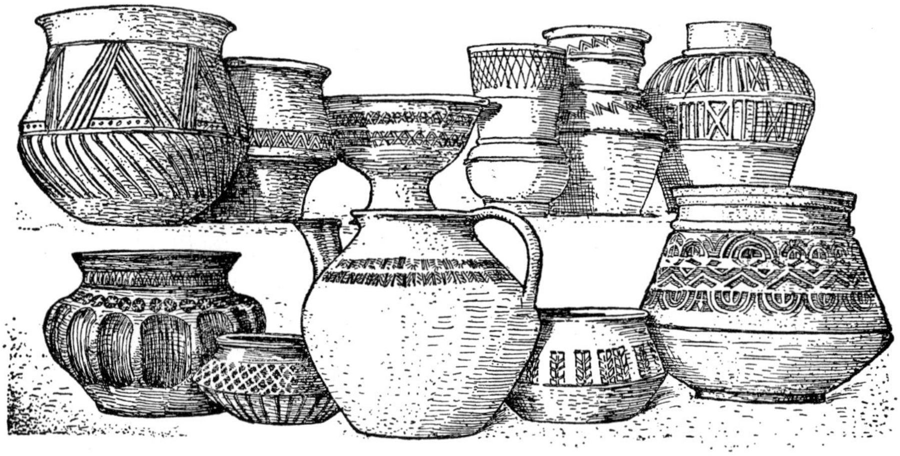

Abb. 13. Germanische Tongefäße.

staltung und Bildung eine nicht ganz verächtliche künstlerische Arbeit niedergelegt ist.

War dies in der Regel, was man den Großen der Germanen ins Grab mitzugeben pflegte, so finden sich auch sonst noch merkwürdige Dinge genug. Da liegt, wie erzählt, neben dem Toten gar oft das getötete Streitroß; und naturgemäß bei ihm dessen gesamte Ausstattung an

Pferdegeschirr

Geschirr und Sattelzeug. Geradezu herrliche Zäume, mit den in Gold und Silber tauschierten eisernen oder bronzenen, silbernen, goldenen Schnallen und Besatzstücken; selbst mit Email oder Edelsteinen geschmückte schöne Gebiß- und Geschirrteile, Stirn- und Brustschmuck gibt es, dazu Reste von reichen Sätteln, die besonders die Langobarden mit getriebenen und mannigfach geschweiften Goldzieraten zu besetzen liebten.

Natürlich mangeln dem Reiter dann die mannigfaltig gebildeten, meist eisernen, oft reich tauschierten Sporen nicht.

Auch verzierte Hundehalsbänder glaubt man gefunden zu haben.

Möbel

Ja selbst Reste von metallenen Stühlen, mit Silber und Gold eingelegt, traf man bei dem Toten, für seinen Gebrauch aufgestellt.

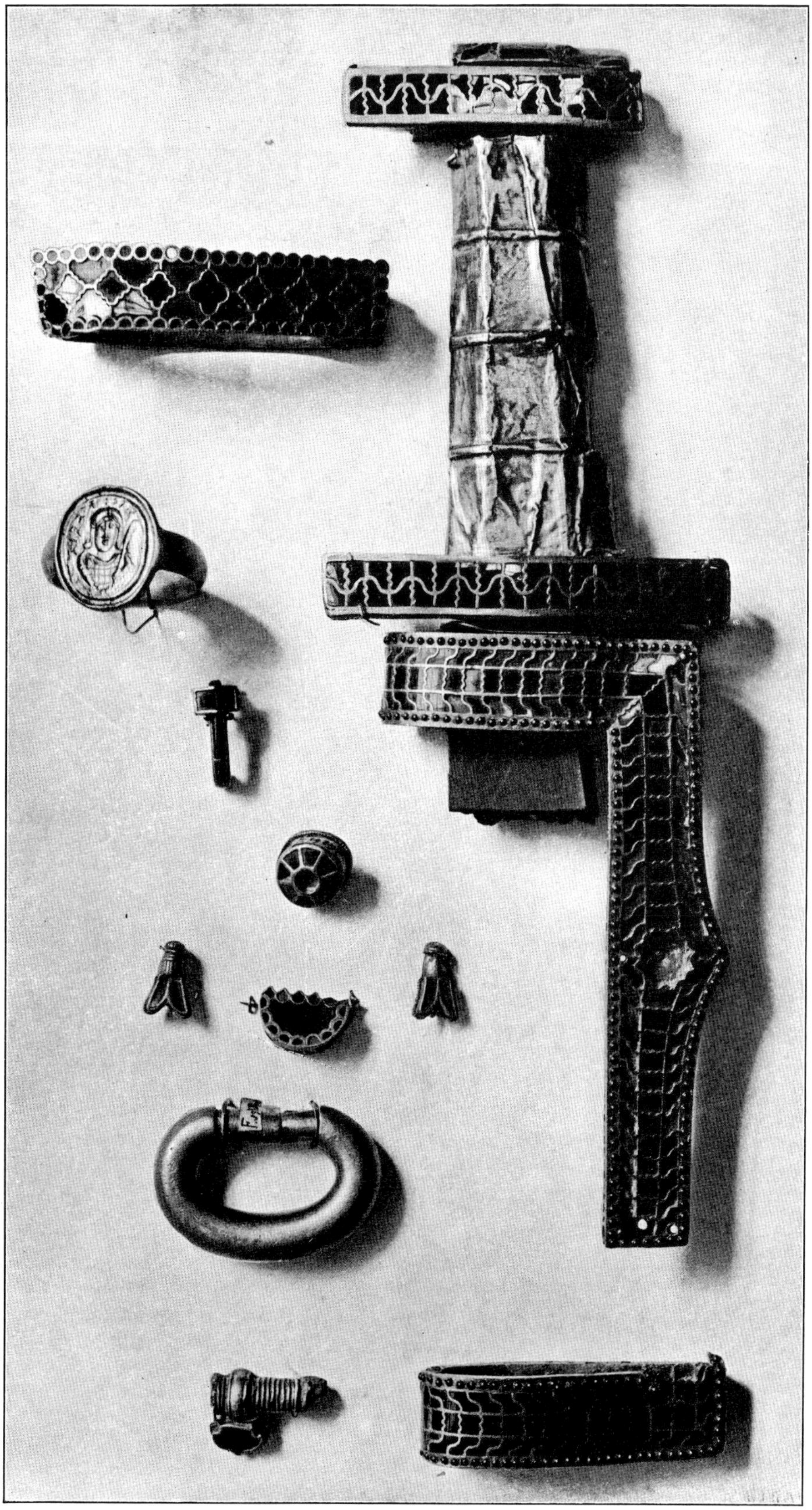

Abb. 14. Tournai. Aus Childerichs Grab.

In süddeutschen Gräbern fand man hölzerne gedrehte Leuchter, die den Gebrauch von einer Art Kerzen bezeugen.

Hatte man einen Seehelden zu bestatten, so liegt denn dieser mit all seinem Schmuck, seinen Waffen und Beigaben gar mitten im Schiffe. Die bekannte Sitte der späten Wikinger, ihre toten Seekönige mit dem, was ihnen lieb und wert war, auf sein Seeschiff zu setzen und dieses, wenn es ins Meer trieb, den Flammen zu übergeben, scheint keineswegs so verbreitet gewesen zu sein, als man annimmt. Vielmehr hat sich eine verhältnismäßig große Zahl von Toten, die in der geschilderten Art im Erdboden in ihren Schiffen begraben sind, vorgefunden. Darunter finden sich reichgeschnitzte Fahrzeuge, deren schlanker und scharfer Bau und erstaunlich gediegene Schiffbautechnik die Bewunderung der Gegenwart erregen. Die bekanntesten sind die von Gokstad und Oseberg. Die ältesten waren ohne Mast und Segel, nur mit Ruderern bemannt, deren Schilde als vielfarbiger Schmuck in langer Reihe ihren Bord zierten.

Schiffe

Zuletzt noch gedenken wir der Erzählung eines altnordischen Sängers vom Begräbnis des Königs Harald Hilveland: „Am Tag nach der Schlacht von Brâvalle befahl der König Ring, den Leichnam König Haralds aufzuheben und ihm das Blut seiner Wunden sorgsam abzuwaschen; dann sollte er auf den Wagen gelegt werden, auf dem der Held im Kampfe gestanden hatte. Nachher wurde ihm ein Hügel getürmt und Harald auf dem edlen Renner dorthin geführt, der ihn im dichten Schlachtgetümmel getragen hatte. Das Roß wurde da getötet, und König Sigurd gab dem Toten seinen eigenen Sattel, indem er sagte, er überlasse es ihm, ob er in Walhalla einreiten oder einfahren wolle. Und ehe der Grabhügel sich schloß, lud König Sigurd seine Großen und Krieger ein, Ringe und schöne Waffenstücke in das Grab zu werfen."

Begräbnis König Harald Hilvelands

Wenn auch dieser Bericht nicht unbedeutend jünger ist als die Zeit, die uns hier beschäftigt, so spiegelt er doch allzu getreu die uralte nordische Art der Heldenbestattung wider, als daß wir ihn als Ergänzung zu dem oben Geschilderten missen dürften. Jedenfalls, wie uns hier diese Sitte in später heidnischer Zeit entgegentritt, blieben anderseits auch die christlichen Goten, Franken, Langobarden noch lange bei den alten Gepflogenheiten; es ist bekannt, daß bei germanischen Völkern das Beigeben von Schmuck und selbst Waffen sogar bis ins späteste Renaissancezeitalter noch geübt worden ist.

Die Geschichte der hauptsächlichsten Gräber- und Schatzfunde ist von großem Interesse; sie bestimmt zugleich den Beginn und die Entwicklung der Würdigung und des Studiums dieser Kunsterzeugnisse. Erst auf sie gestützt war man in die Lage gesetzt, in ihnen nicht nur Dokumente hohen Alters, uralter Vormenschen, sondern solche einer eigenartigen und bedeutenden Kultur und Kunst zu sehen.

Wichtige Gräberfunde

Die erste große auf unserem Felde epochemachende Entdeckung machte man am 16. Mai 1653, als man in Tournai bei Bauarbeiten neben der Kirche St. Brice auf das Grab des Königs Childerich I., des Vaters Chlodowechs, stieß. Die Zahl und Kostbarkeit der gefundenen

Tournai

Schätze war außerordentlich groß: Waffen des Königs, Axt und Speer und viele verrostete Eisenreste, sodann ein Schwert mit Griff und Scheide, besetzt mit Gold und rotem Gestein, ein ähnlicher Skramasax, der Beschlag eines Kästchens, ein Pferdeschmuck in Gestalt eines goldenen Ochsenkopfes, dreihundert goldene Bienen, eine goldene Nadel, Spangen, Agraffen, Schnallen, Ringe, alles von Gold und meist mit roten Steinen oder Glas besetzt; Goldfäden als Reste von Gewändern; eine Tasche mit Goldbügel, reich mit Gold- und Silbermünzen gefüllt. Dieser Schatz (Abb. 14, Tafel II) wanderte nach Brüssel, dann nach Wien, später kam der größte Teil als Geschenk für Ludwig XIV. nach Paris und blieb seitdem im Besitz der Nationalbibliothek, 1831 wurde er freilich durch Diebe entwendet und auf der Flucht in die Seine geworfen, doch meist wieder aufgefischt. Trotz vieler späterer blieb dieser Fund stets einer der bedeutsamsten. Die Reste der beiden Schwerter sind in ihrem Schmuck von Gold und Zellenglas in dieser Art noch immer das Schönste, was wir von solchen kennen[1]).

Die hier in größter Vollkommenheit auftretende eigentümliche Schmucktechnik des „Zellenglases" besteht darin, daß auf eine goldene Platte aufrechtstehende goldene Rippen oder schmale Goldstreifen in Mustern aufgelötet werden, welche Zellen oder Kästchen zwischen sich freilassen, die dann durch Almandine, Granaten oder andere Edelsteine, später durch prächtig gefärbtes Glas (verroterie) ausgefüllt wurden. Unter den sehr dünnen durchsichtigen Plättchen der Steine oder des Glases wurden gemusterte, meist gestreifte Goldblättchen (Folien) eingelegt, deren Muster und Glanz durch den Stein durchschimmert. Das Ganze hat nachher oft eine wunderbar glänzende Politur erhalten[2]). — Die farbige prachtvolle Wirkung dieser Art von Juwelier- und Goldschmiedearbeit ist von jeher höchlich bewundert worden; sie darf als eine nur den Germanen eigentümliche bezeichnet werden und scheint im Osten der germanischen Welt, bei den Goten am Schwarzen Meer ihren Ursprung gefunden zu haben; dort tritt sie schon an Arbeiten des 3. oder 4. Jahrhunderts auf; ihr Gebrauch blieb lebendig bis ins 10. Jahrhundert und gewann inzwischen vielleicht nur an einer gewissen Kraft und Gediegenheit. Es ist erstaunlich, daß, während andersfarbiges Glas, weißes, grünes und blaues, wie solches insbesondere von den Franken viel zur Abwechslung eingefügt wurde, heute meist völlig verwittert, wenigstens unscheinbar geworden ist, das granat- oder rubinrote sich überall bis heute unverändert leuchtend und prächtig erhalten hat.

[1]) Der Schatz wurde damals von dem gelehrten Arzt Dr. Chiflet untersucht, beschrieben und auf Kupferstichen dargestellt; sein berühmtes Buch heißt: Anastasis Childerici I Francorum regis sive thesaurus sepulcralis Tornaci Nerviorum effosus et commentario illustratus, Antwerpiae 1655.

[2]) Die Musterung, die durch die Goldstreifen erzeugt wird, ist dabei oft sehr mannigfaltig. Es kommen darunter nicht selten sogar Vierpässe vor, ganz denen des Mittelalters ähnlich (Abb. 14). Daraus schließen einzelne, der Name des gotischen Stiles könne vielleicht gar durch späteres Nachbilden solcher uralter Motive entstanden sein.

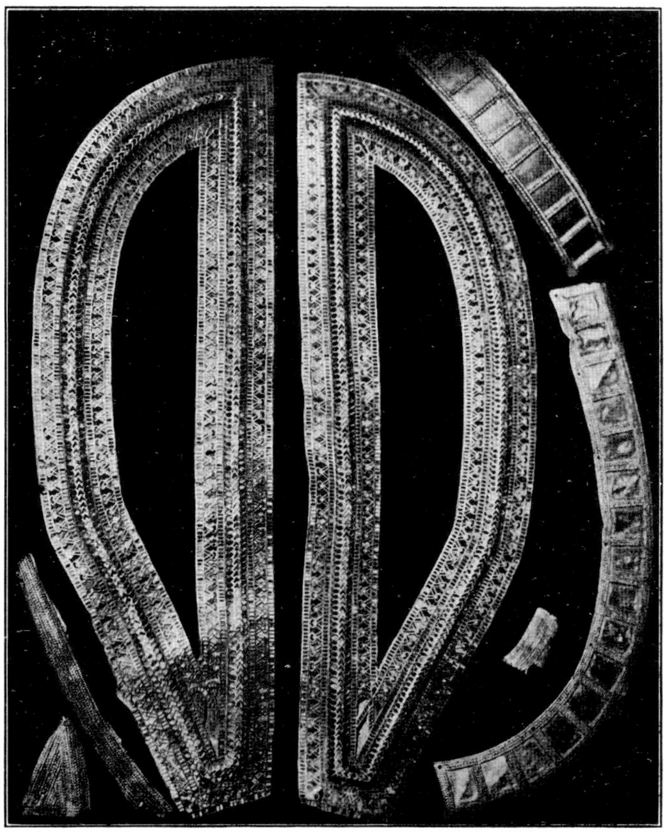

Abb. 15. Ravenna. Goldharnischreste.
(Phot. Emilia.)

Mit dem beschriebenen Funde waren zum ersten Male die Blicke der kunstgeschichtlich interessierten Welt auf jene bisher als barbarisch geltende Zeit gelenkt, und mußte ihr zunächst wenigstens eine besondere Art und künstlerische interessante Technik zugestanden werden.

Pouan

In Pouan bei Troyes fand man ferner 1842 ein Grab mit reichem Inhalt, ähnlich wie in Tournai, das man dem Theoderich II., König der Westgoten, zuschreibt, vor allem darin ein schönes Schwert mit reichem Griff, ähnlich dem des Childerich, Dolch, Halsring, Armring, Fibeln, alles in Gold mit Zellenglas, sowie einen Ring mit dem Worte „heva"[1]).

Reiche Funde machte man in Italien.

Ravenna

Als Arbeiter 1854 bei Ravenna in der Nähe des Theoderich-Mausoleums einen Bestatteten in ungeheuer reichem Goldharnisch, von anderen Schätzen umgeben, ausgegraben hatten, von welchen Kostbarkeiten man den unredlichen Findern leider nur noch einige karge Reste (Abb. 15, Tafel III) abjagen konnte, glaubte man diese Reliquien Theoderich dem Großen selber (oder vielleicht Odovaker) zuschreiben zu dürfen. Auch sie sind in der bekannten Goldzellenart auf das reichste mit Granaten geschmückt, soweit sie nicht mit Filigran bedeckt sind.

An ihnen ist die Zellenmusterung von besonderem Interesse und ganz eigenartig nordisch; so kommt in ihr das Zangenornament

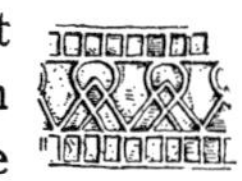

und Ähnliches vor, Formen, die man an dem wohl gleichzeitigen Theoderich-Mausoleum in Plastik wiederzufinden glaubt. Die Zellenverzierung tritt hier sogar stark gewölbt als Rundstab auf. — Man hält diese Reste für Teile des Harnischs und vielleicht des Helms.

Cividale

Seit jenen Funden mehrten sich die Ergebnisse beträchtlich. In Cividale stieß man 1874 tief unterm Pflaster eines Platzes auf den Steinsarkophag eines langobardischen Großen, wie man glaubt, des Herzogs Gisulf († 611), des Neffen Alboins. Er enthielt weniger als jene Gräber, doch außer den Waffen einigen Schmuck (Abb. 16, Tafel IV), Fibeln, ein goldenes Kreuz auf der Brust des Toten, eine Kristallkugel, eine Glasflasche mit Wasser und dergleichen Kleinsachen mehr.

Castel Trosino

Nocera Umbra

Vorher schon hatte man bei Cividale mehrere Langobardenfriedhöfe gefunden, die besonders an Schmuck reich waren (Abb. 17, Tafel V). Später aber folgten die Grabungen von Castel Trosino bei Ascoli (1893) und Nocera Umbra (1898), wo man ganz große Totenfelder aufdeckte[2]). Man ist nicht sicher, ob die letztere Stätte nicht noch Ostgoten angehören kann, doch schreibt man gewöhnlich beide Nekropolen den Langobarden zu.

Besonders reich in der Ausstattung war die Totenstätte von Nocera Umbra; an Waffen, Schilden und Fibeln (vgl. Abb. 9, Tafel I) fand man da wirkliche Prachtstücke; ihre Verwandtschaft mit den später in Castel Trosino in einer mächtigen Zahl von Gräbern vorgefundenen Gegenständen ist übrigens so groß, daß doch angenommen werden darf, daß

[1]) Bedeutet im Gotischen wahrscheinlich: Haus, Familie, Gatte.

[2]) Die Ergebnisse beider Grabungen heute im Thermenmuseum zu Rom.

die Bestatteten beider Kirchhöfe Angehörige desselben Stammes waren, und nur, daß der Kirchhof zu Castel Trosino zeitlich etwas jünger sein dürfte.

Hier stehen wir vor einer ganzen Welt reichster Kleinkunst; vor Schutz- und Trutzwaffen aller Art, von Gefäßen in Ton, Glas und Metall, von Resten der Kleidung, von Schmuck für Frauen und Männer, auch von Pferdegeschirr, Zäumen und Sätteln. Charakteristisch ist das Material, vorwiegend entweder Bronze oder Gold mit Edelsteinen, natürlich mit Ausnahme der Klingen und Speerspitzen. Die goldenen Schmuckstücke sind oft mit Filigran oder auch ganz mit Zellenglas besetzt.

Man findet bei den Männern häufig Lanzen mit breitem Blatt und Messer (Sax), der Schild befindet sich meist außerhalb des Grabes; die zwei schönsten Schwerter haben nordischen Typus, wie die in Wallstena in Gotland gefundenen, goldenes Gefäß mit Granaten besetzt; in einigen Frauengräbern traf man kurze Schwerter, bei Knaben Bogen und Pfeile.

Andere Nekropolen hat man in Civezzano, Testona, Piedi Castello, Dercolo und sonst noch in Italien aufgedeckt. Im erstgenannten Dorfe stieß man auf die Reste eines langobardischen Großen in einem hölzernen eisenbeschlagenen Sarge, dessen Schmuck erstaunlich ganz an spätere schon mittelalterliche Eisenarbeiten erinnert.

Den langobardischen Gräbern sind als besondere Beigabe für die Männergräber kleine Kreuze aus Goldblech eigen (vgl. Abb. 16, Tafel IV), die den Toten auf die Brust gelegt wurden; scheinbar mit der Schere aus einer dünnen reich gemusterten geprägten Goldplatte ausgeschnitten, oft ohne Rücksicht auf das Muster. Es sind dies höchst charakteristische und eigenartige Gegenstände, die man sonst wenig fand.

Wie in der Natur der Sache gelegen, sind die Grabfunde weiter im Norden in den germanischen Stammlanden noch viel ergiebiger gewesen. Sowohl Deutschland wie Skandinavien, nicht minder England besitzen zahlreiche Gräberfelder aus der für uns in Frage kommenden Zeit. Das letztere Land bietet uns aus solchen Funden schöne angelsächsische Arbeiten von besonders geschmackvoller Form und reichster Bildung mit ungewöhnlich verwickelten Linienverschlingungen in Tier- und Bandverzierungen (Abb. 18, Tafel VI). Ein ganz eigenartiges jüngeres Schmuckstück ist uns dort in König Aelfreds Juwel (Knopf eines Zepters?)[1]) erhalten, aus Gold mit Filigran gefertigt, von etwa herzförmiger Gestalt, unten in einen Delphinkopf auslaufend, auf der Vorderseite das Bild des Königs in Schmelz eingelegt, zwei Blumen in den Händen tragend (Abb. 181). Ringsum am Rand die Schrift: Aelfred mec heht gewyrcan· (A. ließ mich machen.)

England

Deutschland

Von den reichen deutschen Gräberfeldern jener Jahrhunderte sind die im Westen meist fränkisch, da längs des Rheines die Uferfranken

[1]) Zufällig im Walde gefunden, also nicht aus einem Grabe stammend.

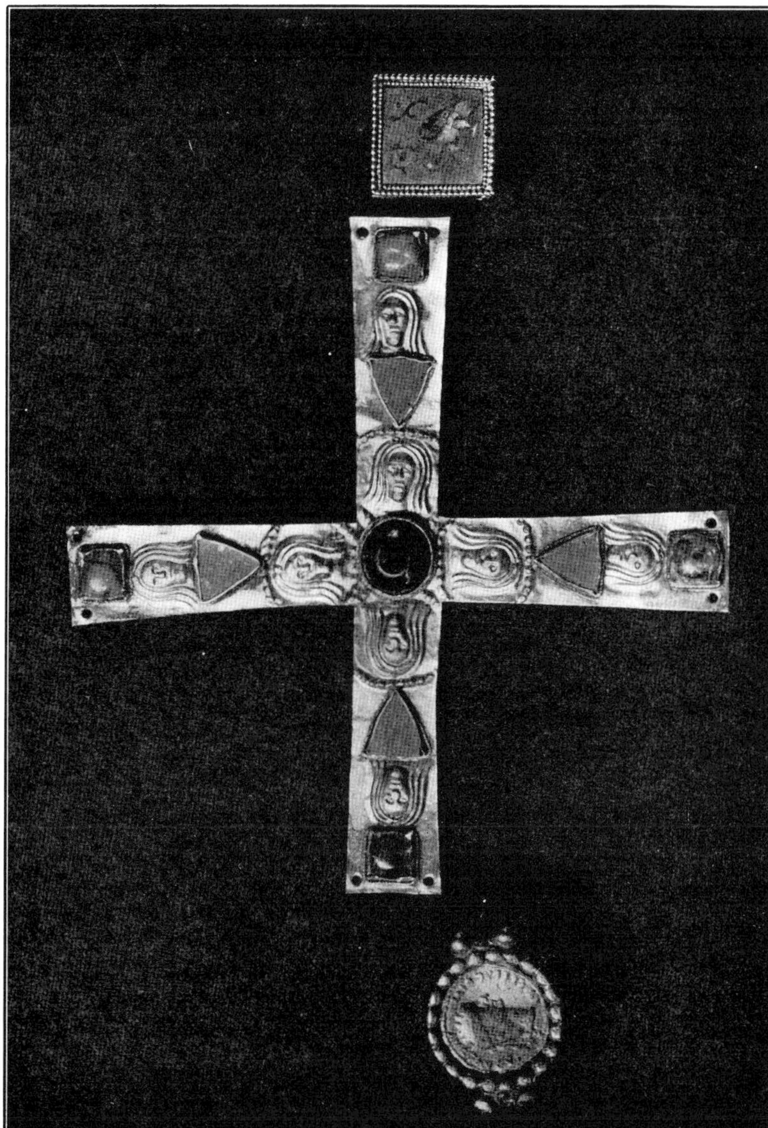

Abb. 16. Cividale. Aus Herzog Gisulfs Grab.

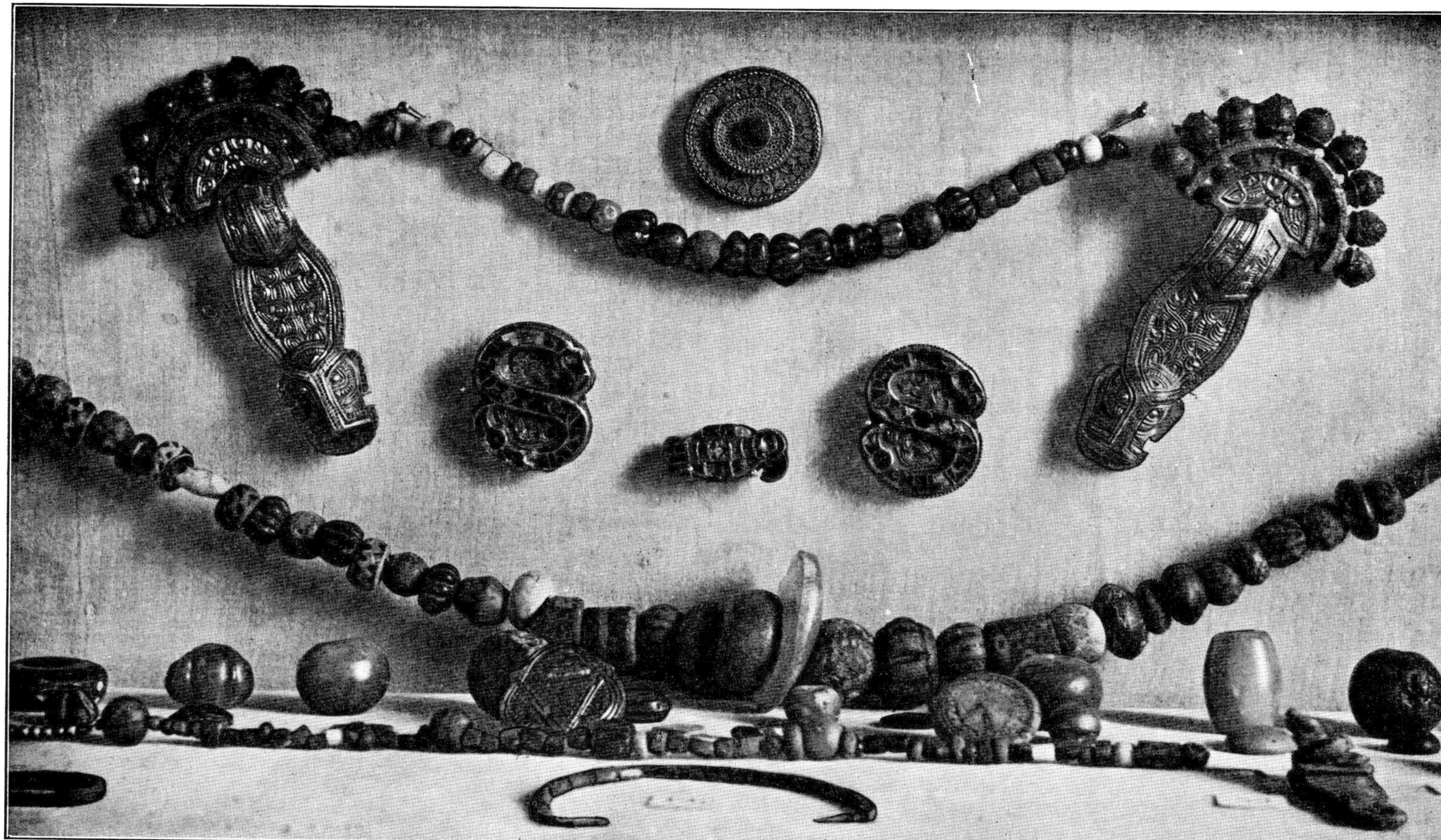

Abb. 17. Cividale. Langobardische Schmuckgegenstände.

wohnten, deren Kultur sich noch weiter nach Osten erstreckte, besonders mainaufwärts. Von Worms bis Bonn ist eine ungeheuer große Zahl solcher Friedhöfe gebreitet, deren Schätze besonders die mittelrheinischen Museen füllen, so die in Worms, Mainz, Wiesbaden, Bonn.

Hier überall, aber auch im Bereich der Alamannen und Bajuvaren, tritt nun noch eine andere Technik der Verzierung auf, die nach Westen bis tief ins fränkisch-merowingische Reich gefunden wird: die Herstellung des Schmuckes, besonders der Schnallen (vgl. Abb. 8), der Riemenzungen und Besatzstücke aus Eisen mit Silber- und Goldauflagen, mit edlen Metallen „tauschiert". Woher diese Kunst kam, ist noch nicht festgestellt; arabisch-maurische, persiche und indische Metallarbeiter pflegten sie später besonders. Band- und Tierverschlingungen, aus

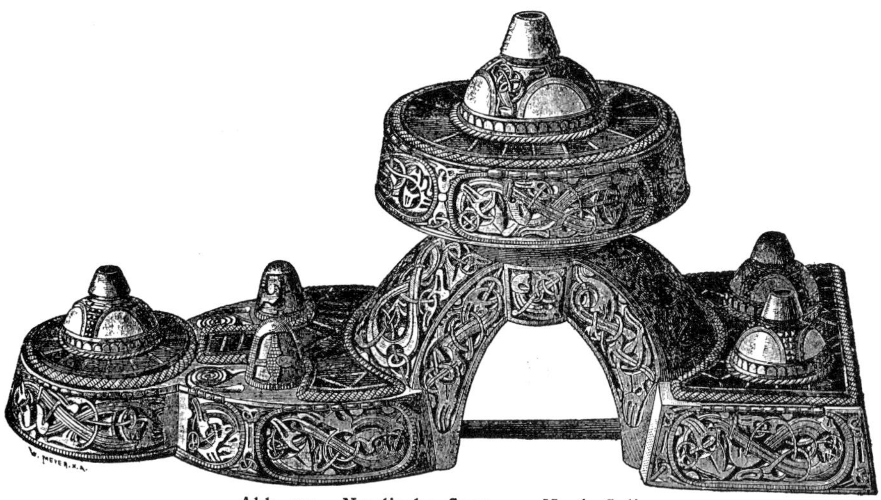

Abb. 19. Nordische Spange. Nach Salin.

Streifen und Stückchen des edlen Metalls gebildet, wurden auf den rauh gemachten Eisengrund aufgehämmert und ergaben prächtige Wirkung; herrliche Arbeiten dieser Art fand man bei Reichenhall wie im Burgundischen und an der Loire bei Orleans. Es scheint indessen, daß die süddeutschen Stämme die Hauptträger dieser reichen und schönen Technik blieben, deren Ergebnis sich dann ins Reich der Franken verbreitete.

Auch das Niello, das Einlegen schwarzen Schwefelsilbers in reines Silber (heute in Rußland als Tula bekannt), wurde gerade in jenen Gegenden geübt, übertrug sich übrigens weit nach Norden.

Skandinavien

In ganz besonders großem Maßstabe jedoch haben die hochnordischen Gräber ihren Inhalt wieder hergegeben, und eine ungeheure Fülle der schönsten Arbeiten sind in Dänemark und Schweden, auch in Norwegen gefunden worden (Abb. 19). Hat doch in jenen Gegenden das Germanentum sich viel länger ungestörter Ruhe und Entwicklung erfreuen können; selbst das Christentum drang dort erst im späteren Mittelalter ein. So folgte der Völkerwanderungszeit noch die Wikingerzeit als eine weitere Phase rein nordisch-germanischen Völkerlebens; und erst das 11. und 12. Jahrhundert brachten die inzwischen eingetretene weitere künstlerische Entwicklung, die wir den romanischen Stil zu nennen pflegen, fertig nach dem Norden. Dann erlosch auch da die alte Selbständigkeit und das original-germanische Wesen langsam; freilich hatte es dort bis dahin sozusagen nur eine Art von Provinzialkunst gegeben, wenigstens in bezug auf die Baukunst.

Jedenfalls aber hatte sich germanische Kleinkunst dort am ungestörtesten entwickelt und verbreitet und bis heute noch in großem Umfange erhalten. Denn schon die Königsschätze und Horte waren nicht wie im Süden fortwährendem Besitzwechsel, ihr Edelmetall dem Umschmelzen und Umformen ausgesetzt; vieles von ihren Bestandteilen hat sich gerettet, und so bieten die nordischen Museen uns vergleichsweise eine Überfülle wirklich prachtvoller Arbeiten, obwohl es im Süden deren einst unendlich viel mehr gegeben haben wird. Aus ihnen und ihrer Vergleichung ist aber stets aufs neue zu entnehmen, daß die germanische Kleinkunst in einer wahrhaft erstaunlichen Gleichmäßigkeit über alle germanischen Stämme gebreitet war, und daß es selbst heute bei so gewaltig gewachsenem Material noch nicht leicht ist, diese Arbeiten sicher auf ihren engeren Ursprungsort zu bestimmen. Der Gotenstrom brachte seine reiche Goldtechnik mit Steinbesatz vom Schwarzen Meer bis nach Portugal und Nordafrika; andere eigentümliche Zierformen, so die Langfibel, finden sich in gleichartiger Bildung in vertikaler Richtung dazu gleichmäßig vorhanden in Skandinavien wie in Süditalien. Nur wenige besondere Eigentümlichkeiten lassen sich etwa als hochnordisch, andere als burgundisch, andere als süddeutsch bezeichnen. Es muß eine andauernde ausgleichende Wechselwirkung unter den germanischen Stämmen, ein fortwährender Austausch, sei es durch Handel, Wanderung, Heirat oder auch Erbeutung oder Schenkung, stattgefunden haben, so daß wir in Ostungarn Typen finden, die uns plötzlich in der Normandie wieder begegnen, in England solche, die langobardischen Künstlern anzugehören scheinen, in Portugal andere, die von der Küste des Schwarzen Meeres stammen. Auch der Schatz Childerichs enthielt solche der letzten Art.

Einheit dieser Kleinkunst

Daher bleibt der altgermanische Kleinkunstschatz, wie ihn die Gräber bieten, eine merkwürdig kompakte und gleichmäßige Masse und lehrt uns das Germanentum während und nach der Völkerwanderung doch wenigstens auf diesem Gebiete als eine abgerundete und in sich höchst gleichartige Einheit kennen.

Andere Werke der Kleinkunst.

Stiftungen für Kirchen

Eine andere Fundgrube herrlichster Arbeiten auf dem Gebiete der altgermanischen Gold- und Silberarbeiten bieten uns die alten Schätze der Kirchen. Fromme Fürsten haben von jeher dem Höchsten und den

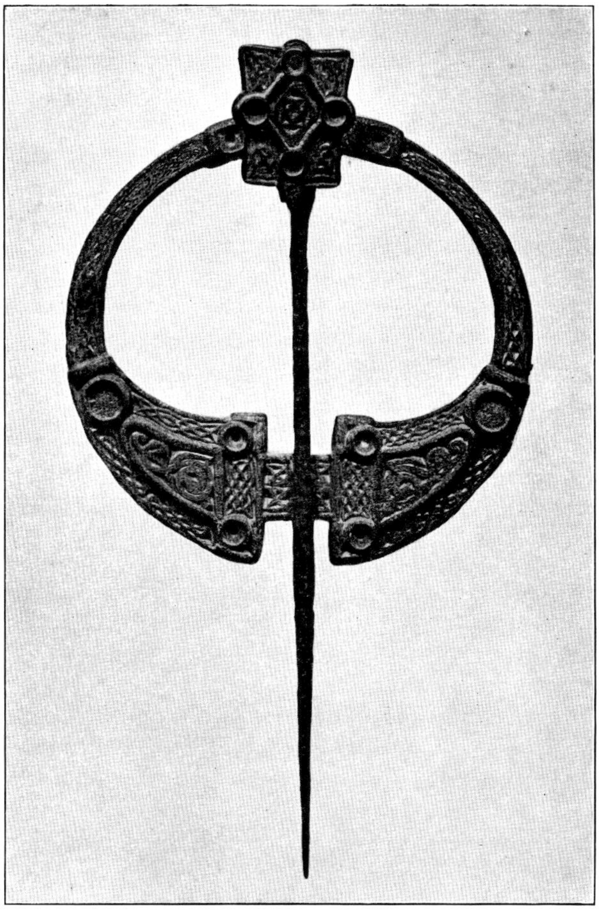

Abb. 18. Angelsächsische Spange von Bonsell.

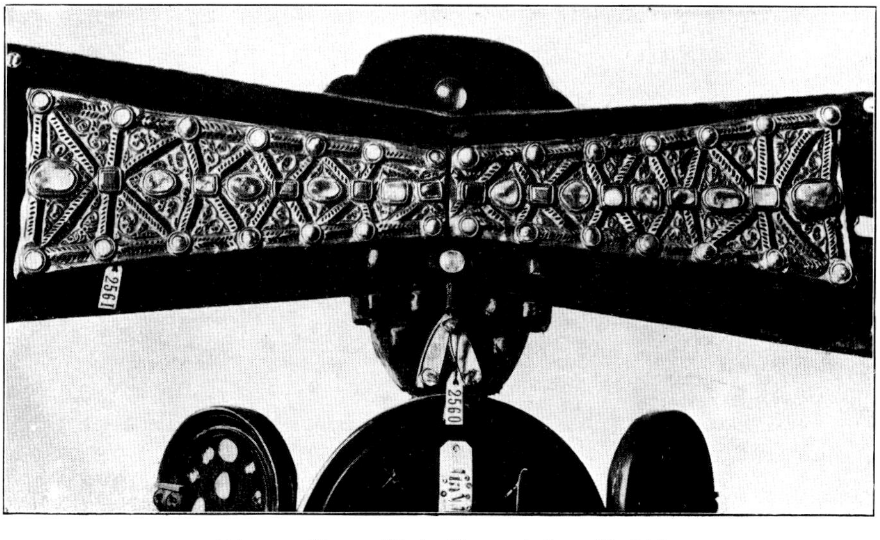

Abb. 22. Kreuz König Reccesvinths. Madrid.

heiligen Stätten reichste Geschenke gemacht, bei ihrem Tode auch oft ihre köstlichste Fahrhabe vererbt, und davon birgt noch mancher uralte Kirchenschatz trotz der fast anderthalb Jahrtausende einen Rest. Von den Geschenken der Königin Theudelinde, der großen Langobardenkönigin, die dem Schatze ihres Domes in Monza eine Fülle von solchen hinterließ, an gerechnet, bis zu denen der Ottonen an die Quedlinburger Domkirche ist Prächtiges genug vorhanden, wenn auch sicher Raub, Not und Habsucht wie Unfall uns nur einen winzigen Bruchteil des einst Geschenkten übrigließen. Einen ungefähren Blick in die Welt der verlorenen Kirchenschätze gestattete uns der glücklichste Fund, der vor einigen Jahrzehnten in Spanien einen kleinen Schatz von goldenen Weihekronen und Kreuzen, wohl vor dem Arabereinbruch von 711 gerettet, zutage förderte, uns einen Begriff gebend von dem Reichtum, mit dem die westgotischen Könige und Großen ihre Kirchen schmückten. Erzählt doch ein arabischer Schriftsteller Wunderdinge von den von den Arabern erbeuteten Mengen solcher goldener Kronen, die die Frömmigkeit der Westgoten in der Hauptkirche, der späteren Moschee, zu Cordoba zum Schmucke des Gotteshauses aufgehängt hatte.

Überhaupt ermöglichen uns erst die Nachrichten der alten Schriftsteller eine schwache Vorstellung von dem einst an Schönheit da wirklich vorhanden Gewesenen, dem leider die Kostbarkeit des Stoffes stets ein rasches Ende schuf, sobald es als Kriegsbeute oder Tribut in andere gierige Hände fiel.

So wissen wir auch aus unserer ältesten Poesie viel von dem Schatze, den jeder alte Germanenkönig besaß; wir wissen aus dem Nibelungenliede, in dem ja der Nibelungenhort jene so furchtbare bluttriefende Rolle spielt, daß jeder Fürst seinen Recken wie seinen Gästen mit reicher Goldgift lohnte und sie begabte, daß er dafür als „mild" weit und breit gepriesen wurde. Freigebige Mildigkeit, die mit goldenen Ketten und Kleinodien, Bechern, Schwert, Helm und anderen kostbaren Gewaffen die Getreuen überströmte, war der erste Ruhmestitel des größten Königs. **Horte**

Alles dies gewinnt doppelt an Bedeutung, wenn wir uns vergegenwärtigen, daß der Hort des Königs auch gleichzeitig den Staatsschatz bildete, aus dem die öffentlichen Ausgaben für Volk und Heer bestritten wurden. Wir wissen, daß die südfranzösischen Westgoten in ihren erbitterten Kämpfen mit den Franken mehrfach ihres Hortes verlustig gingen, den sie zuletzt in der gewaltigen Feste Carcassonne bargen, die noch heute mit ihrem imponierenden Mauer- und Turmkranz als ein unvergleichliches Wunderbild aus längstvergangener Zeit über die Lande ragt. Überall suchten sich die Germanen für solchen Schutz burgartig hochgelegene starkumringte Städte, deren uns die spätere Hauptstadt des westgotischen Reiches in Spanien, Toledo, ein Gegenstück zum festen Carcassonne zeigt.

Von dieser Kunstliebe der germanischen Fürsten gewährt uns das Testament eines ihrer letzten, Karls des Großen, ein Bild, in dem der sterbende Kaiser über seine Schätze zugunsten von Kirche und Armen, von Stiftungen und auch seiner Söhne verfügt; einen Schimmer davon, welche Schätze der mächtige Mann in seinem Palast zu Aachen aufgehäuft hatte.

Schatzfunde

Szilagy-Somlyó

Als die bedeutsamste Ergänzung traten kleinere und größere wirkliche Schatzfunde hierzu. Dergleichen kam wohl überall gelegentlich vor, in großem Maßstabe aber besonders in Ungarn und weiter im Osten. So kam schon 1797 in Szilagy-Somlyó plötzlich ein kleiner Hort, 1889 ein zweiter zutage, die man offenbar, um sie zu sichern, vergraben hatte; Ketten, Gehänge, Armbänder, Gürtel, Medaillons, prachtvolle Spangen mit reichem Steinbesatz, Schalen, Ringe, eine gewaltig große Goldfibel mit reichen Steinen von stärkster Plastik, vielleicht ein kaiserliches Kleinod u. dgl. m.[1])

Petrossa

Großes Aufsehen erregte aber vor 20 Jahren der umfangreiche Goldfund von Petrossa (Petreosa) in Rumänien, den man für den Schatz des Gotenkönigs Athanarich († 381) erklärt. Erhebliche Stücke davon sind in den Besitz des Königs von Rumänien gerettet, von denen große Amphoren, eine diskusförmige Platte mit getriebenen Figuren, zwei kleinere schlanke Krüge, eine Fibel in Gestalt eines Sperbers, zwei in Vogelform, reicher Halsschmuck, zwei durchbrochene Schalen die Hauptstücke bilden. Auch hier, wie bei allen Arbeiten aus dem Besitze der Goten, spielt ein überreicher Besatz von roten Steinen, als Plättchen in Zellen und Kästchen ein-, wie in runden, erhabenen Formen aufgesetzt, die wichtigste Rolle. So weit aber die Goten ihren Bereich und ihre Wohnsitze erstreckten, so weit findet man dergleichen häufig, und Hampels Buch, welches doch nur von dem in Ungarn, einem Hauptsitze der Ostgoten, ehe sie in Italien einbrachen, Gefundenen handelt, enthält eine Menge solcher Kleinodien aller Art.

Die Ergebnisse der Nachforschungen in jenen Gegenden, Südrußland einbegriffen, zeigen uns unter den germanischen die gotischen Völker als die ersten Träger dieses neuen Kunstgeschmackes, der so rasch sich über alle verbreiten sollte. Sie mögen, wie man glaubt, dazu starke Anregungen nicht nur aus dem oströmischen Reiche und von der griechischen Kultur, sondern selbst von Persien aus und von den Sassaniden her empfangen haben. Aber sie haben zuerst auf solchen ihnen gewordenen Grundlagen neu aufgebaut und eine neue germanische Kleinkunst zu begründen verstanden.

Der Bereich dieser ostgermanischen Kunst war ein gewaltiger; selbst bis nach Sibirien hinein hat man ihr verwandte Arbeiten gefunden; in Petersburg erfreut man sich des Besitzes zweier besonders kostbarer Schmuckwerke; der Krone aus Neo-Tscherkask, eines reich

[1]) Was man schon 1799 in Nagy-Szent-Miklos gefunden hatte an überreichen Goldwerken, die man als den Schatz des Attila zu bezeichnen liebt: Kannen mit Figuren, andere mit Kettenornamenten und Buckeln, Schalen, Trinkgefäße in Muschelform und reichem Kleinwerk, das kennzeichnet sich allerdings als ungermanisch, weshalb man es den Hunnen zuschrieb. Neuerdings neigt man der Vermutung zu, daß dieser Schatz späteren bulgarischen Ursprunges sei.

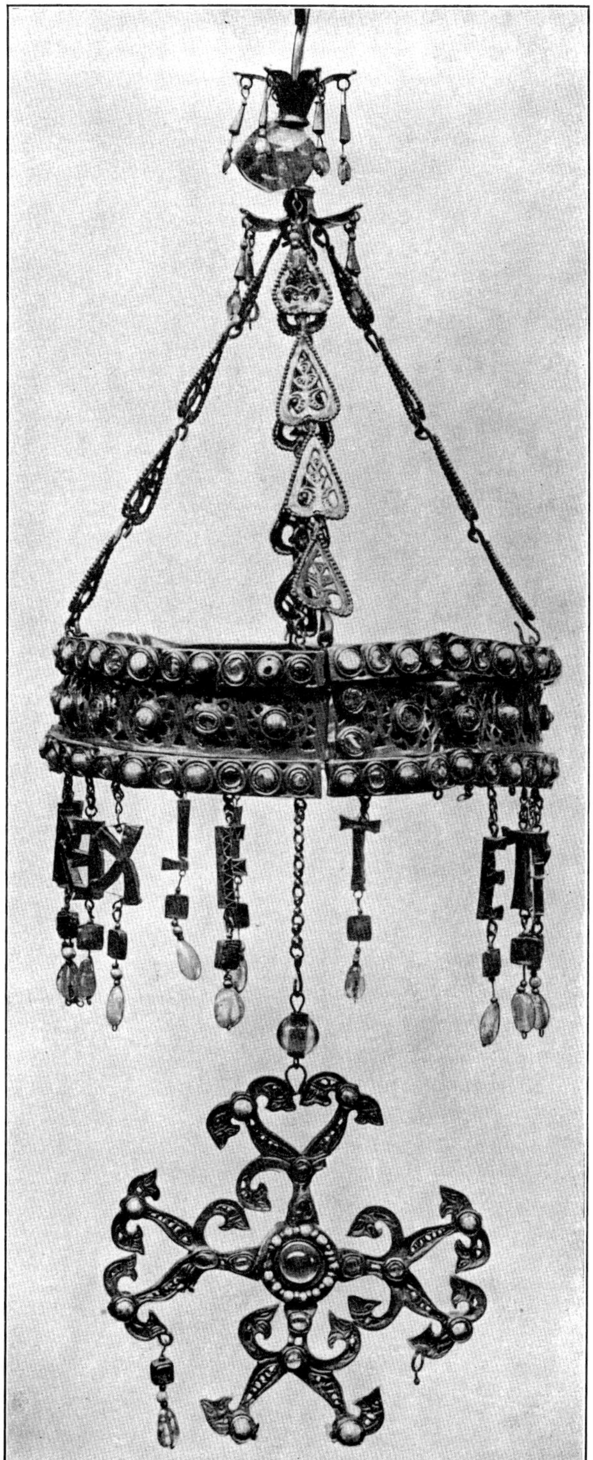

Abb. 20. Krone König Svinthilas. Madrid.

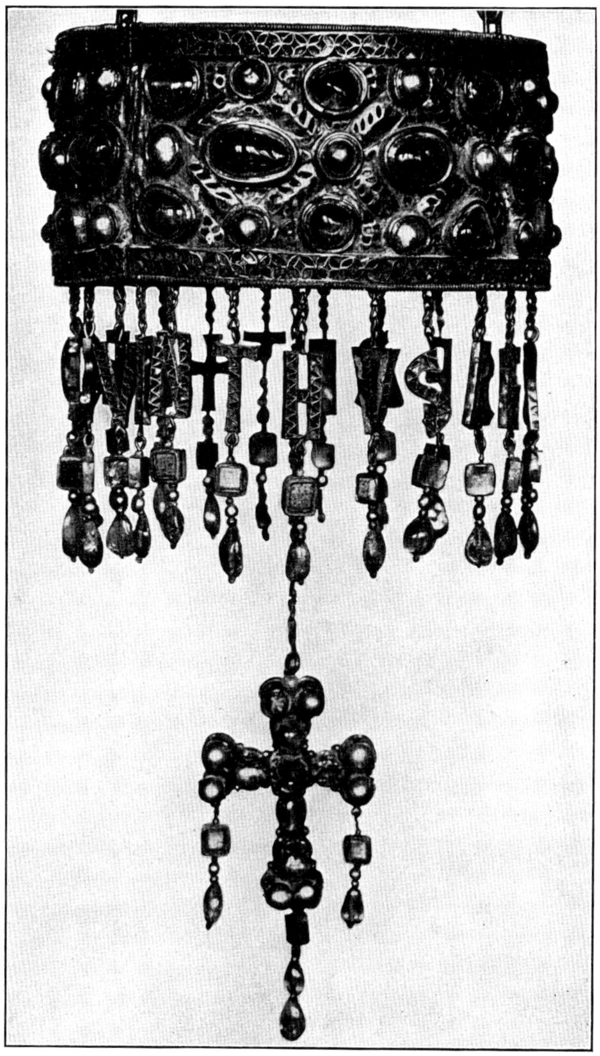

Abb. 21. Krone König Reccesvinths. Paris.

mit Tieren besetzten Diadems, und einer mächtigen Goldfibel in Form eines Sperbers, der einen Steinbock in den Fängen hält; auch hier wieder der reiche rote Steinschmuck.

Jener oben erwähnte, so ungemein eigenartige westgotisch-spanische Fund wurde 1858 gemacht, als man neben der Kapelle des Dörfleins Fuente de Guarrazar bei Toledo auch ein uraltes Grab, und zwar das eines Priesters, öffnete und darin einen wahrhaft erstaunlichen Schatz von goldnen Weihekronen und Kreuzen vorfand, davon der größte Teil sich heute im Cluny-Museum zu Paris, ein kleinerer Teil in der Armeria real zu Madrid und dem Museo nacional daselbst (Abb. 20—22, Tafel VI—VIII) befindet. Gewiß aus dem Besitz einer Toledaner Kirche vor dem erobernden Strom der Araber 711 hastig gerettet, ein winziger Bruchteil des dort vorher Vorhandenen dieser Art. Guarrazar

Es ist eine große Reihe goldner Reifen oder Kronen, mit Edelsteinen aufs reichste besetzt, besonders mit orientalischen (hellen) Saphiren, Perlen und Granaten. — Dabei verschiedene Kreuze; teilweise ebenfalls reich an Juwelen. Diese Steine, soweit nicht in Zellen reihenweise eingefügt, sind in stark und hoch gewölbter Form aufgesetzt (cabochons).

Die Diademe wurden an goldnen Ketten mit verschiedenartigen Gliedern aufgehängt, in ihrer Mitte oft ein Kreuz. An den unteren Rändern mehrerer aber, was für uns von höchster Wichtigkeit ist, hängen an kleinen goldnen Ketten die Namen der Spender: Reccesvinthus rex offeret (Abb. 21, Tafel VIII) — — Svinthila rex offeret — —; und diese Buchstaben sind wieder in Gold ausgeschnitten und mit Granaten in Zellen bedeckt. — Auch an den Kreuzen und sonst finden sich Weiheinschriften: Sonnica offeret, und ähnliche. Hier haben wir also vor uns die bezeugten Weihegeschenke westgotischer Könige des 7. Jahrhunderts, Svinthilas (621—31) Reccesvinths (649—72), genau datierte und beglaubigte Werke altgermanischer Kunst, die seit jener Zeit unberührt der Auferstehung harrten.

Der Reif des Reccesvinth ist in einer eigentümlichen Weise durch schräg hochgetriebene Streifen eingeteilt, und diese Streifen sind dann durch reihenweise angeordnete schiefe Schlitze blattartig gegliedert. Genau dieselbe Technik kommt auch an den zwei Flügeln eines Kreuzes im Museo nacional vor (Abb. 22, Tafel VI), welches sich damit als wohl auch vom König Reccesvinth herrührend kennzeichnet.

Andere Kronen oder Ringe bestehen aus leichten goldnen Gliedern, die durch Saphire unterbrochen sind; manche sind getrieben und durchbrochen, so in Arkaden, einer uralten Zierform der Germanen.

Es ist wohl anzunehmen, daß viele dieser Weihekronen tatsächlich früher als wirkliche Kronen gedient haben mögen, da richtige Diademe, ganze und halbe, schon bei den Ostgoten am Schwarzen Meer sich vorfinden.

So weit solche Ringe mit Scharnieren versehen und für einen Kopfschmuck zu eng sind, mögen sie dagegen Halsringe gewesen sein, von deren Beliebtheit alte Schriftsteller viel und oft sprechen.

Es ist überflüssig, den noch vorhandenen Besitz aus frühgermanischer Zeit weiter anzugeben; nur einiger Kelche sei noch gedacht; so des von Chelles und des kleinen aus Gourdon (Côte d'Or) des Burgunderkönigs Sigismund († 524), heute in Paris (Bibl. nationale), nebst seiner Platte, die mit einem Kreuze geschmückt ist, stark mit Zellenglas besetzt; dann des einfachen kupfernen, mit Silber plattierten Kelches von Petöháza, dessen Schmuck um den oberen und unteren Rand laufende Geflechtsstreifen bilden; dazwischen ähnliche Vertikalbänder. Auf dem mittleren Knauf die Inschrift: Gundbald fecit.

Kelch von Petöháza

Tassilokelch

Vor allem aber des wundervollen Kelches des Tassilo, den dieser Bayernherzog, von Karl dem Großen bekanntlich tief gedemütigt, der Kirche schenkte, heute in Kremsmünster. Wenn auch erst im Anfang des letzten Viertels des 8. Jahrhunderts entstanden, zeigt uns doch dieses Kunstwerk noch den vollen Reiz jener altgermanischen Zellenglastechnik und reichen Emails, alles in urwüchsiger Einfachheit, im Figürlichen von fast finsterem Ernst, aber kraftvoll und wirksam aufgebaut (Abb. 23, Tafel IX).

Andere Kirchenschätze

Ähnliche Schätze bergen noch so manche Kirchen. So in Südfrankreich besonders die an solchen Dingen reiche zu Conques, darunter die sitzende Statue von Sainte Foy aus Gold, eine Reihe von Reliquiarien, wie das Pipins von Aquitanien; in Nancy die Kathedrale Kelch, Patene und Kamm des hl. Gozelin; in Berlin ist jetzt der Schatz Widukinds aus der Kirche zu Engers (später in der Johanniskirche zu Herford), Reliquiar und Taufschale, angeblich dem Sachsenherzog von Karl dem Großen zur Taufe geschenkt. In Spanien prangt die Camara Santa in der Kathedrale zu Oviedo mit einem herrlichen mit Silber überzogenen und mit Niello geschmückten Schrein voller uralter Reliquien, worin die letzten Westgoten die wertvollsten Schätze aus der Kathedrale zu Toledo vor den Mauren geflüchtet haben sollen — und manches schöne uralte Stück bewahren auch unsere alten Dome und Kirchen von Trier, Cammin (Abb. 24, Tafel IX), Gandersheim, Quedlinburg, Bamberg, Regensburg, St. Gallen, Chur (s. Abb. 179, Tafel XLVI) usw.[1]). Das meiste ist freilich jetzt in die Museen gewandert (Abb. 25, Tafel X).

Darunter befinden sich auch Dinge anderer Art; besonders sind die Einbände heiliger Bücher oft mit dem wundervollsten Schmucke ausgestattet[2]); anderseits sind für wertvolle Reliquien köstliche Gefäße

1) Von Bedeutung ist ein schönes goldnes Reliquiar in St. Maurice (Wallis) von Kästchenform, ganz mit Juwelen in Goldzellen bedeckt und überreich; es trägt die Inschrift: Teudericus presbiter in honore sci Maurici fieri jussit amen — Nordoalaus et Philindis ordenarunt fabricare — Undiko et Ello ficerunt. Also hier die Namen zweier deutscher Goldschmiede, wenigstens germanischer. Mit dem des obengenannten Gundbald eine erfreuliche Erhaltung uralter deutscher Künstlernamen.

(Abgebildet bei Venturi, storia dell'arte in Italia).

2) Die großen Deckel des Evangeliars der Königin Theudelinde im Dome zu Monza sind mit Friesen von Juwelen in Zellen, mit Kreuzen in ähnlicher Art, mit Saphiren, Smaragden, Perlen und antiken Kameen auf das reichste geschmückt (Abb. 26, Tafel XI); sie tragen die Inschrift: De donis Dei offerit Theodolinda regina gloriosissima Sancto Johanni Baptiste in baselica quam ipsa fundavit in Modica prope palatium suum. — Die Königin betont also, daß dies Werk für ihre Kirche gemacht sei.

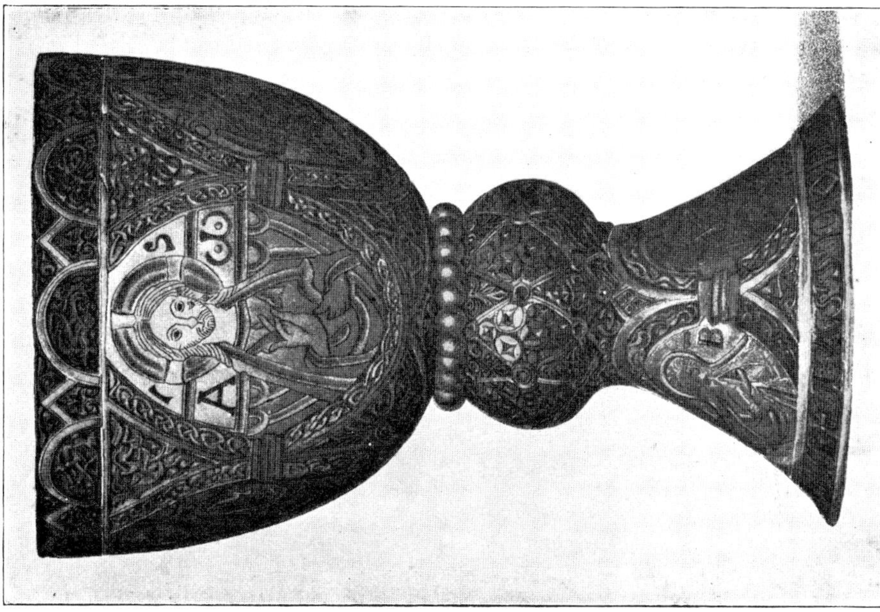

Abb. 23. Tassilos Kelch. Nach Falke.

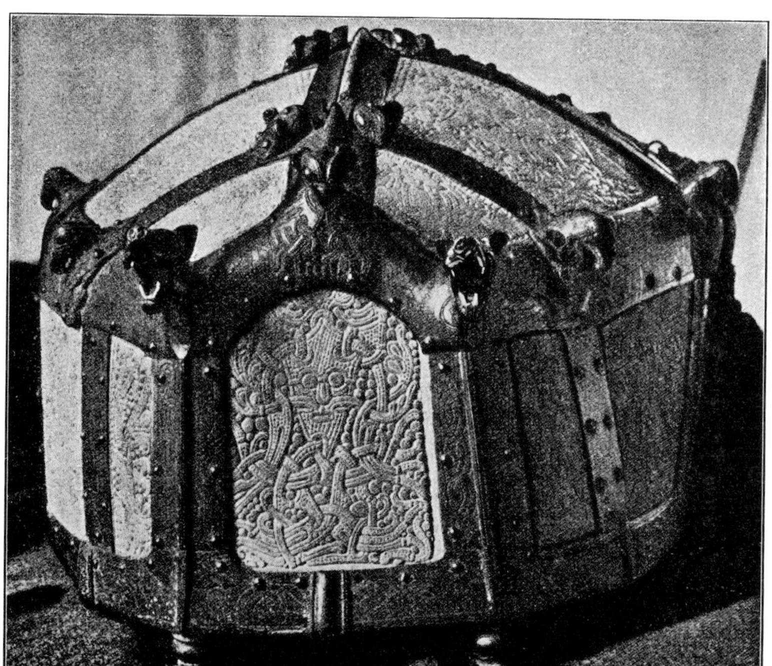

Abb. 24. Cordulaschrein. Cammin.
(Nach F. Prieß, Denkmalpflege 1902.)

zur Aufbewahrung gebildet; aber auch sonst haben die Schenker, besonders Fürsten, ihren kostbarsten großen und kleinen Hausrat in die Heiligtümer ihrer Zeit gestiftet. Der Dagobertstuhl in Paris, Kamm und Fächer Theudelindens in Monza, Kästchen, Trinkbecher und Kämme, wie der des Kaisers Heinrich I. zu Quedlinburg (letztere waren überhaupt besonders beliebt), und so vieles andere geben Zeugnis davon. Nur die nicht minder oft geschenkten Waffen scheinen aus den Kirchenschätzen fortgeschwunden, wie die vom Langobardenkönig Liutprant dem Petersdom zu Rom einst dargebrachten. Von solchen ist im kirchlichen Besitze heute leider nichts mehr erhalten. — Dagegen zeugen noch zahlreiche Reste prachtvoller Stoffe und Gewänder von der Pracht, die auch darin entfaltet wurde; freilich dürften diese vorwiegend südlicher oder östlicher Herkunft sein.

Das größte Stück kirchlicher Goldschmiedekunst und Ausstattung, ausnahmsweise gleich wirklich für diesen Zweck geschaffen, darf nicht übergangen werden: der Ambrosiusaltar in S. Ambrogio zu Mailand, den inschriftlich Bischof Angilbert vor 835 durch Meister Wolvinius[1]) dem Heiligen bilden ließ, ein in der Hauptsache aus getriebenem Gold und Silber mit reichsten figürlichen Reliefs in mannigfacher Einteilung auf allen vier Seiten geschmückter Sarkophag oder Schrein, dessen Flächen durch nach Art des Steinbesatzes in Zellen emaillierte Rahmen eingeteilt sind. Ob, wie geglaubt wird, die figürlichen Darstellungen nicht fast alle jünger sind, kann hier dahingestellt bleiben; auch ich glaube mich dieser Ansicht anschließen zu müssen; jedenfalls aber ist der Körper und die architektonische Einteilung des Ganzen der Hauptsache nach noch ursprünglich, vermutlich nur nach dem Kuppeleinsturz 1196 wiederhergestellt und zum Teil mit neuen figürlichen Füllungen versehen. Der Schrein prangt außerdem mit prachtvollem Edelsteinschmuck (Abb. 190, Tafel XLIX).

Ambrosius-Altar zu Mailand

Das Technische.

An allen jenen Werken zeigt sich das Germanentum jener Zeitspanne eigentlich jeder Kunsttechnik, wenigstens in Metall, mächtig. Des Schmiedens der Schwertklingen haben wir oben schon gedacht. Der Guß und das Schmieden der Bronze stand schon seit Jahrtausenden in germanischen Ländern auf hoher Stufe, wie uns die ältesten Bronzewaffen selbst Skandinaviens beweisen; später auch jede Art von Bearbeitung dieses schönen Metalls, das dann während der Völkerwanderungszeit gegossen, getrieben, ziseliert, verzinnt, versilbert und vergoldet wurde. Gleich kundig waren die germanischen Völker der Silber- und Goldschmiedekunst; die schöne Kunst des Einlegens von Niello in Silber ist besonders bei den nördlicheren vielfältig geübt worden. In Gold verstand man neben dem Schmieden, Treiben, Ziselieren und Schneiden auch das Löten, das für die Herstellung von Zellenglas, wie

Metalltechnik

[1]) „VVOLVINIVS MAGISTER PHABER.“

des besonders bei Franken und Langobarden höchst beliebten Filigrans unentbehrlich war.

Auch das Email, die Schmelzkunst, tritt sehr früh auf; es schließt sich bereits an die späten römischen Arbeiten an, in deren Nachahmung es zuerst geübt zu sein scheint. Natürlich als reines in Vertiefungen gelegtes Grubenemail, meist auf Bronze, so daß bei verschiedenen Farben diese gewöhnlich durch Bronzestege getrennt sind. Aber auch in Verbindung mit Gold erscheint diese schöne Verzierungsweise, so z. B. bei der reizenden viereckigen Goldfibel, die man in Cividale 1874 bei der Eröffnung des Sarkophags des Langobardenherzogs Gisulf auf der Brust des Toten auffand. Es ist ein farbiger Vogel, blau, grün, rötlich und weiß, der da in die Vertiefungen der goldnen Vorderfläche eingeschmolzen ist (Abb. 16). Ganz ähnliche Technik finden wir in der Camara santa zu Oviedo in dem prachtvollen goldnen Mittelstück des Reliquiars König Fruelas II. (910), das mit kunstvoll verschlungenen Linien von rotem Zellenglas oder von Zellengranaten umgeben und gefaßt ist. — Auch jener herrliche Altar des Bischofs Angilbert in Mailand (s. o.) ist mit reichen Streifen transluziden Emails geschmückt und gilt als ein Werk des beginnenden 9. Jahrhunderts; nach Venturi soll er in Frankreich auf Befehl Ludwigs des Frommen gefertigt sein.

Das Email in direkt nebeneinander geschmolzenen Farben ohne Metalltrennung, wie es die späten Römer liebten, ist an frühen germanischen Schmuckteilen, besonders bronzenen, auch nicht selten, scheint aber nachher zu verschwinden.

Die Technik des Tauschierens (Aufhämmerns) von Silber und Gold auf Eisen muß hier nochmals genannt werden als eine ganz besonders eigenartige und interessante von großer Pracht. Vor allem bediente man sich ihrer zum Schmucke eiserner Schnallen und Gürtelbesatzstücke, deren Verbreitungsgebiet sich etwa von Orleans bis nach Wien zu in breitem Streifen hinzieht. Aber auch zu allem anderen, wozu Eisen überhaupt gebraucht ist, bediente man sich dieser Schmuckart; so findet sich in Orleans im Museum ein prächtiges Zaumzeug mit solcher Verzierung; Schwerter, besonders ihre Griffe, selbst das Blatt der Speere wurden so verschönert. Es kann kaum einem Zweifel unterliegen, daß ganze kriegerische Ausrüstungen, vom Helm und der Brünne bis zum Schildbuckel, in dieser reizvollen Kunstweise einheitlich ausgestattet wurden. — Auch in Bronze legte man wohl gerne getriebene silberne und goldne Plättchen in vertiefte Felder zum Schmucke ein; es gibt prächtige Spangen in dreierlei Metall hergestellt.

Das Land der Bayern war früh wegen seiner trefflichen Metallarbeiten berühmt, die hohen Ruf schon bei den alten Norikern besessen hatten. Noch im Annoliede wird Regensburg als Stätte gepriesen, da Helme und Brünnen in besonderer Güte zu finden seien, auch das „norische" Schwert (noricus ensis) als die Waffe, die besser als alle beißend „dikke durch den Helm slug".

Wie man denn offenbar die Härte und Schärfe der Klingen bereits durch Anstählen aufs höchste zu steigern verstand, und edle Schwertklingen allgemein, wie schon von Theoderich in einem Schreiben an den Vandalenkönig Thrasamund, der solche als Geschenk gesandt hatte, höher als ihre reiche Goldfassung gewertet wurden. Vandalen, aber auch Langobarden und Burgunden galten weit und breit als treffliche Waffenschmiede.

Hatte man sich also rasch in das Technische der Metallbehandlung gefunden und sich seiner im weitesten Umfange bemächtigt, so war doch für die künstlerische Gestaltung bei den Germanen von alters her etwas anderes maßgebend: die Holzschnitzerei. Der Germane ist, wie es scheint, seit der frühesten Jugend seines Volkes an den Wald gefesselt, mit ihm von jeher innigst vertraut; dieser hat ihm von Beginn seiner Welt an Unterkunft, Nahrung und Stoff für alles Nötige geboten. Des Waldes Wild war ihm als Speise die älteste Quelle seiner körperlichen Kraft, bot ihm dazu ganz früh die Grundlage für Anfertigung von Waffen aus Horn und Knochen. Für alles Weitere seines wirtschaftlichen Daseins aber mußte das Holz unzweifelhaft den Grundstoff hergeben, nachdem auch Stein und Metall noch Waffen geliefert hatten. Der Stamm, der Ast, der Zweig und die Rinde war für alles zu gebrauchen, was mit dem wohnenden Dasein zusammenhing, von der Hütte und dem Hause selber bis zum Flechtwerk für Hürde, Wand und Tür; bis zum hölzernen oder geflochtenen Gefäß, das mit Harz gedichtet wurde, zum Stuhl und Tisch, wie zu jedem andern Möbel, zum Stiel jeglichen Werkzeuges, zum Schafte der Waffen, für Pflug und Wagen, zum Einbaum, in dem man den Fluß und den See befuhr, zum Sarge oder Totenbaum.

Holz als Grundmaterial

Noch bis heute ist der Deutsche derjenige Mensch, der am wenigsten ohne das Holz leben kann; seine ganze Kunst und Gestaltungskraft in der Vergangenheit war auf ihm begründet. Viel mehr noch war dies in den Anfängen seines Volkstums der Fall, und so ist es nicht merkwürdig, daß aus der Bearbeitung des Holzes und der Eigenart seiner Behandlung die künstlerischen Formen des Germanen von Anfang an hervorquellen.

Daher sind wir genötigt, auch die formale Durchbildung der Metalle, fast der einzigen Dokumente, die von jener uralten Zeit heute noch zeugen, von diesem Gesichtspunkte aus zu beurteilen oder wenigstens zu prüfen; wir werden nur so die Eigentümlichkeiten der von uns als rein germanisch angesehenen Kunstprodukte der ältesten Zeiten Arbeiten zu verstehen vermögen.

In der Tat, wenn wir die mannigfachen Werke der germanischen Metallkunst, die durch Guß hergestellt sind, näher betrachten, so finden wir bestätigt, daß alle Originalmodelle, nach denen solche gegossen sind, in Holzschnitzerei hergestellt gewesen sein müssen[1]).

[1]) Woher Lindenschmitt den Gedanken nimmt: „oder in Zinn" — scheint unklar. Für unsere Betrachtung wäre dies übrigens unerheblich, da dies weiche Metall sicher ganz in der gleichen Schnitzmanier bearbeitet worden sein müßte.

Am besten werden wir uns dies vergegenwärtigen, wenn wir an die im Winter zur Ruhe gezwungenen Seeleute des Nordens denken, die an kurzen Tagen und langen Abenden beim flackernden Kienspan die notwendigen Geräte mit Messer und Eisen in Holz schnitten und nach ihrem Geschmack verzierten. Da bildete sich ganz von selbst die hier allein mögliche Technik des Schmückens, das Hineinschnitzeln in die

Kerbschnitt

glatte Brettfläche, das Kerben, der Kristallschnitt. Dieser ist heute noch beim einsamen Landsiedler im hohen Norden oder im Gebirge derselbe, genau wie vor tausend oder auch zweitausend Jahren. Und überall, wo Germanenblut hingeflossen ist, da gedeiht auch bis heute der Kerbschnitt; in Norwegen und Schweden, am Schwarzen Meer und in Spanien und Nordportugal. Wo aus Gründen, die sich überall ergeben, anderes, mehr und besseres als gewöhnlich erstrebt wird, da bleibt trotzdem der Grundsatz der Holzbearbeitung bestehen, daß der Schmuck in die vorher bestehende Fläche hineingearbeitet wird, eine rein dekorative Flächenbehandlung bleibt. Charakteristisch für den Holzkünstler ist

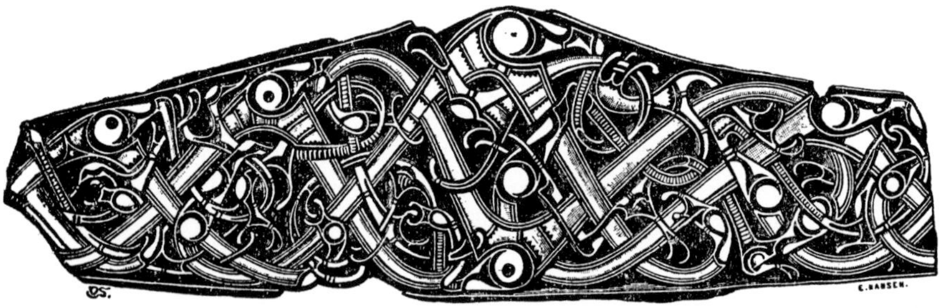

Abb. 27. Nordisches Tierornament. Nach Salin.

dabei die besondere Eigentümlichkeit, daß seine Verzierung sich im allgemeinen stets über die ganze gegebene Fläche ergießt, in allerlei Wechsel, auch in verschiedener Auffassung, aber meist so, daß von dem einmal für Schmuck bestimmten Gebiet nichts unverziert übrigbleibt. Kurz, unser Künstler kennt den Wechsel zwischen glatt, in Muster eingeteilt, teilweise und ganz verziert, nicht. Dieser Wechsel und diese Abstufungen sind eben ein Ergebnis der Antike, dem Nordländer fremd.

Tierornament

Wo Kerbschnitt und ähnliches nicht ausreichen, oder da, wo etwas anderes geboten erscheint, greift der Nordländer doch immer wieder zu Verwandtem aus seiner einfachen Umgebung. Da sind Flechtwerke verschiedensten Musters ganz gegeben, aber auch die Tierwelt (Abb. 27), die des Menschen Dasein umgibt und bestimmt, wird hier einbezogen. Doch nicht etwa im Sinne einer Nachbildung der Natur, sondern wieder nur zur bloßen Flächenverzierung, wie sie sich eben gibt. Das Tier zeigt einen Kopf, einen oder ein Paar Füße, und sein Leib wird hin und her gewunden wie der einer Schlange; oftmals aus mehreren gleichen Tieren zusammen zu einem verschlungenen Flechtknäuel ge-

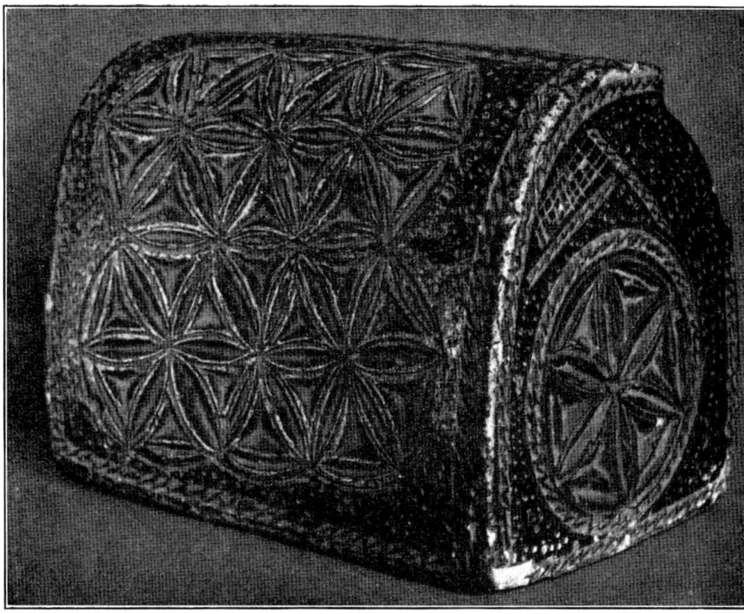

Abb. 25. Fränkisches Reliquienkästchen aus Ton
Hannover.

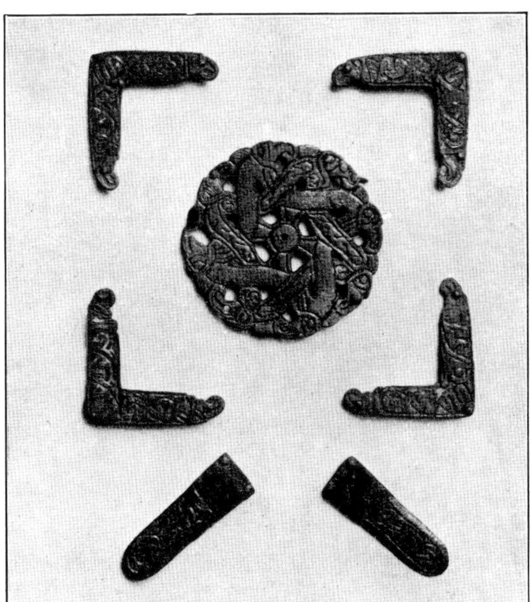

Abb. 28. Bronzebeschlag. Brüssel.

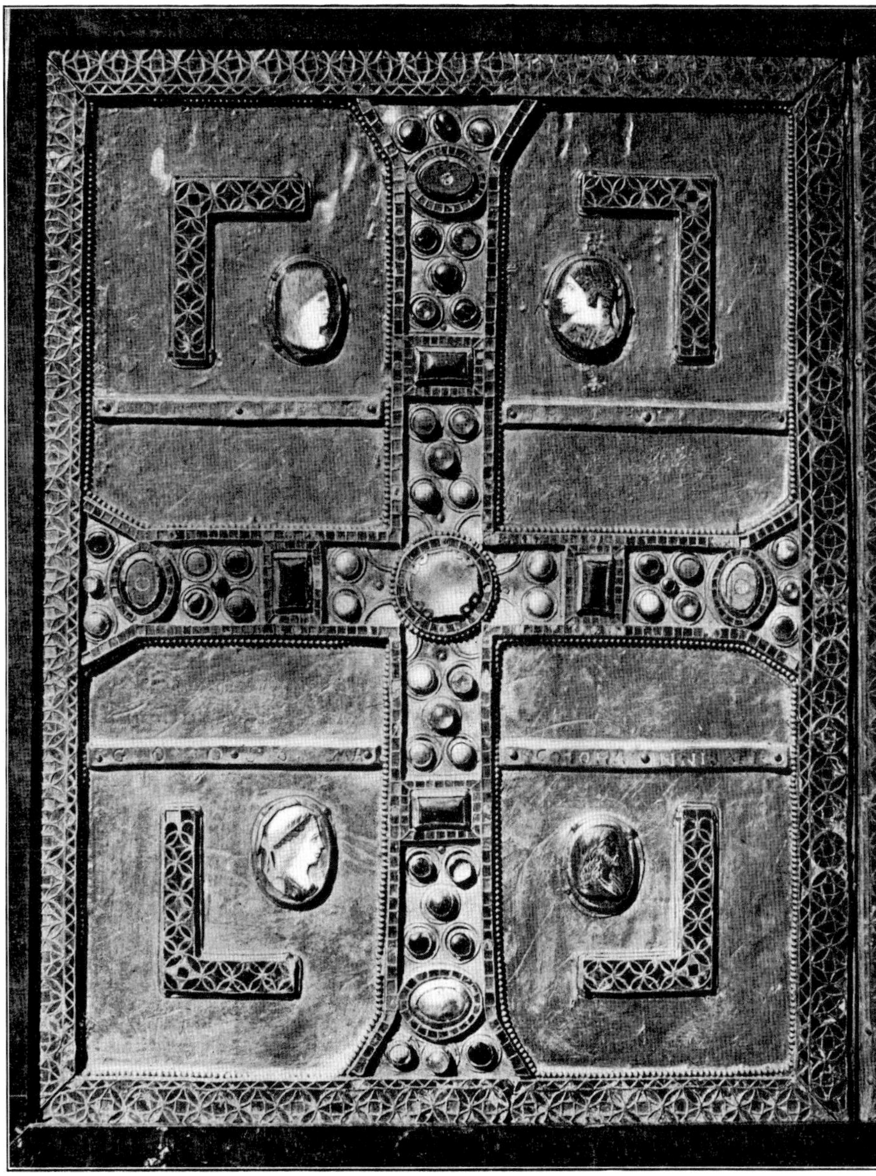

Abb. 26. Buchdeckel der Theudelinde. Monza.

ballt bedeckt dann das Muster wie ein Teppich das vorhandene Feld, und nicht selten kann nur ein ganz geübter Blick herausfinden, daß hier überhaupt Tierleiber vorhanden oder gemeint sein sollen; das unbefangene Auge sieht das Ganze zunächst als ein reines Flechtwerk, höchstens als ein Gewinde von Schlangen an, das die gegebene Fläche füllt (Abb. 28, Tafel X). Wo dann aber an Spitzen und Enden wirkliche Körperteile einmal auftreten, da sind sie wieder durch Linien, Kerbschnitte u. dgl. so stark zerschnitten und geschmückt oder bedeckt, daß man sie kaum mehr als das, was sie ursprünglich waren, erkennt.

Bei dem durch die Tierleiber gebildeten Flechtwerk kommt als weiteres ornamental wirkendes Mittel die Einfassung mit doppeltem Umriß, die Konturierung, hinzu, die auch der einfachsten Zeichnung eine bestimmte Stilisierung und eine sichere dekorative Wirkung verleiht. Diese Konturierung wird bei dem nordischen Tierornament zum unentbehrlichen Hilfsmittel.

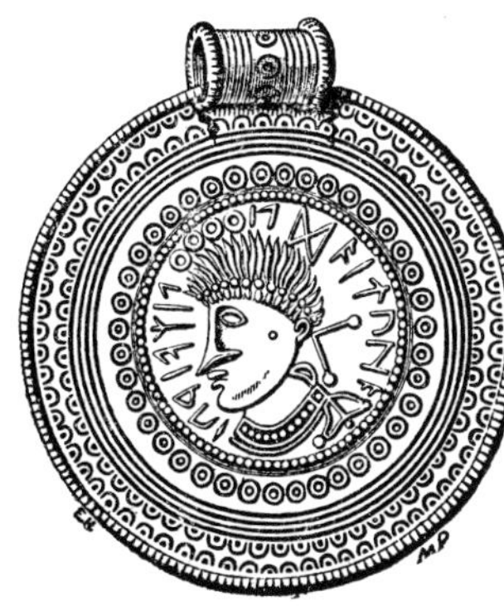

Abb. 29. Germanische Münze, Hängebrakteate. Nach Salin.

Aus solcher Gepflogenheit bilden sich dann lauter herkömmliche Typen, ein Stil, eine Manier, die so weit von aller Natur entfernt ist, daß, wie es scheint, dem Germanen mit der Zeit die Fähigkeit oder wenigstens der Wille, die Natur selber noch irgendwie richtig zu sehen und nachzuahmen, verloren geht. Es gibt im Kunstgewerbe oder der Kunst bei ihnen geradezu keine Darstellung des Natürlichen mehr — weder des Menschen, noch des Tiers, noch des Baumes —, alles ist Flächenverzierung geworden für das Messer des Holzschnitzers oder das Eisen des Zimmermannes. Und deshalb können wir von einer eigentlichen bildenden Kunst im heutigen Sinne in bezug auf jene Stämme in jenen Zeiten überhaupt nicht sprechen; sie existierte eben einfach nicht als Versuch der Nachbildung von irgend etwas vor Augen stehendem.

Auch ein tieferer Sinn oder eine Bedeutung ist in jenen künstlerischen Bildungen nirgends zu finden; sie waren sich eben Selbstzweck als beliebiges Gewebe von Formen, das sich in herkömmlicher Weise über ein gegebenes Feld breitete.

Reliefstil

In merkwürdigster Art bestätigt sich dies in den seltenen und rein zufälligen Fällen, wo der Germane zu einer Darstellung von irgend etwas Lebendem sich veranlaßt sah. So z. B. an seinen ältesten Münzen. In den nördlichen Ländern war von alters her südliches Geld im Verkehr, insbesondere byzantinisches des fünften Jahrhunderts bis zu den Zeiten Justinians. — Der Fall aber trat zuletzt öfters ein, daß der Nordländer sein aufgehäuftes Gold münzen mußte, weil die kursierende Münze zu sparsam war. Da wurde denn die gerade erwünschte und verbreitetste Münzsorte einfach nachgebildet, doch nur so andeutungsweise, daß eben eine allgemeine Ähnlichkeit des Produkts erzielt wurde; die Umschrift wurde in ein paar Strichen gestümmelt angedeutet, und es ist ganz spaßhaft, etwa in einem Grabe späterer Zeit eine Justinian-Goldmünze und ihre in wirklichem Sinne barbarische Nachbildung, ebenfalls in Gold, nebeneinander vorzufinden.

Hierbei macht sich frühzeitig die besondere Eigentümlichkeit bemerkbar, daß der Germane, wie ja selbstverständlich, den Reliefstil, besonders den der Münze, absolut nicht begriff und die Nachbildung nun so herstellte, daß er die Modellierung nicht wie üblich, sondern einfach in erhabenen Linien, wie durch aufgelegte Schnüre oder Drähte, bezeichnete (Abb. 29). So ergab sich eine ganz merkwürdige Manier der Darstellung des Menschen, die sich allmählich völlig zum Stil ausbildete und den germanischen Völkern lange eigentümlich blieb; — auch als ihre Könige endlich anfingen, eigene Münzen zu prägen, verharrten sie getreu bei der Nachbildung der römischen und byzantischen Vorbilder, und erst ganz zuletzt finden wir schwache Versuche zur Porträtdarstellung des Königskopfes, doch vorwiegend in römischer Art der Aufmachung. Alle aber in jenem eigentümlichen Bindfadenrelief.

Spielt hierzu die nordische Gepflogenheit der Konturierung selbstverständlich eine erhebliche Rolle, so ist sie doch nicht allein maßgebend, wie Salin dies meint. Jedenfalls erstreckt sich die durch bindfadenartige Linien bewirkte Zeichnung bis ins Innerste der Darstellungen, beschränkt sich keineswegs auf den Umriß.

Als ein ganz besonders charakteristisches Beispiel hierfür mag hier die so merkwürdige Art einer Verzierung in Relief erwähnt sein, deren sich der westgotische Baumeister an den beiden das Portal flankierenden Zierplatten an der Kirche S. Miguel de Lino bei Oviedo bediente. Er — oder der König — wünschte offenbar diese beiden etwa $2^1/_2$ m hohen und $^1/_2$ m breiten Platten mit irgendwelchen figürlichen Reliefs geschmückt zu sehen. Aber es war keinerlei Übung, ja keinerlei Motiv oder Gedanke für den Gegenstand vorhanden. Da griff man zu der merkwürdigen Auskunft, ein elfenbeinernes spätrömisches Konsular-Diptychon, das sich noch feststellen läßt, so gut als es ging nachzubilden, und zwar je anderthalbfach, da die Fläche zu hoch war. Und so wurde auf jeder Seite des Portals in den flachen Stein diese Darstellung, die oben den thronenden Konsul zwischen zwei Beamten, darunter eine Zirkusszene, Christen zwischen Löwen, — und ganz unten wieder der Konsul auf einem Stuhle, auf jeder Seite ganz gleich — roh kopiert; wieder in jenem ganz flachen Bindfadenrelief, welches den Gegenstand kaum erkennen läßt. Bei alledem ist die Wirkung eine gute und monumentale; man wird leicht an zwei geschnitzte Schiffplanken denken, zwischen denen man hindurchgeht (Abb. 30, Tafel XII).

Eine Reliefplatte völlig ähnlichen Stiles ist im Museum zu Capua vorhanden (Abb. 31); wie es scheint, einen Heiligen mit Nimbus darstellend, der einen Stab in der Hand hält, das reiche Faltenwerk seines

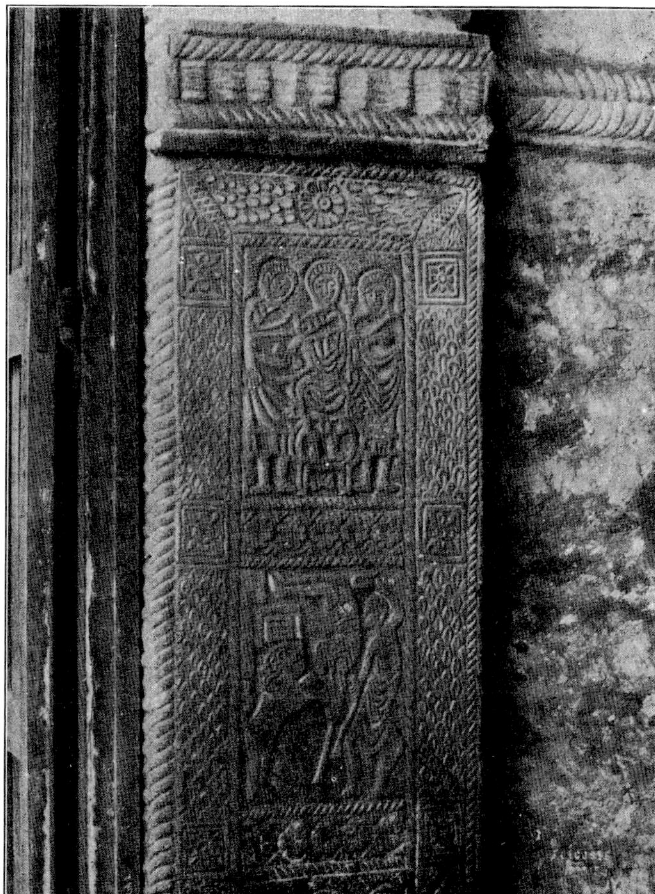

Abb. 30. S. Miguel de Lino. Portalpfeiler.
(Phot. J. Laurent y Cie., Madrid.)

Kleides in parallelistischer Anordnung von nahe verwandter Behandlung. (Nach Cattaneo aus dem 8. Jahrhundert.)

Erst spät tritt der Versuch ganz plastischer Menschendarstellung in die Wirklichkeit; die sechs Frauengestalten an der inneren Westwand das Oratoriums zu Cividale (vgl. Abb. 104, Tafel XXIX) sind davon die letzten heute noch gebliebenen Zeugen. Es ist dabei aber zweifelhaft, ob wir die Ausführung dieser Figuren nicht byzantinischen Stukkateuren zuschreiben müssen, wenn auch sicher der künstlerische Gedanke ein damals in germanischen Landen verbreiteter war. In den Ruinen der Kirche zu Disentis (Schweiz) fanden sich zahlreiche Bruchstücke einer ähnlichen Dekoration.

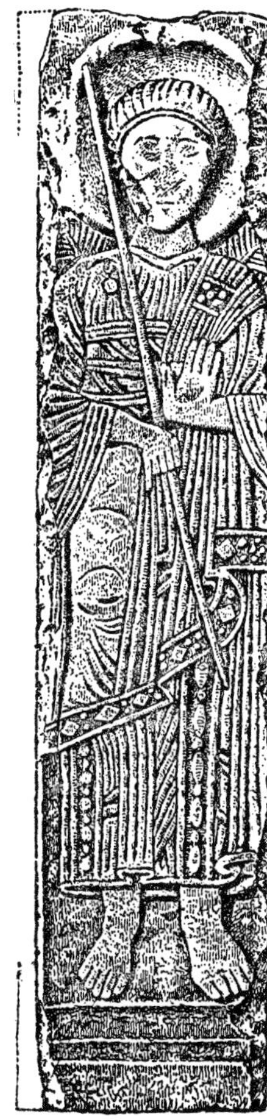

Abb. 31.
Relief aus Capua.
(Nach Cattaneo.)

So können wir von einer national-germanischen plastischen Kunst von Bedeutung für jene Zeiten nicht wohl reden; mit der Malerei steht es nicht viel anders. Soweit über ihre Werke uns etwas überliefert ist, mag es sich wohl immer um fremde Künstler gehandelt haben; so bei der Ausmalung der Paläste der Langobardenkönige (der Theudelinde zu Monza), Karls des Großen und Ludwigs des Frommen (Ingelheim). — Nur aus noch späterer Zeit ist auch nur geringe Spur vorhanden: ein paar kümmerliche Reste religiöser und dekorativer kirchlicher Malereien; — das Bedeutendste bleibt die Ausmalung der Klosterkirche zu Münster in Graubündten und der Kapelle von Goldbach am Bodensee, die wir als noch karolingisch annehmen, wie vielleicht die der Kirche zu Oberzell auf der Reichenau. — Aber diese Werke, so wichtig sie sind, müssen ebenso wie die gesamte figürliche Miniaturmalerei der Zwischenzeit doch nur als ein bescheidenes Fortleben der italienischen und byzantinischen betrachtet werden und zeigen uns höchstens vereinzelt im Dekorativen und Ornamentalen germanische Züge. Erst mit Abschluß der karolingischen Zeit und der langsamen Entstehung jener neuen Kunst, die wir die „romanische" zu nennen pflegen, gewinnt die Malerei neue und auch nationale Kraft und Gestaltung. Malerei

Das einzige ganz erhaltene und völlig beglaubigte Werk auf dem Gebiete solcher Ausstattung eines fränkischen Baues ist das schöne Mosaikbild in der Kuppel der Apsis der Kirche zu Germigny-des-Prés. Es stammt aus dem Jahre 806 und stellt zwei große Engel dar, die mit ihren Fittigen die Bundeslade decken, auf der zwei ganz kleine Seraphim stehen. Der Gegenstand scheint in der südlichen und östlichen Kunst nicht bekannt, die Wirkung — auch die farbige — ist großartig und ernst. Ob hier das Werk eines Franken in italienischer Technik vorliegt, oder ein südlicher Künstler es im Norden geschaffen, läßt sich nicht entscheiden. Jedenfalls aber ist es uns köstlich als das älteste sichere figürliche Gemälde im germanischen Norden. Die Aachener Münsterkuppel besaß einst auch ein solches aus gleicher Zeit; es ist im 18. Jahrhundert vernichtet worden. Die noch vorhandene sehr schwache Abbildung ergibt, daß es von rein südöstlicher Herkunft gewesen sein wird.

So sind wir in bezug auf die Würdigung der künstlerischen Durchbildung an den Werken der Kleinkunst der Germanen in der Völkerwanderungszeit, wie an denen ihrer Baukunst, hauptsächlich auf die einer Flächenbehandlung im Sinne reiner Holzkunst angewiesen und genötigt, diesen Standpunkt dauernd beizubehalten.

Wesen des germanischen Ornaments

Es ist notwendig, nochmals darauf hinzuweisen, was das sagen will. Das Griechen- und Römertum bildete jeden Gegenstand — Gebäude wie kunstgewerbliches Objekt — als ein künstlerisches Gesamtbild aus, sah es bereits vor seiner Entstehung als fertiges, geschlossenes und organisches Gebilde im Geiste vor sich. Der griechische Tempel ist ein rein künstlerischer Gedanke an sich, der sich über seinen praktischen Zweck unendlich weit erhebt. Ein durchaus anderes ist es aber, jeden Gegenstand zuvor technisch ganz fertigzustellen und ihm dann erst sein künstlerisches Gewand zu verleihen. Oder auch zahllose Gegenstände — wie die nordischen Spangen — in einer fast identischen Form zu bilden und ihnen innerhalb dieser feststehenden Form ihre Verzierung zukommen zu lassen. Wenn man gegenüber dem unübersehbaren Heere solcher bronzenen Langspangen der Germanen, die, abgesehen von geringen Abstufungen, sich so sehr ähnlich sind, nur etwa eine kleine Zahl aus Pompeji stammender Bronzelampen aufstellt und in Vergleichung zieht, so wird man staunen über die große Welt künstlerischer Ideen, die sich bei letzteren offenbart, gegenüber der nicht wegzuleugnenden Einförmigkeit des germanischen Schmuckgegenstandes. Nur im kleinen, auf dem bescheidenen Raum des gegebenen Umrisses erst findet sich eine nicht geringe Fülle verschiedenartigster Behandlung des alten Themas.

Es liegt uns ja auch ferne, unsere Kleinkunst in dieser Richtung etwa als gleichwertig neben die antike stellen zu wollen, wo die Ergebnisse der Arbeit reichstbegabter glücklicher Völker von Jahrtausenden vor uns treten, während sich bei uns nur zeigt, was ein eben erwachendes junges Volk, das sich selbständig zu machen strebt, in wenigen Jahrhunderten errang.

Aber dafür ist es nicht wenig. Und es ist ja unser Eigenstes, unser künstlerisches Erbteil, dem wir heute endlich gerecht werden wollen, nachdem uns ein Jahrtausend lang oder länger nur allein das Fremde als bedeutend und wert erschienen ist. Von diesem Standpunkte aus wächst sein Wert für uns ins Große.

Um wieder auf die Technik der Holzbearbeitung zurückzukommen, von der wir ausgingen, möchte ich eine Vermutung aussprechen, die, wie ich denke, nicht unbegründet sein mag. Wenn die schmückende Behandlung der gegossenen Schmucksachen deutlich erweist, daß sie ihren Ausgang von Kerbschnitt (vgl. Abb. 25, Tafel X) oder ähnlicher Zierweise, jedenfalls vom geschnitzten Holzmodell genommen hat, so möchte es mit dem bei den Germanen überall so beliebten Zellenglasschmucke oder Steinschmucke in Zellen auf Edelmetall sich ebenso verhalten. Dieser tritt, wie vor allem an den Waffen zu sehen ist, mit Vorliebe an Friesen und Bändern auf. Und dann erinnert er auf das lebhafteste an ein in der Holzschnitzerei, besonders an Möbeln, in zahlreichen Fällen von alters her vorkommendes Fries- (Abb. 32) oder Bandmotiv, welches hier nach einem alten Muster abgebildet ist. Denkt man sich die Holzfarbe noch hell, etwa gelbbraun, und die Tiefen mit roter Farbe ausgefüllt, wie man das Bemalen des Holzes von jeher bei den Germanen liebte (Tacitus erwähnt es bereits), so ist die Wirkung ganz überraschend ähnlich, ja fast übereinstimmend. Diese Art von Kerbtechnik ist uralt; die der in Zellen gesetzten Steine kennen wir vor dem 5., höchstens dem 4. Jahrhundert kaum. Sie kann daher recht wohl aus jenem andern oft gesehenen Vorbilde zu so allgemeiner Beliebtheit sich entwickelt haben. Jedenfalls paßt sie vorzüglich in diesen Kreis und würde sich, so aufgefaßt, direkt den aus der Holzbearbeitung entstandenen Zierformen anschließen.

Entstehung des Zellenglases

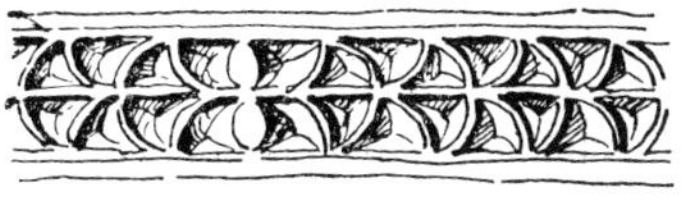

Abb. 32. Kerbschnitt einer deutschen Truhe.

Sonderart der Tierornamentik

Was die oben berührte Ornamentik aus Tierleibern, die sich zu einer Art Flechtwerk vereinigen, im einzelnen anlangt, so hat P. Salin in einem wundervollen Werke deren Rätsel zu lösen gesucht und verstanden. Es ist prachtvoll zu sehen, wie eine große Völkergruppe unentwegt viele Jahrhunderte an der Erfindung und Ausbildung dieser Zierweise arbeitet und sich müht, bis eine in ihrer Art einzigartige und als fertig, ja vollkommen zu bezeichnende daraus geworden ist. — Bis schließlich aber die einfachen Grundtiere zu Gewürm und Fabelwesen werden, halb Schlange, Drache und wieder nur Ornament. Und in ihren mannigfachen Verschlingungon und in ihrer künstlerischen Durchführung gelangen diese Bildungen schließlich zu einem Raffinement, zu einer Vollendung, zu einer ornamentalen Höhe, die sie in gewisser Hinsicht als den vorzüglichsten Flächenornamenten aller Zeiten ebenbürtig erscheinen lassen (Abb. 27). Die Grundsätze der Behandlung werden allmählich ganz besondere, und neue wie uralte Üblichkeiten, z. B. die antike Symmetrie, sind dabei längst überwunden; dafür tritt eine eigenartige Eurhythmie, eine gebundene Bewegung, an ihre Stelle. Und darum dürfen wir mit Recht auf dies Werk unserer Vorfahren stolz sein, und von diesem Gesichtspunkte aus haben auch sie damals wenigstens auf einem Gebiete der Kunst Klassisches geschaffen.

Es ist hier unumgänglich, nochmals auf die Massenverteilung, auf die eigentümliche rhythmische Art dieser Zierkunst einzugehen.

Eurhythmie und Bewegung statt der Symmetrie

Wie mehrfach bemerkt, kennt der Germane jene absolute Symmetrie, die die südliche Kunst teilweise beherrscht, insbesondere die Baukunst, durchaus nicht. Wenigstens nicht als maßgebend. Sie herrscht nur in den allgemeinen Massen und der Gruppe.

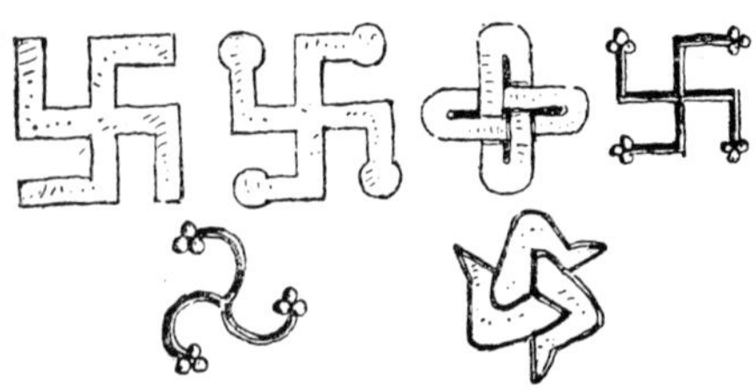

Abb. 33. Svastika und Triskele.

An ihre Stelle aber tritt die Wiederholung derselben Zeichnung, nicht ihr Spiegelbild. — Das dürfte am deutlichsten hervortreten in jenem im hohen Norden so ungeheuer weit verbreiteten Ziermotiv, das sich zugleich einer tief symbolischen Bedeutung er-

Hakenkreuz

freut, dem Hakenkreuz oder der Svastika. Sie mit der Triskele oder dem Dreibein zusammen (Abb. 33) bildet sozusagen die Lösung, den Schlüssel zu den allermeisten runden Ornamenten des Nordens. Denn an die Stelle des gleichmäßigen und allseitig symmetrischen Sterns, der im Norden so selten ist, der Rosette und ähnlicher ruhender Gestalten tritt jetzt außerdem das sich drehende Rad, die Turbine, das Sonnenrad und wie man diese gleichgedachten Formen alle benennen mag.

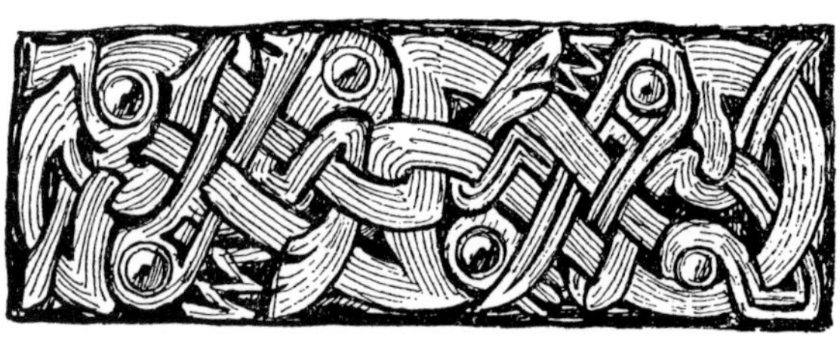

Abb. 34. Nordisches Tierornament.

Man sieht in der Svastika ein uraltes Symbol der Sonne, des Lebens und ähnlicher Begriffe. Ihre Verbreitung ist eine große; nicht nur bei der arischen Rasse; doch hier besonders häufig war das Zeichen bei den alten Germanen überall zu finden. — Von ihm aus oder wenigstens in ganz gleichem Sinne, nach seinem Muster, pflegt das germanische Rundornament gebildet zu werden, wie in einer stillen oder heftigen Bewegung befindlich. Es ergeben die Abbildungen besser, als es mit Worten gesagt werden kann, wie solche Ornamente entstehen, indem nach einer Seite gerichtete Ornamentstücke rings um das Zentrum wie in eine Reihe aneinandergesetzt werden zu festem Zusammenschluß, doch nicht von radial, sondern kreisförmig strebender Bewegung.

Dieses eigentümliche Wesen geht durch die gesamte Verzierungskunst der Nordländer hindurch; es ist wie eine Drehung im bestimmten Sinne, die nicht aufgehalten noch gehemmt werden kann.

Während das antik symmetrische Ornament sich in seiner nach der Mitte zusammen oder von der Mitte nach den Seiten laufenden entgegengesetzten — negativen und positiven — Bewegung in sich selbst aufhebt, zur absoluten Ruhe bringt, geht jenes andere von einem Punkte der Verzierung anfangend immer weiter, immer in gleicher Richtung vorwärts. Und nur da kehrt sein Lauf naturgemäß in sich selbst zurück, wo er sich um einen Mittelpunkt bewegt oder in entgegengesetzter Richtung durch sich selber kriecht (Abb. 34).

Es mag hier erwähnt werden, daß dazu häufig eine ganz ursprüngliche und unbekümmerte naive Behandlung und Durchbildung tritt, die von der Strenge, um nicht zu sagen Pedanterie der Antike ungemein weit entfernt ist. Da das Ornament eben nur Zierat ist und sein soll, so

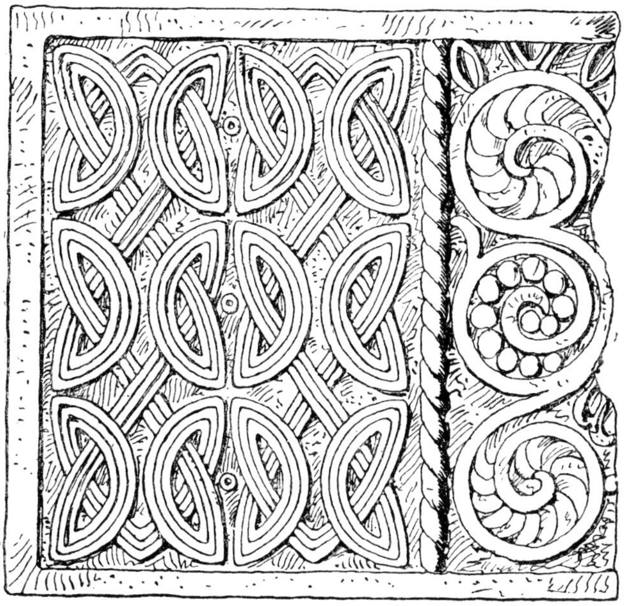

Abb. 35. Aix. Flechtornament.

kommt es tatsächlich auf ein haarscharfes Durchstudieren und miuntiöses Einpassen gar nicht so sehr an. Das Zierende hat keinerlei struktive Aufgabe, ist mit Halten und Tragen nirgends beauftragt oder belastet, hat eben nur zu füllen und zu schmücken.

Darum behält alles einen naturwüchsig frischen Charakter, eine Ungezwungenheit und Sorglosigkeit, die keinen Augenblick sich darüber grämt, ob das einmal gewählte und begonnene System auch genau auskommt. Vielleicht dürfen wir gerade darin eine nicht zu verachtende Erkenntnis des Wesens der Sache erblicken, die um so mehr der malerischen Seite zustatten kommend dem künstlerischen Organismus jedenfalls nirgends zum Schaden gereicht.

Ein naheverwandtes Gebiet betreten wir, wenn wir uns dem in den späteren Jahrhunderten der zu besprechenden Zeitspanne so ungemein

Flechtwerk verbreiteten Flechtwerke zuwenden. Es ist nicht zu erkennen, wie diese Art des Flächenschmuckes entstanden sein mag, jedenfalls dürfen wir sie als ein Mittelding zwischen der rein geometrischen Kerbschnittverzierung und dem lebendigen Bedecken der Fläche mit einem Durcheinander kriechenden Tier- und Schlangengewimmels betrachten (Abb. 35, 36). Es vereinigt die gewissermaßen mechanisch-kristallinische Natur der ersteren mit der lebendigen Plastik des zweiten. Daß es an beliebig vielen Vorbildern dafür nicht mangelte, dafür sorgte schon die Baumwelt, das Gebüsch und das Niederholz im Verein mit dem Bedürfnisse zur technisch praktischen Anwendung des Flechtens für alle möglichen Zwecke.

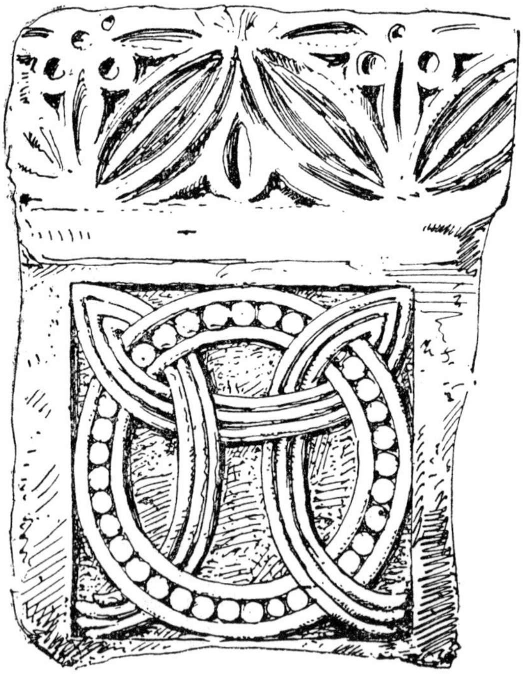

Abb. 36. Narbonne. Westgotisches Ornament.

Ursprung Man hat sich vielleicht unnütz den Kopf darüber zerbrochen, welches Ursprunges das Flechtwerk wohl sein möge; besonders, da man mit Verwunderung bemerkte, daß es zu einer gewissen Zeit sich herrschend über ganz Europa verbreitete, und zwar gerade seit der Völkerwanderungszeit. Diejenigen, die dieser mächtigen Bewegung, vor allem ihren Veranlassern, den germanischen „Barbaren", jeden Einfluß und Wert für die Kunst streitig machen, weisen bei dieser Gelegenheit natürlich darauf hin, daß schon bei den Römern, ja Griechen und Assyriern, geflochtene Bänder als Friese oder ähnlich auftreten, und finden in seiner Ausbildung nichts neues noch bedeutsames.

Das ist jedoch keineswegs zuzugeben. Ein Jahrtausende bereits in Übung befindlicher Ornamentstreif, der ohne jede Änderung als Fries gelegentlich immer wieder angewandt zu keinerlei Fortbildung Anlaß gab, einfach völlig erstarrt, der antike Zopf und Knoten, wie er z. B. in römischen Mosaiken so oft erscheint, hat für unsere Frage offenbar keinerlei Bedeutung. Es ist eben doch ein ganz Neues, was hier plötzlich machtvoll auftritt und in wenigen Generationen sich die gesamte Kulturwelt erobert, dieses Flechtwerk, die Bandornamentik, welche in den mannigfachsten Anwendungen und Umbildungon sich über schmale und breite Flächen, Friese und Felder, in jeder nur möglichen Technik und

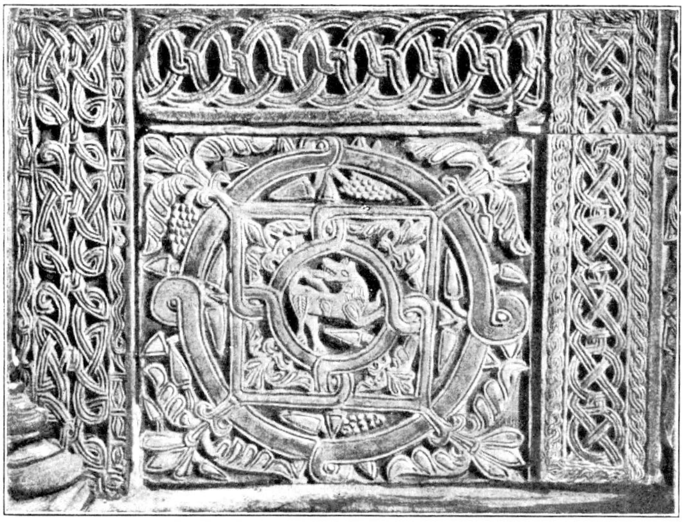

Abb. 37. Aquileja. Schranke.

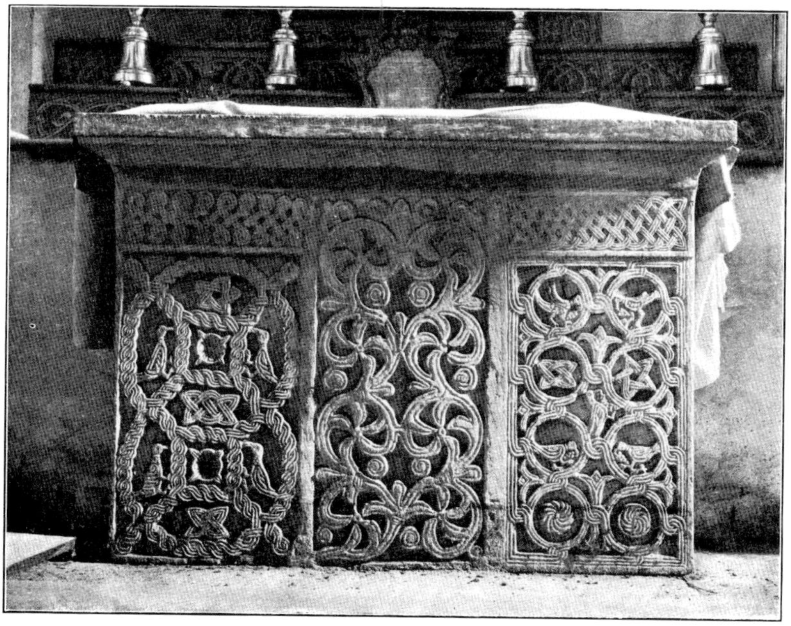

Abb. 38. Como. S. Abbondio.

Anwendung ergießt, ganz offenbar eben zu diesem Zwecke und bewußt an der Stelle jedes anderen üblichen Schmuckes gebraucht. Wo man in der Antike und später Pflanzen und andere Ornamente aller Art, Feldereinteilungen, aber nicht minder auch Figuren und Reliefs bis zu der vielgestaltigsten und wertvollsten Durchbildung anwandte, überall da verbreitet sich jetzt die neue, so viel anspruchslosere und ursprünglichere Schmuckweise. Schmal und breit, als Fries oder Feld, als Füllung, eckig und rund. Und, wo sich doch noch ein anderes Motiv einmal hineinzumischen wagt, pflanzlicher oder gar figürlicher Art, da ist dieses der Art und Erscheinung des Flechtwerkes so angenähert, daß es kaum anders wirkt oder aussieht.

Denn eine besondere Stilisierung dieser Schmuckweise geht mit ihrer Anwendung wieder Hand in Hand: die holzmäßige Behandlung, das absolut Flächenhafte. Auch das Flechtwerk wird, wie das Kerbgeschnitze, aus der Fläche heraus oder in sie hineingeschnitten, ganz glatt oder flach auf Grund gesetzt. Wie das der Zimmermann eben gewöhnt ist, der in sein gehobeltes Brett oder seinen Pfosten nachher mit grobem Werkzeug in einfachster Technik den Schmuck hineingräbt. Und diese Art überträgt sich in jedes Material, vom Holz in den Stein, in das Metall, in den Stuck und in die Malerei.

Wie eine neue Mode überzieht solcher Neugeschmack nun die ganze okzidentalische Kulturwelt, von England an bis sogar über Griechenland und nach Armenien, vom höchsten Norden bis nach Süditalien und Spanien, ja auch wohl nach Afrika hinein. Da darf wohl die Vermutung deutlicher ausgesprochen werden, die schon öfters angedeutet ist, z. B. von Salin, der sie, wenn auch schüchtern, von ferne zeigt, daß die Neubelebung und ganz außerordentlich fruchtbare und vielgestaltige Ausbildung dieses ja gewiß uralten Ziergedankens vielleicht von den Germanen ausgegangen sein dürfte. Trifft doch die Zeit seiner Herrschaft mit dem politischen Höhepunkte des Germanentums zusammen oder folgt ihm unmittelbar! — Daß wenigstens die Kelten in Irland in ihrer berühmten Miniaturornamentik das Flechtwerk wie die geometrische und die Tierornamentik von den Germanen übernommen haben werden, zeigt Salins kurze Zusammenstellung höchst überzeugend. Nach Osten zu ins byzantinische und armenische Land hinein läßt sich aber das allmähliche Eindringen der nordischen Schmuckmotive zeitlich und in klarer Entwicklung und Umbildung ganz wohl verfolgen, und es bedarf weniger des Gedankens, daß „im 7. und 8. Jahrhundert der allgemeine Gebrauch geradezu nach dieser Zierform verlangt habe", als daß in der Tat hier die gewaltige Übermacht des Germanentums dieser vorher in ganz bescheidenem Maße gebrauchten Schmuckweise zu einer so allgemeinen Anwendung verholfen hat.

Verbreitung

Die Byzantiner haben sich ihrer in der Folge in nicht geringem Umfange bedient, doch unterscheidet sich ihre Auffassung von der germanischen nicht unbeträchtlich und ist für das geübte Auge bald zu unterscheiden, da sich das Neue dort sehr rasch in den ihnen gewohnten Charakter einfügt und einpaßt, d. h. sanft umgestaltet zu herkömmlicher Regelmäßigkeit und einem gewissen der Antike näherstehenen Schema.

Was der germanischen Art darin eigentümlich blieb, war die urwüchsig knorrige Art und Kraft, die frische Unbekümmertheit in der Anwendung und Durchbildung, der Mangel an streng systematischer Behandlung und ein sozusagen weit weniger architektonisches Wesen.

Ganz besonders vielfältigen Gebrauch von dieser Art der Verzierung aber haben die Langobarden gemacht, in Anschluß an sie dann die Franken, zuerst die südlichen. Von Capua und Neapel zieht sich über ganz Italien, in Südfrankreich bis etwa nach Poitiers und Orleans, nach der Schweiz und Süddeutschland hin das Verbreitungsgebiet dieses eigentümlichen Zierstiles, des Geriemsels, wie es Stückelberg nennt. Charakteristisch ist dabei die Riefung oder Falzung des Riemens durch ein, zwei oder auch drei parallele Längseinschnitte, die ihn der Länge nach in meist drei schmale Riemen teilen; scharfkantig oder auch so, daß drei runde Stäbe wie Schnüre nebeneinanderliegen. Alles ganz flach in einerlei Ebene. Dazu treten tauförmig gewundene Rundstäbe, die der Zimmermannskunst ja bis heute eigentümlich geblieben sind. — Später wurde die Riefung zur Abwechslung im mittelsten Strange gern geperlt (Abb. 36).

Was nun mit diesen Grundmotiven angefangen wurde, bildet einen Schatz von verschiedenen Gestaltungen. Taue, Riemen, Zöpfe, Schlingen, Geflechte, Netze aller Art entwickeln sich daraus; ein, zwei, drei und noch mehr Riemen schlingen sich durcheinander, achterförmige Figuren reihen sich, Kreis-, Rauten- und andere Geflechte bis zum richtigen Netz mit großen oder kleineren, runden oder viereckigen Maschen oder Feldern werden immer neu kombiniert, zuletzt treten runde Figuren in Form eines „Korbbodens" hinzu (Abb. 37, Tafel XIII); mit allerlei Rosetten zusammen wird die neue Zierweise zu fröhlichstem Spiel der Linien und Motive verbunden. Selbst das laufende Ornament der Ranke wird in die neue Art gezwungen, indem z. B. seine Schlingen als sich drehende Rosetten aneinandergefügt werden (Abb. 38, Tafel XIII), eine Behandlung, die auch ins Byzantinische übergeht.

Pflanzliche Grundformen

Von pflanzlichen Motiven aus der Natur kommen dabei nicht gar viele in Betrachtung; am meisten die christlich-symbolische Weinranke, deren Teile getrennt oder gemeinsam in zahllosen Fällen auftreten; sodann Palmen und Palmwedel (Abb. 39, Tafel XIII); von Tieren zunächst die ähnlich bedeutungsvollen Gestalten des Pfaus und der Taube, dann auch Pferd, Hirsch und Löwe; eine Gestaltenwelt, die ja auch in der vorhergehenden und gleichzeitigen anderen altchristlichen Welt überall als bedeutungsvoll üblich und verbreitet war.

In Spezialwerken ist das einzelne hinreichend ausführlich behandelt[1]).

Zu allediesem aber noch eine besondere Bemerkung von größter Wichtigkeit. Die neue Ornamentik bringt zu den bisher genannten

[1]) Die Literatur ist an besonderer Stelle eingehend angegeben. Ich vermeide absichtlich die „wissenschaftliche" Verbrämung mit Noten und Quellen.

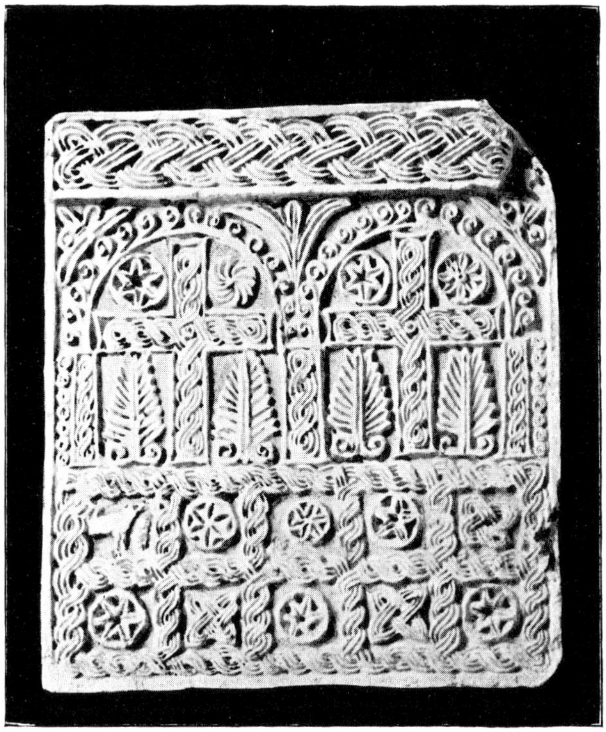

Abb. 39. Langobardisches Ornament aus Sirmione.

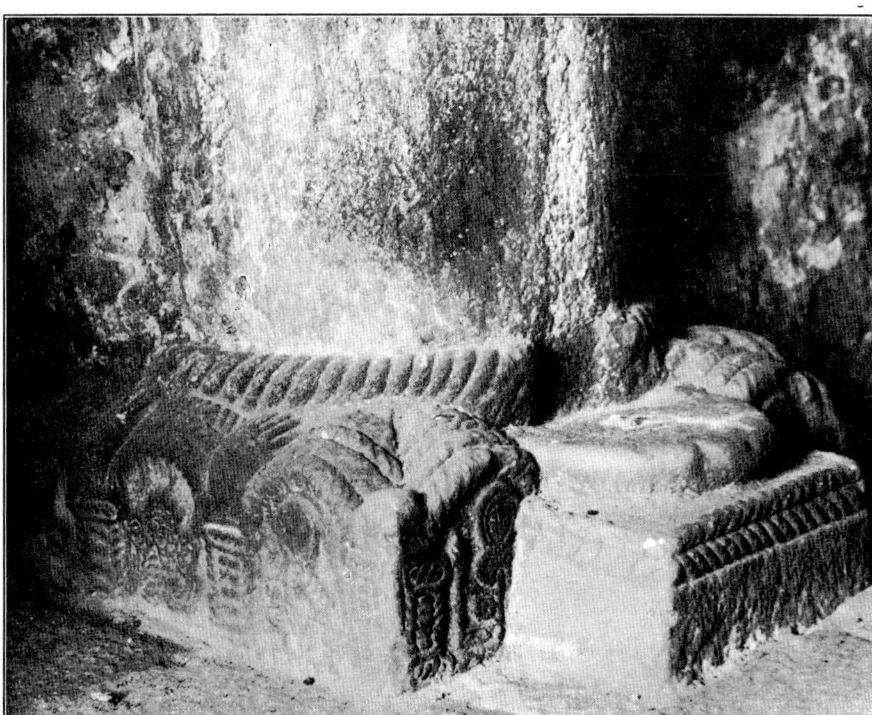

Abb. 55. S. Miguel de Lino. Säulenfuß.
(Phot. J. Laurent y Cie., Madrid.)

Grundformen und Gedanken noch einen bis dahin ganz unbekannten: den der Linienparallelität. Hat schon in dem dreisträhnigen Flechtwerke der Langobarden und Franken dieser neue Grundsatz einen starken Ausdruck gefunden, insofern als jede Ornamentlinie in drei nebeneinander laufenden Linien sich ausspricht, so herrscht die Parallelität auch sonst oft sehr stark. Jede beliebige Linie kann durch mehrere mit ihr gleichlaufende betont und verstärkt werden, wo es paßt; Deckplatten der Kapitelle, Blätter, Flächen jeder Form, kurz alles, was es irgend zuläßt, wird einfach durch parallele Rinnen gerippt und so gegliedert (vgl. Abb. 46, 47, 120). Die doppelte und dreifache Wellenlinie wird jetzt zum reinen Ornament. Die Konturierung, einfach oder doppelt ja dreifach, wirkt in gleicher Weise, wie ja die Verdoppelung des Umrisses schon im ältesten nordischen, besonders dem Flecht- und Tierornament, eine gewichtige Rolle spielte.

Parallellinien als Ornament

Diese Eigentümlichkeit macht sich übrigens auch auf Gebieten geltend, wo man es weniger erwarten würde. So in ganz merkwürdiger Weise bei der Einzelbehandlung des Blattwerkes, wofür ja, wie bemerkt, fast nur die Blätter des Weinstockes, sodann die Blätter an den Kapitellen in Frage kommen. Diese werden in eigentümlicher Art gerippt, geschlitzt und modelliert, die sich bald der Erinnerung einprägt und bei Langobarden, Franken und Westgoten gleichmäßig sich wiederfindet (Abb. 75). Aber auch schon bei den Ostgoten tritt sie auf, selbst schon im Goldschmuck dieses Volkes aus der Völkerwanderungszeit. Nach dem 8. Jahrhundert scheint diese Behandlungsweise zu verschwinden.

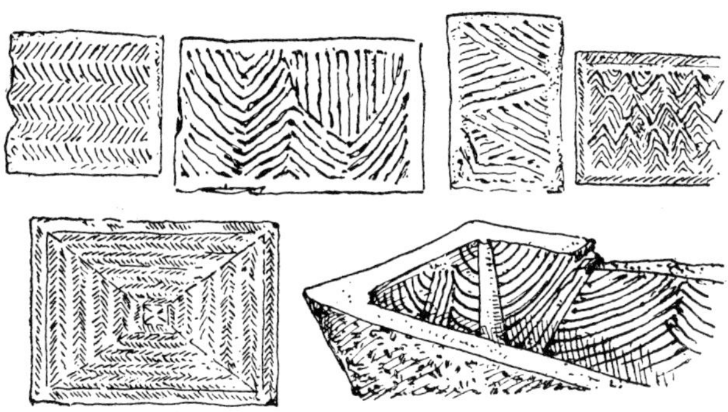

Abb. 40. Fränkische Quaderbehandlung.

Diese Freude an paralleler Musterung und Rippung der Flächen geht so weit, daß selbst Quader- und anderes Steinwerk damit überzogen wird. Am meisten bei den Franken, bei denen besonders Steinsärge innen und außen in dieser Manier die bemerkenswertesten Musterungen zeigen (Abb. 40).

Fügen wir dazu noch die allerlei geometrischen Figuren, so die Drei- und Vierecke, die die Masse des neuen Formenschatzes mehren, so erweitert sich das Gebiet um ein ganz beträchtliches. Mäanderartige Flächenverzierungen entwickeln sich daraus, manche gewiß aus antiken Anregungen, andere ebenso sicher ohne diese Hülfe nur aus der einfachen Kombination geknickter geometrischer Linien. Gewisse unendlich verbreitete Randzieraten (Abb. 8) sind vielleicht aus dem auch in der Antike

Andere Formen

bekannten Zopf- oder Flechtband entstanden, aber in ihrer Umgestaltung ganz neuartig und echt nordisch geworden und nicht wieder zu erkennen.

Zuletzt sei auch der Bogen- und Arkadenfries angeführt, der erstere in einfacher und in doppelt sich überschneidender Form (Abb. 53), wie ihn die Germanen von alters her liebten. Dessen Einführung in die größere Ornamentik, zuletzt in die Architektur, ist denn wohl ihnen zuzuschreiben

Kreuze aller Art, Sterne, blumenartige Gestalten, Rosetten, auch Palmblätter, anderseits krabbenartige Gebilde längs der Kanten (Abb. 41; vgl. Abb. 68), entschieden die Vorläufer der gotisch-mittelalterlichen so gebräuchlichen Randzierden an Wimpergen, vervollständigen das Arsenal dieser Richtung.

Figürliches

Das Figürliche aber, besonders das Menschliche, ist, wie bemerkt, ungemein selten. Es macht fast den Eindruck, als ob hier ein künstlerisches Unvermögen bestimmend gewesen sei, oder wenigstens eine große Unbehilflichkeit, die den Germanen gebot, von der Darstellung des Lebendigen Abstand zu nehmen. Wo diese denn doch versucht ist, fällt der Versuch im allgemeinen unbefriedigend aus, ist das Ergebnis wirklich oft ein recht „barbarisches“, besonders verglichen mit der herrlichen Skulptur der Antike, auch der spätesten (vgl. Abb. 101, Tafel XXVII). Die Jahrtausende solcher Tradition, auf der größten Kunstblüte aller Zeiten beruhend, waren eben den Nordländern nicht gegeben, und so beschränkten sich in dieser Beziehung die eingewanderten Künstler auf das äußerste. Erst eine aus der Völkervermischung entstehende neue Bevölkerung hat sich langsam wieder solche Wege bahnen können, und fast ein halbes Jahrtausend dauerte es, bis sie neue bildhauerische Werke von künstlerischer Bedeutung zu schaffen vermochte.

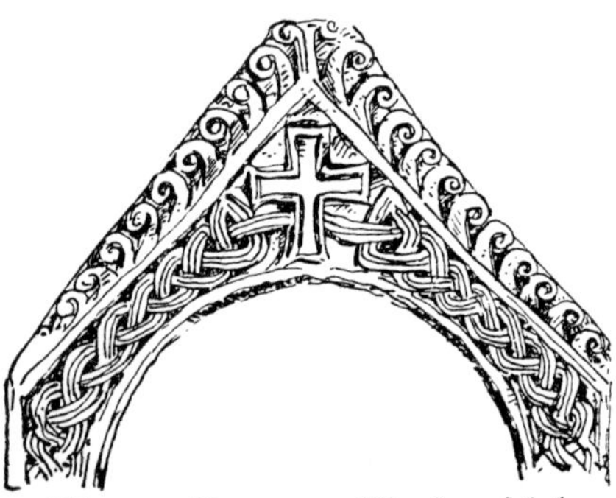

Abb. 41. Ravenna. Ciboriumgiebel.

Immerhin aber ist auch jenen wenig geglückten Leistungen der Germanen auf diesem Gebiete, der Langobarden, der Franken und anderer germanischer Völker, geschickte Flächeneinteilung und Musterung, ganz geschlossene teppichartige Wirkung und ernster Charakter im Rahmen des Gegebenen nachzurühmen, wenn auch, wie in Cividale am Pemmoaltar, die Verhältnisse z. B. der Arme und Hände zum Körper, die Gesichtsbildung und anderes wahrhaft erschreckende Monstrosität zeigen. Es sind eben die allerersten tastenden Versuche, die überall einen wirklich ganz kindheitlichen Charakter tragen, der sich beispielsweise darin äußert, daß auf dem Evangelistenrelief des Baptisteriums in Cividale der Lukasochse im Profil doch auf der Stirn mit zwei Augen nebeneinander dargestellt ist.

Auch diese Keime sind von Wert und Bedeutung für uns; dabei ist, wie bemerkt, die Eigenart der Wirkung solcher Arbeiten eine fesselnde und merkwürdig sichere, was immer wieder darauf hinweist, daß die technische Seite ihrer Behandlung auf einer lange geübten und erprobten handwerklichen Übung beruht.

Die Holzbaukunst.

Wenn nun hier auf dem Gebiete der Kleinkunst und der Dekoration überall die Grundlage hindurchschimmert, welche durch eine bereits zu bedeutender Entwicklung und Blüte gelangte Holzkunst gegeben war, wenn Handwerksübung und Gewohnheit die Sonderart auf alle anderen Gebiete zu übertragen strebten, so ist ganz naturgemäß die altgermanische Baukunst selber, von der in der Hauptsache dies Buch handeln soll, zuerst eine reine Holzbaukunst gewesen und auch in gewissem Sinne lange geblieben. Wenigstens ist es sicher, daß, soweit selbst das ausgeprägteste germanische Steinbauwerk der fortgeschritteneren Zeit irgendeine besondere Eigentümlichkeit seiner Kunstformen aufweist (wie das nie fehlt), solche stets und immer nur zu erklären ist durch Zurückgreifen auf die vorhergegangene Holzbauweise und die Beziehung zu ihr, wenn auch manchmal, wie bei den Gewölben, nur im negativen Sinne.

Leider ist uns von den Originalwerken in Holz aus jener Zeit so gut als alles, selbst jedes Bruchstück, verloren gegangen, wie das in der vergänglichen Natur des Materials liegt, dessen Dauer in baulicher Verwendung im Norden höchstens achthundert Jahre zu erreichen scheint.

Und doch haben wir Zeugnisse genug dafür, daß jene verschwundene Kunstweise eine gründlich durchgebildete und bedeutsame war, vielleicht noch mehr, als wir es heute ahnen, wohl am meisten, wie es scheint, gleich nach dem Emporsteigen der germanischen Völker auf dem Gebiete der Kleinkunst.

Die Holzbaukunst der ältesten Zeiten bis nach Tacitus ist ja sicher in der Hauptsache eine reine Nutzbaukunst gewesen und geblieben, wie das mit Gewißheit auch aus der sehr primitiven und bescheidenen Lebensweise unserer Vorfahren hervorgeht. Die Spuren der älteren Wohnungen, die sich hie und da vorfinden, bestätigen dies; nicht minder die Darstellungen germanischer Siedelungen auf den Siegesdenkmälern der Römer, wie der Trajan- oder Mark-Aurel-Säule. Älteste Zeit

Von Wohnhäusern in Skandinavien bis zur Wikingerzeit haben sich erhebliche Spuren erhalten; sie waren oft von merkwürdig bedeutenden Abmessungen, bis 40 m lang, unten mit dicken Steinwällen eingefaßt; darüber das Dach ohne innere Decke; der Fußboden war die platte Erde, inmitten befand sich die Feuerstelle, der Herd, dessen Rauch durch eine Öffnung im Dach abzog. Später bestanden auch die Wände aus Holz, entweder aus dicht liegenden oder aufrechtgestellten Stämmen oder weiter gestellten und verbundenen mit Zwischenfeldern (Fachwerk), die mit Flechtwerk und Lehm gedichtet wurden. Meist trugen innere Pfosten, manchmal gar in zwei Reihen angeordnet, das Dach, bisweilen befand sich vor der Türe ein schützender Vorbau; das Dach war mit Schilf, Stroh, Torf oder Ähnlichem gedeckt; Fenster kommen erst spät auf. Viele dieser Bauwerke scheinen nicht eckig, sondern an den Winkeln abgerundet, oft fast von eiförmigem Grundrisse gewesen zu sein; auch die Häuser der Germanen, die die Mark-Aurel-Säule zeigt, sind meist rund, aus dicht nebeneinanderstehenden Stämmen errichtet, die durch Flechtwerk verbunden sind. Diese Technik, die eine Art des Blockhausbaus darstellt, hat sich lange erhalten, und die älteste Holzkirche in Engand, die noch steht, zeigt solche Wandbildung.

Blockhaus

Das heute noch, besonders im Norden, gebräuchliche Bauen aus liegenden Balken mag eine etwas jüngere Entwicklung darstellen. Jedenfalls haben wir aber in diesen drei Gestalten: dem Fachwerkbau, dem stehenden und dem liegenden Blockbau die drei ältesten Arten des germanischen Holzbaues vor uns.

Fachwerk

Was das eigentliche Fachwerk anlangt, so muß dieses im engeren Deutschland am meisten verbreitet gewesen sein, vor allem in der noch jetzt gebrauchten Weise, daß das Gerüste des Baus richtig verzimmert mit offenen Fächern zuerst fertig aufgestellt wurde, dann die Fächer geschlossen wurden, und zwar meist mit starkem Flechtwerk, das dann von beiden Seiten mit Stroh- oder Haar-Lehm dicht verputzt werden mußte. Oder die Fächer wurden — bei besseren Bauwerken — mit gespundeten Bohlen ausgefüllt, liegend oder stehend, sogar mit richtigem Täfelwerk. Erst diese Art gab die Grundlage zu einer künstlerisch wertvolleren Ausbildung; Balken, Ständer, Schwellen, wie das das Gefach ausfüllende Bohlen- und Täfelwerk konnten geschnitzt und gekerbt, besonders sich eignende Teile auch, wie große und kleine Stützen, auf der Drehbank zu Säulen gedreht werden; zuletzt wurde vieles oder alles bemalt.

In dieser letztbeschriebenen Art sind noch heute die wenigen Stabkirchen Norwegens, die sich aus dem früheren Mittelalter gerettet haben, hergestellt und geschmückt und geben uns daher wenigstens in etwas eine Vorstellung von jener älteren Baukunst, wenn auch der Formalismus und das einzelne der Stabkirchen gegenüber der uns bekannten originalen Formenwelt der Germanen bereits starke Umbildung in mittelalterlichem Geiste aufweisen. Immerhin sind sie hinter ihrer Zeit um einige Jahrhunderte zurückgeblieben und erscheinen uns sozusagen fast als die letzten fossilen Überreste aus jener längst vergangenen Epoche unserer Vergangenheit.

Geschichtliche Nachrichten

Doch schon allein die Verse des Venantius Fortunatus, Bischofs von Poitiers, die er um 560 schrieb, als er unsere damals neu aufblühenden Städte am Rheine, Mainz, Köln und andere, bewundernd besuchte, geben uns in dieser Richtung vollgültiges Zeugnis:

> Weg mit euch, mit den Wänden von Quadersteinen! Viel höher
> Scheint mir, ein meisterlich Werk, hier der gezimmerte Bau.
> Schützend verwahren vor Wetter und Wind uns getäfelte Stuben,
> Nirgends klaffenden Spalt duldet des Zimmermanns Hand.

Sonst nur gewähren uns Schutz das Gestein und der Mörtel zusammen,
Hier aber bietet ihn uns freundlich der heimische Wald.
Luftig umziehen den Bau ins Gevierte die stattlichen Lauben,
Reich von des Meisters Hand, spielend und künstlich geschnitzt.

Ganz offenbar hat der dichtende Bischof Gebäude genug gesehen, die in der oben beschriebenen Art erbaut waren; die Umgebung dieser Holzgebäude mit Lauben — wie er sagt, auf allen vier Seiten — spricht dafür, daß es freistehende Häuser waren, die ihm besonders auffielen; Beispiele von späteren doch auch schon alten Lauben sowohl an der Giebel- wie an der Langseite der Holzhäuser sind auch heute noch genug vorhanden.

Außer dieser Art gelegentlicher Nachrichten haben wir aber noch ganz bedeutsame und wichtige gleichzeitige Beschreibungen von Hauptwerken, anderseits auch wirkliche Dokumente, die uns über den Umfang des Holzbaus bei den Germanen während und nach der Völkerwanderung wertvollen Aufschluß geben. Da sind vor allem die uralten Gesetzbücher der Germanen, wie die lex Visigotorum, die lex Salica, die leges Alamanorum, Baiuwariorum, die auf die Sitte des Holzbaus eingehende Rücksicht nehmen. Von den Burgunden erzählt Socrates Scholasticus, daß sie zur Zeit, da sie noch am Rheine saßen, alle Zimmerleute gewesen seien, was natürlich nicht ganz wörtlich zu nehmen ist, aber doch besagt, daß jeder verstand, sich seinen Holzbau zu errichten. Aus allem geht außerdem hervor, daß die Germanen überall noch in Gehöften wohnten, in denen sich die Wirtschaftsgebäude, Ställe, Speicher, Scheunen, auch wohl Küche und Keller, selbst Bienenhäuser, um das Hauptwohnhaus gruppierten, zu dem öfters noch eine getrennte Frauenwohnung trat. Gärten schlossen sich an; alles war von einer Umhegung, selbst von Mauern und Gräben eingefriedigt. — Aber auch städtische Wohnhäuser gab es, wo eben geschlossene Städte waren, darunter mehrstöckige, mit Treppe, hölzernem Söller und verschiedenen Räumen (Metz); bei den Franken nicht selten selbst solche mit Kapelle und Baderaum; doch hier wohl das Erdgeschoß schon aus Stein, nur die Obergeschosse aus Fachwerk errichtet.

Nicht nur einfache Wohn- und Wirtschaftsgebäude, sondern auch die Paläste jener Zeit, die Königshallen und selbst die Kirchen wurden in Holz errichtet. Als Einhard in Steinbach seine noch stehende steinerne Basilika bauen will, spricht Ludwig der Fromme (815) in der Schenkungsurkunde von Grund und Boden von der seither dort vorhanden gewesenen „basilica lignea modica constructa in Michlinstad". — Es war eine kleine Holzkirche dort gewesen, und es ist annehmbar, daß jede der ältesten Steinkirchen im Norden an die Stelle einer vorhergegangenen hölzernen getreten ist.

Auf der dem 9. Jahrhundert angehörigen Frankenburg, tief im Wald ob Rinteln gelegen, deren Mauern ein bis zwei Meter hoch noch stehen, fand man im Schutte der dem Palas gegenüberstehenden ziemlich kleinen Burgkapelle zahlreiche Stücke gebrannten einstigen Lehmbewurfes ihrer oberen Wände, in dem sich das Flechtwerk der Fächer deutlich abgeprägt hatte. Demnach muß der eigentliche Aufbau der Kapelle aus Holzfachwerk bestanden haben, dessen Gefache mit verputztem Geflecht ausgefüllt waren. — Das ganze kleine Schloß wurde offenbar nachher durch Brand vernichtet.

Auch lignea moenia werden bei Jordanies erwähnt, nach neueren Ausgrabungsergebnissen nicht etwa bloß bretterne Zäune, sondern starke Befestigungen aus doppelten hölzernen Spundwänden mit Pfosten, deren Zwischenraum mit Erde ausgestampft war.

Widukind barg seine Schätze in hölzernem Schatzhause vor den Franken; zahllose historische Nachrichten bestätigen die Alleinherrschaft des Holzbaus in der Zeit bis zur Einführung des Christentums wie ihre nachher wenig geschmälerte Fortdauer bis tief ins Mittelalter. — In Frankreich zur Merowingerzeit werden die bedeutenden Holzkirchen zu Thiers (bei Gregor von Tours), zu Tongres, die hölzerne Kathedrale zu Reims gerühmt. Von der zu Tongres lautet der Ausdruck: de tabulis ligneis levigatisque.

Auch an Stelle des Straßburger Münsters stand zuerst eine hölzerne Bischofskirche.

Holzpalast des Attila

Eine der für uns wichtigsten Beschreibungen finden wir in der durch Priscus gegebenen seiner Gesandtschaftsreise zu Attila und seines Besuches bei diesem gewaltigen König in seiner Burg in Nieder-Ungarn. Es ist zweifellos, daß diese nicht von Hunnen gebaut, sondern durch Germanen, wohl Mösogoten, errichtet war und ein getreues Bild bot der damals bestehenden germanischen Königsburgen.

Aus des Priscus Beschreibung geht hervor, daß die gesamten Baulichkeiten aus Balken und bearbeiteten Brettern bestanden und durch hölzerne, nicht nur zum Schutze, sondern auch zur Zierde errichtete Zäune umfaßt waren; der die innere Königsburg einschließende besaß Türme. Inmitten befand sich die eigentliche Königshalle, umgeben von den Frauenwohnungen. Diese Bauwerke waren teilweise aus schön bearbeiteten Balken, die an den Enden ineinandergefügt waren (also in liegendem Blockbau), teils aus geschnitzten und zierlich zusammenverbundenen (also im Charakter des hochnordischen sogenannten Reiswerks) hergestellt.

Die Königshalle, inmitten gelegen, offenbar auf dem höchsten Punkte, vor der sich der Thingplatz ausbreitete, war nach jener Beschreibung eine mächtige, quergestellte Holzhalle, zum Speise- und Festraum bestimmt, an deren Rückseite dem Eingang gegenüber sich der erhöhte Sitz Attilas befand. Ringsum Sitzbänke oder Lager an den Wänden; hinter dem Thron des Königs auf weiterer Erhöhung sein mit Teppichen verhülltes Lager. — Das Ganze entspricht genau der überall bei den Germanen üblichen Anordnung der Königshallen, sowohl der in alten Berichten erwähnten, wie der noch ganz oder teilweise erhaltenen zu Naranco, Aachen, Goslar. — Nur die hier gerühmte üppige Ausstattung mit Teppichen muß der Hunnensitte angehören. Die Germanen schmückten ihre Wände gerne mit aufgehängten Waffen und Trophäen aus Jagd und Krieg.

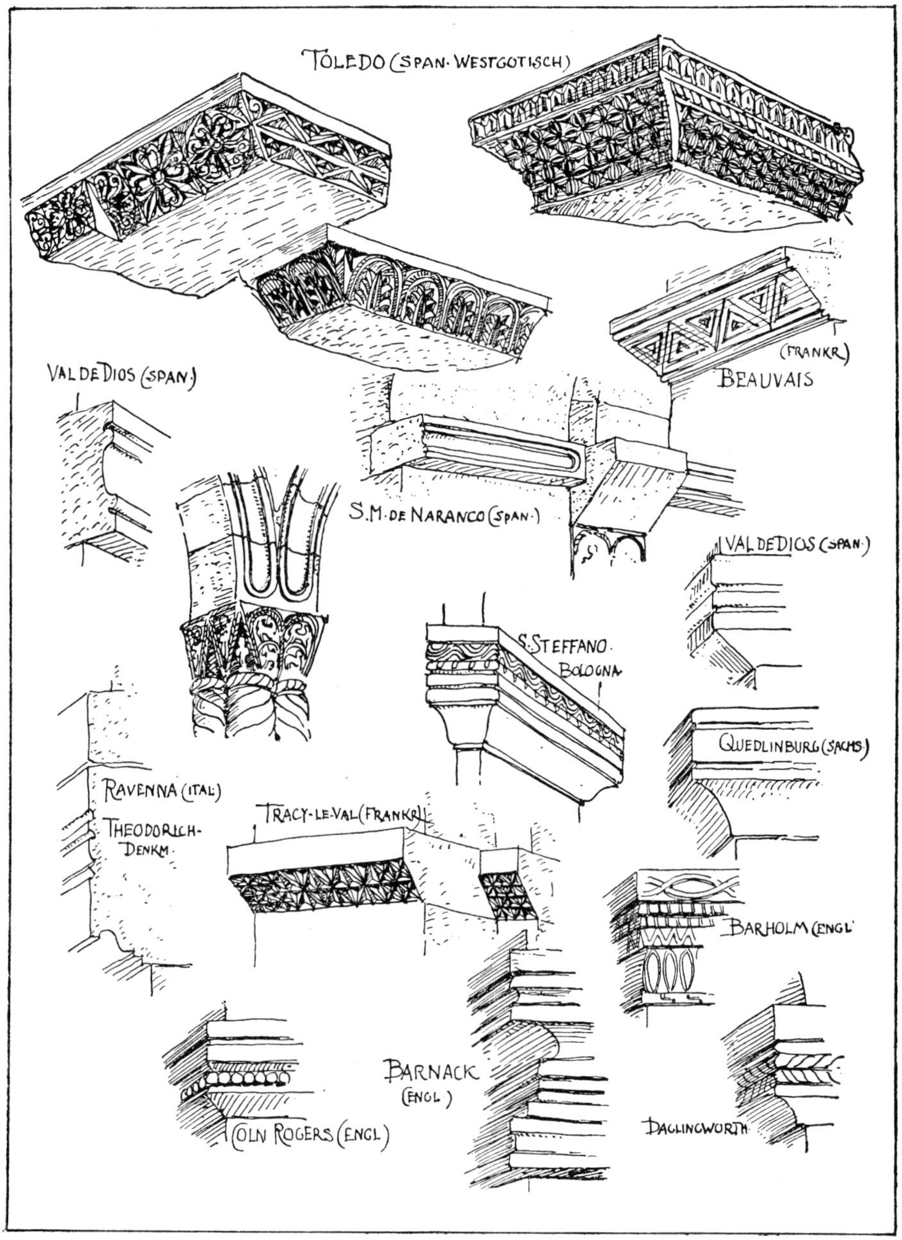

Abb. 45. Steingesimse im Holzstil.

zeichnende Beispiele. — Offenbar ist hier die Überlieferung der ältesten Formen am mächtigsten geblieben.

Profilierung und Einzelbildung im Holzstile

Nicht minder entscheidend aber für unsere Erkenntnis der frühesten deutschen Baukunst ist die Behandlung von Gesimsen und Profilen.

Ihre Gestaltung in der Antike ist bekannt genug. Man erinnere sich nur daran, daß diese vorwiegend aus dünnen Platten bestehenden Gliederungen weit vorspringen und meist gleichzeitig zum Wasserabtropfen bestimmt, also unterhöhlt, in scharfen Linien die Fläche durchschneiden, tiefe Schatten werfend, trennend und begrenzend.

Die älteste germanische Baukunst verzichtet dagegen im allgemeinen durchaus auf solche Gesimse, kennt vielmehr fast nur eingegrabene Linien, Kehlen, Stäbe u. dgl. zur Gliederung der Vorderflächen liegender Steinbalken (Abb. 45). Ganz genau dasselbe finden wir in unserem alten Holzbau (Abb. 44). Insbesondere die Horizontalbalken werden durch längslaufende Kehlung geschmückt und gegliedert; wo sie in der Fläche liegen, nur auf der Vorderseite; vorspringende manchmal auch um die Kante.

Die hier angewandten Profile sind denn ausschließlich Hohlkehlen und Stäbe nebeneinander mit scharfen oder schrägen Kanten dazwischen; der Schlüssel zu der Sonderart der Profilierung, deren sich die alten germanischen Bauleute, auch im Stein, überall bedienten.

Für die aufrechten Balken verzichtet der Zimmermann von jeher meist auf Gliederung, sofern es sich nicht gerade um Ecken handelt. In diese aber setzt er rechtwinkelig eingreifend gerne besondere Stäbe, gewundene oder gekerbte, oder auch kleine Säulchen ein. Die sogenannte Falzsäule (vgl. Abb. 44).

Ist es dann erstaunlich, wenn wir im Süden schon bei ganz frühen germanischen Zierwerken in Stein an den Ecken die Falzsäule anstatt des römischen Pilasters wiederfinden? — So an westgotischen Sarkophagen in Toulouse (Abb. 46). — Und ist es dann merkwürdig, wenn uns von dem Auftreten der Germanen an im Süden Europas auch sonst so häufig als Brechung der Ecke die Falzsäule begegnet, die dann im romanischen Stile geradezu herrschend auftritt? Überall findet man in der Folge dann kleine Säulen in Winkel und Ecken gestellt, diese ausfüllend, als neues Motiv in der Baukunst, wo bis dahin die große und kleine Säule nur freistehend oder angelehnt angewandt wurde.

Welche Ausbreitung auch dies in der romanischen Zeit gewonnen hat, ist bekannt. —

Gliederung und Schmuck, die dem aufrechtstehenden Balken ausnahmsweise zuteil werden, hat unsere Holzbaukunst ebenfalls in seine Vorderfläche hineingraben müssen und so ganz eigentümliche Gestaltungen hervorgebracht, die in überraschendster Weise mit mancherlei Steinarbeiten der Westgoten die allernächste Verwandtschaft zeigen (Abb. 46). In Merida besonders finden sich hierzu die merkwürdigsten Analogien.

Die Kopfbänder, das unentbehrliche Rüstzeug der alten und späteren Zimmermannskunst, sind in vielfältigen Anklängen in der alten Steinkunst vorhanden. Auch mancherlei verwandte Formen sind nicht anders zu deuten; vor allem aber die beim Holzbau so nötigen Sattelhölzer, querliegende kurze Balken über den Stützen (vgl. Abb. 126). Gerade von diesen geht die Neubildung bisher unbekannter wichtiger Strukturteile aus.

Bleiben wir auf diesem Wege der Betrachtung, so werden uns die besonderen Eigentümlichkeiten der alten Bauwerke der Langobarden, Westgoten, Franken und anderer Stämme, durch die sie sich von den ihnen vorhergehenden der Römer und der Byzantiner unterscheiden, rasch klar und verständlich. — Daß die Germanen überall, wo sie den Steinbau aufnehmen mußten, sich zunächst nach dem Vorbilde der vorhandenen Bauwerke richteten, war ja selbstverständlich genug. Ganz offenbar gingen sie auch gewissermaßen zaghaft oder äußerst vorsichtig an solche Aufgaben heran, vor allem, wenn es sich um Bögen und Wölbungen handelte, deren technische Grundsätze ihnen neu sein mußten. So konnten die selbständigen Einfügungen und Umwandlungen, die sie vorzunehmen hatten, zunächst nur bescheidene und wenig bemerkbare sein, ehe sie zu einer eingreifenden Umgestaltung des Gegebenen gelangten. Überall aber darf getrost dieser Prozeß, der in der Baukunst doch zuletzt so beträchtliche Folgerungen ergab, als der der Herstellung von Steinbauwerken durch gewesene Zimmerleute aufgefaßt und müssen seine meisten Eigentümlichkeiten so erklärt werden.

Einzelformen in der Baukunst.

Von besonderem Interesse ist hier naturgemäß die Gestaltung der Stützen: der Pfeiler und Säulen, wie sie in der germanischen Steinbaukunst auftreten.

Es ist nur selbstverständlich, daß das erste auf diesem Gebiete die einfache Nachahmung der in der Antike üblichen Stützformen sein mußte, da es sich überall, in Italien wie in Spanien oder sonst, um Bauwerke in eroberten römischen Provinzen handelt.

Nachahmung der Antike

Den Fortschritt gegenüber dieser bloßen Nachahmung brachte erst die allmähliche „Barbarisierung" der alten Formenwelt, in dem Laufe der Entwicklung zuletzt zu einer selbständigen und wertvollen Umbildung und Differenzierung führend, die uns hier ja hauptsächlich beschäftigt.

Für die Bildung der Säulen und Stützen im allgemeinen tritt aber sofort ein neuer Grundsatz in Kraft, der im Holzstil begründet diese Umbildung beschleunigen mußte.

Umbildung im Sinne des Zimmermanns

Die Technik des Zimmermanns besteht darin, daß das Holz in bestimmten durch gerade Flächen rechtwinklig begrenzten Formen (Balken) für seine Verwendung hergerichtet wird. Soll eine künstlerische Durchbildung nachfolgen, so muß diese Ausgestaltung natürlich innerhalb der Grenzen des vorhandenen Körpers vor sich gehen; das Ergebnis darf und kann also nirgends die Begrenzungsflächen des Balkens überragen, da sonst ein Aufleimen oder Zufügen von mehr Holz an solchen Stellen erforderlich wäre. — Diese Forderung bringt sofort einen starken Zwang, zugleich eine Art Stilisierung mit sich (Abb. 46).

Während früher Schaft, Kapitell und Fuß der Säule aus verschiedenen Stücken, oft verschiedenem Material, hergestellt wurden, und ein jeder Teil

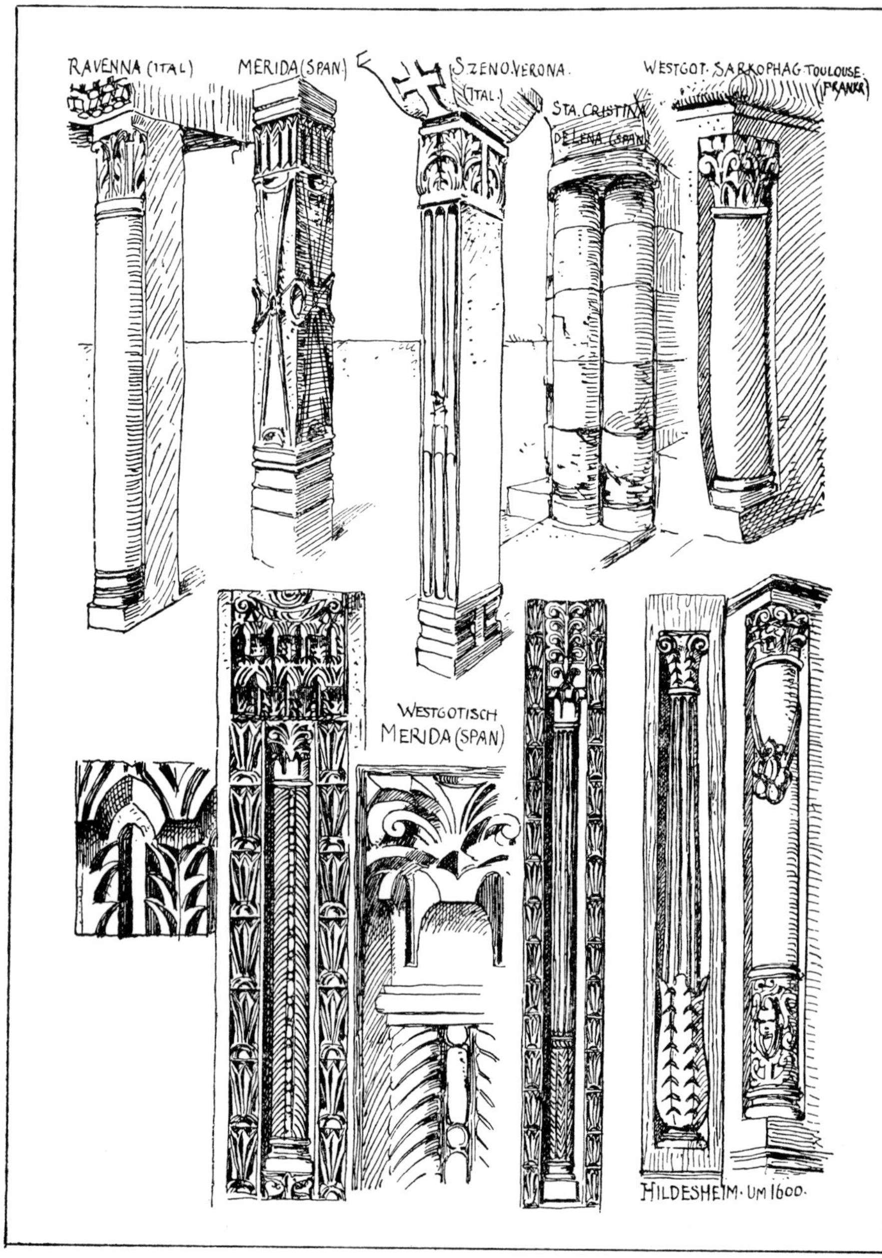

Abb. 46. Germanische Stützenformen.

in den dafür passenden Abmessungen gestaltet werden konnte, mußten sich jetzt alle drei Teile sozusagen in einen Kasten schmiegen, wurden sie aus einem einzigen rechteckigen Klotz gefertigt. Dabei büßten Kapitell und Basis ihre starken Ausladungen und Vorsprünge ein. Ja selbst verkümmerten in vielen späteren Fällen diese Teile bis zu vollständigem Verschwinden.

Bei viereckigen Stützen geschah ganz dasselbe: die vorhandene rechteckige Masse mußte alles hergeben, was an Vorsprüngen erforderlich war.

So wird auch für die Basis ohne weiteres die oben bei den Zimmermannsarbeiten erwähnte einfache Profilfolge von Hohlkehlen und Stäben herrschend, die schließlich sich in eine einfache Ringelung ohne Ausladung, aus flachen Wülsten und Hohlkehlen bestehend, zusammenzieht.

Dem Kapitell geschieht teilweise ganz gleiches. Es wird ebenso aus der Masse des vorhandenen Körpers herausgeholt, also ungemein flach in jeder Ausladung, nur ein oberer geschmückter Teil des Schaftes. Ja es wird sogar so weit hinter den Schaft zurückgesetzt, daß die gewünschte und beabsichtigte Ausbildung aus der Masse wieder herauskam. In Spanien haben die Westgoten besonders in dieser Richtung merkwürdige Muster und Formen geschaffen; sei es aus dem runden, sei es auch aus dem viereckigen Körper, wohl auch mit abgerundeten Ecken.

Wo die Verhältnisse es mit sich bringen und die antike Tradition ganz erloschen ist, also im Laufe späterer Entwicklung, ist es, wie bemerkt, nicht einmal selten, daß Fuß und Kapitell überhaupt ganz verschwinden, so daß nach Art reiner Zimmermannskonstruktion nur eine einfache Fuß- und Deckplatte auftreten; besonders bezeichnend sieht man das wohl bei Doppelsäulen, so in Spanien an den Bauwerken der letzten Westgotenzeit (Sta. Cristina de Lena), auch in Italien bei den Langobarden ist ähnliches zu finden (Ascoli).

Da aber das Kapitell in der Antike bis dahin eine der künstlerisch bedeutungsvollsten Rollen gespielt hatte, jedenfalls in der Reihe der architektonischen Einzelheiten kaum entbehrlich schien, so wurde es zunächst natürlich meistens in alter Weise beibehalten, nur langsam umgebildet. Der Prozeß ist hier wie stets der gleiche: anfänglich scheinbar getreues oder möglichst angenähertes Nachbilden der antiken Form — ein Bestreben, das immer von neuem wieder auftaucht noch bis im 10. und 11. Jahrhundert, ja gelegentlich noch später — in der Folge erst vorsichtige dann gründliche Umformung im herrschenden Sinne, das heißt im Holzstil (Abb. 47). **Kapitell**

Das macht sich freilich infolge des Mangels der notwendigen Technik schon gleich von Anfang an insoweit geltend, als die Mittel zu genauem Nachbilden überhaupt nicht ausreichten. Zuerst in einer sehr merkwürdigen Weise an den Nachahmungen der Blätterkapitelle. Die Blätter werden nur umrandet, die Rippen eingraviert, die Stiele gerippt; der Linien-Parallelismus tritt als Dekoration an die Stelle natürlicher Bildung; kurz, der Holzschnitzer findet sich bei Nachahmung der klassisch vollendeten Blätter und Ranken mit seiner ihm geläufigen oft ungefügen Manier ab, die dabei ihrerseits des Reizes nicht entbehrt. Es gibt an der Moschee zu Cordoba westgotische Kapitelle, die solchen aus der deutschen Renaissancezeit zum Verwechseln ähnlich sehen. Man sieht: die gleiche

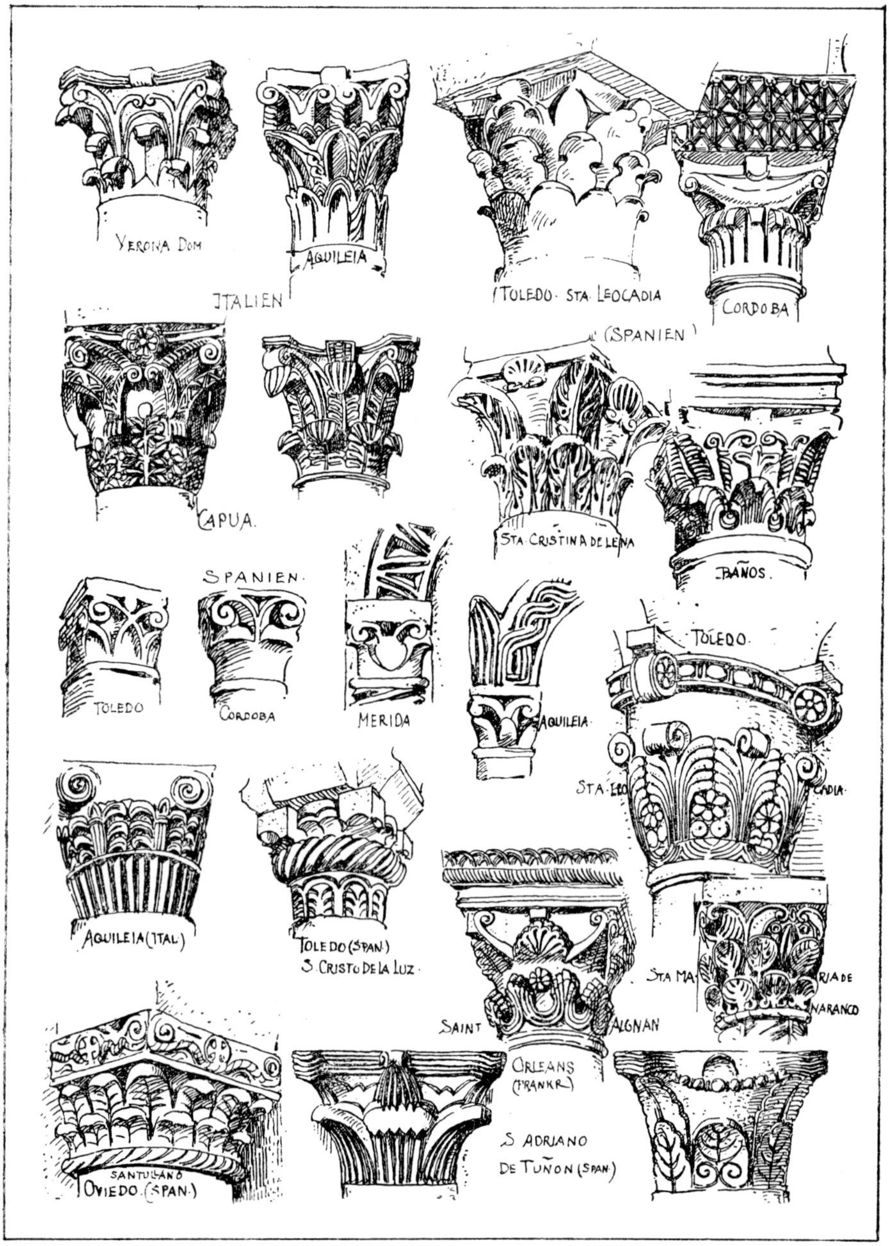

Abb. 47. Kapitelle auf Grund der korinthischen Grundform.

Aufgabe führt bei Stammesgenossen noch nach einem Jahrtausend zu gleichen Lösungen.

Bei Kapitellen aus römischer Zeit war öfters der Umriß des Blattes bloß im Rohen vorgearbeitet geblieben, die feine Durchführung und Aus-

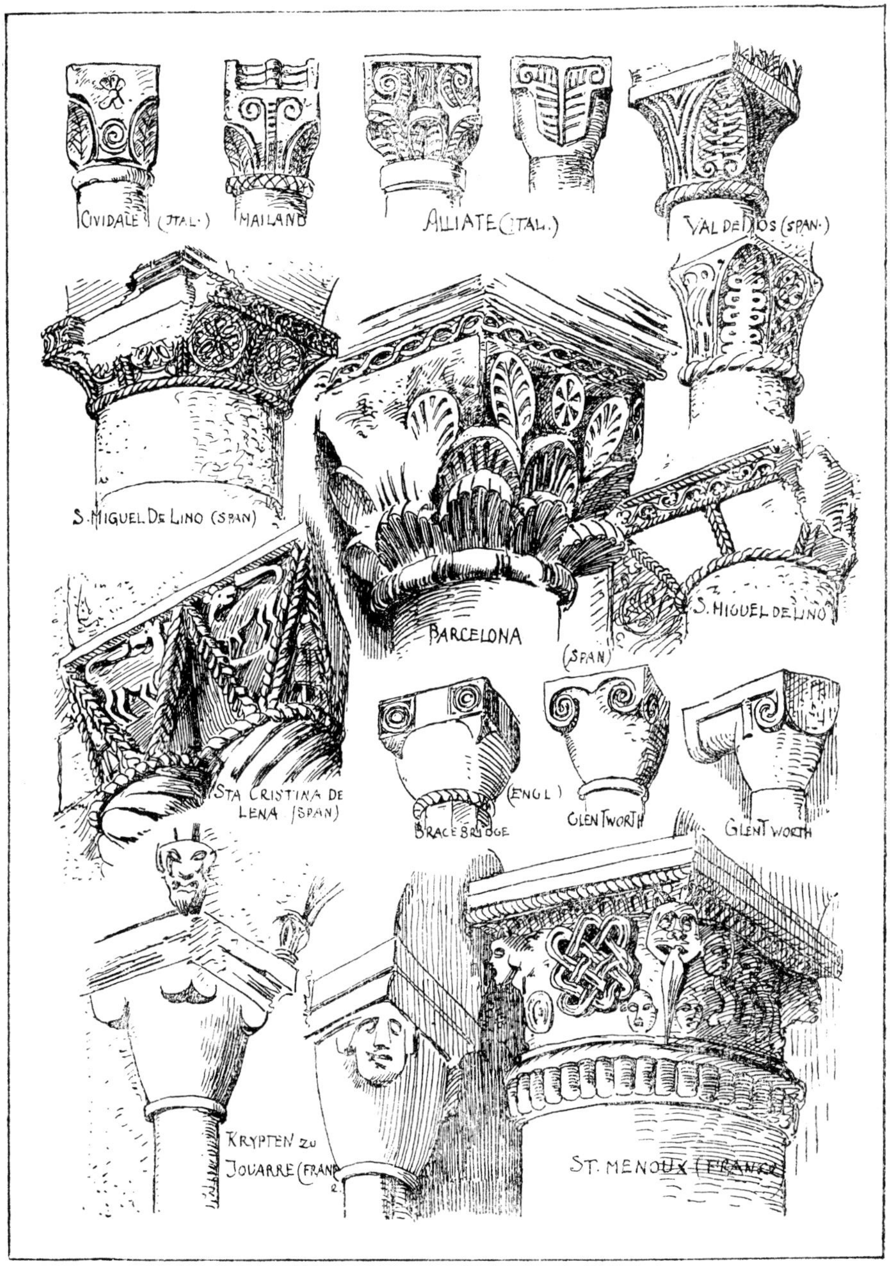

Abb. 48. Kapitelle von freier Grundform.

arbeitung verschoben und unterlassen worden. Dies machte sich der Holzkünstler zunutze, indem er das nur angedeutete Blatt mit seinem Überfall der Blattspitze einfach zum Vorbild nahm. Der Blattüberfall erschien dann als ein scharfer eckiger Haken. Solche nur einfach vorgearbeitete Flächen zeigende Kapitelle mit Hakenblättern wurden dann geradezu herrschender Geschmack und scheinen sich bis ins 10. Jahrhundert in unveränderter Anwendung gehalten zu haben, sind aber sicher schon im sechsten nachweisbar. Sie sind derb mit dem Schnitzmesser angelegte Zimmermannskapitelle geworden, die freilich noch ungefähr die Massenverteilung der korinthischen zeigen, trotzdem den bewußtesten Holzstil aussprechen. Das Gebiet solcher Kapitelle ist sehr groß, von Sachsen über Spanien und Italien, selbst bis nach Afrika hinüber ins Vandalenland, wo sich schon frühzeitig ganz bestimmte Repräsentanten reinsten Holzstiles vorfinden, bei denen sogar auch die Drehbank auf die Formen eingewirkt zu haben scheint.

In Toledo zeigen uns die in Sta. Cruz vermauerten Kapitelle der westgotischen Basilika von Sta. Leocadia merkwürdig ausgearbeitete Hakenformen.

Der weitere Fortschritt der Kapitellentwicklung zeitigt nun eine vielgestaltige Menge von Grundformen (Abb. 48). Langsames Abweichen von der zuerst erstrebten antiken Gestalt, wobei sich auch wunderlichste Umbildungen des so charakteristischen jonischen Kapitells hervortun, bis zur Erfindung des rein tektonischen Würfelkapitells, das in seiner eigentlichsten Ausbildung freilich erst dem deutschen frühromanischen Stil vorbehalten geblieben sein wird. Aber die Vorstufen dazu, die nicht minder der Drehbank ihren Anfang zu verdanken scheinen, sind schon uralt.

Jedenfalls ist das eigentlich neue und fruchtbringende in diesen Arbeiten in der Richtung zu finden, die schon das byzantinische Trapezkapitell eingeschlagen hatte: in der Vermittelung des viereckigen Kapitellklotzes oder seines Oberrandes zu dem runden Schafte durch irgendwelche Übergänge. Als einfachste Form erscheinen hierbei zunächst die durch zuerst langsames dann stärkeres Abrunden der oberen scharfen Ecken hervorgebrachten Überführungen, die oft in primitivster Roheit, oft in fein motivierter Durchbildung auftreten. Manchmal wird der Übergang durch Ornament verdeckt.

Auch das langobardische in die nordisch-germanische Backsteinkunst übergegangene Trapezkapitell von S. Lorenzo in Verona gehört hierher.

Nicht minder aber die zahllosen echt germanischen Versuche, den Übergang durch einfaches Auskehlen der Ecke, zuerst ins Achteck, dann ins Rund zu erzielen; eine Form, die als dem Würfelkapitell ebenbürtig zu bezeichnen und erstaunlich fruchtbar gewesen ist.

Ferner ist höchst anziehend die jüngste dieser Gestaltungen, die Becherform als Kapitell auf dem Halse der Säule, bei der die überstehenden Ecken der Vierecksdeckplatte durch irgendwelche Eckauswüchse, Knöpfe, Schnecken, auch gar Menschenköpfe getragen werden. Eine im Charakter urnordische Erfindung von oft wildphantastischer Wirkung.

Man könnte ungeheure Musterkarten solcher Erfindungen jener kurzen Jahrhunderte zusammenstellen von einem gegenüber den immerhin begrenzten antiken Kapitellformen erstaunlichen Ideenreichtum, der dadurch sich vervielfältigt, daß die verschiedensten jener Grundgedanken miteinander kombiniert werden.

Ferner fügen sich zu diesen Grundformen die merkwürdigsten Ausgestaltungen. So anstatt des Akanthusblattes, wenn es sich einmal darum handelte, die für solche Blätter vorgesehene Fläche (Hakenblätter) wirklich auszuarbeiten, eine Durchbildung zu oft höchst malerisch angeordneten Einzelblättern. Dafür bezeichnend sind die beiden prächtigen aus der Pfalz zu Ingelheim stammenden Kapitelle in Mainz (Abb. 49), von ganz außerordentlich interessanter Wirkung und Behandlung, die auch einem völlig modernen Künstler wohl Freude machen können. Diese Eigenart hält sich bis ins 10. Jahrhundert (Quedlinburg).

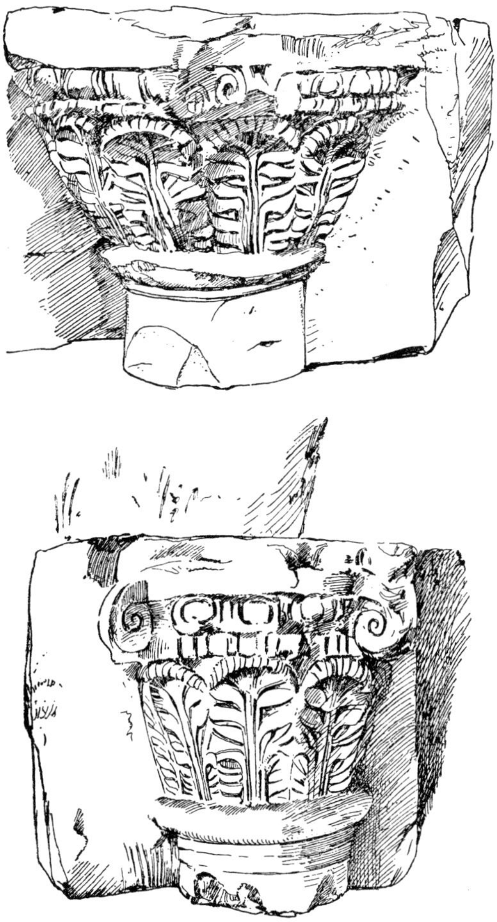

Abb. 49. Ingelheim. Kapitelle.

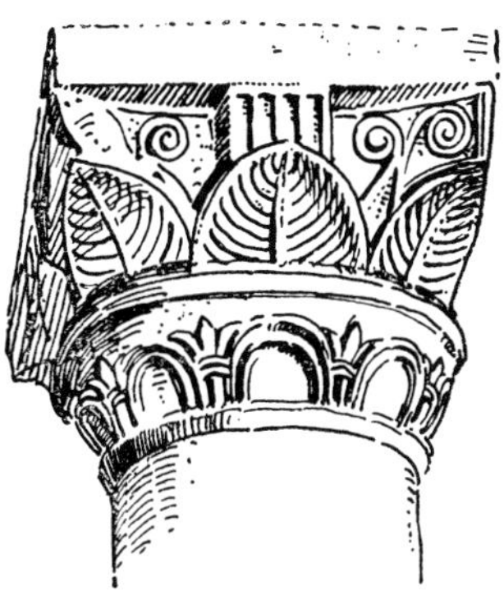

Abb. 50.
Aquileja. Dom-Krypta. Kapitell.

Hier (Ingelheim) tritt aber auch noch der obere Rand der Blätter stark wulstig als eine Art Arkade, Bogenfries auf, und bezeichnet wieder einen neuen Gedanken, der öfters zur Durchbildung gelangt (Aquileja) (Abb. 50).

Es führte zu weit, allen diesen Bildungen nachzugehen. Aber es ist wenigstens noch darauf hinzuweisen, daß die Einzeldurcharbeitung dieses wichtigen Schmuck- und Baugliedes denn auch im echt germanischen Sinne erfolgt, d. h. in der oft einfachsten natürlichen Kerbtechnik, im bescheidensten Aufundab der Oberflächenbewegung, unter Anwendung einfacher oder vielfältiger Konturierung, Rippung des Flechtwerks, der

Schleifen und Knoten, des Netzwerks, der Tierornamentik, der stärksten Phantastik, schließlich wirklicher figürlicher Reliefs, die Jagd, Kampf und Zeremonie darstellen.

Gewisse Gestaltungen der letzten Art werden da typisch, so das bei den Langobarden früh und spät übliche Adlerkapitell, das seine letzten Sendlinge selbst nach Deutschland schickte, wo Barbarossa es wie so manche andere langobardische Form (Flechtwerke) z. B. in Gelnhausen nochmals aufleben läßt.

Einer ganz besonders eigenartigen Gestalt der germanischen Säule darf hier nicht vergessen werden, die so absolut deutlich den Stempel ihrer Entstehung aus dem Holzbau an sich trägt: der Säule mit dem

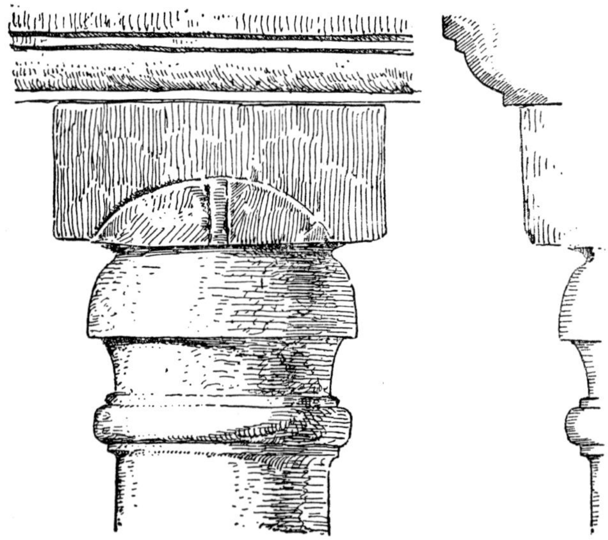

Abb. 51. Quedlinburg. Kapitell der Wipertikrypta.

„Pilzkapitell". Diese Form ist ganz unverkennbar direkt von der Drehbank und aus dem Holzbau einfach übernommen und findet sich wohl zuerst bei dem ältesten völlig original-deutschen gewölbten Steinbau der alten Kapelle der Königspfalz der Ludolfinger in Quedlinburg (wie man glaubt) jetzt Wipertikrypta genannt (Abb. 51). Von da mag sie nach Werden und Essen in Westfalen, wie an den Rhein gewandert sein; auch in England bei den Angelsachsen tritt sie auf.

Säulenschaft

Die Schäfte der Säulen verlieren im allgemeinen wenig vom antiken Schmucke. Sie werden anfänglich gerne noch kanelliert, häufiger aber gewunden, nicht nach der römischen feineren Manier, sondern in der gewohnten Tauform grob und derb, manchmal gar doppelt in entgegengesetzter Richtung, also zopfartig. Der Schaft ist meist zylindrisch, die Verjüngung fehlt zuerst, tritt aber in der Spätzeit seit den Karolingern um so kräftiger auf. Seit dem 9. Jahrhundert pflegen die meist kurzen glatten Säulen sich fast kegelförmig nach oben zu verdünnen; diese Erbschaft übernimmt dann der romanische Stil.

Pfeiler und Pilaster

Bei Pilastern und Pfeilern läßt sich öfters, obwohl sie nicht häufig vorkommen, ein ganz ähnliches Prinzip der Durchbildung verfolgen, getreu dem Grundsatze der holzmäßigen Bearbeitung. Die Gliederung erfolgt auch hier streng in der vierkantigen Masse der Urform, aus der das stützende Gebilde herausgehauen werden soll. Das Kapitell wird bei den Ostgoten eingekerbt, bei den Westgoten einfach zurück- und eingesetzt. Wird die Vorderfläche des Pilasters oder Pfeilers geschmückt, so wird die gewünschte Figur einfach in sie hinein gegraben. Merida gibt uns in seinen charakteristischen westgotischen Bautrümmern hierfür die klarsten Beispiele. Manchmal sind in die Mitte der Pilasterflächen noch kleinere Halbsäulen vertieft eingesenkt. Diese Formen bieten uns merkwürdigste Analogien mit den Bildungen der deutschen Renaissance im Holzbau (Hildesheim) (Abb. 46). Für uns Deutsche, die damit von Jugend auf vertraut sind, ist die für Spanier und andere so merkwürdige ja unverständliche Gestalt jener Pfeiler in Merida denn gar nichts fremdes. Nur ebenso merkwürdig als erfreulich bleibt für uns, daß germanische bildende Kunst hier tausend Jahre früher in so weit entferntem Lande in anderem Baustoffe zu fast genau den gleichen Neubildungen gelangt war. Einen Schimmer der Ewigkeit, einen winzigen Beweis für die Unvergänglichkeit und Unsterblichkeit des einmal der Rasse innewohnenden künstlerischen Charakters mag ein so auffallendes Beispiel uns wieder einmal empfinden lassen.

Mit der Stütze aufs engste verwachsen, direkt von ihr abhängig, erscheint nun ein neues Prinzip, ein anderes bauliches Glied, ganz unbedingt aus dem Zimmermannsarsenal herüber genommen und zu neuer bedeutsamer Rolle berufen.

Es ist dies das auf der Stütze — der Säule — liegende längere Steinstück, welches bestimmt ist, die Dünne der Säule, die eine oft vielfach dickere Mauer zu tragen hat, auszugleichen, die dickere Mauer auf die dünne Säule zu übertragen. Dies vor allem in dem Falle, daß ein Doppelbogen mitten von einer Säule getragen werden soll.

Kämpferstein

Diese architektonische Form ist eine früher unbekannte; eine wirkliche Neufindung, die wir dem Eintritt der Germanen in die Baukunst danken. Und das Vorbild des bezeichneten Steinstückes ist das im Zimmermannswesen von uralter Zeit her gebräuchliche Sattelholz, das seinerseits im Holzbau eine völlig gleichartige Aufgabe zu erfüllen hat.

Der abgeschrägte Kämpferwürfel über der Säule, den die byzantinische Baukunst bereits kennt, hat gleiche Bestimmung, ist aber durchaus von quadratischem Grundrisse und wohl dem Steinbau entsprossen, eine Umbildung des Gebälkekropfs über der Säule; jedenfalls fügt er sich seinem Wesen nach völlig in die Steinarchitektur ein. Nicht so der über dem schmalen Kapitell quer zur Mauerrichtung liegende lange Steinbalken, der eine auf dieser oblongen Grundfläche lagernde Last aufzunehmen hat; er trägt durchaus den Stempel seiner Herkunft aus dem Holzbau an sich, was nachdrücklich dadurch bestätigt wird, daß er vor dem Eintritt der holzbauenden Germanen in die Kunst nirgends nachzuweisen ist (Abb. 52).

Dieser lange Kämpferstein vermittelt also den Übergang vom Kapitell zu dem darauf lastenden viel breiteren Bogen und erscheint bei den Langobarden am frühesten, verbreitet sich aber rasch. Die Nachbildung der ursprünglichen Holzform, ganz nach dem Muster des einfach rechteckigen Sattelholzes (Abb. 59), finden wir in S. Miguel de Lino bei Oviedo in Spanien als Bogenträger über einer Halbsäule (Abb. 126). Selbst in verhältnismäßig später Zeit (etwa 810) ist das Vorbild noch immer so deutlich, daß wir unbedingt annehmen müssen, der Holzbau habe dort neben dem Steinbau damals noch in hoher Blüte gestanden und sei in diesem Falle wie überhaupt in dem Formentum dieser ganzen Kirche nur einfach im Stein nachgeahmt worden. Aber schon viel frühere Beispiele seiner Anwendung zeigen uns den Übergang zur richtigen tektonisch gestalteten Steinarchitektur, indem der rechteckige hohe Klotz durch Abschrägung der überflüssigen unteren Ecken in die Trapezform übergeführt und damit ein neues architektonisches Element geschaffen ist, welches später in der romanischen Zeit die größte Verbreitung gewann, z. B. in den Kreuzgängen geradezu ein charakteristisches Moment für diese Baukunst geworden ist.

Jenes aus dem Holzbau in den Steinbau übertragene Sattelholz, der Kämpferstein, gewinnt im Laufe der fortschreitenden Formenbildung mannigfache und reiche Gestaltung; aber alle die hier wirksamen Grundformen sind bereits zu langobardischer Zeit gegeben. So die Trapezform, die Segmentform und andere, bis zur Auskehlung der zwei Winkel, die auch im „romanischen" Stil eine verbreitete immer deutsche gut nationale Form bleibt.

Die tragende kurze Säule bedarf hier eigentlich keines Kapitells, wie ihre frühesten dem Holzstil noch ganz nahestehenden Beispiele zeigen. Erst der Schematismus des entwickelten romanischen Stiles reißt die so eng zusammen gehörigen Teile: Stütze und Kämpfer wieder auseinander. Vorher bildet der Kämpferstein das eigentliche Kapitell der Säule.

Von den Urbildungen des obengenannten Baugliedes sind die langobardischen und die angelsächsischen von besonderem Interesse. Der zertrümmerte Kreuzgang von St. Giorgio in Valpolicella bei Verona (8./9. Jahrhundert) bietet uns davon eine ganze Musterkarte; einiges auch S. Apollinare in Classe bei Ravenna in den nicht byzantinischen Bauteilen, wie Ravenna selbst an seinen zahlreichen echt germanischen runden Backsteintürmen, die dem 7. bis 8. Jahrhundert angehören. — Überhaupt sind die dicken Mauern der Türme, deren Ausbildung gewiß dem Norden zuzuschreiben ist, das eigentliche Feld für die Säulchen mit langen Kämpfersteinen, in den Kirchen die niedrigen Triforiengallerien und Emporenöffnungen der starken Mittelschiffwände. So finden wir ganz frühe Muster in Trier an den Frankentürmen (8./9. Jahrhundert),

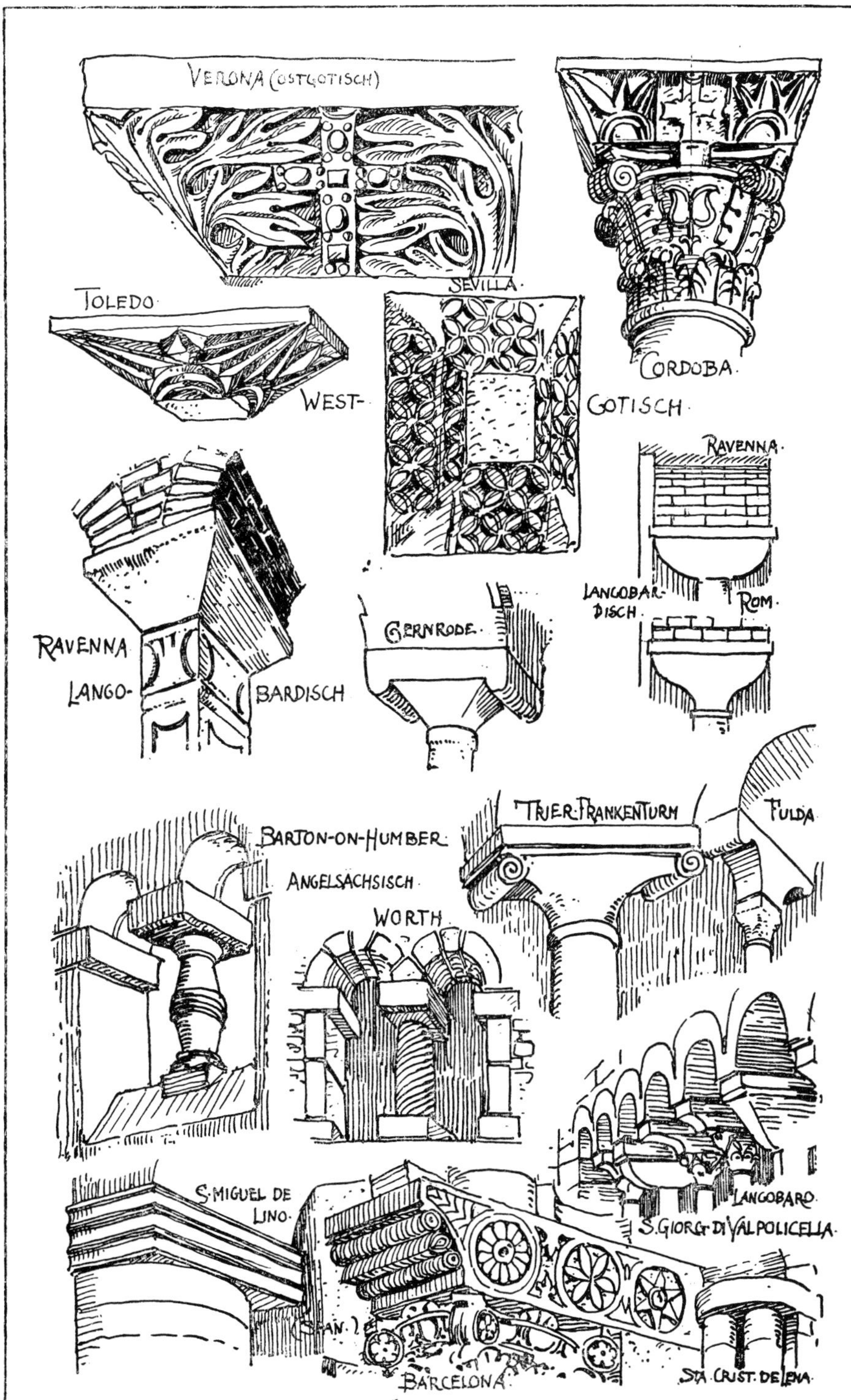

Abb. 52. Kämpfersteine.

im Inneren von Kirchen wohl am ersten bei uns in der Gernroder Stiftskirche, wenn nicht schon früher in St. Michael in Fulda.

Selbst in Spanien mangelt es an Beispielen nicht, die sich übrigens immer noch völlig an den reinen Holzstil, wie er in S. Miguel de Lino sich zeigt, anlehnen. So in S. Pedro bei Zamora, wo Kämpfer und Säule völlig in Eins zusammenwachsen, jener also an die Stelle des Kapitells tritt (Abb. 141). Besonders charakteristisch ist dies dort mit der Überleitung zum Hufeisenbogen verbunden. — Eine Eigentümlichkeit, die besonders dem beginnenden 9. Jahrhundert angehört; ganz ähnlich auch in Germigny-des-Prés bei Orleans (806), wo allerdings die tragenden Säulchen frei unter dem Querbalken stehen.

Gedrehte Baluster

Bedeutsam ist die in angelsächsischen Bauten häufige unverkennbare Bildung der Säule als einer gedrehten balusterähnlichen Holzsäule, die uns zeigt, daß wir in diesen Galerien eine uralte Einzelausbildung des Holzbaus vor uns haben. Belege hierfür gibt es die zahlreichsten, nicht nur in England.

Galerien

Die Galerieform tritt hierbei sofort hervor, sobald das Doppelfenster zum dreifachen mit zwei Mittelsäulen wird; mit der Vermehrung der Bögen wird dies immer deutlicher. So bei Kreuzgängen und dergleichen. Das in der Renaissance so häufige Nebeneinanderreihen zahlreicher gedrehter Baluster zu Brüstungen ist uns aus dem klassischen Altertum nicht bekannt; wir dürfen vielleicht annehmen, daß die Holzkünstler der Germanen dies Motiv zuerst anwandten und vielseitigsten Gebrauch davon machten, mit und ohne Bögen.

In den Holzgalerien mit Bögen haben wir denn wohl auch den Ursprung der Zwerggalerien zu suchen. Jeder europäische Holzstil zeigt uns solche im kleinen von jeher im Gebrauche, schon im romanischen Stil, im Altnordischen, selbst bei den Russen, bei uns und in den Niederlanden bis in die späte Renaissancezeit hinein. Die Möbel, die Herrad von Landsberg zeichnet, bestehen vorwiegend aus gedrehten Holzsäulen, die oft zu solchen Galerien verbunden sind; aber nicht minder die Bauernmöbel, besonders Stühle bis zum heutigen Tage. Hier ist von jeher das Feld der Tätigkeit des Drechslers. Es kann natürlich nicht fehlen, daß man uns da wieder an die späten Römer, so an die vorgesetzten Säulchenreihen mit Bögen am Palast in Spalato erinnert. Doch vermögen wir auf noch frühere Verbreitung des Bogengaleriemotivs bei den Germanen zu verweisen, bei denen wir es als Ziermotiv schon an uraltem Bronzebeschlag der Gürtel und des Lederzeugs antreffen (Abb. 8); selbst an den Rücken der ältesten Beinkämme findet es sich von jeher und bleibt hier bis ins frühe Mittelalter hinein üblich.

Bogenfries

Ganz besonders häufig tritt an dieser Stelle von jeher das ebenso altertümliche Gebilde des Bogenfrieses auf, der Bogengalerie ohne Säulchen; einfach, dann verdoppelt sich durchdringend, eines der unsterblichen altgermanischen verzierenden Friesmotive[1]), das in Italien Ostgoten

[1]) Ich unterlasse es, das verschiedenartige frühe Vorkommen dieses Motivs hier näher zu untersuchen. Es ist im 8. Jahrhundert schon überall dekorativ angewandt;

und Langobarden in die Baukunst herübernahmen. Als steinerner Bogenfries hat es dann den ganzen romanischen Baustil beherrscht und lebt heute noch (Abb. 53).

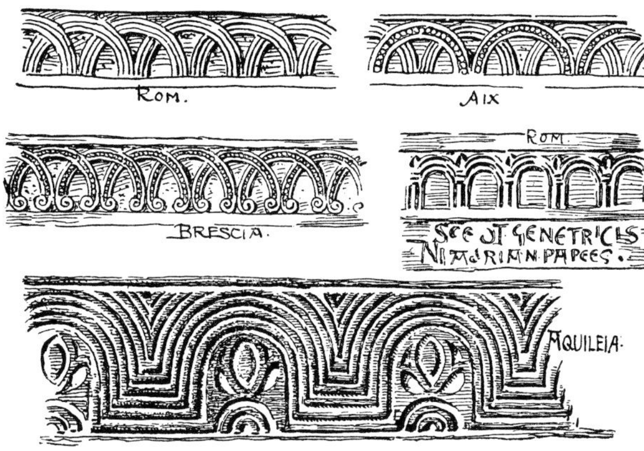

Abb. 53. Rundbogenfriese, langobardisch.

Aus der Langobardenzeit wie der frühen Angelsachsenzeit sind zahlreiche Beispiele von Galerien mit Säulchen oder Pfeilern erhalten, die als einfache Wandgliederungen oder Wandschmuck innen und außen angewandt sind. Die Nachahmung des Holzstils ist hier ungemein deut-

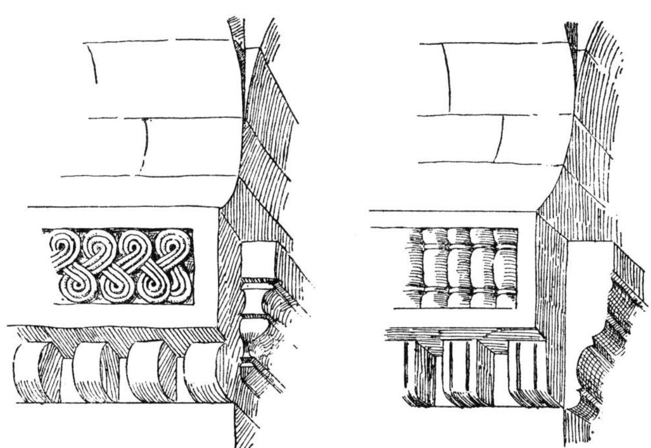

Abb. 54. Germigny-des-Près. Kämpfer.

lich. Spätere gleichartige Nachahmungen in Dänemark. Karolingische Kämpfer in Germigny-des-Prés zeigen uns das Motiv in kleinstem Maßstab (Abb. 54). Nicht minder durchbrochene Fensterplatten in S. Miguel

so als Balkenschmuck ca. 770 (Cattaneo, Fig. 82), als Bogeneinfassung aber schon um 500 in Syrien, Kalb-Luseh (Holtzinger, Fig. 167), um dieselbe Zeit am Theoderichdenkmal zu Ravenna als Fries um die Mitte des Gebäudes. Bei den Germanen am Geräte und der Waffe ist aber der Bogenfries schon 1000 Jahre früher im Gebrauch (Montelius, Fig. 195); für spätere Zeit s. Lindenschmitt, S. 247, 252.

de Lino bei Oviedo in Spanien, die aussehen, als ob sie nur mißverständlich in Stein ausgeführt seien, statt durch den Drechsler und Tischler in Holz.

In geradezu überraschender Deutlichkeit sehen wir die gedrehten Säulchen an dem so urgermanischen Portal des Turmes der Kirche zu Monkwearmouth (s. Abb. 183). Kurze und fast faßartige vielgeringelte Schäfte tragen ohne jedes Kapitell den holzmäßig gestalteten Kämpfer unterm Bogen.

Bogenkämpfer

Bei dem genannten Portal uns ferner auch das seitlich glatt abgeschnittene Profil des Kämpfers auf. Auch das gehört zum germanischen Rüstzeug in der Architektur. Der Kämpfer ist eben nichts als das vorgeschobene einseitige Sattelholz, aus einem glatten Balken hergestellt, folglich an den Seiten glatt. Am Portal der Kirche S. Pablo zu Barcelona ist diese Qualität des Kämpfers bei den Germanen noch in ganz unverhüllter Weise ausgesprochen (vgl. Abb. 52). Was ist er da anderes, als ein ganz klar ausgebildeter Balkenkopf? — Solche Balkenköpfe in Stein haben sich in Spanien in mancherlei Mustern erhalten. Besonders charakteristisch dürfte ein Beispiel im Museum zu Sevilla sein, bei dem auch das Dübelloch für die unterstützende Säule noch vorhanden ist.

Auch die Bildung des Kämpferprofils entsprach dieser Entstehung: die einfache Abfasung, die Schmiege, ist noch karolingisch, erhält sich dauernd in der gerade folgenden Zeit (so Tracy-le-Val, 11. Jahrhundert). Zahlreiche andere Profilierungen, besonders reiche in England geben die mannigfaltigsten Variationen der Grundmelodie, andererseits die klarste Übertragung der Holzprofile in den Stein (Abb. 45).

Säulenfüße

Einen Blick noch werfen wir auf die Füße der Stützen. Natürlich kommen hier die der säulenartig gebildeten am meisten in Betracht, da diese einer Basis im Gegensatz zum Kapitell bedürfen.

Auch hier mangelt es nicht an Belegen dafür, daß ihre Fußbildungen aus dem reinen Holzstil erwuchsen, wenn auch wohl von der antiken Säulenbasis als Vorbild beeinflußt, doch sofort zur einfachen Ringelung um das untere Schaftende umgestaltet. Jedenfalls immer sehr hoch und ohne viel Ausladung, wie das das Drehen der Säulen in Holz und auch in Stein aus vierkantigen Balken mit sich brachte.

Wie aber die dünne Holzsäule frei auf dem weichen Boden stehend durch den Druck in diesen hineingepreßt würde, folglich einer bedeutenden Verbreiterung ihrer Grundfläche bedarf, um den Druck zu verteilen, diesen daher von alters her durch Unterlagshölzer in oft mehreren Lagen überträgt, so finden wir bei freistehenden Steinsäulen in der noch eigentlich germanischen Baukunst öfters eine starke Verbreiterung nach einer oder mehreren Richtungen. So in S. Pedro (Prov. Zamora), S. Miguel de Lino (Abb. 55, Tafel XIV), jünger, doch in gleichem Sinne, in Fjenneslevlille Kirke in Dänemark. (Wie man ja den hohen Norden hier in allen solchen Dingen oft fast um zwei Jahrhunderte hinter den sonstigen Zeitläuften herhinken sieht. Es sind daher manche Formen der skandinavischen Baukunst des 11./12. Jahrhunderts als noch denen der karolingischen Zeit des Südens nahestehend zu bewerten.)

Was sich nun aber über die Vertikalstützen lagerte zum weiteren Aufbau, das waren natürlich nach dem einfachsten Zimmermannssystem wagerechte Balken. Die hölzernen haben sich freilich längst in Moder gelöst, von den steinernen ist manches geblieben.

Im Steinbau trat ja rasch genug das Gewölbe, also zunächst der Bogen, an die Stelle des Balkens. Aber ganz offenbar ist hier folgendes im Anfange maßgebend gewesen und lange Zeit geblieben:

Bogen

Der nordischen Zimmermannskunst war das im südlichen eroberten Lande auffallendste und bedenklichste in der Baukunst offenbar der Bogen mit dem zentralen Steinschnitt, wie das in der Natur der Sache lag.

Hatte man bisher alle konstruktiven Schwierigkeiten, gewiß auch nicht ohne Kühnheit, aus der Natur des Holzbaus heraus zu bewältigen gehabt und gewußt, hatten Holzständer, Riegel, Langbalken, Schwellen und schräg gestellte Sparren das Rüstzeug des Zimmermanns ausgemacht, verbunden mit den dazu gehörigen Einzelheiten: Zapfen, Versatzungen, Überblattungen u. dgl., mit Hilfsmitteln wie den früher genannten Sattelhölzern, so war man plötzlich vor eine Aufgabe des reinen Steinbaus gestellt, der in ganz fremdartiger Weise aus keilförmig geschnittenen Steinstücken weite Bögen herstellte, mächtige Spannweiten überbrückte. Man sah sich vor ganz entgegengesetzten Konstruktionsprinzipien. Hatte man früher weite Räume zu bedecken, so legte man starke Balkenhölzer darüber; genügten diese nicht, so verzahnte und verband der Zimmermann zwei oder mehrere übereinander, gewohnt, mit der schlanken und starken Langfaser des Holzes zu rechnen und durch sie alles zu besiegen.

Und jetzt: ganz neue Anforderung, die durch das herrschende Steinmaterial und den im Süden offenbar schon vorhandenen Holzmangel, die Landessitte und die gewaltigen bereits bestehenden Denkmäler in solcher Bauweise gestellt wurde! — Die größte Umwälzung, die denkbar war. Und eine Anforderung, das seit uralter Zeit Gewohnte, ja die eigene Natur aufzugeben zugunsten zunächst höchst schwierig erscheinender, jedenfalls mit Mißtrauen betrachteter neuer baulicher Grundsätze.

Was sich da ergab, war folgerichtig. Bildete man häufig die Überdeckung noch ganz zimmermannsmäßig, so blieb man auch in Fällen reicherer Ausbildung gerne bei der horizontalen Steinbalkenüberdeckung, wo das möglich war, so im kleinen bei Türen und Portalen. Hohe wagerechte Stürze wurden über die senkrechten Stützen quer gelegt, wie wir solche von den Westgoten noch zahlreich übrig finden. Aber auch sonst, z. B. in Engelstadt (Rheinhessen), in völlig übereinstimmender Weise. Gerade hier belehren uns die Bildungen der Türstürze auf das eingehendste; einige spätere dänische sind besonders instruktiv, auch in ihrer Dekoration, die z. B. durch flach eingegrabene Bögen erfolgt (Bogenfries), ganz wie es an Holzschwellen bis ins späte Mittelalter üblich war (Abb. 56).

Türen und Portale

Von Interesse ist hierbei die echt holzmäßige Überblattung oder Ausklinkung des Sturzes der horizontal geschlossenen Türen, so in Cividale, an S. Clemente in Rom, auch in Escomb in England.

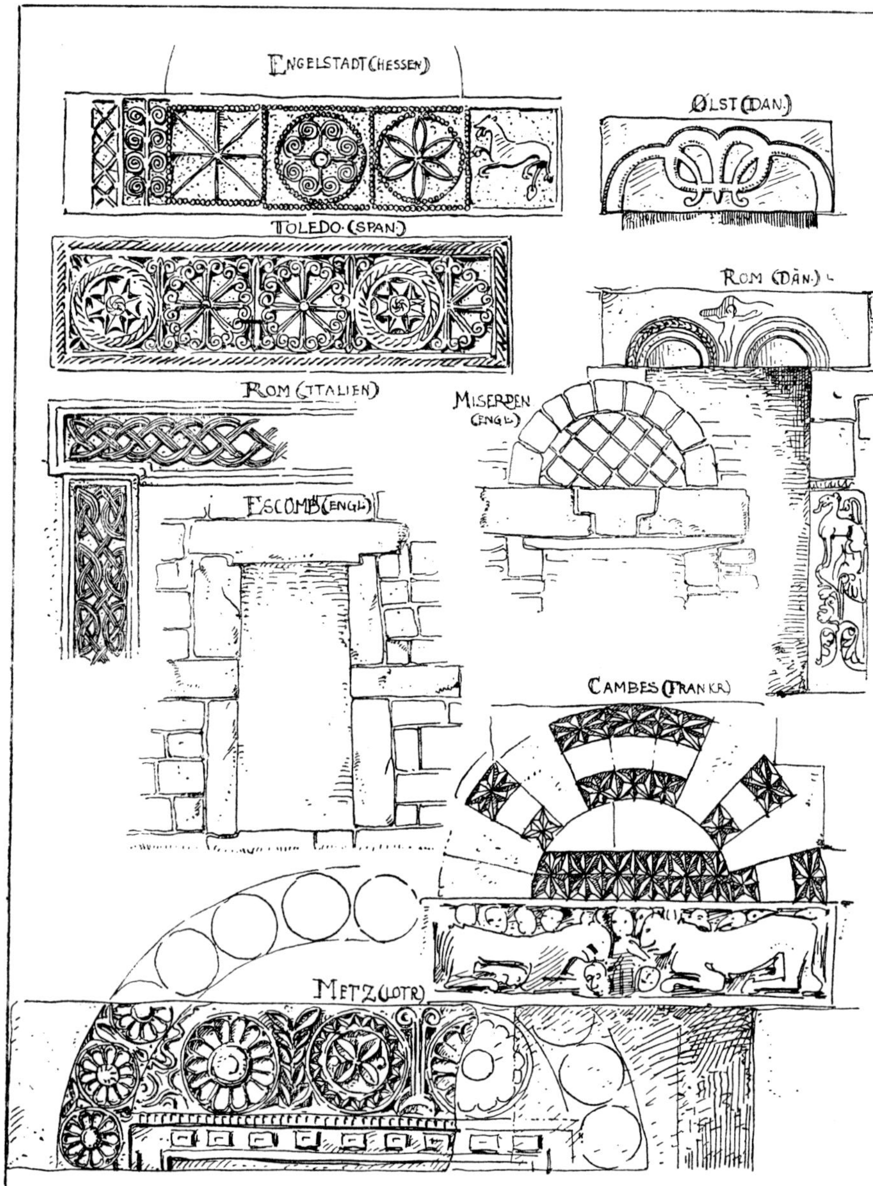

Abb. 56. Türen mit geradem Sturz.

Frühzeitig mußte man jedoch hier die Unentbehrlichkeit des Entlastungsbogens über dem flachen Sturz erkennen, den bereits die Römer gerne angewandt hatten, wenn man nicht, wie es öfters vorkommt, den Sturz inmitten höher machte, ihm dachförmige Gestalt gab. Türstürze dieser Form finden wir in Trümmern zahlreich aus der Langobardenzeit,

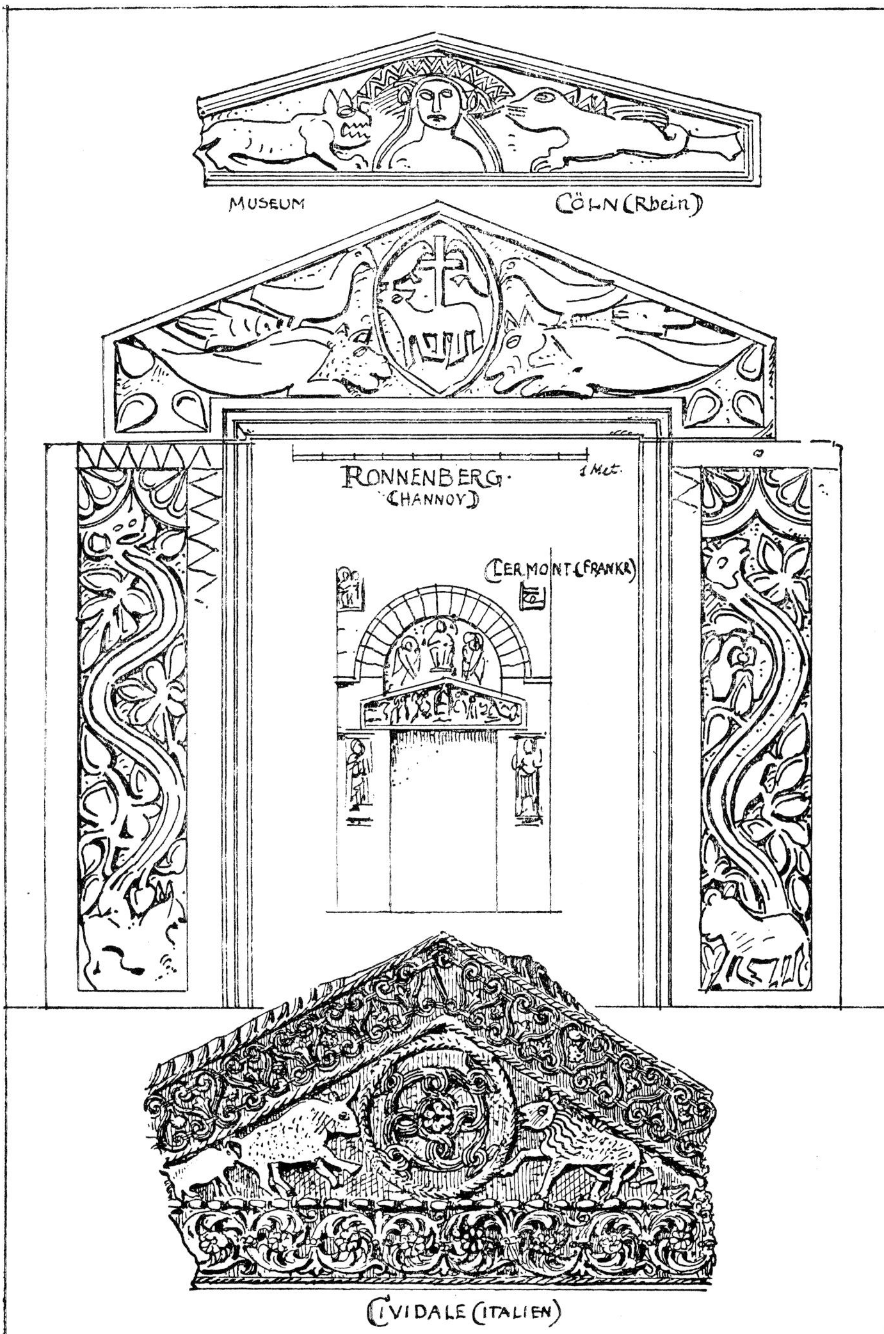

Abb. 57. Portale mit dachförmigem Sturz.

so in Brescia, Cividale, auch im Museum zu Köln ist ein solcher Rest vorhanden, und von der uralten Kapelle zu Ronnenberg bei Hannover (schon 524 erwähnt) dort noch die ganze Tür eingemauert (Abb. 57). Bei den Langobarden ist diese Form besonders verbreitet; manchmal doch mit Bogen darüber. In der Folge wird bei ihnen der entlastete Sturz zur Regel: S. Anastasia zu Lucca; und zwar mittels Halbkreisbogen[1]). Damit ist das halbrunde Tympanon des Mittelalters geschaffen, einer der allerfruchtbarsten künstlerischen Gedanken in der Architektur.

War aber wirklich ein Bogen über Fenster oder Tür beabsichtigt, so schnitt man diesen Bogen bis in die romanische Zeit hinein mit Vorliebe aus einem hohen Steinbalken heraus, also wieder rein dekorativ, eine formale Konzession, ohne in der Sache die Zimmermannsmäßigkeit aufzugeben.

Hakensteine der Bögen

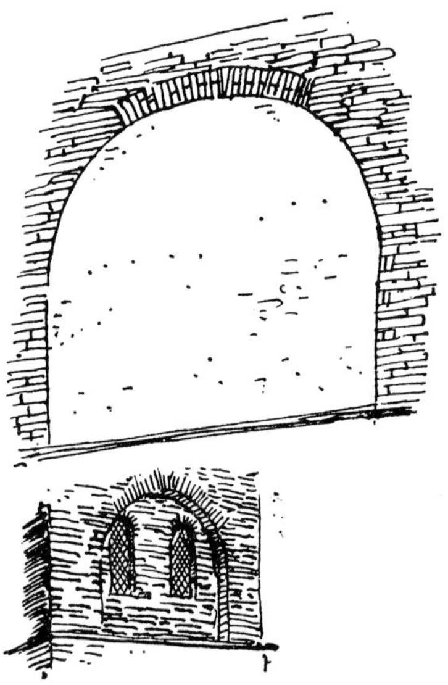

Abb. 58. Werden. Bogenkonstruktionen.

Auch diese Beobachtungen beweisen uns die ungemein große Vorsicht, mit der die Germanen an den Bogenbau in Stein herangingen; dem Gewölbe gegenüber verfahren sie in der Folge nicht weniger mißtrauisch und tastend.

Ungemein deutlich spricht dies die viel angewandte Technik der Hakensteine in den Bögen aus. Das ganze Theoderichmausoleum zu Ravenna ist dafür ein Musterbeispiel (vgl. Abb. 82, Tafel XXI). Nicht nur die sämtlichen Keilsteine der großen Tragebögen des Unterbaus haben solche Haken, sondern selbst der flache Entlastungsbogen über dem Türsturz der oberen Eingangstür besteht nur aus Hakensteinen. Bei den Römern ist die Anwendung dieser Konstruktion selten, in solcher Konsequenz nirgends nachweisbar, während sie an Westgotenbauten in Spanien ebenfalls oft genug auftritt, besonders bei Schlußsteinen von Bögen. (Sta. Maria de Naranco). Die Araber haben diese Gepflogenheit nachher übernommen, insbesondere für scheitrechte Bögen.

An dem letztgenannten westgotischen Bau, der noch der Mitte des 8. Jahrhunderts angehören muß, zeigt sich die bedächtige Vorsicht, wenn man will, Unsicherheit der germanischen Baumeister auch darin, daß manche selbst durch Archivolten betonte Bögen immer noch als reine Überkragungen konstruiert sind. Von richtiger radialer Druckver-

[1]) Man vergleiche das schöne Portal von N. Dame du Port zu Clermont-Ferrand; XI. Jahrhundert (Abb. 57).

teilung gar keine Rede[1]). Ganz verwandt ist die Bogeneinwölbung, wie sie in Werden am Äußeren der Peterskirche auftritt (Abb. 58).

Der Bogen ist den Germanen zuerst eine bloß künstlerische Form, keine folgerichtig durchgeführte Konstruktion. Daher auch die merkwürdige Gepflogenheit, den Bogen, wenn es geht, aus einem einzigen Stein zu hauen; eine Sitte, die sich bis ins Romanische verlängert, freilich auch im Syrischen (und Hellenistischen) hier und da vorkommt. Ein Beispiel aber, wie bei S. Miguel de Lino, wo der Bogen auch an der Außenkante der Peripherie folgt, also einen halben Ring bildet, dürfte einzig dastehen; er ist sogar nachträglich in radialer Richtung gerissen, wie das seine sichelförmige Gestalt erklärlich macht (Abb. 126).

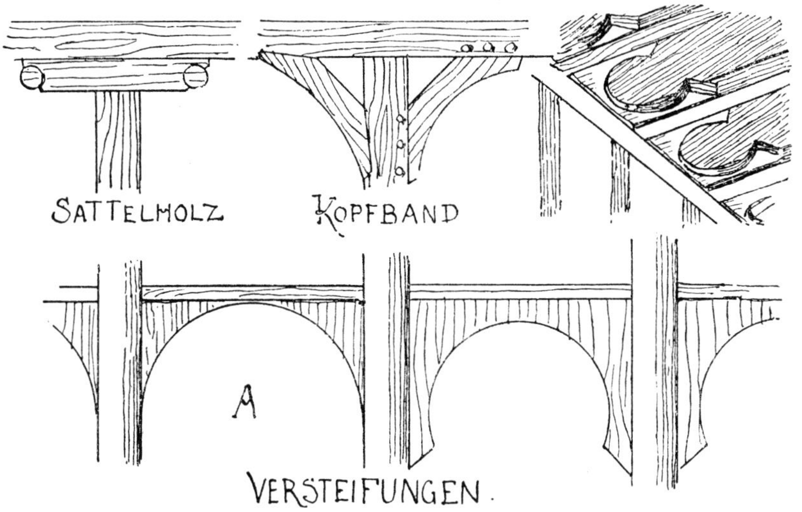

Abb. 59. Holzkonstruktionen und Hufeisenbögen in Holz.

Kaum minder bezeichnend ist die Hufeisenform des Fenstersturzes an einem Befestigungsturm in Caceres (Abb. 60). Unkonstruktiv in herkömmlichem Sinne freilich; doch für unsere Untersuchung um so deutlicher. Es bleibt eben der Bogen eine rein dekorative Bildung, keine konstruktive; und der hier auftretende Hufeisenbogen stammt ja erst recht aus dem Holzstil, wo er von früher Zeit an konstruktiv (Abb. 59) und dekorativ — letzteres an den Portalen — auftritt. Da ist er auch notwendig, denn er ist ursprünglich nur eine Verspannung zwischen vertikalen Ständern und bedarf des unteren Hakens anstatt der Spitze zur Konsistenz; eine Form wie A ist technisch unmöglich wegen der

Hufeisenbogen

Ableitung des Hufeisenbogens aus dem Holzbau

[1]) Daß in Syrien, dem Lande des Bauens in ganz großen Steinen, das Ausschneiden der Bögen, nicht minder ihre Herstellung durch Überkragen ebenfalls ein paarmal vorkommt, ist bei der Natur des dortigen Steinmaterials um so weniger ein Wunder, als man dort vom Wölben auch nicht allzu gerne Gebrauch machte. — Gleiche Auffassung führt von alters her überall zu gleichen Ergebnissen, denn sonst kämen schließlich hier auch die ähnlichen Gepflogenheiten in Mykene und Tiryns in Betracht, die doch gewiß nicht hierher gehören.

scharfen Spitze. Der aus dem Holzbau übernommene Hufeisenbogen ist in der germanischen Frühzeit auch im Steinbau überall verbreitet, vor allem als dekorativ wirksame Form. Am meisten im Spanien der Westgoten, in dem ihn die Araber vorfanden und wie er war übernahmen. Es waren in diesem Lande in einer gewissen Zeit wohl alle die kleinen Basiliken mit hufeisenförmigen Längsbögen versehen. Davon zeugen noch: Venta de Baños, S. Miguel de Escalada, Souso, Lebeña, S. Pedro, in Frankreich bei Orleans Germigny-des-Prés, Nachzügler gibt es in Italien bei den späten Langobarden, und selbst bis ins 12. Jahrhundert hinein im hohen Norden, wo z. B. Ripen (Dänemark) am Domportal das Hufeisen in ausgeprägtester Art aufweist.

Der außerdem im 8. und 9. Jahrhundert häufige Halbkreisbogen mit vorspringenden Stützen gehört hierher; er wird an Germanenbauten in gleicher Weise ohne eigentliche konstruktive Begründung, wohl als Ersatz für den Hufeisenbogen gebraucht. Vielleicht ist auf ihn die oft vorkommende Anordnung zurückzuführen, eine dekorierende Säule in den Bogen unten bis zum Kämpfer frei vorzustellen, was wir sogar an vandalischen Bauwerken in Afrika (Tipasa) wie öfters an westgotisch-spanischen (Tuñon), auch an angelsächsischen finden[1].

Ist es nun nicht zu leugnen, daß auch an einigen byzantinischen Bauwerken und in Anatolien der Hufeisenbogen auftritt, freilich noch seltener, als manche der oben aufgezählten ebenfalls vereinzelt im Späthellenistischen vorkommenden Besonderheiten, so hat es doch keinerlei überzeugende Kraft, wenn man aus der Gegenüberstellung der Tatsache, daß der Hufeisenbogen bei den Germanen hundertfältig, bei den Byzantinern ein halbes dutzendmal vorkommt, unbedingt schließen will, daß gerade die letzteren die wirklichen Erfinder oder Verbreiter der Form sein müßten. Es mag freilich heute ein wenig Gepflogenheit sein, ihnen vor allem für jene Zeit die erste Erfindung jeglichen neuen künstlerischen Gedankens, dessen sie sich gelegentlich bedienen, zuzuschreiben, dagegen die Germanen von jeglicher Autorschaft auf dem Gebiete der bildenden Kunst auszuschließen[2]. Warum ist nicht recht einzusehen. Vielmehr scheint es berechtigt, da, wo eine bestimmte Form massenhaft vertreten ist, eher ihren Ursprung zu vermuten, als da, wo sie vereinzelt nachgewiesen wird.

An dieser Stelle mag die Einfügung angebracht sein, daß der später von den Arabern in Spanien so viel gebrauchte Hufeisenbogen, der früher als ihnen eigen betrachtet wurde, dies durchaus nicht, sondern ein Erbstück war, das sie von den Westgoten übernahmen. Die Behauptung, daß diese Bogenform westgotisch sei, mag heute noch bei manchem ein Lächeln hervorrufen; sie ist darum nicht weniger wahr und in Spanien längst anerkannt, weil überall dort unverkennbar hervortretend.

---

[1]) Dort läßt sich diese Anordnung auch damit erklären, daß solcher Vorsprung zum Auflagern von Querbalken (für Vorhänge u. dgl.) bestimmt gewesen sein könnte.

[2]) Ganz gleiches gilt ja auch für das Flechtwerkornament, dessen wir oben gedacht haben.

Die Araber brachten aus ihrem Vaterlande — vielmehr aus dem näher gelegenen Nillande — nur den hochgestelzten stumpfen Spitzbogen auf dünnen Säulen mit. In Spanien fanden sie den Hufeisenbogen so allgemein verbreitet, daß sie ihn sofort annahmen, wie ja ihre dortige früheste Baukunst eine Sammlung verschiedenartigster fremder, besonders westgotischer Motive zeigt, die erst langsam zu einem Ganzen zusammenschmilzt. Auch dem Hufeisenbogen haben sie später ganz neue Reize abgewonnen; insbesondere durch schrägere Richtung des Fugenschnitts; ihr Bogen zeigt in der Folge die Radialfugen der Steine nicht nach dem Kreismittelpunkt gehend, wie bei den Westgoten, sondern nach einem viel tiefer, mindestens bis auf die Kämpferhöhe hinabgelegten Mittelpunkt gerichtet. Das gibt dann einen erheblichen Unterschied in der Wirkung[1]).

Die Araber Erben der Westgoten

Für die Nordländer mag also jene neue „Entdeckung", daß der Hufeisenbogen nordisch-germanisch sei — wie er ja auch an den noch erhaltenen ältesten nordischen Stabkirchen häufig erscheint —, nicht minder überraschend sein, als es für mich z. B. die Antwort auf eine Frage an Meister Velasquez in Madrid, den besten Kenner dieser Zeit, gewesen ist, da er sagte: „Das charakteristischste und reichhaltigste Werk der Baukunst der Westgoten in Spanien ist unzweifelhaft — die Moschee in Cordoba". — Das klang wunderlich, ist aber doch richtig. Denn der älteste und Hauptteil der Moschee besteht aus den Resten mehrerer westgotischer Kirchen Cordobas, die die Araber zu ihrem Neubau zusammenfügten; freilich waren die meisten Säulenschäfte dieser Kirchen schon älteren römischen Bauten entnommen gewesen.

Dachsparrenstellung über Öffnungen

Zuletzt ist hier zu erwähnen, daß an die Stelle der Bögen öfters noch eine andere Form tritt, die in der späten Merowinger- wie in der Karolingerzeit sehr beliebt ist: die Sparrenstellung. Ganz offenbar die dem Zimmermann geläufigste Form nicht horizontaler Überdeckung: die Form des Daches.

Bei den verschiedensten Gelegenheiten macht man im 8./9. selbst bis ins 10. Jahrhundert hinein davon Gebrauch. Klassizistische Archäologen erklären zwar rundweg, dies sei weiter nichts als eine Degenerierung der antiken Giebelform. Und wenn, wie z. B. bei S. Jean in Poitiers die spitze Form mit Rundbogen wechselt (vgl. Abb. 147), so sei das nur eine Wiederholung der Reihen von abwechselnden Rund- und Spitzgiebeln der spät-römischen Baukunst insbesondere in Syrien. So richtig das natürlich in einzelnen Fällen sein kann — es besteht doch ein grundsätzlicher Unterschied zwischen plastischen Giebelreihen, die oberhalb von Nischen zu deren Schutze oder Schmuck aufgebaut wurden, und

---

[1]) Der an frühen Bauwerken der Araber im Nillande, z. B. an der Amru-Moschee in Kairo, bereits auftretende Hufeisenbogen ist doch dort überall jünger als die spanische Eroberung, und dabei zuerst noch ganz zaghaft angedeutet. Wir haben in ihm nur das Ergebnis eines Zurückströmens neuer Formen aus den neueroberten Ländern nach den früher gewonnenen in Afrika zu erkennen; er ist denn auch überall meistens ein Jahrhundert jünger, als die Moschee zu Cordoba.

der Zusammenstellung von Brettern und Balken, die einen Hohlraum dachförmig nach oben abschließen.

Ferner mag man nicht vergessen, daß die antiken „Giebel" doch auch weiter nichts sind, als schräg zusammengestellte Sparren, also genau auf dem gleichen Wege erzeugt. Wenn die Antike selber einst dies Motiv aus dem Holzbau übernahm und ausbildete, warum sollten spätere Germanen es sich nicht genau in derselben Weise erworben haben können, um so mehr, als sie direkt aus dem Holzbau kamen. Wir nehmen einstweilen dies für sie in Anspruch und vermeinen, z. B. die angelsächsische Fenstergestaltung wie in Brigstock oder Deerhurst als ein bloßes Plagiat nach antiker Giebelarchitektur nachzuweisen möchte nur einer ganz gezwungenen Beweisführung ohne Überzeugungskraft gelingen können.

Jedenfalls finden wir bei den Germanen die Dachsparrenstellung weit verbreitet und angewandt. Zur Überdeckung von Fenstern, Türen und anderen Öffnungen, zur Entlastung von Stürzen, aber auch als Ersatz für weiter gespannte Bögen, besonders bei blinden Arkaden. Am prächtigsten an der merowinger Vorhalle zu Lorsch (s. Abb. 149), ähnlich noch spät um den Nordwestturm der Kirche zu Gernrode. Vielleicht noch ottonisch an der Fischbecker Stiftskirche, massenhaft an angelsächsischen Kirchen.

Gewölbe

An den Gebrauch der Bögen schließt sich unmittelbar der der Gewölbe. Ihnen gegenüber verhält sich der Germane ähnlich skeptisch und vorsichtig; nur selten macht er Gebrauch von ihnen, und dann beschränkt er sich fast ausschließlich auf den der Tonnengewölbe, und zwar von möglichst geringer Spannweite. Das Kreuzgewölbe kommt so gut wie nicht vor; nur in der Karolinger-Zeit findet man es ganz vereinzelt (Aachen); kaum minder selten das Kuppelgewölbe; doch sind dies so sehr Ausnahmen, daß man der Regel nach weder Kreuzgewölbe noch Kuppeln vor dem Beginn des 11. Jahrhunderts zu setzen braucht.

Das Theoderich-Grabmal ist dafür ein merkwürdiger Beleg. Sein Erdgeschoß ist mit zwei sich kreuzenden Tonnen überspannt, was freilich an der Kreuzungsstelle unvermeidlich eine Kreuzgewölbeform ergeben mußte. Aber die Kuppel oben hat man weder in Wölbsteinen noch auch nur in Stampfmauerwerk auszuführen unternommen, sondern, freilich gewiß in Erinnerung an germanische Ursitte, über das Denkmal einen einzigen riesigen Stein gelegt, den man kuppelförmig aushöhlte.

Später hat allerdings das Germanentum aus seiner so vorsichtigen ausschließlichen Verwendung enger Tonnengewölbe immer noch sehr kluge und wertvolle Gewölbekomplikationen zu entwickeln verstanden, von denen aber erst unten zu handeln sein wird.

Noch in einer anderen Richtung sind die Germanen für den Gewölbebau fruchtbringend gewesen: man findet an ihren Bauwerken wohl zuerst Strebepfeiler zur Aufnahme des Gewölbeschubs systematisch angeordnet und ausgebildet, sowohl in Spanien als in Frankreich; eine Idee, die als eine höchst wertvolle bis in späteste Zeiten fortlebend Großes gewirkt hat.

Strebepfeiler

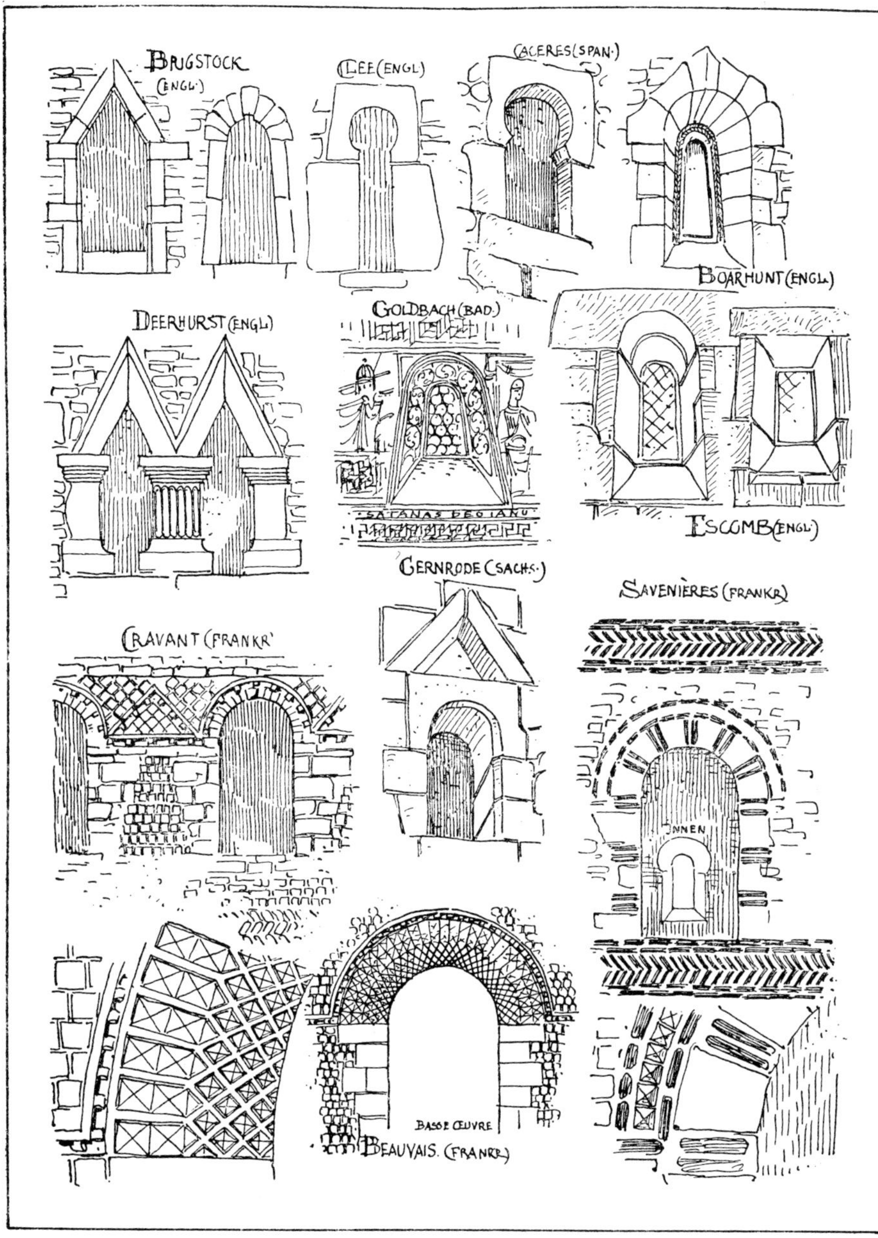

Abb. 60. Fensterformen.

Die Ausbildung der Fenster und Türen, die schon oben gestreift ist, förderte nicht minder eine Fülle eigenartiger Bildungen zutage. Wie im Norden bei den hölzernen Stabkirchen die Fenster doch häufig im Rundbogen geschlossen sind, so werden die kleinen Fensterchen an den **Fenster** frühesten Germanenbauten in Holz, dann in Stein, wie ja auch italische und byzantinische Kirchen es zeigten, bereits Rundbogen als oberen Abschluß besessen haben. Der Sturz war anfänglich meist ein rundbogig gehöhlter Stein, wie oben bereits ausgeführt ist (Abb. 60).

Bei Fenstern und Türen ist nun besonders in England die höchst merkwürdige Beobachtung zu machen, daß eine Verbreiterung, wenn notwendig, gerne nach unten, nach der Sohlbank oder Schwelle zu erfolgt, so daß der Sturz nicht verlängert zu werden braucht. Ja selbst eine Art Parabelform für die Fenster läßt sich da nachweisen. (Goldbach, Escomb, Boarhunt.)

Auch der hufeisenförmige Abschluß der Fensternische, besonders nach innen, ist nicht selten, weder in Spanien, noch in England oder Frankreich. An den frühen Angelsachsenbauten besonders sind uns mancherlei Muster dafür erhalten geblieben.

Nicht weniger eigenartig ist die oben erwähnte Abdeckung der Fensteröffnungen durch zwei schräg gestellte Steinbalken: die holzmäßige Form der Sparrenstellung. Sehr schön in dieser Anlage sind die Doppelfenster zu Deerhurst; wie ich glaube die Originalform der unrichtig restaurierten westlichen Emporenfenster des Aachener Münsters gebend.

An die oben erwähnte Form der Entlastung über dem Fenster des Turmes zu Gernrode sei hier erinnert, die ebenfalls die Sparrenstellung zeigt (Abb. 60).

Innere dekorative Fensterumrahmung

Die schmalen Fenster jener Zeit sind öfters innen und außen stark verschieden, innen meist reicher gestaltet, wie denn jene Zeit etwaige Prachtentfaltung selten dem Äußeren zuwandte. So sind in Germigny-des-Prés die Fenster oben — vielleicht einst auch unten — mit Halbsäulchen und reichen Archivolten in Stuck eingefaßt (vgl. Abb. 65) — in St. Jean zu Poitiers sind sie bereits durch in Ecken eingesetzte Falzsäulchen flankiert, wie in der Folge so vielfach.

Es mag hier uns das allermeiste verloren gegangen sein. Denn wo steht überhaupt ein kirchlicher Innenraum Altgermaniens noch unverletzt aufrecht? — — Germigny-des-Prés ist seiner originalen Ausgestaltung fast ganz beraubt, die meist durch schwächliche Nachbildung ersetzt ist. Am meisten dürfte in S. M. in Valle in Cividale vorhanden sein, wo wir die prächtigste Fensterumrahmung aus Stuck mit kräftigen Halbsäulen und üppiger Bekrönung durch eine sehr schöne halbdurchbrochene Archivolte noch in situ vorfinden (s. Abb. 104, Tafel XXIX). In Disentis am Gotthard hat man aus den Trümmern der Kirchenruine ebenfalls die Reste einst auf Halbsäulen sitzender Fensterarchivolten herausgegraben, deren Formen hier mehr als sonst dem Holzstil angehören[1]) (s. Abb. 65).

Fensterverschlußplatten

Daneben könnten die Fensterverschlußplatten ein besonderes Kapitel beanspruchen; die durchbrochenen Platten, mit denen die Fensterlöcher

[1]) Von verwandter Art sind die Stuckumrahmungen der Nischen im Grabe Kaiser Heinrichs in Quedlinburg.

nach außen gefüllt wurden, die die Glasfenster zu ersetzen hatten, deren es damals für solche Zwecke gar zu wenige gab. Daher man die Fensteröffnungen an sich so klein als möglich machte, um wenigstens Sturm, Regen und Schnee nach Möglichkeit auszuschließen. Haut, Stoff und anderes als Glasersatz verbot sich wohl bei Kirchen. Für den Süden ist das Hilfsmittel, die Lichtöffnungen der Kirchen mit durchbrochenen Marmorplatten zu schließen, bei der dortigen Lichtfülle und dem milden Klima leicht verständlich und genügend. Dieses Material, dünn genug geschnitten, ist überhaupt schon lichtdurchlässig, und so mochten einige kleine Öffnungen, planlos oder ohne besonderen Anspruch auf Zeichnung eingeschnitten, wohl schon genügen, um das Bedürfnis nach Licht, das in den Kirchen ja viel geringer ist als sonst, zu befriedigen.

Mit dem Vordringen der Germanen nach dem Süden werden diese Platten der Gegenstand reicherer Ausgestaltung und Zierung. Die Barbaren übernehmen zunächst den Gedanken ohne weiteres, verpflanzen ihn auch nach Norden; in Frankreich, selbst in England sind solche Fensterplatten mit reichem dichtem Gitterwerk nicht allzu selten. Aber der ganz weiße durchscheinende Marmor fehlte im Norden, und so entstand das Bedürfnis nach stärkeren Öffnungen von selbst, die dann, wo das möglich war, mit Glas ausgefüllt wurden. Die Araber haben solche Fenstereinsätze aus Gipsplatten, mit buntem Glas geschlossen, in Nordafrika noch heute viel im Gebrauche[1]).

Die Verbreitung solcher ganz reich verzierter Fensterplatten, die in echt germanischen Schlingmustern, in Bogenfriesen und Arkadengalerien mit Säulchen in reinem Holzstil — kurz im ganzen uns bekannten Zierwerk des Nordens durchgebildet sind, geht aber so weit, als die Germanen zogen (Abb. 61). Sie sind bei den Vandalen in Afrika, den Westgoten in Spanien, den Franken in Gallien, den Angelsachsen in England, den Langobarden in Italien zu Hause[2]). In Deutschland und weiter im Norden fehlen größere durchbrochene Fensterplatten dagegen scheinbar ganz, wohl weil das Licht sonst nicht mehr ausreichte; freilich könnte es seinen Grund auch darin haben, daß sie nach dem 8. und 9. Jahrhundert überhaupt nicht mehr vorzukommen scheinen, die kirchliche Bautätigkeit in Deutschland aber erst damals begann.

Übrigens sind steinerne durchbrochene Verschlüsse für sehr kleine Öffnungen (nicht Kirchenfenster) in Deutschland, später im 11. und 12. Jahrhundert, nicht ganz selten, insbesondere in Türmen, was die Möglichkeit offen läßt, daß gleicher Gebrauch, dessen Dokumente verschwunden sind, für Kirchenfenster vielleicht doch geübt gewesen sein könnte.

In Dänemark finden wir bei Kirchenfenstern in romanischer Zeit übrigens auch hölzerne durchbrochene Fensterplatten, für Glaseinsätze

[1]) Die (fränkische) Abtwohnung in Tours war mit Metallfenstern, deren Öffnungen verglast waren, versehen. Hölzerne Läden schützten sie von außen.

[2]) Von den Langobarden wissen wir außerdem, daß bei ihnen die Fensterverschlüsse für ihre Wohnhäuser vom Tischler in Gitterwerk gefertigt wurden; die steinernen Vergitterungen der Kirchenfenster waren davon gewiß die monumentale Übertragung.

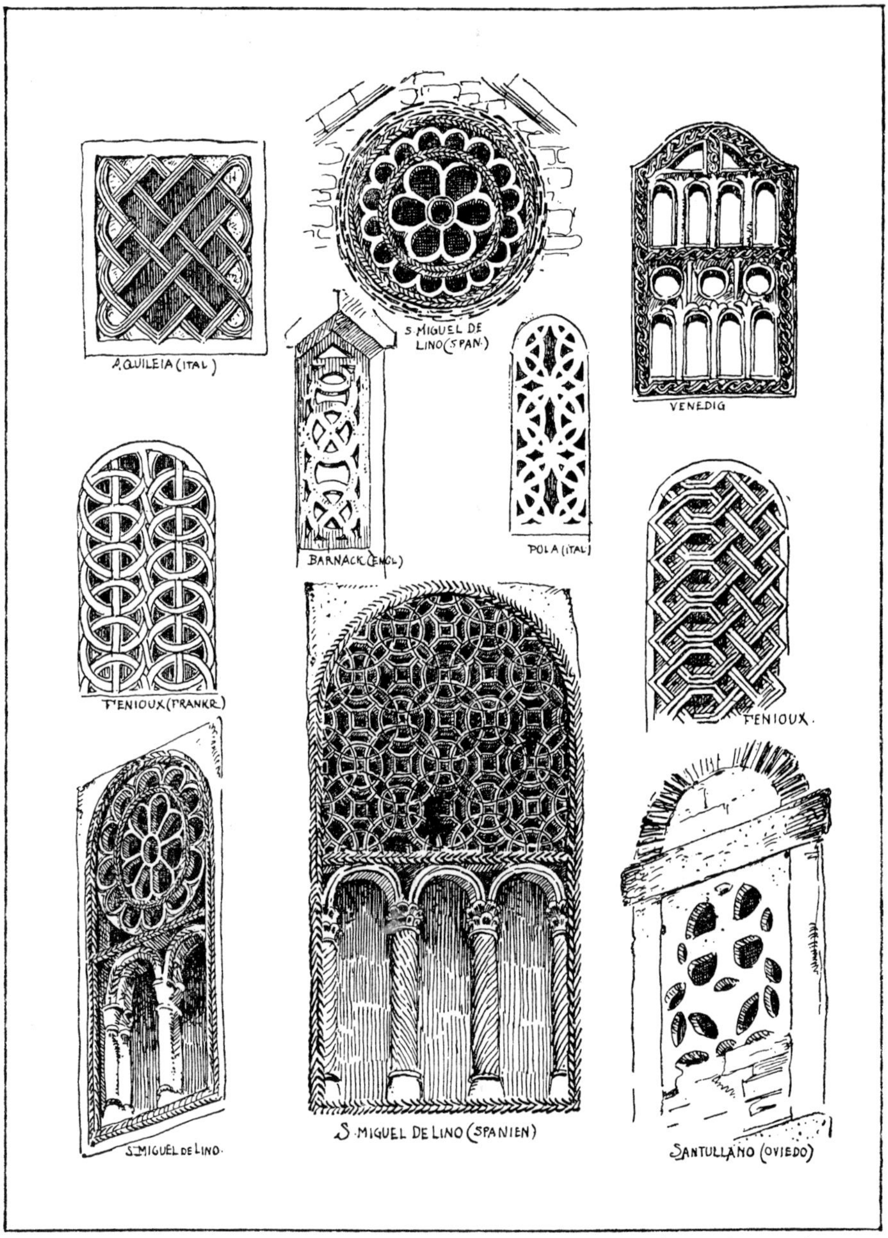

Abb. 61. Ost- und westgotische, langobardische und angelsächsische Fensterplatten.

mit Falz versehen, die auf ähnliche Fensterbildung schließen lassen. Auch im angelsächsischen England werden durchbrochene Holzbretter als Fensterverschlüsse erwähnt. Dies dürfte den Gedanken nahelegen, daß in nordgermanischen Ländern früher vielleicht auch durchbrochene Holzläden die Stelle von Fenstern versehen haben könnten.

Was aus allen diesen Beobachtungen aber sicher übrigbleibt, zeigt uns, daß die Germanen, die nach südlicheren Gegenden gewandert waren, in der Herstellung solcher reich gestalteter, ja manchmal geradezu üppiger Fensterplatten ein schönes Feld ihnen zusagender Zierkunst gefunden und bestellt haben. Eine vielgestaltige Musterkarte davon wäre leicht zusammenzustellen. Wenn dazu bemerkt wird, daß solche durchbrochenen Platten ja auch im ganzen byzantinischen Reiche, in Kleinasien, in Ägypten selbst um jene Zeit gebräuchlich gewesen sind, so muß nachdrücklich wiederholt werden, daß dies an sich richtig, daß aber die ganze reichere Durchbildung dieses interessanten Zierstückes zu künstlerischer Wirkung, wie es scheint, den Germanen vorbehalten geblieben ist. Langobardische, fränkische und angelsächsische, vor allem aber westgotische Muster sind weitaus die schönsten und bedeutsamsten ihrer Art. Die Übung dieser Völker in den phantasievollen Arbeiten des Flechtornaments und ähnlichem bildete ja auch hierfür trefflichste Schulung; nicht minder ihre Neigung von alters her, jede Fläche mit flachem Schmuckwerk zu brechen.

Von besonderem Reize sind die (erneuerten) in den schlanken hufeisenförmigen Fensteröffnungen zu Venta de Baños (Spanien).

Die wunderschönen Fensterplatten aber an S. Miguel de Lino in Spanien zeigen uns sogar bereits völlig ausgebildete Maßwerke; diese im Mittelalter so prächtig und glänzend durchgebildeten Zierstücke der gotischen Fenster derart vorgefühlt, daß hier gar nicht viel mehr hinzuzufügen bleibt. Auch die Fensterrose ist in vollständiger Ausbildung da bereits vorhanden (Abb. 61).

Solche steinerne, durchbrochene Fensterplatten als Fensterausfüllungen beschränkten sich dabei keineswegs auf kirchliche Gebäude. Auch an reichen Profangebäuden sind solche nachgewiesen. So fand sich eine sehr hübsche nahe bei S. M. de Naranco (bei Oviedo), sicher ein Rest des von König Ramiro I. dort erbauten Wohnpalastes, den dieser nach 842 in Verbindung mit einem Bade dort neben der Königshalle errichtete. Diese Platte ist im Muster recht dicht, doch lassen sich als charakteristische Form kleine Hufeisenfenster und Kreuze darin nicht verkennen. Andere Platten zeigen geradezu offene Fensterarkaden, sicherlich zum Ausblick geeignet oder bestimmt. So solche in Merida in Spanien — auch in Brescia eine ganz ähnliche. Die Breitenform dieser Platten schließt scheinbar ihre Anbringung in Kirchenfenstern aus; wir haben also auch in ihnen wohl profane Fensterplatten zu sehen, wie eine solche sich — noch jünger und interessant durch ihren Kerbschnittschmuck — am grauen Hause zu Winkel (Rheingau) vorfindet, sicher dem ältesten steinernen Privathause der Germanen, das uns erhalten ist.

Außerdem aber, auch wohl für diejenigen Fenster, die nicht in der dargestellten Art ausgefüllt, sowie gewiß für solche, die mit Glas geschlossen waren, sind frühzeitig äußere Fensterläden aus Holz oder Stein gebräuchlich gewesen; jedenfalls zum Schutze gegen Regen, starke Sonne und äußere Beschädigung. Wenigstens sind vorspringende Steine mit vertikalen Löchern für die Zapfen der Läden nachzuweisen, so an S. Giorgio in Valpolicella (Italien), bei S. Tirso in Oviedo (Spanien), in beiden Fällen an der Ostapsis, aber auch sonst öfters; in Torcello sind steinerne Läden noch vorhanden.

Es darf hier übrigens nicht vergessen werden, daß bereits sehr früh nicht nur Glasfenster vorkamen, sondern selbst farbige erwähnt werden; so von Venantius Fortunatus (560) bei der Anführung einer Kirche zu Lyon, wo der Ausdruck „versicoloribus figuris" von ihren Glasfenstern gebraucht wird. Ähnliches wird damals von der Kathedrale in Paris gerühmt. Es ist natürlich hier wohl nur an ornamentale Figuren zu denken.

Wenn wir nun nochmals zu den Portalen zurückkehren, so geschieht dies, um die Anwendung gleicher Grundsätze und Übung, wie wir sie soeben bei den Fenstern in Kraft treten sahen, auch bei ihnen zu finden. Ich bemerkte schon, daß, besonders in rein germanisch gebliebenen Gegenden, so bei den Angelsachsen, die Verbreiterung der Öffnungen nach unten nichts ungewöhnliches ist.

Portale mit Bögen

Des Tympanons und seiner Entstehung aus der Erhöhung des Entlastungsbogens ist früher bereits gedacht, nicht aber des Schmuckes dieses Bogens selber, der im 8./9. Jahrhundert von Bedeutung wird. Die Archivolte beginnt überhaupt als Zierteil interessant und wichtig zu werden; besonders in der Außenarchitektur. Da sind geometrische Verzierungen, Kerbschnittmuster, Bogenfriese, Ringelungen, Blattfriese, Flechtfriese u. dgl. in Plastik nichts seltenes. — Auch eine neue Eroberung, die freilich in der spätrömischen Baukunst hier und da bereits schwach angedeutet erscheint.

In Cividale in S. M. della Valle treffen wir im Inneren der Kirche ein Portal bereits aus der Mitte des 8. Jahrhunderts, das uns ein Muster üppigster Verzierung der Archivolte in Stuck bietet, den oberen Fenstereinfassungen völlig entsprechend. Die ganze Art der Auffassung gibt uns freilich einen Anklang an syrische oder byzantinische[1]) Bogenverzierungen (Jerusalem, goldne Pforte), doch ist das eigentliche Wesen des ganzen Portals in Cividale völlig verschieden von dem jener östlichen Bogenwerke, nicht minder die Verzierung durch das wunderschöne Gewinde der Weinranke und das rein langobardische Flechtwerk. Es kann diese Gestaltung vielleicht als das älteste bekannte Beispiel einer richtigen Portalausbildung durch Einfassung mit Säulen und Archivolte um ein vertieft liegendes, halbkreisförmiges (hier ausgemaltes) Tympanon über einer Türöffnung mit wagerechtem Sturze bezeichnet werden (Abb. 104). Was das romanische und gotische Mittelalter aus diesen Grundzügen gemacht hat, ist bekannt.

An fränkisch-merowingischen Bauwerken finden sich außerdem in Backsteinmosaik hergestellte bunte Bögen häufig; so am Portale der Kirche zu Distré, dessen Bogendekoration sich oberhalb des großen West-

---

[1]) Nach Strzygowski sogar an mesopotamische.

fensters der Kirche Basseoeuvre in Beauvais fast genau wiederholt. Einzelne wollen alle solche farbig verzierten Bögen in spätere Zeit, bis ins 10. Jahrhundert herabschieben. Dürfte dies schon im allgemeinen nicht zutreffen, vielmehr das 8. hier richtig sein, so sind, selbst wenn wir einige der uns erhaltenen Archivolten dieser Art wirklich als etwas jünger zu betrachten haben sollten, dies ganz ohne Zweifel dann Spätlinge und letzte Repräsentanten einer im 7.—9. Jahrhundert bei fränkischen Bauten allgemein verbreiteten Zierweise; ganz ebenso wie die mit Backstein durchschossenen Fenster- und Türbögen, die in Frankreich überall schon viel früher, bei uns bis in die karolingische Zeit vorkommen (vgl. Abb. 60).

Diese auf farbige Wirkungen berechnete Einfügung von Ziegellagen und in Muster geschnittenen Plättchen um Fenster und Türen korrespondiert genau mit der besonders in Frankreich so weit verbreiteten, überall als merowingisch bekannten bunten Musterung der äußeren Flächen der Bauwerke in verschiedenem Material und mannigfacher Lagerung. Ein Nachleben der rein technischen, nie dekorativ gedachten Gepflogenheit der Römer, ihre Mauern mit Flachschichten von Ziegeln zu durchziehen, ihr Bruchstein- oder Stampfmauerwerk mit verschiedenartigem Verbande des Mauerwerkes zu bekleiden, die von den germanischen Erben zu Zwecken architektonischer und farbiger Gliederung ausgebaut wurde. Auch die Langobarden haben davon ähnlichen Gebrauch gemacht.

Flächenbehandlung

Es kann als feststehend angesehen werden, daß niemals eine mannigfaltigere Struktur der Mauermassen üblich gewesen ist, als zu Zeiten der Römer, aber auch keine gediegenere, gegenüber dieser Mannigfaltigkeit.

Mauertechnik der Römer

Wenn auch bereits die Ägypter nnd später dann in noch höherem Maße die Griechen die Gediegenheit des Quaderbaus auf eine nie übertroffene Höhe gebracht haben, was die Sorgfalt der Behandlung, die Genauigkeit der Durchführung und des Steinschnittes anbelangt, so beschränkten sich die Römer nicht hierauf, indem sie in besonderen Fällen einen fast ebenso haarscharfen Fugenschnitt, eine annähernd gleiche Präzision der Steinmetzarbeiten zu erreichen wußten und ihre Steinbauwerke trotz der ungeheuren Größe des Reiches überall auf einer erstaunlichen Höhe technisch vorzüglicher Durchführung zu halten verstanden, sondern sie verbanden damit auch bei andersartiger Herstellung von Mauern eine Vielartigkeit der Technik, die in Erstaunen setzt.

Insbesondere kommen hierbei Backstein- Bruchsteinbau, Stampf- und Gußmauerwerk in Verbindung mit Verblendung der Mauern in Betracht.

Fern von dem modernen Streben, die Mauermasse so dünn als möglich zu machen, bildeten sie diese meist von gewaltiger Stärke, besonders seitdem das Konkretmauerwerk allgemein üblich geworden.

Seit dieser Zeit wurden die Ecken, Einfassungen und tragenden Teile meist verzahnt aus Ziegeln aufgeführt, manchmal aus Quadern, sodann der innere Mauerkörper dazwischen in mörtelreichem Bruchsteinmauerwerk oder ganz in Guß oder Stampfmörtel ausgefüllt, seine übrigbleibenden Außenflächen aber mit meist kleinen, oft quadratischen, sehr regelmäßig behauenen Hausteinen verkleidet, die in Format und Erscheinung etwa an unsere Pflastersteine erinnernd nach hinten spitzer zulaufen. Diese Verkleidung wurde entweder im Verband horizontal oder auch schräg schachbrettförmig geschichtet. In letzterem Falle mußte die Vorderfläche der einzelnen Steine natürlich genau quadratisch sein. — Das „opus reticulatum", wie man dies Mauerwerk nannte, war sehr üblich, besonders als Untergrund für verputzte Wände. An die Stelle dieser Behandlungsweise tritt auch wohl das „opus spicatum", fischgrätenartig gemauerte Steine.

Bei diesen verschiedenen Mauerverbänden liebte man es, in gleichen Abständen zur horizontalen Abgleichung dünne Schichten großer hartgebrannter Ziegel durchzuführen, die gewissermaßen zugleich als Längsanker dienten. Solche verschiedenartige Behandlungsweise der Mauern wirkt natürlich auf ihrer Fläche höchst farbig und malerisch und verleiht noch heute den römischen Ruinen ihre ganz eigenartige Physiognomie.

Natürlich kam dies mit dem Verfallen der römischen Bauwerke viel stärker zur Wirkung, während es zu den Zeiten ihres Glanzes kaum in die Erscheinung getreten sein mag. Denn jene Bauwerke waren der Regel nach, je kostbarer sie waren, um so gewisser mit anderem Material verkleidet, insbesondere mit Marmorplatten und dergleichen, oder auch mit dem ausgezeichneten Putz der Römer, der in mehreren Lagen aufgetragen und bemalt wurde.

Mit dem Verschwinden der kostbaren Verkleidung und dem Abfallen des Putzes aber trat die merkwürdige Struktur dieser Mauern höchst malerisch wieder zutage, und so benutzten insbesondere die merowingischen Franken wie die Langobarden diese Vorbilder, um in ähnlicher Weise ihre Steinbauwerke in der Fläche gleich bunt zu gestalten.

Übertragung auf germanische Bauten

Die roten Ziegelschichten in der Horizontale wie in den Bögen aller Art, die verschiedensten Behandlungsweisen der Quadermauern sind insbesondere in Frankreich im 7. bis 10. Jahrhundert ungemein verbreitet. Die Bekleidung der Mauern mit ganz kleinen Quadern mit starken Fugen, „petit appareil" genannt, charakterisiert die Bauwerke jener Zeit geradezu, besonders wenn ihre Fläche nun mit Ziegelschichten in verschiedener Entfernung, mit Bahnen von Fischgrätenmauerwerk, mit allerlei Figuren, von Netzmauerwerk und dergleichen mehr durchzogen sind. Die Hinzufügung von bunten Ziegelplättchen, die in verschiedenen Mustern eingelegt wurden, von mehrfarbigen Steinen, selbst von Marmor, steigerte diese Wirkung oft zu einer gewissen Pracht.

Auch der einzige bekannte Merowingerbau auf deutscher Erde, die Halle zu Lorsch, zeigt an der Vorderfront seine Flächen mit einem übereck gestellten Drei- und Sechseckmuster in roten und weißen Sandsteinen überzogen, und in den Ruinen des dazu gehörigen einstigen Klosters fanden sich noch viele Reste von farbigen vielgestaltigen Mosaikmustern in Stein.

Der „Römerturm“ in Köln, ein runder Eckbau der alten Stadtmauer, ist in seiner ganzen gebogenen Fläche überzogen mit den mannigfachsten Friesen, Mustern und Figuren in verschiedenfarbigen Steinen, offenbar das Werk von Franken erst des 6./7. Jahrhunderts, nicht etwa wirklich der Römer. Es ist der gleiche Flächenschmuck, wie an den noch späteren Kirchen in Frankreich, von Cravant, St. Genéroux und vielen anderen, und zeigt die Freude an farbiger Erscheinung der Oberfläche der Mauern, die ja hier im Lande wie in Italien bis ins 11. Jahrhundert wirksam blieb. Man denke nur an die prächtige, noch ganz merowingisch anklingende farbige Behandlung der Ostseite von Notre Dame in Clermont-Ferrand oder an die freilich noch ältere, doch auch schon ins Romanische übergehende Portalpartie von S. Michel de l'Aiguille zu Le Puy.

An die früher beschriebene Rippung oder Riefung der Quaderflächen bei den Franken sei hier nochmals erinnert.

Geringe Zahl der erhaltenen Bauwerke

Was nun die Gebäude selber anlangt, die von jener Zeit noch berichten, so sind sie, wie schon bemerkt und selbstverständlich ist, sehr selten geworden; natürlich fast ausschließlich Kirchen und Kapellen. Von Palästen und Königshallen ist hie und da, ganz vereinzelt, noch ein Rest vorhanden, auch wohl ein Grabmal, von Wohnhäusern aber fast nichts mehr. Den Kirchen ist hie und da die Pietät zustatten gekommen, die ja alle solche Gebäude verhältnismäßig am wenigsten anzutasten gestattete. Doch auch wieder hat jene Pietät oft am allermeisten vernichtet, da sie mit Vorliebe an die Stelle gerade der ältesten und wertvollsten Heiligtümer nachher, sei es in früherer oder späterer Zeit, größere und reichere Bauwerke zu setzen strebte. So hat man noch im Beginn des 18. Jahrhunderts zur Feier des 1000jährigen Jubiläums die Kirche Winfrits zu Fulda abgebrochen und durch einen neuen prachtvollen Dombau im Barockstil ersetzt, wie auch der Kölner Dom, die Notre-Dame-Kirche zu Paris, ja wohl alle großen Kathedralen der alten Germanenstädte an die Stätte ältester Heiligtümer getreten sind. Man muß es tief beklagen, daß die Frömmigkeit, anstatt den neuen Dom neben dem alten zu errichten, überall darnach strebte, ihn gerade genau auf die alte geheiligte Stelle zu setzen, die seither das durch seine Vergangenheit so unendlich wertvolle und ehrwürdige Bauwerk einnahm.

Daher ist uns kein einziges wirklich bedeutendes kirchliches Bauwerk der Germanen aus der Zeit vor Karl dem Großen geblieben[1]); ja beinahe keines, welches älter ist als das 11. Jahrhundert. Nur der Zufall hat hie und da geholfen, wie in Beauvais, wo die neue Kathedrale so ungeheuer und riesenhaft begonnen wurde, daß man am Chorbau anfangend bis zum 16. Jahrhundert nur bis zum Querschiff gelangt ist, und das Langschiff des alten Doms wenigstens, das nach Westen

[1]) Die ravennatischen Kirchen Theoderichs des Großen sind eben nur Spätlinge des altchristlichen Kirchenbaues des Südostens.

zu so lange noch bleiben sollte, bis sein Platz beansprucht wurde, heute noch steht, Es ist freilich ein kleines Gebäude, arm und unansehnlich, besonders neben jenem riesigsten Bauwerk, das die Gotik je sich zu bauen unterfing, und deshalb basse oeuvre genannt, doch für uns immer noch von hervorragendem Werte.

Die Arabersturmflut hat leider in Spanien das meiste zerstört, was sie vorfand, wo gerade in jenem seither still gewordenen Lande die Bedingungen für eine Erhaltung solcher Werke eher gegeben gewesen wären. Immerhin ist dort einiges in ganz vergessenen Ecken des Landes noch in verhältnismäßig recht gutem Zustande übrig.

Bescheidenheit der erhaltenen Bauten

Was die wenigen erhaltenen Bauwerke nun selber anlangt, so ist es beinahe selbstverständlich, daß wir in ihnen nicht große Leistungen, Typen und Marksteine der Baukunst zu finden hoffen dürfen. Vielmehr ist es gerade durch ihre Stellung als die erster Lebens- und Kunstäußerungen bisher hier untätig gebliebener junger Stämme auf dem Gebiete des Steinbaus gegeben, daß wir in solchen Werken nur tastende Versuche auf unbekanntem Boden für seither nicht gekannte Bedürfnisse, für ein neues Dasein in neugegründetem Reiche zu sehen haben. Dazu sind die bedeutsamsten wichtigsten und reich ausgestatteten Werke alle längst verschwunden; es blieben uns eben keine Kathedralen, sondern fast nur Dorfkirchen. Daher müssen wir uns dahin bescheiden, daß wir an dieser Stelle nicht ganze Systeme von Grundrissen und Aufbauten wie wichtigeren Anordnungen näher entwickeln, wo es sich ja doch kaum um mehr handeln kann, als um Keime einer künftigen Kunst, die aus diesen Versuchen und aus der Übertragung der mitgebrachten Kenntnisse in Holzbau und Kleinkünsten auf die neuen Materialien, Aufgaben und Gestaltungen erst im Laufe weiterer Jahrhunderte zu großen Leistungen gelangte.

Auch an Größe sind sie meist sehr bescheiden. Es liegt nahe genug, daß die neuen Herren in ihren Bedürfnissen noch sehr anspruchslos waren und auch technisch nicht Größenverhältnisse erstreben durften, wie sie den Römern alltäglich waren.

So sind die ältesten germanischen Kirchen fast stets eher Kapellen, ja oft winzig; es scheint, als ob die Hauptmasse der Andächtigen sich vor den Türen versammelt hätte; es gibt selbst Kirchlein, die ringsum offen waren (S. Peterskapelle in Helmstedt).

Immerhin werden wir bei der Besprechung der noch vorhandenen Bauwerke und ihrer Ausstattung wie der einzelnen Kleinwerke, die wir in noch verhältnismäßig größerer Zahl und in vielen Resten vor uns sehen, doch Gelegenheit genug haben zu bemerken, daß überall ein origineller Geist und eine eigene Art des Geschmackes tätig war, daß wieder andere und anders begründete Ansprüche und Bedingungen auf ihre Gestaltung einwirkten und diese beeinflußten, und zwar in einem neuen Sinne und im Geiste einer weiteren Entwicklung oder einer Auffrischung des bereits vergangenen und versunkenen Lebens des südlichen Europas. Ist ja doch die Völkerwanderung zu dem Ausgangspunkte einer völligen Erneuerung der südeuropäischen Völker geworden, und hat sich erst aus dieser neuen Völkermischung jener wunderbare Aufschwung, jene geistige Höhe ergeben, die von Italien, Frankreich, Spanien aus ein weiteres Jahrtausend lang Europa mit den herrlichsten neuen Taten und Geschenken beglückte, an denen ja auch Deutschland in seiner Weise teilnahm. Nur die Balkanhalbinsel und Byzanz haben an dieser Erneuerung nicht teilgehabt und sind seitdem aus dem Kreise der geistig tätigen Länder Europas ganz ausgeschieden, nachdem Byzanz nur mühsam noch eine Reihe von Jahrhunderten ein greisenhaftes Dasein aufrechterhalten hatte.

Bauliche Einzelheiten

In bezug auf die architektonische Durchbildung des Baukörpers der kirchlichen und profanen Bauwerke jener Zeit bleibt uns noch einiges nachzuholen. Zunächst der Hinweis darauf, daß den hauptsächlichsten

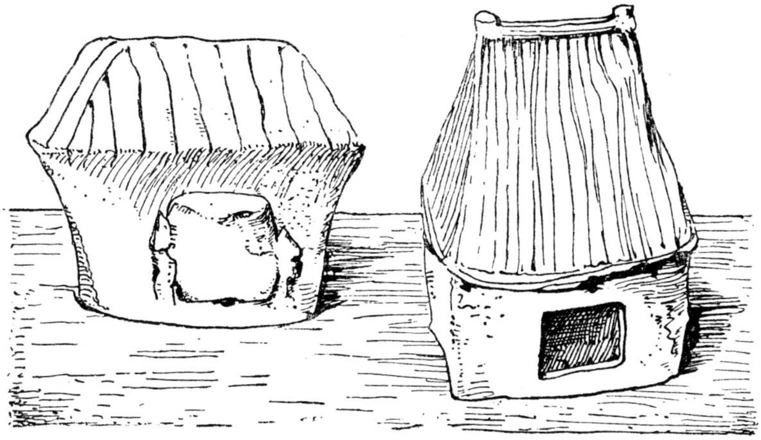

Abb. 62. Keltische und deutsche Hausurne.

Schutz des nordisch-germanischen wie des antiken Gebäudes gegen die Unbill der Witterung das Dach verleihen mußte; daß aber das nordische Dach naturgemäß hier viel mehr zu leisten hatte als das im Süden, daher von jeher steiler getürmt wurde. Seit der Zeit des Eintritts der Germanen in die Baukunst ist dann das steilere Dach bewußte und beabsichtigte neue Eigentümlichkeit, insbesondere dann auch des späteren nordischen Kirchenbaus geworden.

Dach

Ein Blick auf die ältesten Hausurnen bereits belehrt uns, daß das hohe Dach von Urzeiten her bei den Germanen heimisch war; die berühmte Urne von Aschersleben mit ihrer steil emporsteigenden Schilfdeckung, gegenübergestellt einer keltischen (Abb. 62), zeigt uns sozusagen schon in der Dachneigung die Rasse. Das blieb so; ein wichtiges Betätigungsfeld für den Zimmermann. Offener Dachstuhl über dem ältesten Hause wie über der Halle und den kirchlichen Räumen forderte sein ganzes Können heraus; davon ist ja nichts erhalten, aber die spärlichen Reste der früheren Holzdeckung in der Moschee in Cordoba, die offenen Dachstühle altchristlicher Kirchen bis zu dem farbigen, gewiß auf frühere zurückweisenden von S. Miniato zu Florenz läßt uns allerlei mit Sicherheit voraussetzen, was da einst üblich und vorhanden gewesen sein muß.

Von S. Eutrope zu Tours wird der reichgeschnitzte Dachstuhl gerühmt; andere Kirchen, wie die Kathedrale von S. Martin zu Tours, besaßen noch Holzdecken, gemalte oder gar vergoldete, darunter.

Nicht weniger im Profanbau; die großen Königshallen wie die Wohnhäuser hatten von jeher offene Dächer, durch deren Mittelöffnung der Rauch des Herdfeuers abzog. — Manches alte nordische Haus gibt uns noch heute solchen Eindruck; nicht minder wohl der innere hölzerne Ausbau der nordischen Hügelgräber, wie etwa der von König Gorms Grab bei Jellinge, von dem sich noch geschnitzte und gemalte Holzplanken erhielten.

Die äußere Deckung des Daches geschah mit Stroh, Schilf, Rasen, Schindeln oder Ziegeln, letzteres in den südlicheren und vorher römisch kultivierten Gegenden, natürlich in Anlehnung an das dort Übliche. St. Vincent zu Paris[1]) besaß sogar vergoldetes Kupferdach.

Türverschlüsse

War oben die Rede von Fenstern und Türen, so fand sich dort nicht Gelegenheit, auch von dem Verschlusse der letzteren zu reden. Vorgeschichtliche Hausurnen (Abb. 62) schon zeigen uns das Holztor, mit mächtigem Riegel oder Holzschloß versehen; solcher Schutz der Türe war im Norden von jeher unentbehrlich. Miniaturen und alte Manuskripte lehren uns denn, daß die an unseren romanischen Kirchen üblichen Holzplankentore mit schweren Eisenbändern schon früher in Merowingerzeiten, wenigstens im 9. und 10. Jahrhundert vorkamen, was dafür spricht, daß, wenn wir an jenen öfters uraltertümliche Formen finden, wir späte Nachwirkung viel älterer Tradition vor uns haben.

Geschnitzte Türen aus isländischen und norwegischen Kirchen, die ins 11. Jahrhundert zurückreichen, deuten ebenfalls auf uralte Vorbilder im Norden.

Drei sehr ehrwürdige geschnitzte Holztüren von großem Reichtume sind uns sogar noch erhalten; zuerst die feine gewiß langobardische des San Bertoldo in Parma. Davon sind erhebliche Reste im dortigen Museum vorhanden, die uns die so charakteristisch germanische Flachschnitzerei und Kerbung auf Rahmen und Füllungen, alles überziehend, in einem wahren Prachtwerke vorführen (Abb. 63).

Ein später Nachkomme, aber viel reicher noch als die erstgenannte, stark im Relief seiner figürlichen Füllungen, teilweise schon von mittelalterlicher Art ist die prachtvolle Doppeltür von S. Maria auf dem Kapitol zu Köln; wenigstens in den Rahmen, die mit feinem Flechtwerk überzogen sind, ebenso wie den Knöpfen auf ihren Kreuzungen, gewiß eine Nachbildung längst verschwundener älterer Vorgänger (Abb. 64, Tafel XV). Bewiesen wird dies schon durch die dritte Holztür, die Haupttür der

[1]) Später St. Germain des Prés, die alte Grabkirche merowingischer Fürsten.

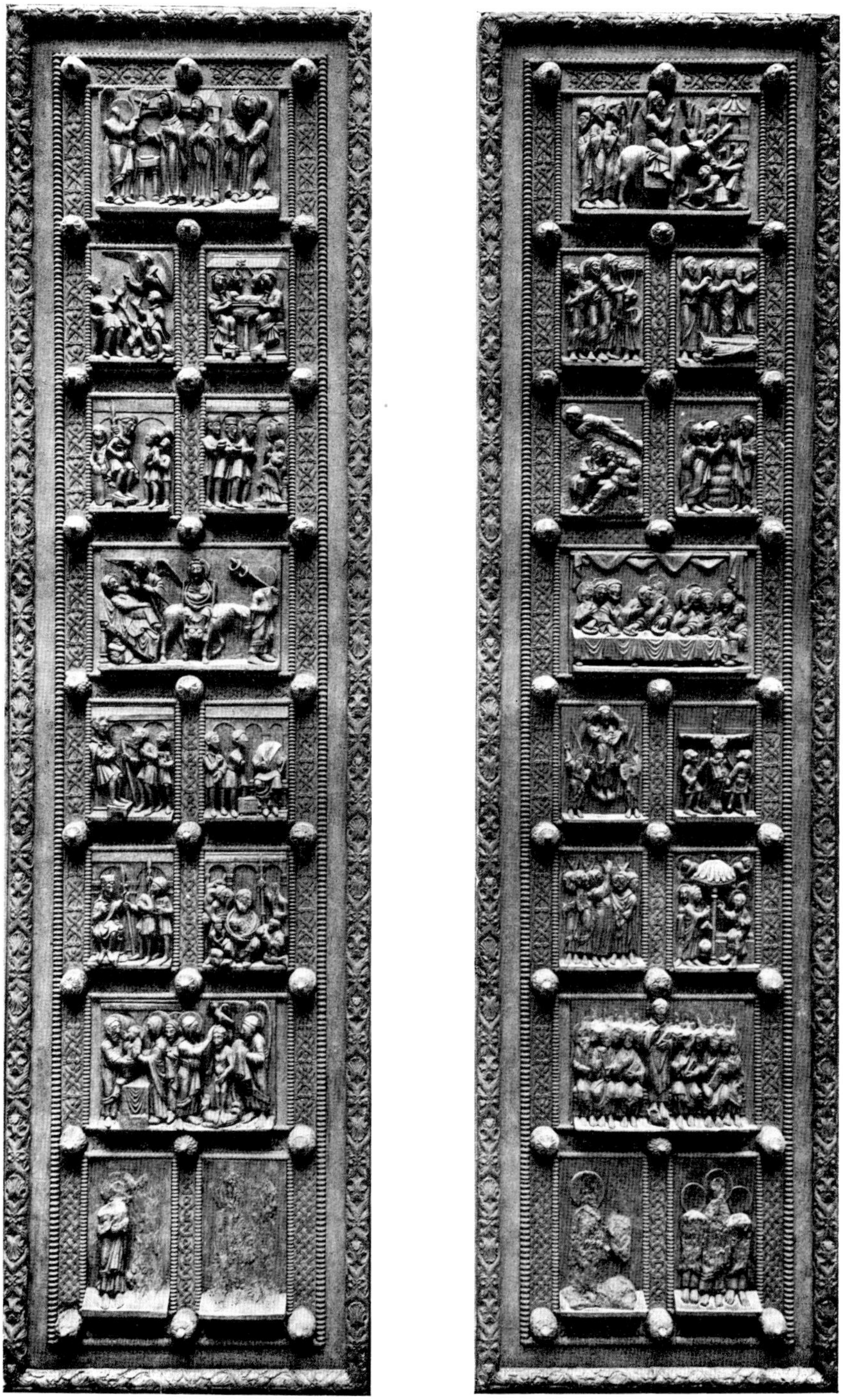

Abb. 64. Cöln. Türflügel in S. Maria im Capitol.

Kathedrale in Le Puy in Frankreich, die, mindestens noch 100 Jahre älter, sich mit gleichem ganz flachem Flechtwerk auf den Rahmen, aber auch in den Füllungen schmückt. Letztere sind hie und da mit arabischem Ornament und kufischen Schriftzügen durchzogen. Die Araber sandten bekanntlich ihre Sendboten bereits zu Karl dem Großen bis nach Aachen und Paderborn, nachdem sie ein Jahrhundert vorher durch Karl Martell in den nahen Gefilden von Poitiers und Tours in ihrem Siegeslaufe gen Norden gehemmt worden waren. Jedenfalls gingen ihre Beziehungen damals bis weit ins Frankenreich hinein; und sicher ragt diese Türe noch in die Karolingerzeit zurück.

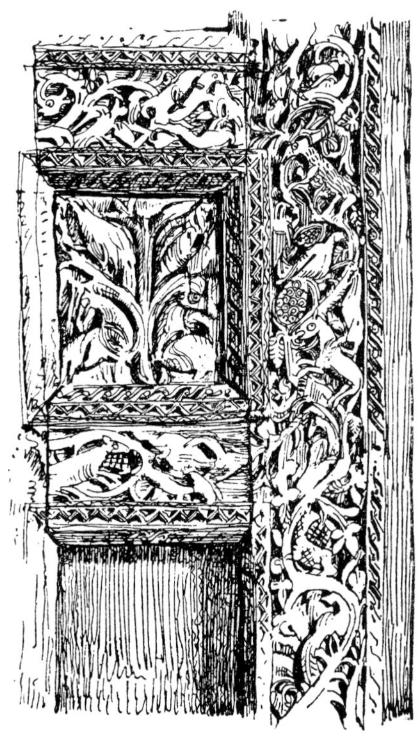
Abb. 63. Parma. Tür von S. Bertoldo.

Die drei Türen sind in ihrer Ausbildung gute Repräsentanten der an germanischen Kirchen üblichen Türformen.

Als höchste und edelste Art der Türflügel haben wir die in Bronze gegossenen zu betrachten; eine rein italisch-römische Erbschaft, auch in den Formen, aber von den größten germanischen Fürsten gern übernommen und gepflegt. Theoderichs Grabmal war sicher mit solchen Toren geschlossen; Beweis dafür die noch vorhandenen Türpfannen; auch an seinem Palast gab es deren gewiß, wie er nach einer Nachricht des Chronisten Bronzegießereien für solche Zwecke einrichtete. Daß die jetzt in Aachen befindlichen Bronzetüren des Münsters etwa aus Ravenna stammen wie die Gitter des Hochmünsters, kann vermutet werden. Jedenfalls haben die Aachener Türen durchaus noch römisch-antike Art und Felderteilung. Aber in den beiden eigentümlich gesträhnten Löwenköpfen mit Ringen scheint ein neues Schmuckelement hinzuzutreten, das bis ins 16. Jahrhundert den nordischen Kirchentüren treu bleibt.

In den Kirchenraum eingetreten, bemerken wir in manchen germanischen Kirchen jener Zeit noch eine Besonderheit, die ihnen zu eigenartigem Schmucke gereicht: reiche Dekoration der Wände mit bemaltem Stuck[1]). Die Römer hatten ja die Stukkaturtechnik zur

Stuck der Innenwände

[1]) Im Süden, wie auch bei besseren Bauwerken des Nordens, liebte man die Täfelung der unteren Wände mit Marmorplatten nach altchristlichem Vorbild.

höchsten Vollkommenheit gefördert; auch die Byzantiner hatten sich ihrer noch lange bedient. So ist in der späteren Zeit S. Vitale zu Ravenna in seinen Nebenräumen reich an solchem Ornament in Feldereinteilung, besonders an den Gewölben; doch, wenn auch ziemlich roh, ist alles hier in völlig antik-römischem Sinne behandelt und gebildet; dazu farblos. Einige Jahrhunderte später bedienten sich die Germanen gleicher Technik zum Wandschmuck (Abb. 65), aber in neuer und besonderer Behandlung. Der Umrahmung von Fenstern und Türen mit Halbsäulchen und Archivolten ist bereits gedacht. Aber die Ausgrabungen von Disentis (Schweiz) z. B. haben ergeben, daß die Wände der dortigen Kirche unten in reichem Stabwerk von Stuck verschiedenste Muster zeigten, darüber dann die Hauptfläche mit einer Menge von Figuren in Lebensgröße und darunter bedeckt war; alles in kräftigem Relief ausgeführt und bemalt.

Auch der Deutsche Rhabanus Maurus[1]) gedenkt dieser Schmuckweise.

Das klassische Beispiel dafür ist die, wenn auch sonst verstümmelte, doch auf der Westseite ziemlich vollständig erhaltene Prachtdekoration des Tempietto Longobardo zu Cividale, des sogenannten Oratoriums der Herzogin Peltrudis — noch heute vorhanden, wohl aus der Mitte des 8. Jahrhunderts stammend —, wo auf einem starken Gesimse großartige Gestalten heiliger Frauen (oder Prinzessinnen) zu beiden Seiten des reichgeschmückten Fensters, oberhalb des wundervollen Stuckportals, zu wandeln scheinen, Kronen und Kränze in den Händen tragend. Die Bemalung ist freilich verschwunden, doch der stärkste künstlerische Eindruck des einzigartigen Kunstwerkes immer noch vorhanden (s. Abb. 104, Tafel XXIX).

Viele möchten auch dieses Werk, dessen handwerkliche Verfertiger vielleicht byzantinische Stukkateure gewesen sein können, zu einem Werke rein byzantinischer Kunst stempeln. Aber vergeblich, denken wir; wenigstens dem Geiste nach. Denn nirgends in der byzantinischen Kunstwelt findet sich ähnliches, auch nicht in Nachrichten, während die Verwandtschaft dieser Stuckdekoration in Cividale einerseits in der Architektur mit Germigny-des-Prés und Quedlinburg, anderseits in der durchaus ähnlichen Anordnung des Figürlichen mit Disentis — dazu jene literarische Erwähnung aus gleicher Zeit — uns beweist, daß wir hier ein gerade bei den Langobarden, den Franken, in der Schweiz und in Deutschland, sonst aber nirgends bekannte Dekorations- und Kunstweise vor uns haben.

Hier darf man füglich auf das Weiterleben dieser Kunstart in unseren sächsischen Kirchen im 11. und 12. Jahrhundert verweisen. Die überlebensgroßen Stuckgestalten in Goslar, Hildesheim, Halberstadt sind jenen zu Cividale durchaus wesensverwandt; vielleicht fehlen uns nur hier die Bindeglieder zwischen dem 8. und 11. Jahrhundert.

---

[1]) Rh. Maurus, de universo 1, XXI. C. 8.

Ehe wir der noch übrigen einzelnen Bauwerke gedenken, bleibt uns noch das Gebiet der kleineren dekorativen Arbeiten für die Ausstattung der kirchlichen und profanen Gebäude zu besprechen. Und zwar ist

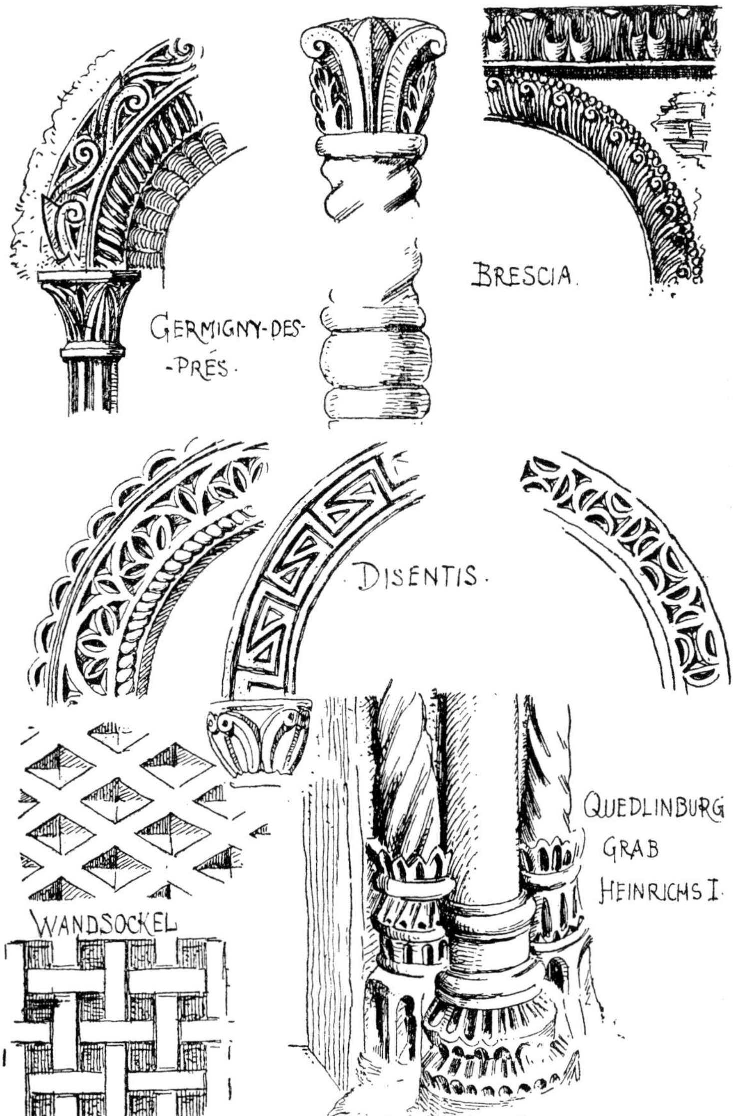

Abb. 65. Innere Stuckverzierungen.

dieses Gebiet verhältnismäßig etwas reicher und vielgestaltiger, weil so mancher derartige Gegenstand den Abbruch oder gänzlichen Umbau des Gebäudes, zu dessen Zier er zu dienen bestimmt war, überleben durfte; weil die Pietät, die sich im Neubau der Gebäude selber nicht

Bauliche Ausstattungsgegenstände

genug zu tun wußte, doch seinen alten Inhalt manchmal schonte und weiter verwandte oder als Erinnerung an die alte Zeit zu erhalten suchte; weil sich an diese Dinge gar oft der Begriff einer gewissen Heiligkeit knüpfte, da vielleicht der Name irgendeines großen Menschen der Vergangenheit sich damit verband. Zuletzt, weil Ausgrabungen und Abbrüche an alten Bauwerken oft genug die Reste ältester Ausstattungen in der Erde oder in den Mauern verborgen fanden und zutage förderten.

Von diesen erst noch ein Wort.

Das meiste richtet sich auf diesem Gebiete nach dem im gleichzeitigen Italien und Byzanz Üblichen. Im einzelnen aber sehen wir doch nordische Art eindringen. So an den überall üblichen steinernen

Schranken Schranken, die das Heilige, den Raum vor dem Altar, von dem für die Gemeinde zu trennen pflegten. In manchen Kirchen — Torcello, S. Miguel d' Escalada, Sta. Cristina de Lena, Canterbury — ist der Kirchenraum durch eine Säulenstellung quer abgeschlossen, so daß vor dem Altar ein freier Raum bleibt. Diese Säulenstellung scheint durch Vorhänge abschließbar gewesen zu sein; wenigstens finden sich in manchen kleinen Kirchen (S. Wiperti Quedlinburg) Spuren hölzerner Querbalken, die den Raum vor dem Altar in entsprechender Höhe abgrenzten und Vorhänge getragen haben müssen.

Auf zahllosen Werken altchristlicher Bildnerei und Malerei erscheinen Vorhänge zwischen Säulen und unter Arkaden.

Wenn ein Balken an die Stelle steinerner Abtrennung tritt (trabes doxalis), so trägt er oft das Triumphkreuz, (das bis ins späte Mittelalter im Norden üblich bleibt), von Leuchtern flankiert; von ihm hängen häufig Lampen herab.

In S. M. in Valle zu Cividale wie in Torcello (jünger) finden sich an dieser Stelle noch Steinbrüstungen oder Schranken, die im Dom zu Aquileja sind ins südliche Querschiff versetzt. In S. Clemente zu Rom ist im Mittelschiff in ähnlicher Weise, sehr weit sich erstreckend, ein länglicher Raum durch prächtige Marmorschranken abgeschnitten, dessen seitliche Mauern die beiden Ambonen tragen. Solche Einbauten scheinen im Süden durch die Langobarden eingeführt zu sein.

Dieser Raum war für den chorus psallentium bestimmt und hat sich bis heute als Einbau in vielen späteren spanischen Kirchen erhalten.

Die Franken nahmen von den Langobarden das meiste an, und so sind auch bei ihnen solche Schranken weit verbreitet. Die schönsten Reste der Art fanden sich in St. Peter zu Metz.

Auch in Spanien waren solche nicht selten; die große Masse aber ist bei den Langobarden zu Hause. Und bei ihnen sind dann die Flächen der Schranken oder Brüstungen das wahre Tummelfeld für die eigenartige Ornamentik dieses urspünglich deutschen Stammes, insbesondere das Flechtwerk in allen Auffassungen. So in Aquileja (s. Abb. 37, Tafel XIII), Grado, Ferrara, Mailand, Venedig, Torcello, — bis nach Assisi und Rom.

Solche Brüstungen wurden entweder zwischen große Säulen eingeschoben oder trugen selbst eine Stellung von kleineren Säulchen oder

Pilastern, wie sie in Italien vielleicht nur noch in Cividale, S. M. in Valle, wohl erhalten stehen, aber in Torcello im Dom in einer etwas jüngeren Nachbildung noch in prächtigster Art auftreten.

Prachtvoll eigenartig ist diese Trennwand, noch vollständig, in St. Cristina de Lena bei Oviedo. — Dort tragen die schlanken Säulchen weitgespannte Bögen und diese wieder eine noch höher gehende reich durchbrochene Steinwand, die mit Rundbögen nach oben frei abschließt (Abb. 134). Die Brüstung ist aus weißem Marmor und mit feinem Kerbornament geschmückt.

Im Raume hinter der Brüstung steht der Altar. In ältesten Zeiten wie es scheint ein niedriger Tisch, hinter dem der Priester mit dem Gesicht gegen die Gemeinde amtierte. Erst mit den steigenden Aufbauten des Altäre

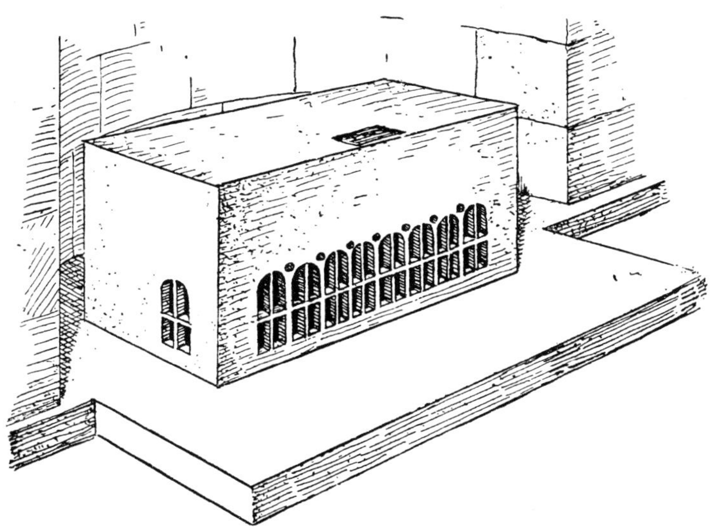

Abb. 66. Regensburg. St. Stephan. Altar.

Altars veränderte sich dies. — Solche niedrige Altäre sind noch vorhanden, so einer aus der Ostgotenzeit in S. Giovanni Evangelista zu Ravenna, eine Platte auf einem geschlossenen Unterteil mit Pilastern an den Ecken und einem Schrank in der Mitte (für Reliquien oder heilige Gefäße), ein ähnlicher in S. Apollinare in Classe, nur auf freistehenden Ecksäulen, dann in S. Martino in Cividale der Altar, den König Ratchis zu Ehren des Herzogs Pemmo errichtete, mit höchst charakteristischen Skulpturen auf allen vier Seiten reich geschmückt. Auf der Vorderseite Christus in der Glorie, rechts die Anbetung der Könige, links die Heimsuchung, auf Rückseite von Ornament umgebene Kreuze; alles von höchst dekorativer Wirkung und in echtest langobardischem Stile (s. Abb. 100, 101, Tafel XXVII).

Tischförmige Altäre, auf Säulen ruhend, bestehen noch in Vaison in Frankreich und Mettlach bei Trier, beide mit vertiefter oberer Fläche, um Wegfließen des Abendmahlweins zu hindern. — Ein uralter, auf fünf Säulchen in Tarascon. Manche nordische zeigten, wie die genannten ostgotischen, nach vorn eine Öffnung, um das in ihnen ruhende Reliquien-Heiligtum den Gläubigen zu zeigen (S. Wiperti Quedlinburg), andere fensterartige Öffnungen, um einen Blick wie durch Fenster in die Krypta darunter zu gestatten: Hildesheimer Dom, St. Stephan in Regensburg (Abb. 66). Ähnlich ist der Altar in Orléansville in Algier angeordnet. Auf der Rückseite des Ratchisaltars zu Cividale ein Schränkchen.

Ein großes mit Goldblech überzogenes reichgetriebenes Kreuz aus S. M. in Valle zu Cividale (Abb. 67, Tafel XVI) dürfte einen solchen

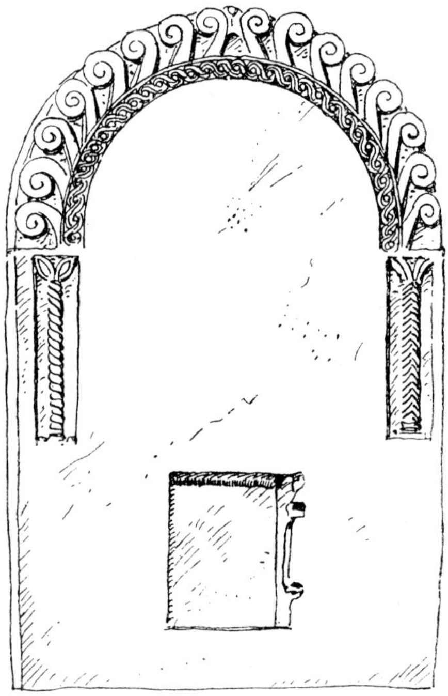

Abb. 68.
Aquileja. Altarrückwand.

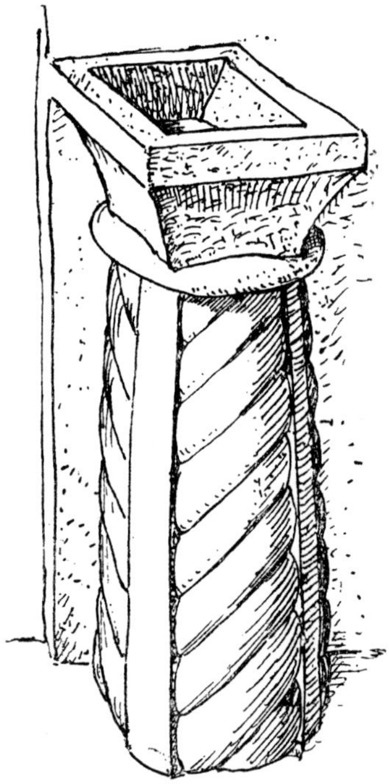

Abb. 69.
Germigny-des-Prés. Weihwasserbecken.

niedrigen Altar geziert haben, den man in der allerersten Zeit nur mit einem Tuche bedeckte, auf dem der Kelch stand. Dann kamen solche Kreuze und Leuchter dazu.

Der dekorative Aufbau hinter dem Altar, der die Stellung des Priesters mit dem Rücken nach dem Volke mit sich brachte, stellte sich sofort ein; er enthielt dann wohl gleich die Reliquien, wie eine solche Rückwand zu Aquileja es zeigt (Abb. 68).

Ziborien-altäre

Den reichsten Schmuck der Altäre aber bildeten die Ziborien, tempelartige Überbauten auf vier Säulen oder Pfeilern. Auch ihrer gibt es eine Reihe, dazu eine Menge Reste von solchen. Vortrefflich erhalten vor allen das echt langobardische des Leocadius in S. Apollinare in Classe, ein Prachtwerk mit reichen Skulpturen auf kanellierten Säulen. Das

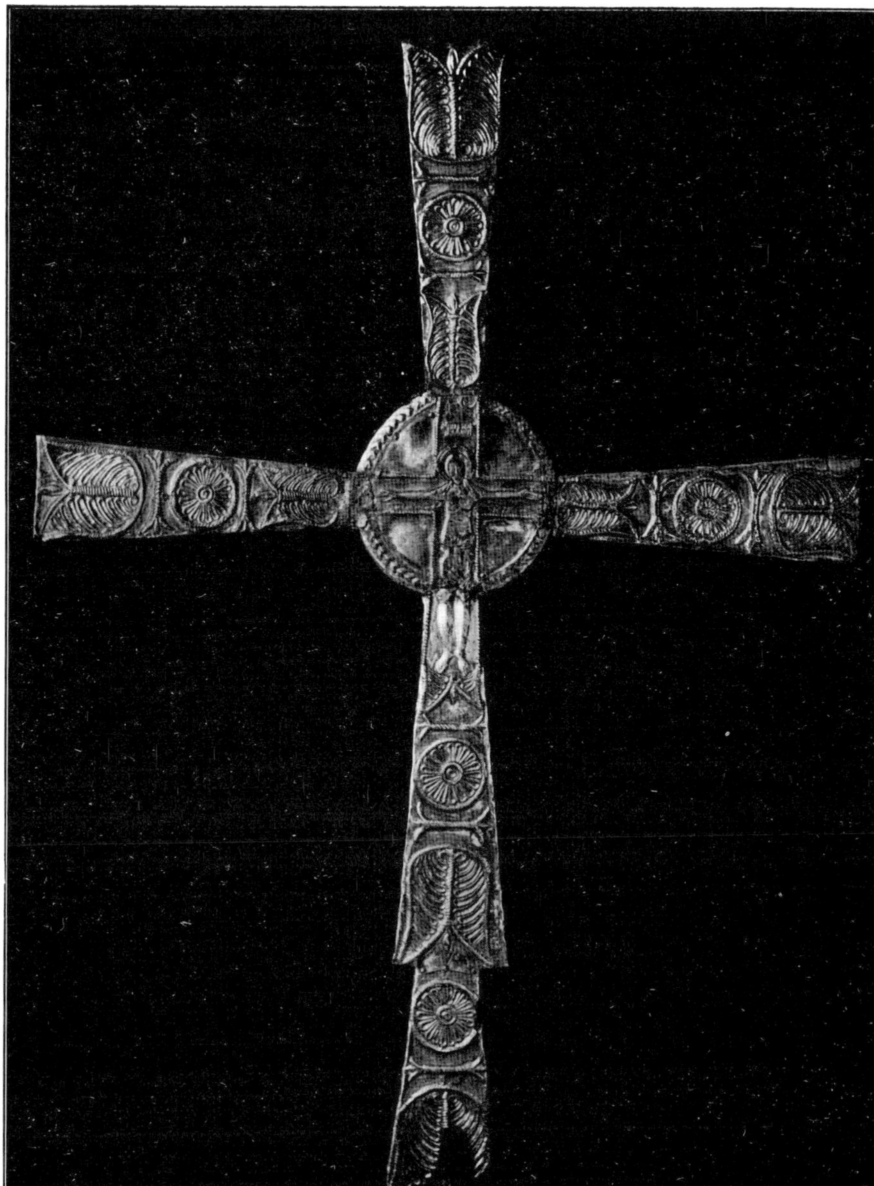

Abb. 67. Silbernes Kreuz. Cividale.

Flechtwerk der Bögen, das Ornament der Bogenzwickel mit ihren mannigfaltigen Tiergestalten gehören mit zum Besten der flachen Langobardenskulptur. Reiche Reste von solchen Ziborienbögen und andere Teile von ihnen sind in Oberitalien noch zahlreich vorhanden.

Inmitten des mit einem Gewölbe (Kuppel) oder einer Flachdecke bedeckten Ziboriums hing in einem Gefäße von oben die Eucharistie an Ketten herab; die Bögen ringsum waren mit Vorhängen versehen.

Ambonen oder Kanzeln sind ebenfalls noch in Resten oder ganz, manchmal mit gut germanischem Ornament geschmückt, vorhanden; so die in S. Elia zu Nepi, in Ravenna in S. Apollinare dentro und S. Spirito, beide wohl noch aus ostgotischer Zeit, im Dom und Museum Reste von solchen; auch in S. Giovanni und Paulo daselbst; in Grado Ähnliches. Diese Ambonen waren auf Säulen freistehende Balkone mit meist mitten nach vorn flachgebogener Vorderbrüstung. Der letzte Nachkomme dieser Art wird die Kanzel Kaiser Heinrichs II. in Aachen sein. Ambonen

Andere Kanzelformen, die germanisch sein können, finden wir in S. M. in Castello, einen Rest in S. Ambrogio zu Mailand, einen anderen zu Besançon.

In Spanien dagegen hat sich keine Spur eines Ambo gefunden; in manchen Fällen mag da die starke Erhöhung des Santuario, das durch Treppen zugänglich war, für die Predigt und Verlesung genügt haben.

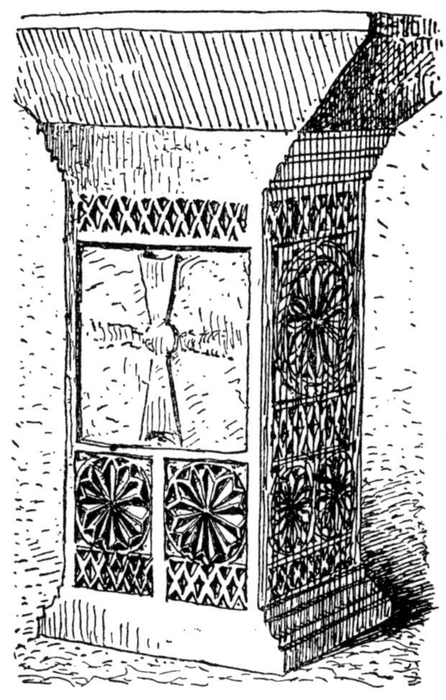

Abb. 70. Moschee zu Cordoba. Weihwasserbecken.

Weihwasserbecken scheinen meist frei gestanden zu haben; die französischen sind eine Art kurzer Säule mit ausgehöhltem Kapitell (Abb. 69); das spanische aus Cardona bei Barcelona zeigt ein Vierpaßbecken in einen Würfel gehöhlt, der auf vier kurzen Säulen ruht (vgl. Abb. 1). Weihwasserbecken

Ein anderes steht noch in der Moschee in Cordoba; ein längliches viereckiges, unten abgeschrägtes Becken auf einem rechteckigen hohen Fuße, dessen vier Seiten mit gekerbtem Ornament bedeckt sind (Abb. 70).

Taufbecken ältester Zeit, reine Eintauchbecken, sind nachweisbar. In St. Jean zu Poitiers befindet sich mitten in der Kirche die achteckige Vertiefung, in die man über hohe Stufen hinabstieg; darin Wasserzufluß und Abfluß unterirdisch. Später waren große runde oder polygone auf dem Boden stehende Steinbecken mit hoher, oft reicher Brüstung üblich; glatt in S. Miguel de Lino; in Verona (S. Giovanni in Fonte) Taufbecken steht der Priester in einem besonderen kleeblattförmigen Becken trocken inmitten des gefüllten Achtecks; hier jedenfalls aus jüngerer Zeit, doch eine alte Idee, die schon in dem Baptisterium der Orthodoxen in Ravenna ähnlich ausgebildet ist.

Das interessanteste Beispiel der ältesten Art ist das Becken zu Cividale im Dom, achteckig, unter einem offenen Tempel (Ziborium auf acht Säulen) befindlich (s. Abb. 97, Tafel XXV). Die acht Bögen sind genau entsprechend solchen von Altartempeln geschmückt, noch aus dem 8. Jahrhundert.

Allzu viel bergen die Gotteshäuser jener Zeit sonst nicht mehr für unsere Betrachtung. Prachtvollen Mosaikbilderschmuck freilich hat schon Theoderich der Große seinen Kirchen, insbesondere S. Apollinare dentro in Ravenna, gestiftet; doch natürlich Werke nicht germanischer Künstler. — Die Mosaikfußböden seines Palastes (s. Abb. 86, Tafel XIX), seiner Kirchen, die späteren aus der Langobardenzeit, so in Grado und Torcello, die aus Ravenna geholte Marmorplättung des Aachener Münsters, die von Alt-S.-Quirin zu Neuß und vieles Ähnliche — alles ist nicht von Germanen gemacht. Doch ist zu rühmen, daß diese sich solcher Mittel gerne bedienten und so das Fortleben dieser Künste förderten.

Vielleicht aber stoßen wir in anderen Gegenständen, die sich in den Kirchen öfters finden, noch hie und da auf germanische Einwirkung.

Bischofsstühle

So scheint mancher steinerne oder marmorene bischöfliche Stuhl — wenn auch die meisten nur Nachbildungen antiker sein mögen — eigene nordische Art zu atmen; darunter der einfache im Dom zu Cividale, einst zu Aquileja, dessen obere Zapfen und Hufeisenbögen an der Seite wohl nicht antike Reminiszenz sind (Abb. 71).

Karls des Großen Stuhl zu Aachen aber ist in keiner Hinsicht nordisch; der Spätling im Goslarer Kaiserhause nur eine reichere Nachbildung davon.

Sarkophage

Dagegen haben wir an zahlreichen Sarkophagen, vor allem fränkischen, viel germanische Originalität. Der der Teodata in Pavia ist noch mit rein langobardischem Ornament überall bedeckt; von fränkischen gibt es eine unzählbare Menge in Frankreich, deren Schmuck sich freilich oft auf einfache holzmäßige Flächenverzierung oder gar nur Parallelrippung des Steins beschränkt. — Oft ist ein Kreuz über die Fläche des Deckels gestreckt. Reichere finden wir in Menge in S. Jean zu Poitiers, auch in Bordeaux, andere in Köln, Mainz.

Die Herrscher freilich, schon Gisulf in Cividale, aber auch Karl der Große und Ludwig, sein Sohn, ließen sich lieber in römischen Prachtsärgen mit oft heidnischen Reliefs bestatten. (Proserpina-Sarkophag Karls des Großen.)

An kleineren Grabsteinen aber ist manches übrig, was uns anmutet; einfache Steinplatten, die mit Zierat, meist in Geflecht, bedeckt sind; davon bemerkenswerte in Gallia cis- und transalpina. So in Narbonne der, den ein treuer Liebhaber oder Gatte sue Siniofredae gesetzt hat.

Wenn wir von ein paar Brunneneinfassungen in langobardischer Dekoration, wie sich solche in Venedig, aber selbst in Rom finden, absehen, so mag hiermit, was von Kleinarchitektur der Germanen noch übrig sein wird, wohl ziemlich erschöpft sein.

An Möbeln und hölzerner Ausstattung scheint natürlich so gut als alles dahin. Nur in S. Paulin zu Trier haben wir noch ein zartes Holz- **Möbel**

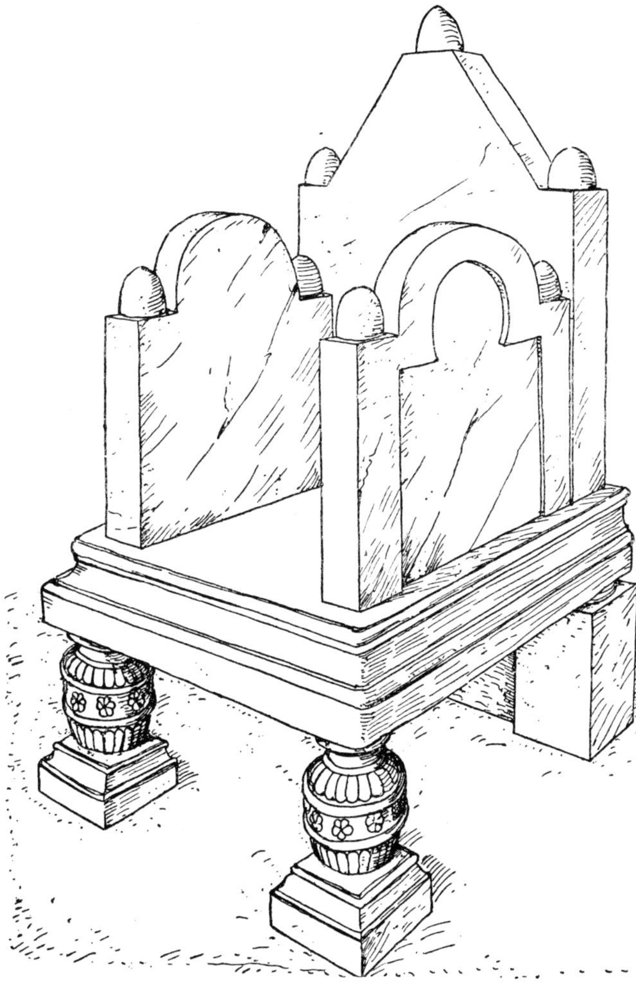

Abb. 71. Cividale. Dom. Patriarchenstuhl.

kästchen, recht nordisch, dessen Flächen in ganz flachem Flechtwerk gradlinig bedeckt sind; und in Terracina könnte sich in einer beträchtlichen Truhe vielleicht ein Möbel aus langobardischer Zeit — also von vor 1000 — erhalten haben, eine Truhe von 1,05 m Länge, 0,67 m Breite und 0,58 m Höhe, aus Zedernholz; ihre Seiten sind mit ganz flacher Schnitzerei in zwei Arkadenreihen übereinander geschmückt, die Architektur sehr zimmermannsmäßig, in den Feldern phantastische Tiere, Greifen, Löwen und allerlei, miteinander kämpfend, nordisch märchenhaft, doch offenbar auch durch östliche Vorbilder stark beeinflußt. Jedenfalls aber für die ganze germanische Welt höchst verehrungswürdig, sollte es sich wirklich als fast ältestes germanisches Möbel in Holz erweisen[1]).

Es ist ja sicher, daß es der Holzmöbel, vor allem in den Wohnungen, einst viele und schöne gab. Der bronzene Dagobertstuhl aus St. Denis hat in seiner feinen Gestalt ja sicher viel Antikes, ist aber doch ein Beweis des einstigen Vorhandenseins solcher Stühle, die wir uns sonst mehr in nordischer Erscheinung, nach Art der sogenannten Wikingerstühle, an denen es in Skandinavien noch nicht fehlt, denken müssen. Bänke und Tische gab es von jeher, auch Betten, alles im Sinne des heutigen Gebrauchs, aus Holz, oft reich geschmückt. Der hortus deliciarum der Herrad von Landsberg gibt ein reiches Material romanischer Möbelformen in Drechslerarbeit; die ältesten germanischen Miniaturen enthalten eine Menge verschiedenster Darstellungen, die beweisen, daß die germanische Tischlerarbeit hoch entwickelt war. An anderen Möbeln, kleinen und großen Stühlen jeder Form, Schränken, Truhen und sonst allem nur Erwünschten ist da kein Mangel.

Soweit das Holz also in Frage kommt, haben wir das Kunstgewerbe der Germanen im 5.—9. Jahrhundert als durchaus auf respektabler Höhe stehend anzusehen.

---

[1]) Doch macht Strzygowski darauf aufmerksam, daß dies Möbel koptischer Herkunft sein könne, was heute wohl noch nicht sicher zu entscheiden ist.

BAUWERKE

Von den Gebäuden, welche die germanischen Völker in den von ihnen eroberten Ländern errichteten, ist fast alles durch die folgenden Zeitfluten wieder hinweggeschwemmt und verschwunden. Von den Holzgebäuden versteht sich dies bei der Vergänglichkeit des Materials schon von selber; aber auch den steinernen Bauwerken war bei ihrer Kleinheit und Primitivität als ersten Versuchen auf einem den Nordländern fremden Gebiete leichtes Vergehen gewiß. Um so mehr, als sich an ihre Stelle im Fortschreiten des Könnens und der Ansprüche, wie ihrer gesteigerten Bedeutung stets neue schönere Nachfolger setzten. Für die anfangs ganz kleinen Kirchen erstanden größere, oft mehrere hintereinander, in wachsenden Abmessungen; die germanischen Schlösser und Hallen draußen fielen in Ruinen, wenn sie nicht mehr dienten; standen sie in volkreichen Städten, so verschwanden sie, um anderen Gebäuden Platz zu machen. An die Statt von Theoderichs Palast in Ravenna trat außer anderen Gebäuden ein kleines Kloster und ein weiter Gartenbezirk, da der Bau im ewig wachsenden Erdboden versank und unbewohnbar wurde; in Verona war später eine mittelalterliche Burg, dann eine Kaserne an der Stelle, da Theoderichs Schloß geprangt hatte. Wo die Westgotenkönige in Toledo einst Hof hielten, dehnt sich jetzt ein großer Platz neben wildem Gewirr regelloser Wohnhäuser; wo in Aachen Merowingerkönige, später Karl der Große thronten, wo der kaiserliche Saal sich oberhalb des Münsters erhob, lastet heute die schwere Masse des Rathauses; den einstigen Platz der fränkischen Dome zu Tours, Paris, St. Denis, Köln, Fulda füllen seitdem mittelalterliche oder jüngere Riesenbauten; die große Schar der Kirchen in der merowingischen Hauptstadt Austrasiens, Metz, ist bis auf eine den Festungsbauten und dem Wandel der Zeiten zum Opfer gefallen; die langobardischen Hauptkirchen zu Pavia, Mailand sind durch wiederholte Umbauten völlig erneuert, die westgotischen in den wichtigeren Städten haben Moscheen, diese nachher wieder neueren Kathedralen weichen müssen.

Und doch erzählen alte Schriftsteller von reicher Bautätigkeit der jungen germanischen Völker, und nicht nur auf kirchlichem Gebiete; so bauten nach Theoderich d. Gr. der Westgotenkönig Theoderich II., die Vandalenkönige Thrasamund und Gelimer, spanische Westgotenherrscher wie Leovigild, Recared, Reccesvinth und Wamba Paläste und Städte, deren Größe und Pracht gerühmt wurde; von den Merowingern wissen wir Ähnliches; noch die Karolinger bis auf Ludwig den Frommen folgten in gleichem Sinne.

Aber auch die großen kirchlichen Bauten der germanischen Eroberer wurden hoch gerühmt, und die einzigen, die noch stehen, die Theoderichs zu Ravenna und Karls des Großen zu Aachen, sind bis heute ragende Zeugen reicher und bedeutungsvoller Bau- und Kunsttätigkeit, wenn auch leider die künstlerischen Formen gerade dieser übriggebliebenen Bauwerke am wenigsten von eigener germanischer Kunst zeugen. An den anderen haben wir unersetzlichsten Verlust erlitten; vielleicht auch hat die kirchliche Sonderart der germanischen Völker, die anfänglich sämtlich, mit Ausnahme der Franken, nicht orthodoxe Katholiken, sondern Arianer, also Ketzer, waren, wo sich dies erkennbar aussprach, zur Vernichtung ihrer Hauptdenkmäler in den rasch folgenden Zeiten der reinen römischen Kirchenherrschaft besonders beigetragen.

So sind uns von Kirchen fast nur die in Winkeln vergessenen und unscheinbaren geblieben. Doch einiges wenige läßt sich auch von diesen sagen, was sie außer ihrer Kleinheit charakterisiert und für uns von Wert und Bedeutung sein muß.

Grundrißeigentümlichkeit der Kirchen

So insbesondere über die Grundrißanordnung.

Es fällt auf, daß diese da, wo sie sich nicht direkt an ein italisches oder hellenistisches Vorbild anschließt, besonders im höheren Norden und fernen Westen, wohin jener Kulturstrom nicht mehr in gleicher Stärke wirkte, häufig eine zwar höchst einfache, doch ganz eigenartige ist. Schon Seesselberg macht darauf aufmerksam, daß die ältesten skandinavischen Kirchen der Regel nach aus einem langen Rechteck bestehen, von dem ein kleinerer östlicher Teil durch eine Quermauer als Chorraum oder Altarhaus abgetrennt ist, durch eine verhältnismäßig enge Öffnung mit dem größeren Gemeinderaum verbunden; dieser Chorraum wird im Laufe der Entwicklung schmaler, also zur rechteckigen Apsis; die Öffnung aber, freilich langsam, immer breiter, bis sie zu weitem Chorbogen geworden ist. Erst dann tritt an die Stelle der rechteckigen die hufeisenförmige oder halbrunde Apsis, die den nordischen Holzkirchen wie unseren ältesten Kirchlein noch fehlte.

Seesselberg macht ferner darauf aufmerksam, daß diese einfache Grundgestalt der nordischen Kirchen mit der der letzten germanischen Tempel übereinstimme. Nur daß dort der Chorraum, das Allerheiligste, ohne Verbindung mit dem Schiffraum blieb.

Heidnische Tempel

Solche Tempelreste haben sich in dem äußersten Winkel, wohin die germanische Götterwelt floh, ehe sie ganz verschwand, in Island, gemeinsam mit den Trümmern der germanischen Mythologie und Sage, die in die Edda gerettet sind, noch erhalten und beweisen, daß in der Tat diese Tempel nicht ohne Bedeutung waren.

Sie bestanden aus zwei rechteckigen Räumen nebeneinander. Der kleinere chorartige Raum war für die Aufstellung der Altäre der Götter bestimmt und die Stätte der eigentlichen Opferung; der größere umfaßte die Gemeinde, welche nachher in langen Reihen längs der Wände um den mittleren Feuerherd versammelt das Opfermahl unter Leitung des Opferspenders beging, der an der Wand nach dem Altarraum zu seinen Hochsitz hatte.

Grundmauern solcher Tempel sind noch erhalten, oft mit denen einer an einer Seite an das Schiff angebauten Vorhalle oder Nebenkapelle. Es bedurfte nur der Errichtung eines stattlichen hölzernen Aufbaus, um ein Gebäude zu erhalten, welches ohne weiteres auch als christliche Kirche zu benutzen war, sobald man nur eine Öffnung in die Mitte der Trennungswand brach, um die Verbindung beider Räume herzustellen.

Und die nordischen ältesten Kirchlein haben in der Tat diese Anordnung. Die Öffnung des Chors — des Altarraums — nach dem Schiff zu ist anfänglich ganz klein, nur eine Tür, bisweilen noch wirklich mit einem Türflügel zu verschließen (auch bei den ältesten angelsächsischen Kirchen oft weniger als 1 m breit), manchmal sind selbst zwei Türen vorhanden, mit Pfeiler dazwischen, so daß der Altar hier offenbar an das Ostende des Schiffes gerückt worden sein muß. — Und so sieht man deutlich, daß diese Verbindung zwischen Chor und Schiff anfänglich fast ohne Bedeutung war und der Chorraum eher als eine Art Sakristei dienen mochte.

Daher ist es tatsächlich wahrscheinlich, daß in ganz nordisch-germanischen Landen man sich entweder vielleicht kurzerhand der alten Tempel für die Einrichtung des ersten christlichen Kirchendienstes bediente oder an Stelle der verbrannten neue Gebäude desselben Aufbaus errichtete, wie ja die neue Religion sich überall gern der altheiligen Stätten bemächtigte. Nur die Tür zwischen Schiff und Chor war neue Zutat.

Erst langsam drang vom Süden herauf die breite Öffnung des Chors bis zur völligen Beseitigung der trennenden Wand oder Pfeiler.

Aber das scheint in der Tat richtig: die christliche Religion bediente sich im Lande der zu bekehrenden Nordgermanen öfters für ihre ersten kirchlichen Gebäude einer ganz ähnlichen Grundform, wie sie die heidnischen Tempelgebäude auch gehabt hatten.

Und wohin auch die Sendboten des Christentums ihren Fuß zuerst niedersetzten, gerade da finden wir noch solche uralte Form der Missionskirchlein, so selbst am Bodensee — wohl lange ehe die Insel Reichenau der Mittelpunkt des dortigen Christenwesens wurde — zu Goldbach, gleich bei den „Heidenhöhlen"; ein winziges Kirchlein, das sich wohl hier als Vorbote des kommenden Evangeliums an wichtigster weithin schauender Stelle eingenistet hatte und in karolingischer Zeit dann mit der prächtigsten Ausmalung geschmückt wurde.

Das Eindringen der italienischen Basilika und der zentralen aus dem Osten stammenden Gestalt des Martyrions oder des heiligen Grabes gehört dagegen erst der folgenden Zeit an, der der völligen Ausbreitung des Christentums über die germanischen Länder, der gesicherten Besitznahme von Grund und Boden und der dauernden Einrichtung von

Kirchen und Wohnstätten durch die Geistlichkeit nach südlichem Muster.

So dürfen wir jene erste Form als die der germanischen Heidenkirchlein betrachten.

Zu dieser einfachen Grundform tritt dann an der Westseite die später fast unentbehrliche Vorhalle — der Narthex — die in karolingischer Zeit sich öfters zu einer selbst mehrstöckigen Vorkirche entwickelte: Werden, Essen, Korvey, Köln (S. Pantaleon), Büdingen, St. Menoux in Frankreich. — Weitere Vorhallen werden nicht selten auch links und rechts an das Schiff angebaut, so daß eine kreuzförmige Gestalt entsteht, wie in Bradford-on-Avon (s. Abb. 182, hier ohne Westhalle).

Nebenräume

Diese Vorräume wandeln sich öfters zu Kapellen oder Nebenräumen, Sakristeien und dergleichen, wie sie ja unentbehrlich waren. So in S. Pankras (Canterbury), Sta. Cristina de Lena (Spanien, s. Abb. 133).

Tritt wie später auf der iberischen Halbinsel die aus Italien und dem Osten stammende Anordnung der Seitenschiffe, die Basilikenform an Stelle des einen Schiffes, so entsteht ein Typus, der ganz logisch die zwei Nebenräume als Apsiden neben den Chor (links und rechts) schiebt, unter Beibehaltung der westlichen Vorhalle. Findet man eine ähnliche Grundform auch bereits in Syrien, so ist doch dort die mittelste der Apsiden so gut wie immer polygon oder rund. Es ist daher sehr wohl möglich, daß diese zwei nachher scheinbar so ähnlichen Grundrißtypen nichts miteinander zu tun haben; es kann vielmehr der spanische sich selbständig zu ähnlicher Gestalt entwickelt haben, während der im Osten nur eine Weiterbildung der querschifflosen Basilika darstellt.

Über der Vorhalle oder gleich dahinter im Schiff erhebt sich in Spanien der Regel nach eine Sängerempore. Die höchste Ausbildung dieses Systems haben wir dort, wo zahlreiche Vorstufen dazu vorhanden sind, wohl in S. Miguel de Lino bei Oviedo zu sehen. Hier war ein ziemlich quadratisches Schiff, das fast den Eindruck eines Zentralbaus macht, nach Osten mit drei rechteckigen Apsiden geschlossen (die mittlere war zweistöckig); westlich erhob sich eine Empore über der Eingangshalle, oben neben den beiden Treppenausgängen noch zwei gewölbte Kammern (Bibliotheken?) enthaltend. Dazwischen dann das völlig quadratische Schiff von drei Jochen, auf vier mittleren Säulen ruhend (s. Abb. 124).

Bei Erwähnung dieser Kirche muß auf eine technisch bedeutsame Leistung und Errungenschaft hingewiesen werden, welche den germanischen Architekten jener Zeit, die der karolingischen direkt voranging, hoch anzurechnen ist: die Ausbildung eines eigenartigen Gewölbebaus.

Gewölbebauten

Wie früher bemerkt, vermieden die Germanen das Gewölbe anfänglich grundsätzlich, da es ihnen in ihre Holzbauweise durchaus nicht passen konnte, selbst dann noch, als die Wände der Gebäude bereits massiv geworden waren. Man begnügte sich nach alter Sitte meist mit offenen Dachstühlen oder flachen Holzdecken.

Erst ganz langsam entschloß man sich zur Anwendung von Gewölben, beschränkte sich aber so gut als ausschließlich auf Tonnengewölbe, und zwar auf solche von ganz geringer Spannweite. Kreuzgewölbe scheinen — wenn sie wirklich vor dem 11. Jahrhundert auftreten — durchweg fremder Import zu sein. — Selbst Kuppelgewölbe mied man im allgemeinen.

Doch, nachdem einmal das Tonnengewölbe in den Bereich der anwendbaren Möglichkeiten gezogen war, machte man von dieser Form der Überdeckung mehr und mehr Gebrauch und suchte durch allerlei Kombinationen ihr manches abzugewinnen, was sonst nur durch kompliziertere Wölbformen zu erzielen schien.

Vor allem gilt das wieder für Spanien, wo die letzten Westgoten sich der Tonne in mannigfaltigster Weise bedienten. Es gibt eine ganze Reihe von Kirchen, deren Mittelschiff hochgeführt und mit solchen Gewölben bedeckt ist, teilweise durch Quergurten verstärkt. Dem Seitenschub dieser Gewölbe begegnete man frühzeitig durch Anfügung einer Reihe von Strebepfeilern.

Selbst dreischiffige Kirchen mit drei längslaufenden recht hohen Tonnengewölben kommen vor (Val de Dios, s. Abb. 137), das Merkwürdigste und Geschickteste aber auf diesem Gebiete leistete man, indem man die hoch in die Luft geführte Mitteltonne durch niedrigere Quertonnen über den Seitenschiffen stützte (S. Miguel de Lino).

Ähnliche Systeme, auf dem Tonnengewölbe fußend, hielten sich in Südfrankreich noch lange in den romanischen Stil hinein, besonders im Auvergnatischen, auch solche mit stützenden längslaufenden Halbtonnen über den Seitenschiffen. Ein kühner Versuch, auf ähnlichem Wege wie in S. Miguel de Lino zu großen Ergebnissen zu kommen, tritt noch im 11. Jahrhundert an St. Philibert zu Tournus auf, da man das Mittelschiff durch Quertonnen auf Bögen, die Seitenschiffe durch Längstonnen mit Stichkappen überwölbte.

Die letzte und großartigste Konsequenz dieser germanischen Richtung im Gewölbebau finden wir in Aachen am Hochmünster angewandt, wo man, um die Mittelkuppel zu stützen, die acht quadratischen Felder des oberen Umgangs mit ansteigenden Tonnen bedeckte (s. Abb. 165). Ähnlich beim Chorumgang zu Vertheuil aus etwas jüngerer Zeit mit Quertonnen um das mittlere Chorgewölbe, die sich sogar nach der Mitte zu verengern.

Hier ist als verwandt der interessante Zentralbau der Kirche von Germigny-des-Prés bei Orleans noch zu nennen; dort stoßen gegen eine mittlere Kuppel oder einen flachgedeckten Mittelturm ebenfalls vier Tonnengewölbe (s. Abb. 160); die übrig bleibenden Ecken sind mit kleinen Kuppeln überdeckt; die Ostseite ist mit drei Apsiden von hufeisenförmigem Grundriß abgeschlossen[1]).

[1]) Es ist ja nicht zu leugnen, daß gerade diese karolingische Kirche in mancher Hinsicht wieder mit syrischen und byzantinischen Bauwerken in der Anordnung Ähnlichkeit besitzt. Man kann aber auf allerlei Wegen zu gleichen Ergebnissen gelangen, und so kann es hier unentschieden bleiben, ob wir in ihr eine Konsequenz der germanischen Wölbungsweise oder einen Ableger des Ostens vor uns sehen.

Kurz — es ist erstaunlich, wie die germanische eben erwachte Wölbkunst unter gänzlicher Abkehr von südlichen Mitteln und Formen rasch eigene Wege einschlug, die sie erst verließ, als der herrschend gewordene romanische Stil die ausschließliche Anwendung der Kreuzgewölbe sozusagen erzwang und damit jener eigentümlichen Richtung ein allzufrühes Ziel setzte.

Erst die Renaissance hat den abgerissenen Faden wieder angeknüpft und die großartigsten Wirkungen durch Kombination von Haupttonne und niedrigeren Quertonnen und Nebenkuppeln geschaffen, manchmal durch die Vierungskuppel zum Höchsten gesteigert. Eine Anordnung, die selbst in St. Peter in Rom noch durchblickt.

Es muß aber als kaum zufällig bezeichnet werden, daß auch diese Wiederkehr des Gedankens ihre klarste und großartigste Durchbildung auf deutschem Boden gewann: in der Michaelskirche zu München, einem der kühnsten Wölbwerke kirchlicher Baukunst aus der Renaissancezeit.

Emporen

Eine auffallende Beobachtung ist die, daß auch seitliche Emporen bei den späteren Kirchenbauten, die wir noch als germanisch bezeichnen dürfen, häufig sind, nicht nur westliche. So finden wir bereits im Aachener Münster und in Nymwegen wie bei S. Michael in Fulda solche, dort freilich an das Muster von S. Vitale erinnernd. In der Peterskirche zu Werden desgleichen rings um den quadratischen Mittelraum (s. Abb. 172). In der Stiftskirche zu Gernrode, S. Lorenzo zu Verona wie in S. Ambrogio zu Mailand nach südlichem Muster nur über den Seitenschiffen.

An diese nordische Art, wie sie z. B. in Werden geübt ist, erinnert lebhaft manche spätere Doppelkapelle, z. B. die in Nürnberg; um einen quadratischen Mittelraum auf Säulen zieht dort die Oberkapelle emporenartig herum. Diese Ähnlichkeit ist von hohem Interesse.

Was die Wölbung bei Profanbauten anlangt, so zeigt die letzte uns erhaltene steinerne Königshalle in Spanien noch heute ein langes Tonnengewölbe mit Querrippen und Strebepfeilern.

Balkendecke

Sonst scheint, sowohl nach dem, was die Reste sagen, als was durch Schriftsteller sich an Nachrichten erhielt, in den Königspalästen wie sonst in germanischen Profangebäuden die Holzbalkendecke herrschend gewesen zu sein. Ermold Nigellus erwähnt solche in der Pfalz Ludwigs des Frommen in der Charente; die Reste des Merowinger-Saalbaus in Aachen zeigen noch die Konsolen für die Deckenbalken.

Selbst eichene Holztäfelung wird als Schmuck der Räume desselben Palastes gerühmt, was ja wohl als selbstverständlich scheint. Denn Holzbekleidung der Wände ist von alters her bis heute den germanischen Völkern das Eigentümlichste.

Um zuletzt das nicht unerwähnt zu lassen: auch bei den Germanen bildete das wärmende Herdfeuer von jeher den Mittelpunkt des Hauses, wie es sich bei den niedersächsischen Bauernhäusern noch bis zur Gegenwart zeigt. Hie und da finden sich ähnliche Anordnungen selbst noch im Stadthause.

Herd und Heizung

Im langobardischen Friaul ist eine solche uralte Herdform noch häufig im Gebrauch: eine runde Aufmauerung, die die Mitte eines eigenen Raumabschnittes einnimmt, der sich mit großer Öffnung gegen den Hauptraum auftut; Treppenstufen führen hinzu und nach zwei Seiten herum, in der Decke darüber fängt ein mächtiger Schlot den Rauch.

Für das frühzeitige Vorhandensein von ausgebildeten Kaminen zur Erwärmung sprechen noch heute Reste aus Karolingerzeit (Salzburg); aber selbst der nordische Ofen ist uralt. Früh fand er im hohen Norden in der Hirdstofa an Stelle des mittleren Herdes in der Ecke eine Stätte; bei den Langobarden wird er ebenfalls erwähnt, indem gesetzlich das zu einem Ofen nötige Material auf 250 Kacheln beschränkt wird.

DIE OSTGOTEN

Gegen das Ende des 5. Jahrhunderts tritt dieser Volksstamm auf die Weltbühne als Erbe des weströmischen Reiches in Italien. Seine Herrlichkeit gipfelt in der gewaltigen Gestalt Theoderichs des Großen, Dietrichs von Bern. Nach seinem Tode (526) war in weniger als einem Menschenalter das riesige Ostgotenreich gestürzt und zertrümmert; seine letzten Reste verschwanden spurlos. Ein furchtbares Schicksal, das die besten und begabtesten unter allen Germanen zerschmetterte; wie stets, nur durch die Hilfe, ja die Hand ihrer germanischen Brüder, die byzantinische Arglist und Staatskunst gegen sie gewaffnet und geführt hatte. Germanenhilfstruppen vernichteten schon vorher die Vandalen; das auf den Ruinen des Gotenreiches entstandene letzte Germanenreich in Italien, das der Langobarden, fiel durch der germanischen Franken stärksten Herrscher, Karl den Großen.

Doch die Spuren des verschwundenen Ostgotentums in Italien auf dem Gebiete der Kunst sind unverwischbar. Wenn auch merkwürdig genug seine Gräber noch nicht gefunden zu sein scheinen, von ihren Bauwerken wenigstens steht noch genug aufrecht, um von ihnen zu zeugen und ihr Andenken würdig zu erhalten.

Theoderich

Es ist freilich nicht zu verkennen, daß Theoderichs Streben vorwiegend darauf gerichtet war, seinem Volke alle Segnungen der römisch-byzantinischen Kultur zu erschließen und zu erhalten, daß sein merkwürdig klares Auge ohne Zögern den unermeßlichen Schatz, den Jahrtausende in Italien gehäuft hatten, umfaßte und seinen Wert völlig erkannte. Und so trat er ohne Zögern dies ganze Erbe an, nicht nur der Kultur, sondern insbesondere auch der Kunst. Es ist bekannt, daß Theoderich ein Jahrzehnt seiner Knabenzeit als Geisel in Byzanz hatte zubringen müssen und schon dort völlige Kenntnis dessen gewann, was Ostrom bot. Später machte er sich auch das Weströmische geistig zu eigen, wie seine Taten beweisen.

Trotzdem dürfen wir uns keineswegs von ihm vorstellen, daß er in völlige Abhängigkeit von diesen Einflüssen geraten sei. Vielmehr blieb er Ostgote, Germane, durch und durch; auch das bezeugen seine Taten.

Selbst einen gewissen inneren Widerstand muß er dem fremden Wesen entgegengesetzt haben, wie er sein Leben lang in Unkunde des Schreibens verharrte. Der Chronist sagt von ihm, daß er seine Unterschrift durch eine metallene Schablone mühsam malte. Das hinderte ihn doch nicht, mit Auge, Sinn und Geist alles umher als Eigentum zu ergreifen.

Seine umfassenden Vorschriften zur Erhaltung der römischen Kunstdenkmale sind bekannt; er setzte große Jahresbeträge, allein für Rom 200 Pfund Gold und 25000 Ziegel jährlich, zu diesem Zweck aus und ließ verfallende Bauwerke erneuern. Hier ging sein Kampf gerade gegen der großen Römer klägliche Nachkommen, deren Eigensucht und Gleichgültigkeit der schlimmste Feind der herrlichen Hinterlassenschaft der Antike in Italien war, die wir uns als damals noch annähernd vollständig vorhanden denken dürfen.

„Es ist ergreifend, den Germanenkönig unablässig und in jeder Weise für die Rettung der von den Römern bedrohten und vernachlässigten Monumente wachen und wirken zu sehen", sagt Dahn; „ein besonderer Beamter, der custos palatii, Palastwart zu Ravenna, hat diese gesamte Tätigkeit der Regierung in Erhaltung, Pflege, Restauration der antiken Werke und die Herstellung von Neubauten zu leiten ... Zunächst soll er den Palast zu Ravenna instand halten, schmücken und verschönern; aber er soll auch unter treuer Verwendung der vom Könige dafür ausgeworfenen Summe das ganze große Heer von Baumeistern, Bildhauern, Erzgießern, Mosaikarbeitern überwachen und beschäftigen, dem König die Pläne für alle Bauten zu Kriegs- und Friedenszwecken vorlegen."

Wenn man bedenkt, daß der König für das italienische Volk, das eingesessene, ganz wie die alten Kaiser noch neue Theater, Amphitheater, Bäder, Wasserleitungen, Kanäle und Kloaken erbaute, dazu Kirchen und Paläste, Befestigungen und militärische Bauwerke, selbst ganze Städte, so muß man staunen, besonders wenn man sich erinnert, daß auch noch großartige reine Kulturwerke nebenhergingen, so die Austrocknung der Sümpfe bei Terracina und Spoleto.

Geschah das für die eigentlichen Italiener, so tat er nicht Geringeres für sein Gotenvolk und sich selber. Schützte und besserte er einerseits die gottesdienstlichen Gebäude der Katholiken und der Juden, so errichtete er nicht minder zahlreiche Kirchen für die Arianer; denn die Goten hingen ja anfänglich ausnahmslos dem Arianismus an; auch Vulfilas, der Gotenbischof, der Schöpfer der gotischen Schriftsprache, war Arianer gewesen. Eine besonders große der von Theoderich in Ravenna erbauten Kirchen hieß S. Andreas Gotorum.

Viele bedeutende Städte schmückte er mit einem Palatium; größere Paläste erstanden an den ihm wichtigsten Orten, so in Ravenna, Verona, Spoleto u. a., deren Reste überall noch einer gründlichen Untersuchung harren. Das allermeiste ist leider längst verschwunden; zuerst seine Sommerpaläste, die er, wie in Monza, an geeigneten kühleren Orten errichtete.

Wie natürlich sind die Bauwerke Theoderichs, soweit Reste davon von uns mit Augen noch geschaut werden können, im Geiste und in der Art denen nahestehend, die er im italischen Lande gerade damals vorfand, und die zu seiner Zeit dort maßgebend waren. Seine eigentlichen Bauhandwerker mußten daher in der Hauptsache italienische oder östliche sein, da für so große und neue Anforderungen die gotischen Zimmerleute nicht ausreichen konnten; also reihen sich der Regel nach die unter seiner Regierung entstandenen Gebäude den gleichzeitigen italienischen oder byzantinischen an. Ihre Ausstattung erst recht; Mosaiken, Marmorbekleidungen, Bronzewerke konnten nur durch West- oder Oströmer hergestellt werden; selbst für Sarkophage ließ Theoderich besondere Arbeiter aus Rom nach Ravenna kommen.

Immerhin zeigen einige — die letzten — der von den Ostgoten herrührenden Bauwerke bereits starke selbständige Züge, eigenartige Gedanken und besondere Formen, in denen sich germanische Art und germanischer Wille auszusprechen und durchzuringen, in denen unter alle dem fremden italienischen, byzantinischen, syrischen Wesen auch das germanische zur Geltung zu gelangen weiß. Gerade diese Bauwerke haben uns natürlich eingehender zu beschäftigen.

Andere aus Theoderichs Zeit, insbesondere die kirchlichen, sind seit langem gründlich studiert und im Anschluß an die altchristliche Baukunst gewürdigt; doch müssen wir auch bei ihnen verweilen.

Arianische Kirchen

Die Arianer bedurften zu ihrer Religionsausübung im ganzen nicht andersgestalteter Räume, als die athanasianischen Orthodoxen. Die eigentlichen baulichen Unterschiede zwischen den Kirchen der beiden Richtungen konnten bisher nicht genau festgestellt werden, so wünschenswert das wäre. Es scheint überhaupt, als ob man wenig äußere bauliche Merkmale des Arianertums gekannt hätte. Vielleicht ist das bekannteste die Vermeidung der Symbole der Dreieinigkeit, z. B. der Dreieckform, folglich auch der Dreiecksgiebel. So sollen die arianischen Kirchen stets unter Ausschluß dieser Form horizontale Frontabschlüsse — also Walmdächer — gezeigt haben.

Auch scheint es, als ob die Chorapsiden der arianischen Kirchen ausnahmslos durch große Fenster beleuchtet gewesen wären, während die Apsiden der orthodoxen Kirchen meist ohne Fenster blieben.

Wie das „arianische" Kreuz eigentlich gebildet war, ist nicht klar, obwohl davon öfters gesprochen wird. Einige steinere Kreuze zu Ravenna neben dem arianischen Baptisterium eingemauert (s. Kopfleiste), haben einen nur wenig verlängerten Kreuzesstamm und Runde an den Kreuzesenden. Ob diese Runde von wesentlicher Bedeutung waren, ist unsicher. Vielleicht ist überhaupt gar kein ganz bestimmter Unterschied vorhanden gewesen, sicher erscheint, daß das bei den Arianern gebräuchliche Kreuz dem gleicharmigen sich näherte, also zwischen lateinischem und griechischem Kreuze stand.

Außerdem wird behauptet, daß Ambonen in arianischen Kirchen nicht üblich gewesen seien. Das würde vielleicht heißen: die nachher unter diesem Namen auftretenden Doppelkanzeln (meist von mitten leicht ausgebogener Grundform) zu beiden Seiten der Schranken des Chors der Psallierenden im Mittelschiff fehlten, wie dieser selbst, doch wird wohl irgend eine Art von freistehenden Kanzeln vorhanden gewesen sein; sonst müßte der Prediger von dem erhöhten Raum vor

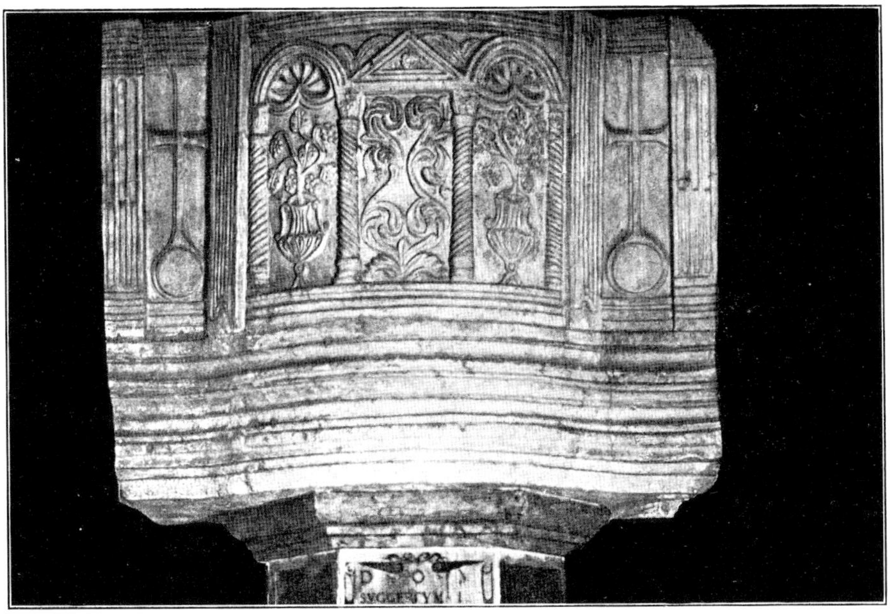

Abb. 72. Ravenna. S. Spirito. Ambo.

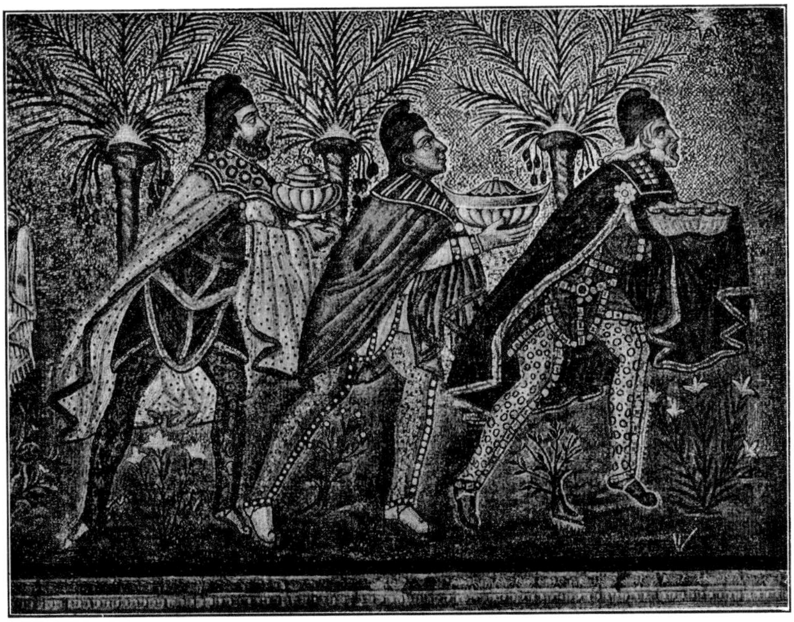

Abb. 73. Ravenna. S. Apollinare nuovo. Mosaik.
(Phot. Alinari.)

der Altarnische aus geredet oder von dort aus die Vorlesungen von Evangelium und Epistel stattgefunden haben. —

Es muß fraglich erscheinen, ob überhaupt solche besonders ausgezeichnete erhöhte Standpunkte erst später eingeführt und bei dem Gottesdienst der Arianer noch nicht nötig gewesen wären.

Jedenfalls finden wir in Theoderichs Palastkirche (S. Apollinare nuovo) und in S. Teodoro (S. Spirito; Abb. 72, Tafel XVII) Ambonen, die vielleicht noch aus der Zeit der Erbauung dieser Kirchen herrühren, sicher nicht viel jünger sind.

Muß hierin der Forschung und Feststellung noch fast alles vorbehalten bleiben, für die Baukunst in engerem Sinne kommt der Unterschied des arianischen und orthodoxen Christentums offenbar so gut als nicht in Frage; Kirchen ohne Giebel scheinen kaum noch vorhanden, ebensowenig solche ohne Ambonen oder spätere Kanzeln. Die arianischen Gotteshäuser sind in der Folge ausnahmslos katholisiert, die Bildwerke, soweit sie an die Ketzer erinnerten, umgeformt oder zerstört worden — und so wird aus der Zeit, wo die arianischen Germanen in Italien und Spanien ihrem Christentum in kirchlichen Bauwerken monumentalen Ausdruck gaben; wohl nichts Charakteristisches mehr übrig geblieben sein. Aber wie gesagt, es ist vermutlich alles das auch nur äußerlich und wenig bedeutsam gewesen und hat auf das Bauwerk als solches kaum Einfluß gehabt. Sonst könnten nicht so manche Kirchen zuerst katholisch gewesen, — dann arianisiert — nachher dem katholischen Kultus zurückgegeben sein, ohne daß man dies an ihnen wahrnimmt[1]).

Jedenfalls ist es sicher, daß Theoderich, der milde Fürst, eine Reihe neuer ansehnlicher Kirchen für seine arianischen Goten neu erbaute, während er die bestehenden Kirchen und Kathedralen der Regel nach den bisherigen Besitzern beließ. Solcher Bauwerke haben wir vor allem in der Hauptstadt Ravenna mehrere. Zuerst seine Hauptkirche neben seinem Palast, die er Jesus Christus, dem Erlöser, weihte, von Erzbischof Agnellus als S. Martino in Coelo aureo umbenannt, heute S. Apollinare nuovo oder dentro.

Ravenna, S. Apollinare nuovo

Dieses herrliche Bauwerk ist so oft beschrieben und zählt so sehr in die Reihe der altchristlichen Basiliken Italiens, daß wir es hier kaum

[1]) Dagegen ist es sicherlich nicht ohne innere Bedeutung, daß die Germanen — mit Ausnahme der Franken — bis ins 7. Jahrhundert, ja noch länger, dem Arianismus anhingen und der Einführung der katholischen Einheitskirche lange erbitterten Widerstand entgegensetzten. Und zwar in ihren höchststehenden idealst angelegten Stämmen, den Ostgermanen, später auch den kraftvollen Langobarden, während die weltklugen und praktischen Franken sich bereits von Anfang an in diplomatischer Erkenntnis ihres Vorteils an die orthodox-katholische Richtung anschlossen und bis heute Frankreich immer die geliebteste Tochter der Kirche, anderseits ihre Schützerin geblieben ist. Ebenso kann die Tatsache, daß die Reformation wieder auf ältestgermanischem Boden erwachsen mußte, und da bis heute ihre Anhänger behielt, kaum zufällig sein. Der römische Katholizismus ist eine Schöpfung des reinen Romanentums und hat sich von jeher mit dem eigentlichen Germanentum in offnem oder stillschleichendem Kampfe befunden.

besonders zu würdigen haben sollten. Trotzdem, und obwohl an ihm sich kaum spezifisch germanische Eigentümlichkeiten von Belang zeigen, müssen wir es doch, wenn auch in Kürze, beschreiben, schon deshalb, weil es das beglaubigtste Werk der Kunstliebe Theoderichs ist und laut einer (verschwundenen) Inschrift in seiner später ganz erneuerten Chornische von Theoderich von Grund aus erbaut und bereits 504 geweiht wurde. Wir dürfen glauben, daß der große König sie in vollster Pracht ihrer Ausstattung gesehen und in ihr gebetet hat.

Der schriftstellernde Presbyter Agnellus schreibt: „Wenn du fleißig in der Chornische (tribunal) nachschaust, so wirst du über den Fenstern die aus Stein hergestellte Inschrift finden: „König Theoderich machte diese Kirche von den Fundamenten an im Namen unseres Herrn Jesu Christi". Darum also hieß diese Hofkirche Salvatorkirche, bis Erzbischof Agnellus (553—66) sie katholisierte und dem Heiligen Martin weihte. Agnellus hat damals eine Reihe von Änderungen an ihr vorgenommen, da er sie planmäßig aller ihrer Erinnerungen an Theoderich zu berauben gedachte; trotzdem blieb der Körper der Kirche mit Ausnahme der 856 eingestürzten und im 18. Jahrhundert nochmals erneuerten Apsis und der Westwand im ganzen so, wie sie schon in ostgotischen Tagen erschien. So ist sie für uns ein ganz unschätzbares Dokument der Zeit und der Kunstliebe Theoderichs des Großen, wenn sie auch selbst in keinem Teile als das Werk germanischer Künstler bezeichnet werden darf, und eben nur in einigen Nebendingen das Germanische sich andeutungsweise ankündigt.

Um so wichtiger ist uns die Kirche als erhaltenes umfangreichstes kirchliches Bauwerk, das für die Ostgoten errichtet wurde, zugleich wegen seiner prachtvollen Ausstattung von Mosaiken, die in ähnlicher Weise aus jener Zeit sonst nirgends mehr vorhanden sind.

Es ist eine dreischiffige Basilika, deren Mittelschiff durch zwei Bogenreihen auf je zwölf Säulen von den Seitenschiffen getrennt ist; die Apsis ist innen rund, außen im Grundriß ein halbes Zehneck, und verlängert sich nach dem Mittelschiff zu noch zu einem besonderen wohl einst durch eine Schranke abgetrennten fast quadratischen Chorraume, wie er in romanischer Zeit so oft vorkommt. Die Apsis hatte Fenster nach der bei den arianischen Kirchen üblichen Weise.

Vor dem Eintritt in die Kirche durchschritt man ein Atrium — einen kleinen Säulenhof — und dann die Vorhalle (Narthex). Ersteres ist verschwunden, letztere umgebaut und kaum mehr erkenntlich.

Die Säulen, die die Schiffwände tragen, haben weiße Marmorkapitelle und Füße und verjüngte, aber nicht geschwellte Schäfte aus Cipollinmarmor.

Hierbei ist bemerkenswert, daß diese Säulen, wie bei allen Bauwerken Theoderichs, nicht von antiken römischen Bauwerken geraubt, sondern eigens für die Kirche angefertigt sind. Man meint: im Osten, und findet ihre Form byzantinisch. Die Akanthusblätter sind freilich nach griechischer Art ziemlich stachlig. Doch zeigt sich an den

Deckplatten eigentümliche recht holzmäßige Verzierung mit eingekerbten parallelen Linien; die einfach mit Kerbschnitt markierten vier Blütenknospen sind nach der Seite gekehrt, bewegen sich also sozusagen nach der gleichen Seite sich drehend um den Kern der Säule herum.

Das sind bescheidene doch neue dekorative Elemente, die vielleicht durch die nordischen Barbaren in die Kunst eingeführt sind; derb und anspruchslos, weit entfernt von der früheren plastisch vollendeten Durchbildung des ornamentalen Blatt- und Blütenwerks der Antike — doch wirksam und kernig. Es kann dahingestellt bleiben, woher dieser Umschwung kam, sicher ist es, daß er mit dem Eintritt der Barbaren in die Kunst erschien[1]).

Die Bögen oberhalb der Säulen, die auf einem quadratischen derben Kämpferstein mit Kreuz an der Vorderseite ruhen, sind in der frühen Renaissancezeit erneuert und dekoriert; man hat damals die Säulen mit den Bögen soweit als möglich höher gebracht. Seitdem mußte der Fußboden nochmals erhöht werden, und so stehen die richtigen Säulenfüße heute doch wieder etwa 60 cm unter dem Pflaster, bis ins Grundwasser hinein.

Der ursprüngliche Kirchenboden dürfte daher ungefähr $1^1/_2$ m tiefer gelegen haben, als heute. Das stetige Wachsen der Betten der beiden Flüsse Lamone und Ronco, die die Stadt einfassen, machte ein wiederholtes Aufhöhen des Bodens innerhalb der Mauern notwendig, das seit den Tagen Theoderichs einen Niveauunterschied von mehr als 2 m ergeben haben muß.

So ist der Eindruck der Kirche heute ein weit niedrigerer, als ursprünglich. Dazu muß noch bemerkt werden, daß zu Zeiten Theoderichs das Schiff mit einem prachtvollen vergoldeten Holzplafond bedeckt war, dessen spärliche Reste noch oberhalb der aus dem 17. Jahrhundert stammenden Decke vorhanden sein sollen. Und trotzdem ist der Eindruck immer noch durch Verhältnisse und Ausstattung ein herrlicher und in seiner Art einziger, denn wenigstens die Langwände der Kirche oberhalb der Bogenreihen bis zur Decke sind noch heute mit ihren großenteils ursprünglichen prachtvollen Mosaiken auf Goldgrund bekleidet.

Zunächst erblicken wir über den Bögen einen Fries, — rechts von Männern, links von Frauen, die in feierlichem Zuge nach dem Osten wallen; links am Ende thront, von Engeln bewacht, die Mutter Gottes, der die drei Weisen ihre Gaben bringen. Gegenüber der Erlöser auf hohem Sitze.

Darüber zwischen den Fenstern dann Heilige unter schirmartigen Baldachinen, und ganz oben in rechteckigen Feldern Einzelszenen aus dem Leben Jesu.

---

[1]) Sind solche Bauteile als im Osten von Ravenna aus bestellt anzusehen, so ist es auffallend, daß sie alle, insbesondere die Kapitelle, dem westlichen Zeitgeschmack bestimmte Zugeständnisse machen und offenbar auf den Geschmack der Besteller zugeschnitten sind. In Frankreich ist dies Verhältnis bei den feineren merowingischen Bauwerken ganz auffallend.

Ein großartigster Zyklus heiliger Bilder, wie er sonst aus jener Zeit an den Schiffwänden einer Kirche nicht mehr vorkommt, und eine gewaltige Leistung kirchlicher Malerei von größter Schönheit und Feierlichkeit.

Es ist schmerzlich, daß von der einstigen Pracht nur diese zwei Längsseiten erhalten sind. Denkt man sich die Ausstattung der früher so viel höheren Kirche vervollständigt, oberhalb der Säulen schon die Bögen mit Mosaik geziert (wie bei anderen Beispielen), dann am Chorbogen, im Chor und in der Apsis diese Malerei zu der höchsten Wirkung gesteigert, darinnen einen Prachtaltar, über allem die goldene Decke (coelum aureum), unten an den Wänden farbigen Marmor, dazu den reichsten Marmorfußboden, die Kirche auch sonst noch ausgestattet mit Altären, Lampen und anderem Schmucke, so muß das Ganze von einer Pracht und Schönheit gewesen sein, der wohl nur zu vergleichen ist die heute noch allein übrig gebliebene Herrlichkeit von S. Marco zu Venedig.

Das war Theoderichs Palastkirche, ein wahrhaft königliches Denkmal seiner Frömmigkeit wie seiner Liebe zur Kunst. Freilich mit den künstlerischen Mitteln des eroberten Landes gestaltet (Abb. 74, Tafel XVIII). —

Es wird behauptet, daß die heutigen Mosaiken von Erzbischof Agnellus herstammten, auf Grund der Nachricht des Presbyters Agnellus, der viel später die Geschichte der Bischöfe Ravennas schrieb. Doch ist dessen Ausdruck: „er zierte die Chorpartie und die beiden Wände mit Reihen von wallenden Märtyrern und Jungfrauen in Mosaikwürfelchen“ sicher nur auf die beiden Friese der Langwände und des Vorchors zu beziehen; alles andere muß noch von Theoderich herrühren. Denn welcher Grund sollte den Erzbischof und griechischen Exarchen dazu getrieben haben, da ihm neuere noch größere und prächtigere Kirchen, so S. Vitale, S. Apollinare in Classe viel näher am Herzen liegen mußten, nachträglich der Hofkirche des Barbarenkönigs den herrlichsten Mosaikenschmuck zu schenken? — Und außerdem gibt es klaren Beweis genug dafür, daß die Bilder der Hofkirche bereits ursprünglich dem Bau angehörten, und daß der Bischof Agnellus nur Änderungen an ihnen vorgenommen haben kann, indem er ihm ärgerliche Darstellungen beseitigte und durch ihm genehme ersetzte. Davon später.

Der Ausgangspunkt der großen Schar der heiligen Jungfrauen und der Märtyrer ist nämlich links ein Bild der Stadt Classe, rechts der Stadt Ravenna. Zwei ungemein wichtige Darstellungen, die uns einerseits die mauerumwallte Hafenstadt Ravennas mit Toren und allerlei über die Zinnen ragenden Gebäuden, Wasserleitung, Rundbauten und anderem zeigen, gegenüber rechts aber ein Stadttor mit der Überschrift: civitas Ravenna und daneben ein Prachtgebäude, in dessen Giebel geschrieben ist: Palatium (Abb. 85).

Also hier steht offenbar vor uns ein Abbild des berühmten Palastes Theoderichs zu Ravenna, seines größten und herrlichsten Bauwerkes.

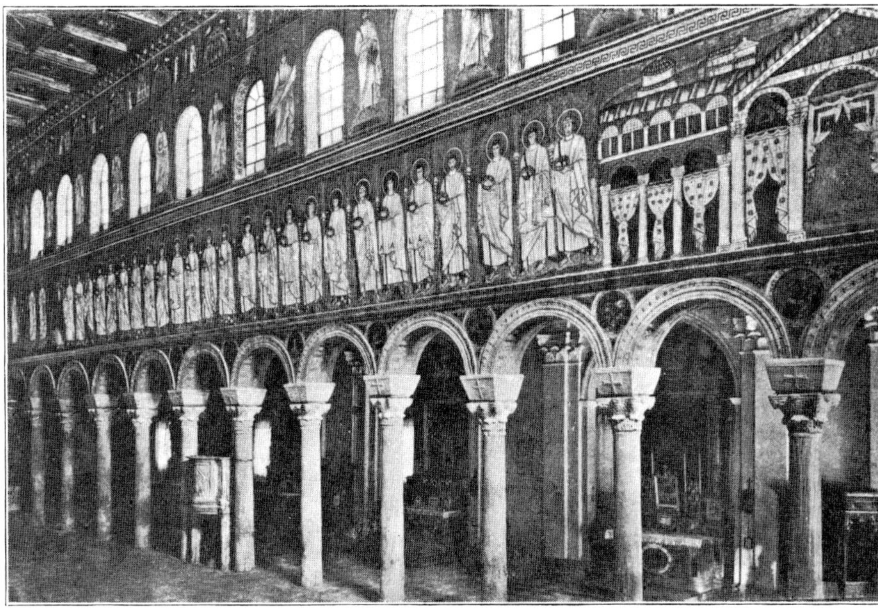

Abb. 74. Ravenna. S. Apollinare nuovo.

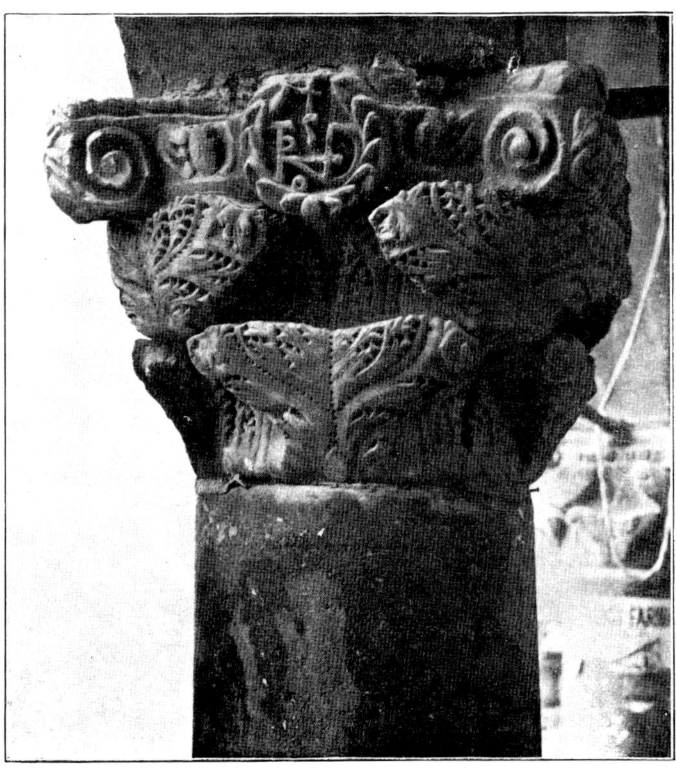

Abb. 76. Ravenna. Kapitell der Herkules-Basilika mit Theoderichs Monogramm.

(Phot. Alinari.)

Inmitten ein Giebelbau auf drei Bögen über hohen Prachtsäulen, links und rechts Säulenhallen mit Obergeschoß; ein oft bewundertes prächtiges Bild, auf das wir zurück zu kommen haben.

In den Bögen hängen Vorhänge, meist kurios geknotet, kaum recht verständlich, bis wir bei schärferem Zusehen bemerken, daß überall der erste Inhalt dieser Bögen weggenommen und durch in neuem Mosaik hergestellte Vorhänge oder einfachen Grund ersetzt ist. In dem mittelsten Bogen läßt sich deutlich die Spur des Bildes eines Thronenden erkennen, im Giebel allerlei Andeutungen verschwundener Figuren, wie nebenan in dem Tore der Stadt sich die Umrisse einer daraus hervortretenden ebenfalls entfernten großen weiblichen Figur erkennen lassen.

Auf den Schäften der Säulen aber sind von verschwundenen Männern, die einst in den Bögen standen, noch zwei Hände vollständig vorhanden, und oberhalb der Vorhänge schauen ihre Scheitel hervor; da, wo einst die dazu gehörigen Gestalten waren, sind jetzt die sonderbar gefalteten Vorhänge in Mosaikmalerei. Kurz, wir bemerken hier, daß Spätere die Darstellung menschlicher Gestalten, die einst diese Bogenreihe, von der Mitte ausgehend, füllten, haben verschwinden lassen.

Die unvermeidliche Erklärung ist die, daß hier der germanische König Theoderich mit seinen Paladinen bildlich gepriesen wurde, und daß der Erzbischof Agnellus diese verhaßten Gestalten entfernen und durch einfachen Mosaikgrund oder Vorhänge ersetzen ließ. Von ihm müssen denn auch die zwei langen Reihen der Märtyrer und der heiligen Frauen in ihrer heutigen Erscheinung herrühren, die von dem Westende gen Osten wallen, als Ersatz einer einst da vorhandenen ihm anstößigen Darstellung aus der Zeit der Arianer, während die beiden Schlußgruppen, links die heilige Jungfrau mit dem Kinde thronend zwischen vier Engeln und rechts Christus auf seinem von Engeln umgebenen Throne, noch ursprünglich sind. Wohl auch die zu dem Jungfrauenzug wenig passenden drei Könige, die deren Prozession vor dem Throne Mariae abschließen, köstliche Gefäße der Himmelskönigin darbringend (Abb. 73, Tafel XVII).

Es mag hier der Vermutung Raum gegeben sein, daß der erste dieser heiligen drei Könige, Caspar, ein würdiger hoher Greis mit langwallenden Locken, vielleicht doch den König Theoderich selber darstellen kann. Leider ist gerade diese Gruppe um 1830 bereits einmal restauriert worden — immerhin ist ihre völlig germanische Gewandung mit Schuhen, Beinkleidern, Untergewand und Mantel, einer Art phrygischer Mütze (wie sie auch die Franken trugen) und dem mit Spangen und Schnallen reich besetzten starken Riemenschmucke überall, gegenüber allen sonstigen Gestalten in langwallenden byzantinischen und antiken Gewändern mit Sandalen, höchst auffallend.

Oberhalb aber bis zur Decke sehen wir in einer außerordentlich großen Reihe von einzelnen Bildern das Leben Jesu dargestellt, ganz verschieden von jenen unteren Friesen, die mehr schematisch dekorativ wirken, 26 ernste großartige Bilder von tiefen Farben, teilweise Christus noch unbärtig, teilweise schon bärtig zeigend, von riesiger Gestalt

— predigend, Wunder tuend und leidend. — Aber die großen Ereignisse, Kreuzigung, Auferstehung und Himmelfahrt, fehlen. Sicher waren diese auf anderen Wänden, etwa an der westlichen Querwand und in der Apsis dargestellt. Alles dies gehört noch zur Kirche des Theoderich, die Jesus Christus geweiht war; nicht minder die Reihe der 32 heiligen männlichen Gestalten zwischen den Fenstern unter schirmartigen Baldachinen. Der Stil dieser Bilder ist ungleich ernster, großartiger, vor allem sind sie tiefer gefärbt als die hellen Friese des byzantinischen Bischofs darunter, die einer oberflächlicheren schematisch dekorativen Kunst angehören.

Kurz, der Zeit des Agnellus darf nur die Einfügung der zwei großen Züge von Männern und Frauen in ihrer heutigen Gestalt[1]) — andererseits die Ausmerzung der Figuren unter den Bögen des Theoderichpalastes zugeschrieben werden, alles übrige wird noch von des großen Königs Kirche stammen. Nur was Anstoß erregte, als man die Kirche katholisierte, mußte fallen; vor allem die Erinnerung an die gehaßte große Zeit der Ostgoten.

Doch haben wir in dem auch heute noch herrlichen Bau, wie bemerkt, überall die Arbeit von Italienern und Griechen vor uns, ganz unzweifelhaft. Denn die Absicht spricht sich unverkennbar in allem aus, eine Kirche zu errichten, die, wenn auch nicht an Größe, so doch an Pracht und Schönheit mit jeder italienischen, die damals berühmt war, von St. Peter in Rom an, zu wetteifern vermochte. Und das ist gewißlich erreicht gewesen.

Von Ausstattungsgegenständen scheint der jetzt unter den Schiffarkaden rechts stehende Ambo vielleicht doch ursprünglich; er zeigt spezifische germanische Eigentümlichkeiten, zunächst ruht er auf Dreiviertelsäulen mit Pilastern (Abb. 46), die ganz in bekannter Weise aus einem viereckigen Balken gearbeitet, also in aller Ausladung auf das Äußerste eingeschränkt sind. Das untere reiche Zahnschnitt- und Eierstabgesims ist ebenso aus der vorhandenen Steinmasse herausgearbeitet oder in sie hinein, so daß ein ganz merkwürdiger Eindruck von schrägstehenden Teilen entsteht. Der obere Teil, die flach ausgebogene Brüstung, entspricht herkömmlicher italienischer Tradition.

In einer Kapelle der Nordseite befindet sich noch ein Altar mit Ziborium und Schranke, doch von einfacher Gestalt, mit teilweise höchst eigentümlichen Kapitellen. Die Schranke aus durchbrochnen Marmorplatten ist vielleicht ein Rest der ursprünglichen Chorschranke.

S. Andrea dei Goti

Die oben genannte große Kirche S. Andrea dei Goti, die Theoderich erbaute, offenbar also auch eine arianische, ist ganz verschwunden.

[1]) Trotzdem kann auch ursprünglich an dieser Stelle nichts anderes, als zwei solche Züge gewesen sein; das ergeben die noch vorhandenen alten Anfänge und Enden. Darnach müssen wir glauben, daß diese beiden Reihen zuerst Persönlichkeiten darstellten, die den Ostgoten verehrungswürdig und heilig waren, die deshalb durch ziemlich gleichgültige Märtyrer- und Jungfrauengestalten nach üblichem Schema ersetzt werden. Damit bleibt die originelle Grundidee der beiden großen Gestaltenreihen als ursprünglich bestehen.

Aber eine höchst interessante Notiz des Agnellus scheint sich auf sie zu beziehen. In dem Leben des Erzbischofs Maximian sagt er: „Die Kirche aber des Apostels Andrea, nicht weit von der Herkulesgegend (wohl der Gegend der Herkulesbasilika) versah er mit allem Fleiß mit prokonnesischen Marmorsäulen, nachdem er die alten hölzernen von Nußbaum entfernt hatte." Daraus muß doch wohl geschlossen werden, daß die von Theoderich eigens für seine Goten erbaute Andreaskirche nach alter germanischer Weise aus Holz bestand und erst bei der Katholisierung (um 546) steinerne Stützen erhielt. Jedenfalls ein höchst bezeichnender Beweis dafür, wie Theoderich in nationalen Dingen auch auf altnationale Tradition zurückgriff und selbst im Bauen nicht bloß blind abhängig war von der fremden Kultur und Sitte, wie man wohl behauptet hat.

Die andere einst arianische noch vorhandene Kirche Theoderichs ist S. Teodoro, jetzt S. Spirito, doch ohne weiteren besonderen Schmuck, als den ihrer Säulen und Arkaden. Aber sie birgt den oberen Teil eines Ambos, vielleicht doch noch aus den ostgotischen Tagen des Baus, dem auch der in S. Apollinare nuovo in der Form nicht ferne steht. Bezeichnend ist für ihn, daß er an seinen Enden mit den charakteristischen Pilastern abgeschlossen ist, die hier den Altären und Sarkophagen des 5. und 6. Jahrhunderts eignen; ein ganz ausgebildetes Motiv: korinthische kanellierte Pilaster mit sehr flachem Fuß und Rundstäben in der unteren Hälfte der Kanellierungen (s. Abb. 72, Tafel XVII).

S. Spirito

Außerdem aber verdienen besondere Aufmerksamkeit die Weinranken mit den merkwürdig geschlitzten Blättern, wie sie seit jener Zeit der germanischen Ornamentierung, auch der langobardischen und fränkischen, selbst der westgotisch-spanischen (Abb. 75), so eigentümlich sind[1]. Der Ambo gehört sicher noch dem 6. Jahrhundert an.

Auch die berühmte Kirche S. Vitale ist noch zu Theoderichs Lebzeiten begonnen; vollendet, ehe das Gotentum in Italien vernichtet war. Trotzdem empfinden wir in ihr einen durchaus fremden, ganz östlichen Import, sehen in diesem Bau den ersten, den wir völlig byzantinisch nennen können, wenn dieser Ausdruck überhaupt etwas bedeutet, vor allem aber den Triumph der orthodoxen Kirche und ihrer Kunst über das Germanentum. Und darum können wir den viel besprochenen Bau, obwohl er unter ostgotischer Herrschaft sogar in deren Hauptstadt entstand, nicht in den Kreis unserer Besprechung ziehen. — Gleiches gilt auch von der so sehr schönen Basilika von S. Apollinare in der Vorstadt Classe; obwohl diese unverkennbar eine Nachbildung der Hofkirche in der Stadt ist, bleibt sie doch ein Werk der griechischen Erzbischöfe, wenn auch noch in den letzten Jahren der gotischen Herrschaft gebaut.

Ein weiterer kirchlicher Bau für die Arianer ist zu erwähnen, der noch Theoderich zuzuschreiben ist: das Baptisterium der Arianer, heute S. Ma-

Baptisterium der Arianer

[1] Ein Erbteil aus ältester gotischer Zeit, vielleicht noch vom Schwarzen Meere her, wie ein schöner ostgotischer Goldschmuck aus Ungarn es beweist, der mit ganz gleichen Blättern geschmückt ist.

ria in Cosmedin. Ein einfacher Zentralbau, achteckig mit (meist verschwundenen) Nischen, auf vier der acht Seiten; nur noch geschmückt durch sein schönes Mosaikbild in der Kuppel. Wenn auch offenbar nur eine wenig veränderte Nachahmung der Kuppelauszierung in der vorgotischen Taufkirche der Orthodoxen, S. Giovanni in Fonte, die in herrlicher Pracht noch heute beinahe unversehrt neben dem Dome steht, doch uns höchst verehrungswürdig als der für den Taufakt der Ostgoten bestimmte feierlichste Wölbungsschmuck. Inmitten Christus, fast noch ein

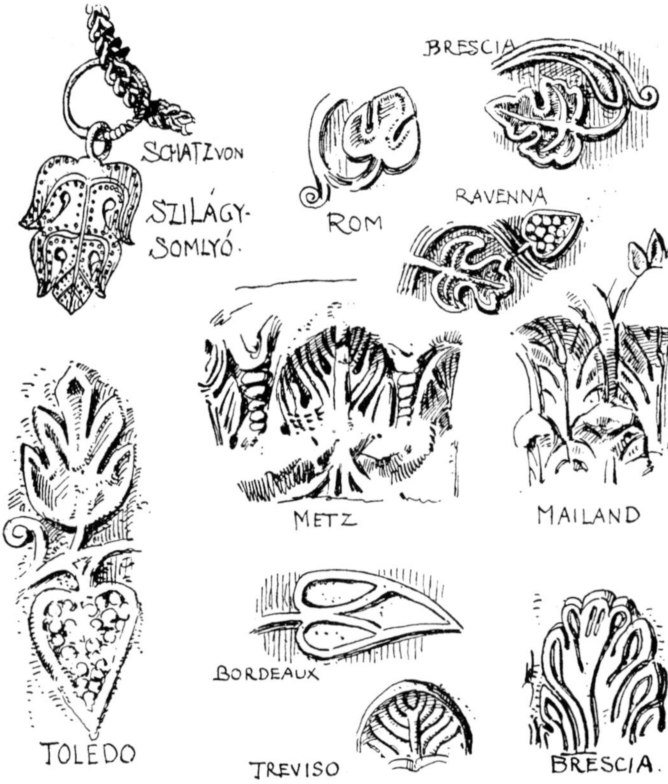

Abb. 75. Weinblätter, ostgotisch, langobardisch und fränkisch.

Knabe und unbärtig, im Jordan, dessen Flußgott ehrfürchtig links daneben sitzt, der taufende Johannes rechts höher stehend, ohne Heiligenschein, während der Heiland einen roten Nimbus besitzt. Über ihm die Taube, die einen Wasserstrahl aus dem Schnabel auf sein Haupt sendet. Ringsum im Kreise die zwölf Apostel, erst in katholischer Zeit mit Nimbus versehen, das Antlitz nach einem leeren Throne im Osten gerichtet.

Es scheint hier im einzelnen doch manches nicht ganz nach katholischem Gebrauch und orthodoxer Vorschrift behandelt und gestaltet.

Von einem anderen Denkmal sind nur noch neun Säulen übrig, die heute an der Piazza maggiore einige weitgespannte Gewölbe unter dem

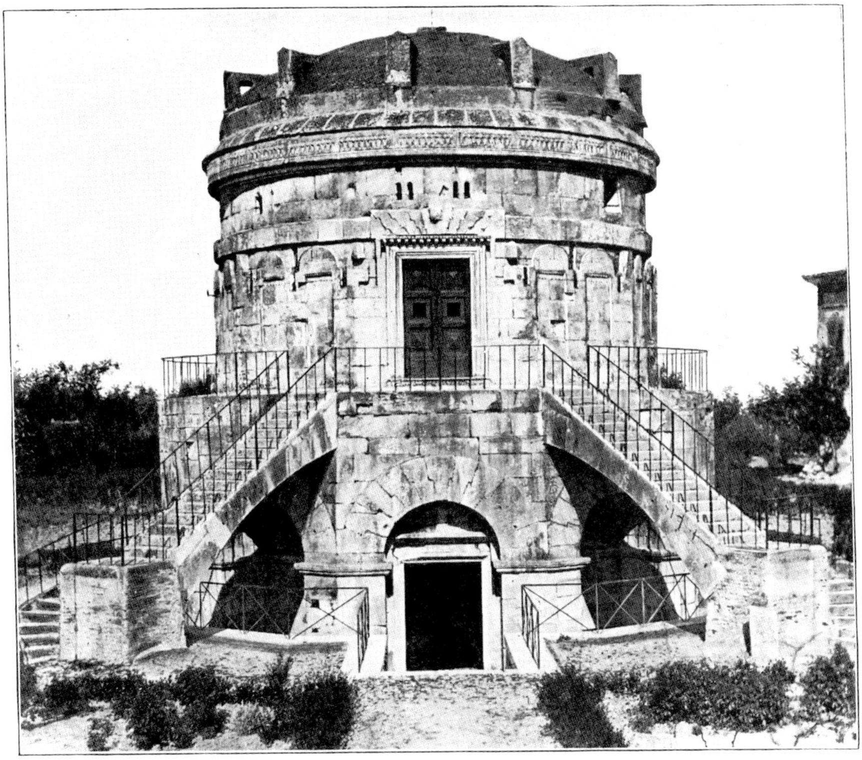

Abb. 77. Ravenna. Theoderichs Grabmal.

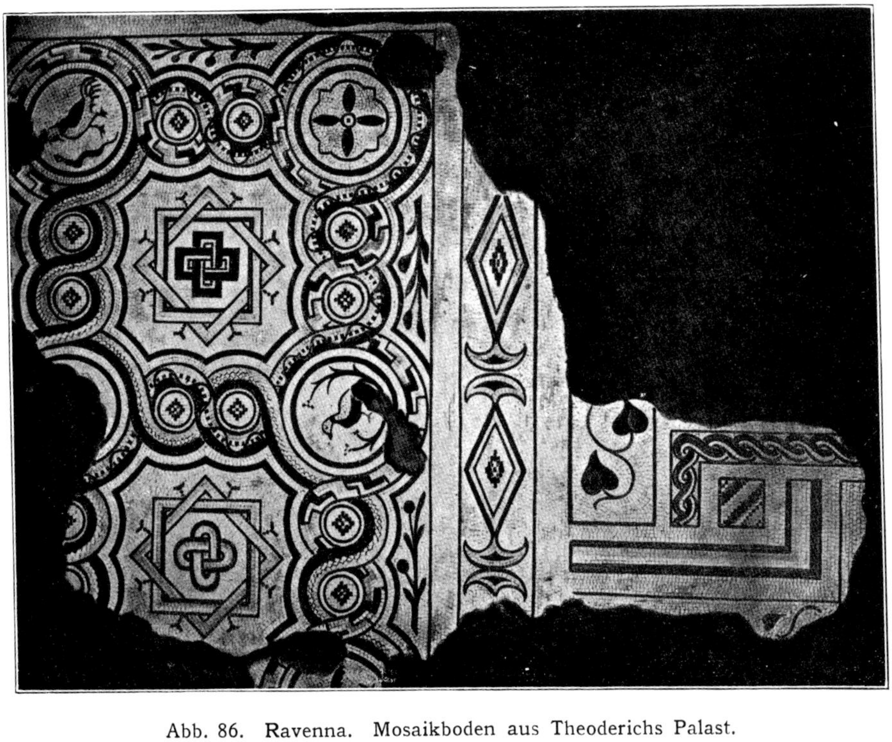

Abb. 86. Ravenna. Mosaikboden aus Theoderichs Palast.

Rathause tragen, und, wie die Überlieferung sagt, von der Basilika des Herkules stammen; einem Gebäude, das deswegen so hieß, weil davor eine antike Herkulesstatue, als Sonnenzeiger verwandt, einen Brunnen bekrönte. Die Basilika wurde wohl wie die Kirche S. Andrea dei Goti im 15. Jahrhundert von den Venetianern abgerissen. Damals empfing ja jener Platz seine jetzige Gestalt und neuen Schmuck, so zwei Säulen von dem Bildhauer Pietro Lombardo, wie sie die venezianische Republik als ihr Hoheitszeichen in allen eroberten Städten aufstellte. Von den genannten alten Kapitellen sind einige die merkwürdigsten in Ravenna, von einer höchst pittoresken Wildheit und Energie, Umdeutungen des antiken Kompositakapitells, doch nur noch an dem roh angedeuteten Eierstab zwischen Eckschnecken als solche kenntlich (Abb. 76, Tafel XVIII). Anstatt der Akanthusblätter aber zeigen sie stark bewegte rauhe Blattformen, eher Pilzen ähnlich, die an Baumstämmen im Walde wuchern, etwa Hahnenkämmen, in keiner Linie aber mehr antik, kurz in ihrer Art vollständige Neubildungen, wenn auch auf Grund antiker Anordnung. Zwei dieser Kapitelle tragen aber das Monogramm Theoderichs im Kranze, sozusagen des Königs öffentlichen Siegelstempel als Beweis dafür, daß sie so recht nach seinem Herzen seien. Mir will es scheinen, da das Einzelne in der Behandlung geradezu wild und schwer zimmermannsmäßig ist, während wir an einigen anderen dazugehörigen Kapitellen um so deutlicher die Hand griechischer Marmorbildhauer fühlen und erkennen, als ob wir an diesen zwei so eigenartigen mit Theoderichs Namenszug bezeichneten Kapitellen erste Versuche germanischer Schnitzer vor uns sähen, Säulenknäufe im Wettkampf mit jenen zu bilden. Sie sind in ihrer malerischen Kraft und Trotzigkeit, in ihrer urwüchsigen Frische auf der Welt ganz einzige Werke ältest germanischer Kunstzeiten, nur an den Säulen in S. Apollinare in Classe mühselig schwächlich nachgeahmt, doch nicht entfernt wieder erreicht.

Herkules-basilika

Das letzte uns erhaltene Denkmal aus der Zeit Theoderichs und für uns das wichtigste zugleich ist sein Grabmal, das er sich selber noch zu Lebzeiten schuf (Abb. 77, Tafel XIX). Und das einzige, das wir als in Wesen und Gedanken, wie teilweise in der Ausführung als ein wirklich germanisches zu bezeichnen berechtigt sind. Ein Werk von solcher künstlerischer Gewalt, daß es von jeher die größte Bewunderung aller fand; daß man es als das letzte und in seiner Zeit höchste Werk antiker Baugesinnung betrachten und erklären, daß man es als Nachbildung der altrömischen Kaisergräber sogar den Goten überhaupt völlig streitig machen wollte. Dies wenigstens kommt neuerdings nicht mehr in Frage.

Grabmal des Theoderich

Mancherlei Einflüsse der sinkenden antiken Kunst, wie der sich immer stärker geltend machenden Levante finden sich ja offenbar noch in diesem herrlichen Werke, am größten jedoch bleibt für uns seine Bedeutung als des ersten beglaubigten großen und in gewisser Hinsicht selbständigen und geschlossenen Kunst- und Bauwerkes des Germanentums. Denn es steht sein Erbauer, wie seine Bestimmung heute unerschütterlich fest, das allein bedeutet schon genug für uns. Aber auch germanische Kunstgedanken und Formen finden sich hier in ausgeprägtester Art.

Se autem vivo fecit sibi monumentum ex lapide quadrato mirae magnitudinis opus et saxum ingentem quaesivit quem superponeret, sagt der namenlose Chronist, dessen Bericht über einige spätrömische Kaiser bis zu Theoderich H. de Valois im 17. Jahrhundert zuerst herausgab, und der danach der Anonymus Valesianus heißt. Alles das Gesagte trifft noch heute haarscharf zu.

Draußen vor der Porta serrata in die Campagna hinein, nahe dem Meeresufer, nicht in die Stadt, nicht in eine Kirche, erbaute sich der größte Gotenherrscher seine letzte Ruhestatt. Heute ist das Meer freilich meilenweit zurückgewichen; doch die ernste Stille der flachen Campagna läßt dies kaum schwer empfinden.

Aus Istrien brachte man den grauweißen Kalkstein in großen Quadern, aus denen man den Rundbau schichtete, und den ungeheuren Felsen, der noch heute darüber liegt; aus der Richtung her, wo Theoderichs Geburtsland Pannonien lag.

Das Bauwerk ist ein zweistöckiger Kuppelbau, im unteren Geschosse und einem Teil des oberen noch zehneckig; dann ganz ins Rund übergehend (Abb. 78).

Der Unterbau ist von zehn tiefen Rundbögen umgeben, eine Terrasse tragend, die den zurückspringenden Oberbau als Umgang umzieht. Im Inneren enthält das Untergeschoß einen im Grundriß kreuzförmigen mit Tonnen überwölbten Raum, der offenbar in Erinnerung an die kreuzförmige Grabkapelle der Galla Placidia im selben Ravenna als Aufstellungsraum für mehrere Sarkophage in den Kreuzflügeln gebildet und bestimmt war. Vielleicht für Theoderichs Tochter Amalaswintha und ihre Kinder, ganz ähnlich, wie dort für die Kaiserin, die ja selber in erster Ehe dem Gotenfürsten Athaulf vermählt gewesen.

Auf zwei steinernen kühn durch die Luft geschwungenen, freilich erst etwa 1780 errichteten Treppen steigt man heute zu jener den oberen Kuppelraum umgebenden Terasse hinauf, von der eine rechteckige Türe uns den Eintritt in jenen gewährt, einst sicher (die Pfannen im Stein sind noch vorhanden) mit einer Bronzetür verschlossen.

Dieser Kuppelraum hat nur kleine oben gerundete Fensterschlitze, im Osten einen solchen in Kreuzform; das Licht fällt hauptsächlich durch die Tür und durch ein östliches etwas größeres Fenster in der dort ausgebauten rechteckigen engen und niedrigen Altarnische. Die Wände bestehen aus Quadersteinen, über denen ein rauh profiliertes Gesims mit vertieften Profilen im Zimmermannstile herläuft; über allem aber liegt der berühmte ungeheure in Form einer Kuppel gehöhlte Stein, in dessen Mitte ein gemaltes rotes mit Steinen besetztes Kreuz eben noch erkennbar ist. Ganz ersichtlich muß des toten Königs Sarkophag hier mitten unter der Kuppel gestanden haben[1]), wie in Ravenna jeder von

[1]) Die östlich gelegene Nische war für die Unterbringung nicht nur eines Sarkophags, sondern auch nur der Leiche mit 1,78 m zu kurz, da selbst einfache Krieger damals

Bedeutung damals in solchen von oft beträchtlicher Größe bestattet wurde; wie Theoderich sogar den von ihm getöteten Odovaker in einem Steinsarg beisetzen ließ; zog er doch nach Ravenna unter den vielen Künstlern und Kunsthandwerkern, die er hier beschäftigte, besonders auch solche aus Rom für die Herstellung von Sarkophagen.

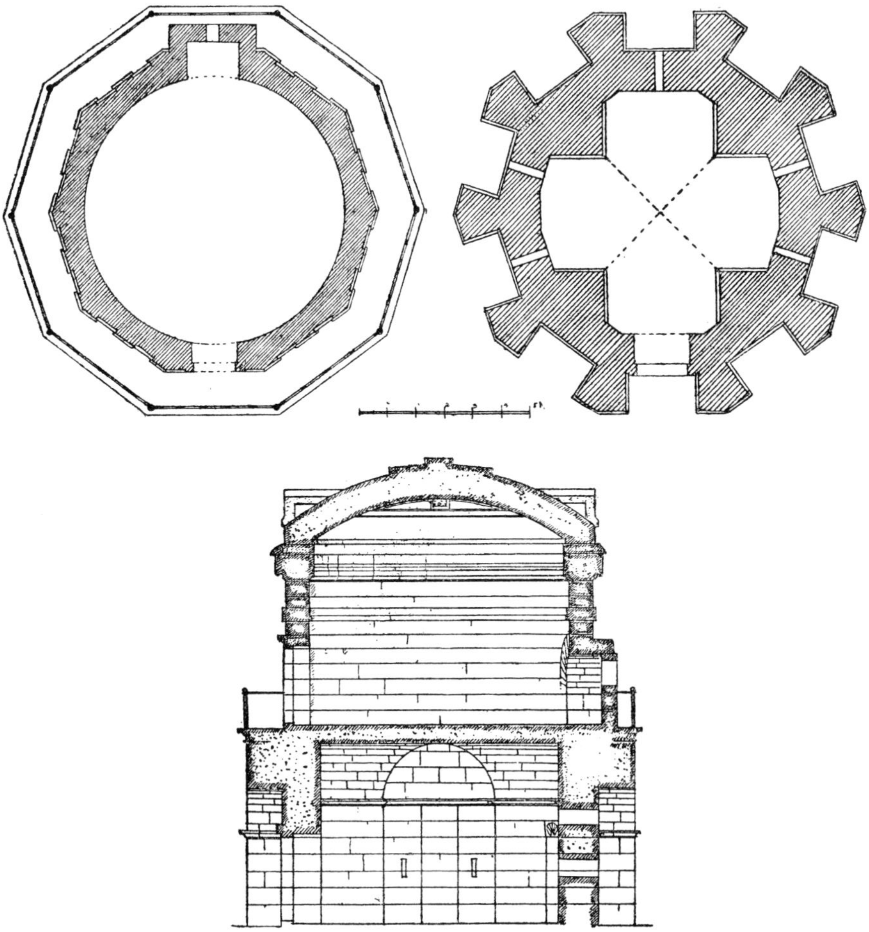

Abb. 78. Ravenna. Grabmal Theoderichs.

Der obere Kuppelraum muß ohne Schmuck in einfachstem Quaderwerk der Wände geblieben sein, da die Steine innen genau dieselbe Behandlung wie außen mit einem feinen Randschlage zeigen[1]), da auch

mit vollem Waffenschmuck beigesetzt wurden, und auch in der folgenden Zeit die Steinsärge für Erwachsene kaum je unter 2 m lichter Länge messen. — Die Überlieferung erzählt auch von Theoderichs Sarkophag, und lange hat man später eine in der Nähe gefundene riesige römische Porphyrwanne für diesen gehalten.

[1]) Die allerlei metallenen Krampen und Pflöcke, deren Spuren heute da zu finden sind, müssen aus den folgenden 1400 Jahren der kirchlichen Benutzung herstammen.

das Gesims unter der Kuppel gewollt einfach, ja roh behandelt ist. Wenn die Wände in der Kaiserin Galla Placidia Grabmal mit schönen Marmorplatten bekleidet sind, so tragen dort auch die Gewölbe den herrlichsten Schmuck reicher Mosaiken, von Fenstern hell beleuchtet, während hier das gesimsartige Band und der einfache Stein der Kuppel diese Dekoration ausschließen, nur das einfache aufgemalte Kreuz unter der Wölbung einen bescheidensten Schimmer von Farbe in den so ungeheuer ernsten Raum wirft, der in herber und strenger Kraft auf den Beschauer wirkt.

Die künstlerische Erscheinung ist hierin, ebenso wie in dem kreuzförmigen tonnengewölbten Unterraum, ganz offenbar von bewußter Einfachheit, abweichend von allem hier Gewöhnten und Gebräuchlichen. Auch ist unten dieselbe Quaderbehandlung wie oben doch noch fast unverletzt und durch aus den Quadern gehauene Muscheln in den Ecken ihre Ursprünglichkeit erweisend.

Die beiden Räume sind dazu, sobald die Türen geschlossen sind, nur durch schmale Schlitze spärlich beleuchtet, ausgenommen die Apsis oben, wo für einen etwaigen Altardienst nach arianischer Sitte direktes Licht einfiel. — Also tiefschattige Grabräume, in denen das Auge eben nur die Masse der steinernen Särge zu unterscheiden vermochte, irgend welche Schmuckbekleidung der Wände aber im Dämmer verschwinden mußte. Vielmehr empfängt man hier noch heute, da man die Höhe des Raumes nicht zu ermessen vermag, wenn das Tageslicht nicht durch die Türe bricht, den Eindruck einer ungeheuren Höhle im Felsen, in der alle Grenzen verschwinden.

Am Äußeren ist zunächst bemerkenswert, daß die auf antik-römischen Karnießkämpfern sitzenden Bögen des Unterbaus aus lauter ineinander verzahnten hakenförmigen Keilsteinen bestehen, eine Form, die bei den Römern nur selten auftritt. Das Gleiche gilt von Syrien. Am Mausoleum aber ist sie konsequent durchgeführt und kehrt auch an den scheitrechten Bögen der Türen wieder.

Die unteren Bögen tragen jenen ringsum laufenden Umgang von 1,40 m Vorsprung, hinter dem sich der obere Bau zunächst zehnseitig erhebt. Die westliche dieser zehn Seiten nimmt die Eingangstür, die gegenüber liegende östliche die Altarapsis ein. Die übrigen Seiten sind durch je zwei rechteckige flach vertiefte Nischen gegliedert, über denen noch ebenso viele eigentümlich eingehauene Halbkreisbogen in den Stein gearbeitet sind (Abb. 79). Wo diese Vertiefungen endigen, da schließt auch das Zehneck ab, und der Körper des Bauwerkes wird rund, mit einem runden flachen Band beginnend; darüber etwas zurückspringend noch zwei runde Quaderschichten, dann das weit vorspringende Gesims, aus drei Plättchen darüber mächtigem tiefem Karnieß und einer Art von Zahnschnitt bestehend.

Auf diesem Hauptgesimse ruht ein breiter verzierter Fries von vielen einzelnen Feldern, oben wieder mit einem als Wassernase gebildeten Gesimse abgeschlossen.

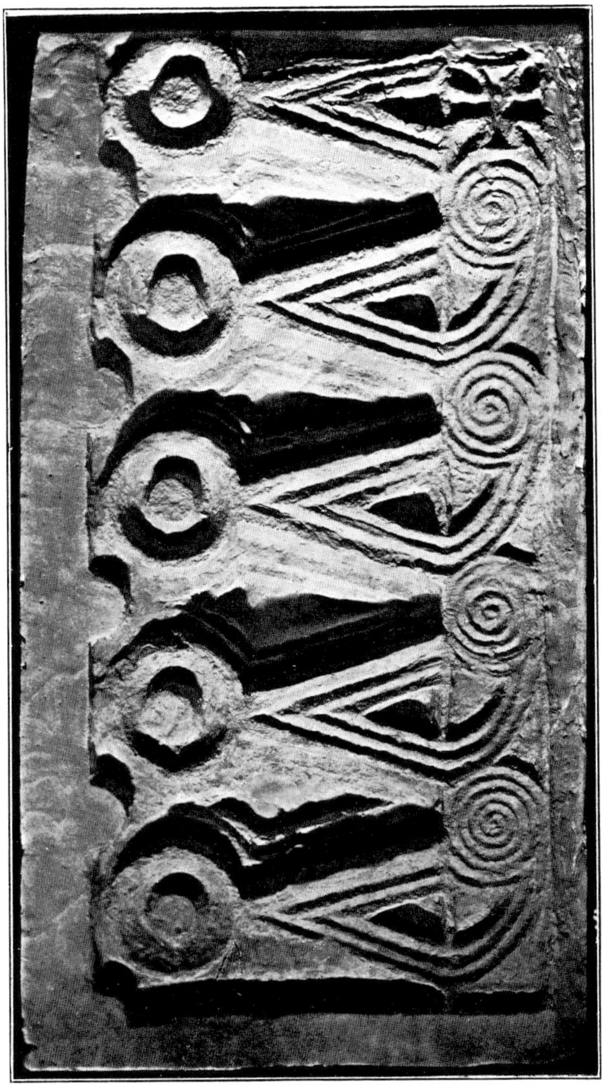

Abb. 80. Ravenna. Fries am Theoderich-Grabmal.

Hierauf nun wuchtet jener riesige Kuppelstein in flacher Wölbung von zwölf eigentümlichen Henkeln oder durchbrochenen Haken umgeben, deren Vorderflächen die Namen der Apostel tragen. Man hat gemeint, daß sie zum Heben des Steines gedient hätten, was technisch kaum möglich scheint; andere glauben, daß sie an byzantinische Kuppelansätze, wie sie (später) bei der Sophienkirche in Konstantinopel auftreten, anklingen sollten. Vielleicht — da sie in ihrer Art doch ganz einzig sind, verdanken sie einem Einfall des Architekten ihre Entstehung, etwa angeregt durch die um jene Zeit in Ravenna übliche Dachdeckung monumentaler Gebäude. Ein Blick auf die Mosaikdarstellung der Stadt Ravenna und des Palatiums in S. Apollinare nuovo (Abb. 85) scheint uns zu sagen, daß diese Deckung nicht gleichmäßig eben, sondern in Streifen

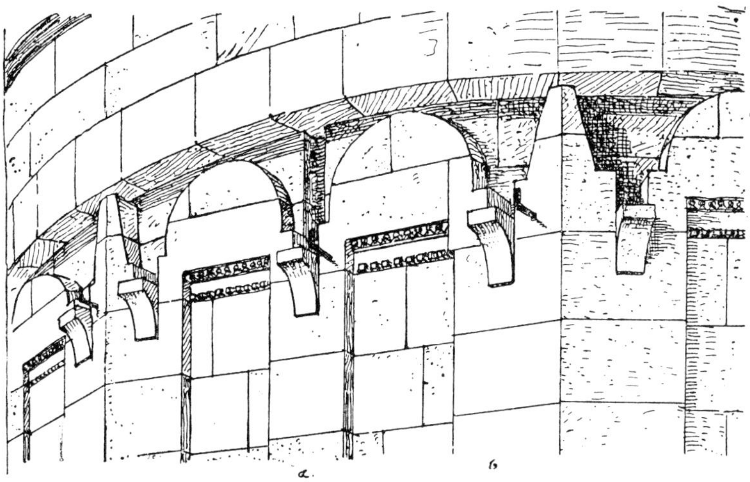

Abb. 79. Ravenna. Theoderichdenkmal. Oberes Zehneck.

eingeteilt war, daß in gleichen Entfernungen voneinander erheblich erhöhte Kanten fast dachlukenartig die ebene Fläche der Dächer durchbrachen, auch an Kuppelbauten, die, wenn sie dort im Maßstabe richtig dargestellt sind, ganz die gleiche Form unserer Haken mit Giebel- und Satteldach aufweisen.

Von Kunstformen ist nicht viel vorhanden; alles strebt nach monumentalem Einklang. Das einzige wirkliche Ornament ziert jenen Fries im Hauptgesimse: das berühmte Zangen- oder Scherenornament; aufrecht stehende, mehrfach gerippte Dreiecke, deren Spitzen durch Ringe mit mittlerem Punkte gefaßt sind; die Füße sind durch schräge in enge Spiralen auslaufende Bänder verbunden, darunter ein holzmäßig eingegrabenes Profil (Abb. 80, Tafel XX).

Gar viel ist über diesen Fries schon gestritten worden; meist hat man es als ein degeneriertes lesbisches Kyma oder etwas ähnliches erklärt, die Spiralen für einen ausgearteten Mäanderlauf.

Vor allem ist aber die höchst eigentümliche einfache Technik der Herstellung auffallend und bezeichnend, die völlig dem altnordischen Kerbschnitt, der in die ebene Fläche gegraben wird, angehört, gleichzeitig sich in lauter Parallellinien gefallend, wie sie später die Langobarden z. B. wieder in ihrem vielfachen Geriemsel und Flechtwerk anwandten, wie sie schon an zahllosen Bronzespangen der Völkerwanderungszeit erscheinen.

Und jene Dreieckform mit dem Kreis an der Spitze ist eine in der altgermanischen Zierwelt weit verbreitete und nicht seltene. Wir finden sie an nordischen und südlichen Spangen (Abb. 81), an Bronzeschmuck (Armbändern u. dgl.), aber auch an dem herrlichen Stücke des Goldharnisches (vgl. Abb. 15, Tafel III), den man 1859 einige hundert Schritte vom Mausoleum bei der Darsena vergraben fand.

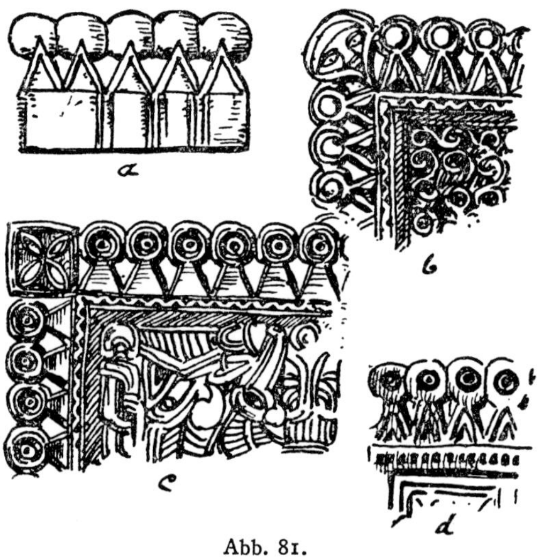

Abb. 81.
Zangenornament von nordischen Spangen.

Es kann dem, der mit der Welt der germanischen Schmuckformen vertraut ist, keinen Augenblick zweifelhaft sein, daß wir hier vor einer einfachen Übersetzung kleiner germanischer Schmuckformen ins Größere stehen, wie wir das anderweitig sich vollziehen sahen. Es ist dabei nicht zu vergessen, daß ja die großen Holzarbeiten der Germanen für ihre Gebäude alle ganz und gar verloren sind, und daß wir eben nur aus solchen Beispielen wie dem vorliegenden entnehmen können, daß jener Übergangsprozeß in der Holzarchitektur jedenfalls längst vor sich gegangen sein mußte.

Wissen wir doch nicht einmal, ob die uns heute allein erhaltenen kleinen Schmuckformen nicht ihrerseits zum Teil aus dem Großen der — wie bezeugt — oft reich geschnitzten Holzbauwerke ins Kleine übertragen waren.

Wie sollen denn sonst jene Bauten, die Venantius Fortunatus „reich von des Künstlers Hand, spielend und künstlich geschnitzt" nennt, sonst geziert gewesen sein? Weshalb nicht gerade so, wie dieser Fries in seiner ausgesprochenen Holztechnik es zeigt?

Allzu große Ängstlichkeit hat bisher so manchen unserer Gelehrten immer wieder von dem entscheidenden endlichen Schritte zurückgeschreckt, ihn gehindert, hier sich dem anzuschließen, was so viele Unbefangene fühlen und seit langem deutlich aussprechen. Es ist fast, als ob es als eine Sünde wider den Geist der Wissenschaft erschiene, hier

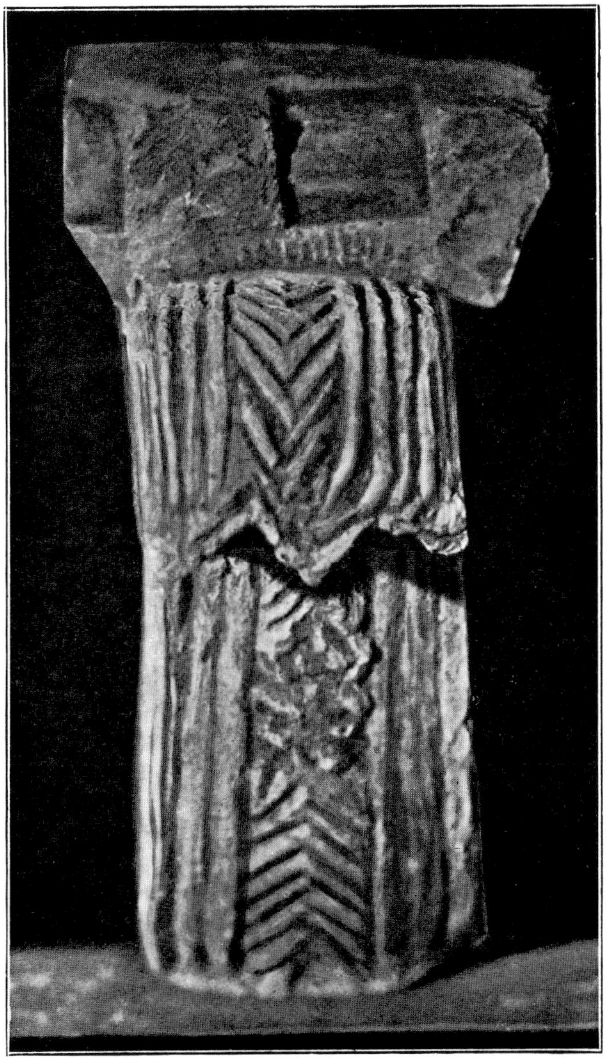

Abb. 82. Ravenna. Konsole der oberen Tür
am Theoderich-Grabmal.

Farbe zu bekennen. Aber wer unseren Entwicklungen von Anfang an mit Ruhe und Verständnis folgte, wird keinen Augenblick mehr zögern zuzugeben, daß wir an dieser Stelle ohne jeden Zweifel das erste nationalgermanische Ornament vor uns sehen, das seinen Weg in die große Monumentalkunst fand.

Der weiter unten befindliche Zierstab, der die 16 Flachnischen nach oben abschließt, ist im Gegenteil sicher eine Nachbildung des antiken Herzlaubs; „unverstanden" freilich oder „degeneriert", doch für jeden Architekten ohne weiteres noch kenntlich. Aber die eigentümlichen Ringe hat man doch aus dem oberen Friese hierher übertragen und so das untere Ornament dem des Frieses in der Erscheinung glücklich und geschickt angenähert. Ein kaum minder interessanter Prozeß.

Dafür aber tritt — unter Beibehaltung der antiken Anordnung der von Konsolen getragenen Deckplatte — das nordisch-holzmäßige der Behandlung wieder an der Verdachung der oberen Türe deutlich zutage. Die im äußeren Umriß der herkömmlichen antiken Konsole noch ähnlichen Kragsteinchen sind in einer so unverkennbar holzmäßigen Art gerieft und beschnitzelt (Abb. 82, Tafel XXI), daß man die Hand des nordischen Zimmermanns geradezu arbeiten zu sehen glaubt; gleiches gilt für die absolut holzmäßige Art des Aussetzens des Rundstabprofils zwischen den Konsolen, ganz verschieden von dem in der Antike üblichen ununterbrochenen Laufe der Profile. So bescheiden die Sache an sich ist, es dürfte doch schwer fallen, aus dem späten Römer- wie aus dem gleichzeitigen Griechen- oder Syrertum etwas Ähnliches nachzuweisen.

Es erübrigt noch der fehlenden Architekturteile zu gedenken, die in jenen einzelnen Bögen über den Nischen gesessen haben müssen. Alle Versuche, auf dem Umgang eine Säulenhalle mit Gewölben — mehr oder minder vorstehend — zu ergänzen, sind als gescheitert anzusehen, wenn nicht schon der Chronist ausdrücklich sagte, Theoderich habe sein Grabmal ex lapide quadrato, aus Quadersteinen, erbaut, und kein Wort von Säulen spräche, da doch jene Zeit solche überall und nachdrücklich erwähnt, wo sie Anwendung fanden. Aber auch mehrere alte Zeichnungen aus der Zeit um etwa 1500, vielleicht des Antonio da Sangallo, bestätigen, daß da oben auf flachen Konsolen, deren noch einige vorhanden sind, eine ebenso flache Bogenarchitektur wie ein Fries den Baukörper umgab. Ich habe versucht, an dieser Stelle ein in den Maßen übereinstimmendes Bogenbruchstück aus Ravenna einzufügen (Abb. 83; Abb. 84, Tafel XXII), welches, wenn es selbst nicht wirklich hier einst sich befunden haben sollte, doch mindestens als eine Nachbildung einer ähnlichen Architektur aus wenig jüngerer Zeit angesehen werden muß[1]. Und damit schließt sich die Lücke in völlig harmonischer Weise.

---

[1]) Es ist, falls man diese Ergänzung nicht gelten lassen will, recht gut möglich, sich eine noch einfachere Bogenarchitektur an dieser Stelle zu denken; die Sache und die Wirkung wird sich aber dabei kaum ändern. Das Herabfallen und Verschwinden dieser Bogenteile setzt aber immer etwas Besonderes voraus.

Was die Brüstung aber anlangt, so haben Vergleiche ergeben, daß die berühmten Bronzegitter im Dom zu Aachen, die ein völlig ravennatisches Formentum, auch die oben berührten flachen Pilaster an den Enden aufweisen, in den Maßen und Einzelheiten so genau an das ravennatische Bauwerk passen (ihre Länge ist zusammen mit der Dicke eines unentbehrlichen Eckpfostens durchschnittlich 4,40 m, die der unteren Zehneckseiten unseres Monumentes ebenfalls 4,40), daß geschlossen werden muß, daß Karl der Große die Brüstung des Grabmals nach

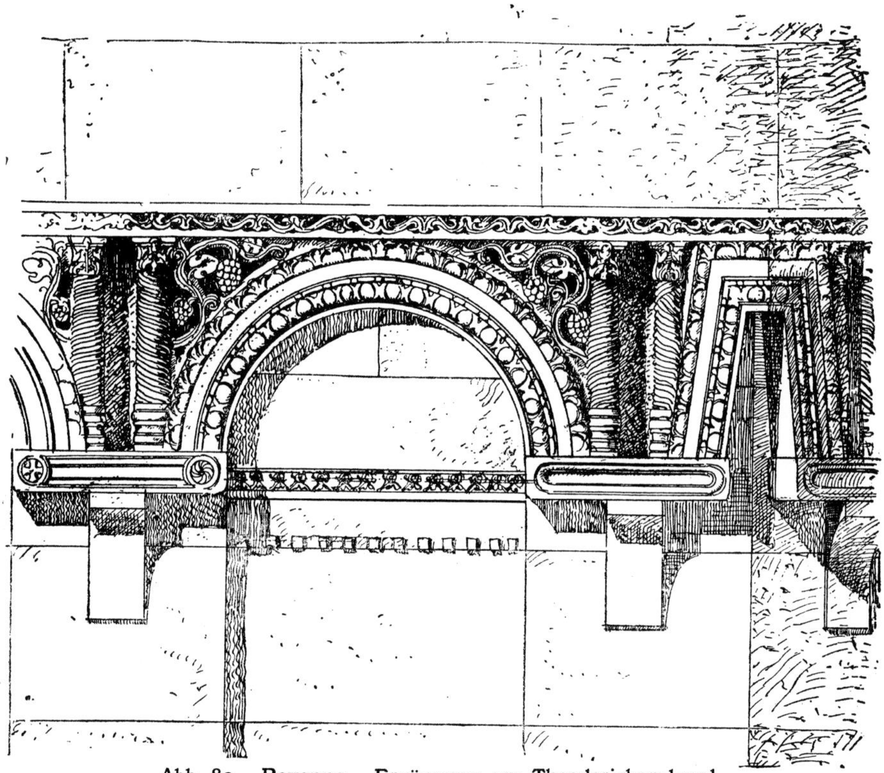

Abb. 83. Ravenna. Ergänzung am Theoderichgrabmal.

Aachen verschleppt und in seiner Pfalzkapelle zum Schmucke wieder verwandt hat. Auch die hier unentbehrliche kleine Tür findet sich dort, vor den Sitz des Kaisers gestellt. Zur weiteren Bestätigung diene die verbürgte Nachricht, daß Theoderich in Ravenna zahlreiche Bronzegießer beschäftigte, während von einer solchen Industrie im ganzen Frankenreiche der Zeit Karls nichts überliefert ist. Anderseits ist die Aachener Kapelle in ihren dekorativen Einzelheiten völlig aus dem Süden zusammengetragen, und zwar, wie es scheint, nur aus Ravenna[1]). Kein einziges solches Stück ist nachweislich dafür angefertigt.

[1]) Papst Hadrian schenkte Karl zu diesem Zwecke die Bauwerke des Theoderich zu Ravenna, eine Erlaubnis, die er in ausgiebigstem Maße ausnutzte.

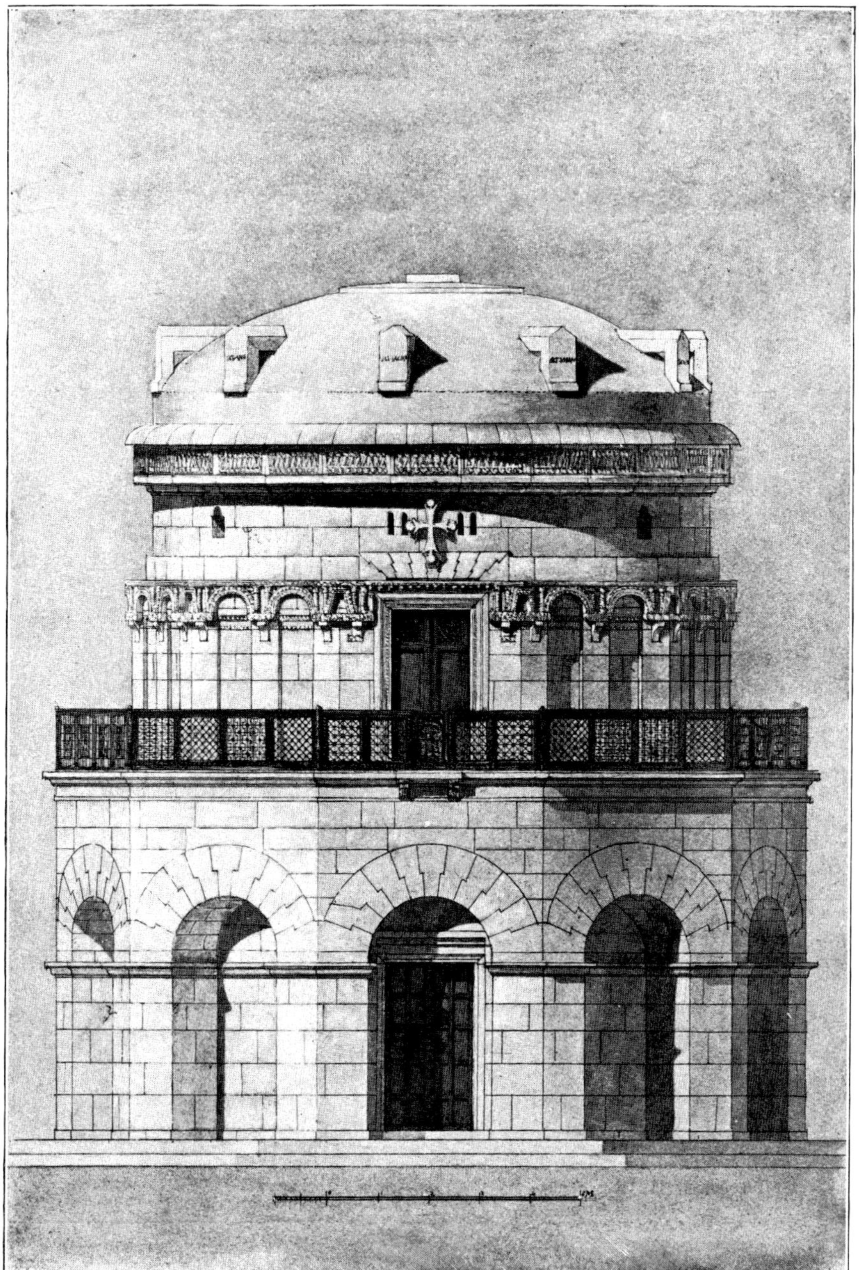

Abb. 84. Ravenna. Rekonstruktion des Theoderich-Grabmals.

Zu bemerken bleibt, daß die Gitter alle vierteilig sind, also der Einteilung der Zehneckseiten am Mausoleum genau entsprechen, mit Ausnahme der Eingangsseite und der Ostseite, die eine mittlere Axe haben, der dort befindlichen Tür- und Fensteröffnung entsprechend; in Aachen sind aber alle 8 Bögen dreiteilig. Eine Anfertigung der Gitter für Aachen würde lauter dreiteilige Gitter gefordert haben.

Das Denkmal stand um einige Stufen erhöht, wie Nachgrabungen ergaben, von denen eine, wohl die oberste Schicht, mit einem weiteren Geländer umgeben war, das aus marmornen Eckpfosten und, wie Spuren erweisen, ebenfalls metallenem Gitter dazwischen bestand. Eine Skizze dieser inzwischen längst wieder verschwundenen Pfosten ist noch vorhanden; sie waren mit steigendem Rankenwerk geziert.

Zuletzt aber sei noch einmal des riesigen Kuppelsteins gedacht, der das Ganze überdeckt, jenes ungeheuren Felsens von fast vierunddreißig Metern unteren Umfanges; ganz ohne jeden Zweifel einer Erinnerung an die altgermanische Sitte, die Gräber der Großen mit riesigen Steinen zu bedecken; und so hat alle Welt es von jeher auch gefühlt und gedacht. Nur archäologische Gelehrsamkeit um jeden Preis kann hier auf syrische Großsteinigkeit, auf ägyptische Riesenwerke und ähnliches hinweisen, den nächstliegenden und natürlichen Gedanken unterdrückend. Warum nur? Soll denn den Germanen selbst bei den Deutschen immer noch das Recht bestritten werden, auch nur hier und da in der Kunst etwas Eigenes gewollt zu haben?

Von Theoderich, den wir doch schon oben in der für seine Goten allein bestimmten Kirche S. Andrea auf den uralten germanischen Holzbau zurückgreifen sahen, sagt der Anonymus in lapidarer Großartigkeit: et saxum ingentem quaesivit, quem superponeret: er suchte sich einen riesigen Felsen, um ihn oben auf sein Grab zu legen. Mit diesem urgermanischen echt königlichen Gedanken, der uns plötzlich wieder tiefen Wald, ungeheure Wildnis, unendliche Heide und darüber hinjagenden Sturm schauen läßt, schlägt das in den hellsonnigen Kulturtag des Südens getretene Germanentum noch einmal rückwärts eine Brücke in seine Urheimat, wirft es einen Abschiedsblick in ihre verdämmernden Gefilde.

Noch ein bedeutsames Werk Theoderichs in seiner Hauptstadt Ravenna haben wir zu besprechen, wenn es auch nicht mehr aufrecht steht oder höchstens nur bescheidene Reste von ihm vorhanden sind: seinen Palast; seine größte bauliche Unternehmung, deren Untergang auf das schwerste zu bedauern ist. Seines custos palatii ist oben gedacht.

Palast Theoderichs

Der Bau muß von ganz bedeutender Größe gewesen sein und mag das ganze Viertel von des Königs Palastkirche S. Apollinare dentro nach Süden zu bis zur Via Alberoni oder weiter eingenommen haben. In den Gärten hinter der Kirche bis an die Stadtmauer, die der Familie Monghini gehören, liegen noch heute 2 m tief unter Rasen und Erde die schönsten Mosaikfußböden versteckt, meistens im immer mehr steigenden Grundwasser. — Gegen rückwärts war den Berichten nach ein dem Meere zugewandter herrlicher Speisesaal; Säulenhallen und Türme und viele andere mit Mosaiken und Marmor reich ausgestattete Teile des Palastes werden gerühmt; eine Wachhalle lag nach vorn zu. An Großes war Theoderich gewöhnt, hatten doch seine Goten schon seit 490 den riesigen Palast Diokletians zu Spalato in Besitz, und gedachte er wohl es solchem Werke in einigem gleich zu tun.

Heute freilich gibt uns nur noch das Mosaikbild in S. Apollinare nuovo, das ich früher erwähnte, die schwache Vorstellung eines kleinen Teils jenes riesenhaften Prachtbaus (Abb. 85).

Behauptet wurde allerdings seit langem, daß die gegenwärtig an der Ecke des Palastareals stehende merkwürdige Halle mit der oberen Nische ein Stück des verschwundenen Prachtbaus gebildet habe; etwa jene Kalche oder Leibwachenhalle, die hie und da genannt wird. Dem widerspricht die Architektur des Bauwerkes, die in vielen Teilen auf sehr viel spätere Zeit hindeutet; sie könnte frühestens langobardisch des 8. Jahrhunderts sein, ist wohl aber, wenigstens teilweise, noch erheblich jünger. Auch ist sie so zusammengestoppelt oder ausstaffiert mit den verschiedensten wenig zueinander passenden alten baulichen Bruchstücken, daß es sich unbedingt verbietet, sie als einen originalen Teil des herrlichen und gewiß in höchster Vollendung durchgeführten Palastes zu betrachten.

Die Halle ist aus Backsteinen errichtet unter Einfügung einer Reihe marmorner Bruchstücke älterer Bauten; die Backsteintechnik ist nach oben immer rauher und von einer Behandlung, die der späteren langobardischen bis ins 11. Jahrhundert gleicht, nicht aber der zu ostgotischer Zeit üblichen, wie sie an den Apollinariskirchen nebenan und in Classe sich zeigt. Unter allen Umständen haben wir also einen Bau vor uns, der in seiner gegenwärtigen Verfassung allerwenigstens zwei bis drei Jahrhunderte jünger ist, als Theoderichs Zeit. Das bestätigt auch seine Höhenlage um wohl ein Meter über der ursprünglichen der Hofkirche Theoderichs und der hinten in den Gärten liegenden Mosaikböden (Abb. 86, Tafel XIX), die nachgewiesenermaßen noch dem alten Palaste angehören; das bestätigen vor allem gewisse Architekturformen, so die Konsolen, die die sechs vorgekragten Säulen im Oberstocke tragen, die ebenso z. B. an der kleinen Langobardenkirche degli Apostoli zu Verona auftreten, dort frühestens aus dem 10. Jahrhundert stammend; ähnliche Konsolen vom Portal von S. Antonio zu Piperno sind noch jünger (1036). Das Doppelfenster rechts oben an der Seite, trägt in seiner rechtwinkligen umlaufenden Profilierung und einmaligen Absetzung der Backsteinpfeiler und des Bogens sogar fast schon den Stempel mittelalterlicher Zeit.

Kurz, wir müssen C. Ricci und anderen darin völlig zustimmen, daß dieser Bau in heutiger Verfassung ein Bau eines späteren Exarchen sein müsse, trotz der Überlieferung, die die Ruine noch heute Theoderichs Palast nennt, trotzdem auch, daß die mehrerlei marmornen Architekturstücke, die der Bau zeigt, offenbar noch aus ostgotischer Zeit herrühren.

Trotzdem muß die Ruine uns stark interessieren, denn germanischer Art ist sie ja doch, wenn auch aus jüngerer Zeit. Die etwa 22 m lange

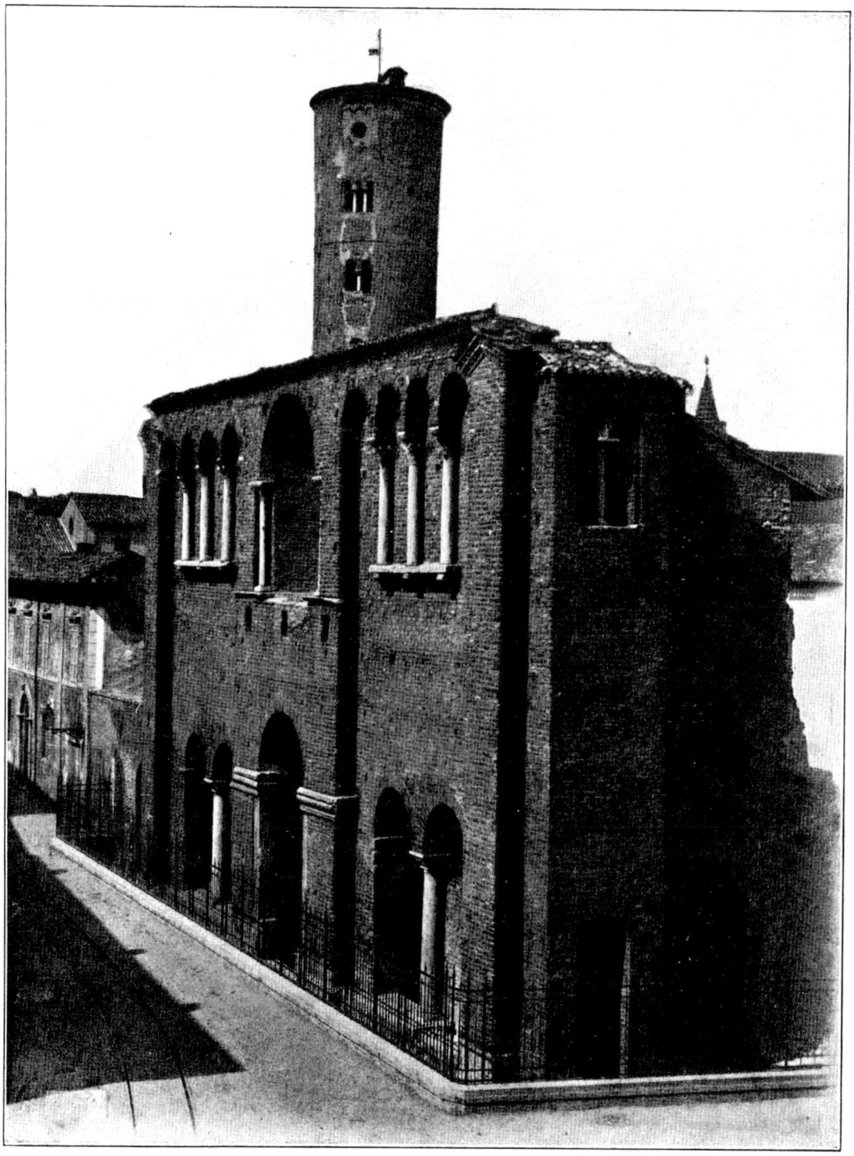

Abb. 87. Ravenna. Sogenannter Theoderich-Palast.

zweistöckige Front (Abb. 87, Tafel XXIII) hat in der Mitte einen mäßigen Vorsprung und an jedem Ende einen Strebepfeiler von gleicher Vorragung; in dem Mittelrisalit unten einen Portalbogen, der von marmornern Pfeilern mit verzierten Kapitellen getragen wird und auf einem schweren profilierten Kämpfer ruht; links und rechts davon ein Doppelbogen auf (neuer) Mittelsäule. Im Obergeschoß zeigt das Mittelrisalit eine große halbrunde Nische, von eingesetzten Ecksäulen flankiert; zu den Eckstrebepfeilern leitet auf jeder Seite eine auf je drei Säulen ruhende Bogenarchitektur hinüber; diese Säulen stehen auf einer durch jene drei schrägen eigentümlich geformten Konsolen getragenen Steinbank.

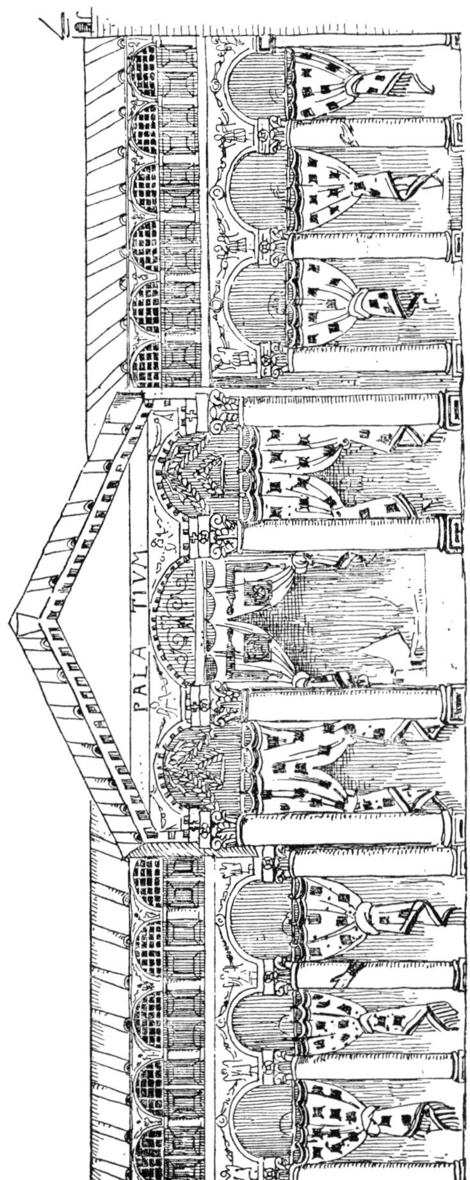

Abb. 85. Ravenna. Mosaik in S. Apollinare nuovo.

Aber die sechs Säulen sind ganz ungleich lang, eine selbst ganz ohne Knauf, die andern fünf mit sehr verschiedenen Kapitellen, alle ohne Füße, über jeder ein ziemlich roher dünner Kämpferstein; auch die Falzsäulen sind ähnlich und basenlos; alles sichtlich zusammengesucht und notdürftig verwendet, so gut es ging; nur wenige Teile sind von besserer Verfassung und Ordnung, so der untere Eingangsbogen, wie oben der in die Nische Zutritt gewährende Doppelbogen auf einer Mittelsäule, die noch einen regelrechten kräftigen Kämpfer mit Kreuz und das berühmte ganz eigenartige Kapitell trägt, auf das wir noch zurückkommen müssen.

Auch gegenüber dem Umstande, daß die nahe Hofkirche zwei Säulenreihen zeigt, die eigens für den Bau angefertigt ganz ohne Fehl und in ihrer Art vollkommen organisiert sind, daß Theoderich überhaupt es zum Grundsatz erhoben hatte, nie alte Bauten zu berauben, sondern sie zu erhalten und neue möglichst gleichen Wertes zu errichten, erscheint es als eine einfache Unmöglichkeit, daß jenes Bruchstück wirklich, wie es ist, von seinem Palastbau stammen könnte, wenn nicht schon seine Formen und seine Höhenlage dem widersprächen.

Dazu noch wissen wir, daß Karl der Große sich vom Papst Hadrian alle künstlerischen Bestandteile des Palastes schenken ließ, und daß er — da er anderswo Marmor und ähnliches nicht haben konnte, wie Einhard sagt — Säulen, Mosaiken und was er bedurfte vom Palast in Ravenna nach Aachen bringen ließ, um es dort hauptsächlich zu seinem Münsterbau, doch auch für weitere bauliche Zwecke zu benutzen. So gelangten Säulen unseres Palastes selbst nach Ingelheim.

Da nun die Pfalzkapelle in Aachen allein etwa 40 (oder mehr) Säulen und Kapitelle verschlang, auch Ingelheim mindestens die Hälfte, wer weiß wie viele noch sonst gebraucht wurden, da der Marmorschmuck der Pfalzkapelle und ihre Mosaiken ebenfalls aus dem Palaste stammten, so erhellt, daß die Zerstörung, die Karl, der sogenannte leidenschaftliche Bewunderer Theoderichs, in seiner künstlerischen Habsucht an dessen Herrschersitz vornehmen ließ, eine furchtbare war; daß er wohl kaum viel mehr übrig ließ als rohe Mauern, denn mit den Säulen mußten auch Bögen, Decken und Dächer fallen. Dies war nach 784. Noch 751 hatte der wackere Langobardenkönig Aistulf hier residiert, vorher die byzantinischen Exarchen. Von all der Pracht sind denn heute nur noch einige der Fußbodenmosaiken übrig, zum Teile tief im Grunde steckend.

Der Erzbischof Valerius aber ließ kurz vor 809 zwei (früher arianische) Kirchen vor Ravenna, S. Georg und S. Eusebius, abreißen, um sich daraus ein prächtiges Haus (egregias aedes) zu erbauen, das Valerianische Gebäude genannt. Das war gerade in der Zeit nach Karls Einbruch in den Palast und könnte sich wohl auf Neuerrichtung einiger seiner Teile beziehen. Vielleicht auf unseren Palastteil.

Und doch gibt der Rest, zusammen mit der alten Tradition, mit der Erscheinung der Nische im Oberstock, die auf ganz besondere Zwecke des Gebäudes hindeutet, geben einzelne künstlerisch höchst eigenartige Teile immer aufs neue zu denken.

Da ist vor allem der Grundriß des Ganzen (Abb. 88), den bisher noch niemand beachtet zu haben scheint. Wir haben an der Front zunächst eine schmale Halle, die sich ganz nach der Straße öffnet; dahinter sehen wir einen breiten Gang nach einem stattlichen Hofe zu, in den Ecken links und rechts die Spuren runder Wendeltreppen, dann zu beiden Seiten des sich nach hinten erstreckenden Hofes offene Hallen. Wie weit diese gingen läßt sich nicht mehr erkennen, da neuere Gebäude dann das Ganze quer abschneiden.

Aber das sehen wir klar, daß hier ein in Maßen und Anlage großartiger Hof hinter einem ansehnlichen von Hallen flankierten Eingange vorhanden war, in dessen Hintergrunde sich die Haupteingangsfront eines Palastes erhoben haben muß. Wer mag hier residiert haben? Doch wohl Erzbischöfe von Ravenna, die ja jahrhundertelang noch den Kampf um ihre Selbständigkeit gegen Rom führten, treue Anhänger des kaiserlichen Deutschlands.

Der Baurest, auf dem Grunde des Theoderichspalastes gelegen, beweist, daß er in jenen Jahrhunderten, die Karls des Großen Eingriffen folgten, repräsentativ bewohnt und benutzt war; seine wenigen Marmorteile aber sind offenbar meist aus ostgotischer Zeit, also wohl Reste des alten Palastes.

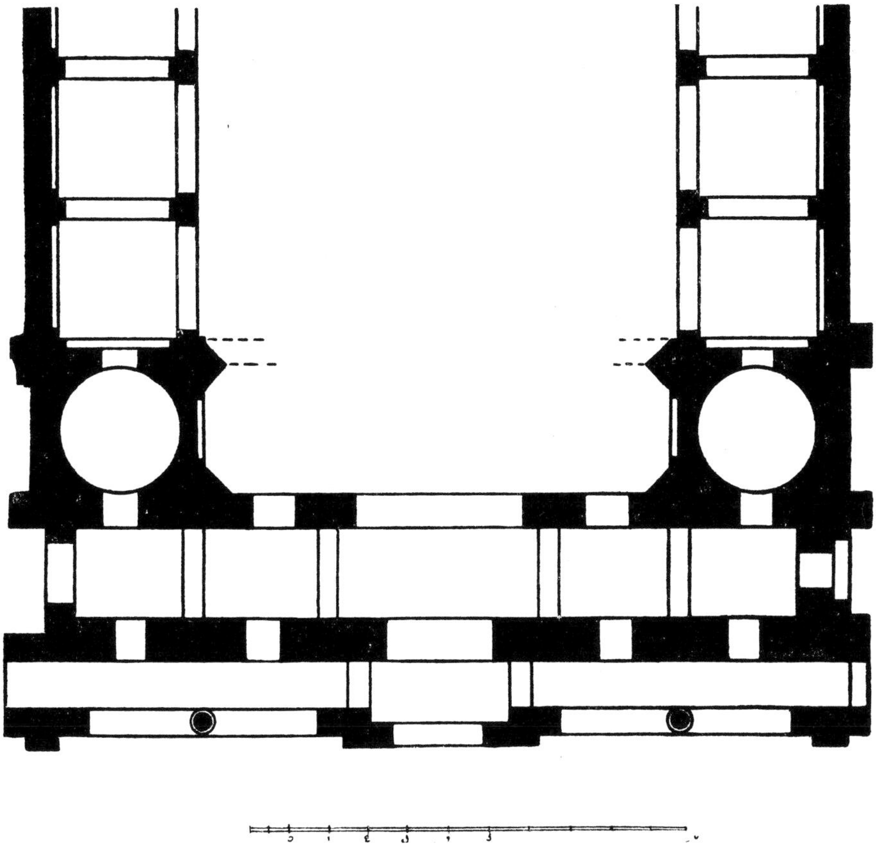

Abb. 88. Ravenna. Grundriß des sogenannten Theoderichpalastes.

Ist der Schluß da nicht berechtigt, daß wir es hier vielleicht doch in der Anlage, wenigstens im Grundrisse mit einem Teile des alten halb zerstörten Palastes zu tun haben, der nach jener Verwüstung in der baulichen Art jener späteren Jahrhunderte wieder aufgerichtet wurde, so gut es ging? An die Stelle der geraubten Säulen traten Backsteinpfeiler, das Niveau wurde wegen des steigenden Grundwassers erhöht, aber die Anlage des Eingangshofes kann noch die alte, ein Teil des Mauerkörpers, der Eingangsbogen, vielleicht selbst die obere Nische konnte übrig geblieben sein, und so wäre der Palasteingang und prächtige Ehrenhof Theoderichs in vereinfachter Gestalt doch gleichen Umrissen aufs neue erstanden als Eingang zu den noch bewohnbaren oder bewohnbar gemachten Resten des alten Königspalastes, und die Tradition, in der immer etwas Wahres steckt, gelangte zu ihrem Rechte.

Wenn wir uns denn an die Stelle der Hallenpfeiler wieder Säulen gestellt denken, darüber ein Obergeschoß — was die Treppen ergeben — und gegenüber einen höheren von vier Säulen getragenen Giebel, wie er gerade Platz hat, so haben wir tatsächlich ein Bild vor uns, das dem der freilich größeren Haupthalle im Palast zu Spalato (Abb. 89), die als Eingang zu des Kaisers Räumen führt, ganz ähnlich ist. Theoderich kannte diesen Palast, da er ihn jedenfalls einst bewohnt hatte. So mag er das Motiv hierher übernommen haben.

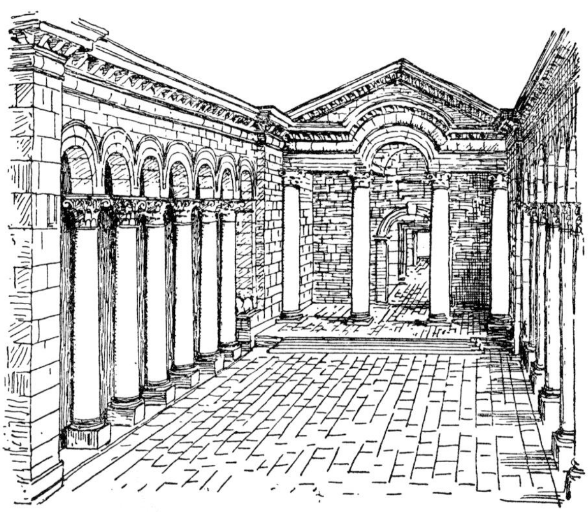

Abb. 89. Spalato. Palasthof.

Aber hier tritt ein Merkwürdiges ein: die Erinnerung an das Bild „Palatium" in der Hofkirche. Wenn wir uns auf diesem Mosaik die zwei Flügelbauten nicht als in gleicher Flucht mit diesem fortlaufend, sondern als nach vorn geknickt und rechtwinklig zu ihm stehend denken, was auf dem Mosaik in Perspektive doch nicht darstellbar war, dann haben wir ein Bild, welches genau dem des Palasthofes in Spalato entspricht, nur daß es über den seitlichen Hallen Obergeschosse besitzt; also wie die von uns soeben rekonstruierte Hofanlage und der bestehende Rest nach vorn zu noch heute.

Daher glaube ich, daß wir in jenem Mosaik, welches doch so viel Besonderheiten zeigt, daß es nicht gut als schematisches Bild, sondern als der Versuch eines Porträts betrachtet werden muß, tatsächlich ein nicht ungenaues Bild aus Theoderichs Palast besitzen, und zwar des Eingangshofes nach dem Muster desjenigen von Spalato. Und ferner, daß dieser Eingangshof da stand, wo heute der im Volksmunde noch immer Theoderichs Palast genannte Bau sich erhebt, dessen Verhältnisse und Anordnung genau den alten Palasteingangshof wiedergeben; leider aber seiner Marmorpracht beraubt und in jüngerer Art, soweit er nicht mehr stand, neu errichtet und etwas erhöht, falls er nicht gleich ursprünglich oberhalb einer ansehnlichen Treppenanlage gestanden haben sollte.

Wäre das richtig, so dürften wir in dem Eingangstor, vielleicht auch noch in der darüber befindlichen Nische doch Originalreste des alten Palastes erkennen, was noch wahrscheinlicher dadurch wird, daß wir an dem Doppelbogen im Oberstock, der den Zugang zu der Nische gewährt, der besseren Mauertechnik nach scheinbar ein unverletztes und ursprüngliches Stück Architektur vor uns sehen. Das eigenartige Kapitell der tragenden Mittelsäule, das auch noch seinen richtigen Kämpfer mit Kreuz nach ostgotischer Art besitzt, wird ja schon lange als ein höchst merkwürdiges Werk, meist als ein erstes bauliches Gebilde der germanischen Baukunst gepriesen. Und so fassen auch wir es auf. Der kissenartige Knauf, unverkennbar dem Holzbau entlehnt, der seine Säulen auf der Drehbank herstellte, das nach unten durch jenen wunderbaren Kranz von Blüten einer Art von Schachtelhalm seinen so einzigartigen Schmuck erhält, ist sicher ein Werk der Ostgotenzeit, aber auch ihrer Kunst (Abb. 90). Noch niemand hat dies Werk für römisch, byzantinisch oder syrisch zu erklären versucht, von späterer langobardischer Art hat es keinen Schimmer; vielleicht sitzt es auch noch an seiner ersten Stelle im Grunde der Nische. Darüber glänzte also dann das Mosaikbild des Königs Theoderich, dessen Agnellus erwähnt, das an der Vorderseite der Regia, „ad Calchi" genannt, bei der Salvatorkirche (der Hofkirche nebenan) gelegen im Baldachin (pinaculum) geprangt hat, zwischen den Gestalten von Rom und Ravenna.

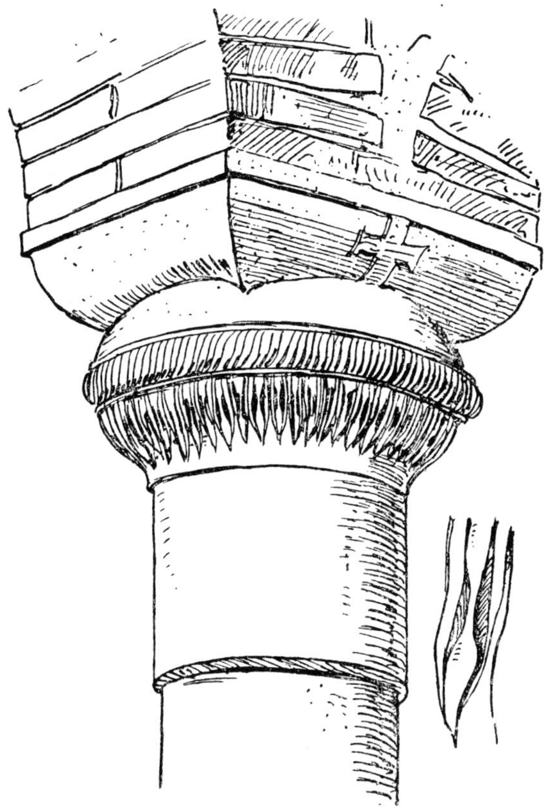

Abb. 90. Ravenna. Vom Theoderichpalast.

Ist solche, wie mir scheint, ganz wohl vertretbare Vermutung wirklich zutreffend, dann sehen wir hier doch wenigstens einige Reste und eine freilich vereinfachte Nachbildung des wichtigsten äußeren Palastteiles gerettet vor uns, und auch das Palastbild in der Hofkirche ist nicht mehr ein Schatten oder nur die typische Hieroglyphe eines Palastbaus, sondern ein wirkliches und wertvolles, auch im Einzelnen zu deutendes Konterfei des Palastes.

Hierfür sprechen einige ganz charakteristische Teile des Bildes. Vor allem stehen die Säulen nicht auf gewöhnlichen Säulenfüßen, sondern auf hohen eingerahmten und verzierten Platten sehr eigentümlicher Erscheinung. Diese Platten kommen sonst nirgends vor, als ein einziges Mal noch, gerade in oder vielmehr vor Ravenna, nämlich in Classe unter den Säulen der Kirche S. Apollinare. Sie wirken da höchst merkwürdig und sehr charakteristisch. Wäre das Bild, das dieselben sonst nirgends auftretenden Säulenpostamente zeigt, ein bloßes Schema, so würde eine solche Besonderheit im Detail sich kaum da finden. Da nun S. Apollinare 8 Jahre nach Theoderichs Tode begonnen ist, so hat das Mosaikbild diese Platten unter den Säulen bereits lange gezeigt, ehe man für S. Apollinare daran dachte. Deshalb ist anzunehmen, daß diese fremdartige Form am Palaste zum ersten Male auftrat und in Classe nachgeahmt wurde.

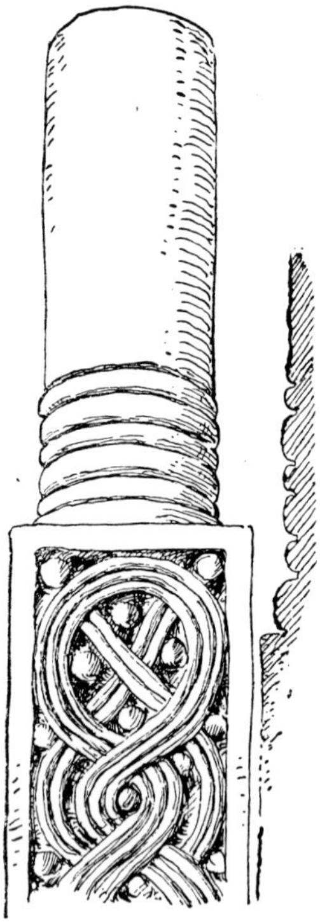

Abb. 91. Ravenna. Ostgotische Säule.

Die nicht minder eigenartige Erscheinung des Obergeschosses mit seinen rundbogigen Fenster-Oberlichtern, die uns so modern anmuten, indessen wohl ebenso konstruiert zu denken sind, wie die steinernen Sprossenfenster der Sophienkirche in Konstantinopel, bestätigt die obige Annahme, daß wir es wirklich mit einer nach Möglichkeit getreuen Porträtierung des Originalzustandes des ersten Palasthofes zu tun haben, und daß wir demnach das darauf Dargestellte als ziemlich zuverlässig annehmen dürfen. Danach hätte denn auch inmitten der Haupteingang zu den Repräsentationsräumen geführt (darum der König im mittelsten Bogen auf dem Throne), und die Hallen um den Hof hätten Kriegern oder Offizieren zum Aufenthalt gedient.

Verona Von den vielen anderen Gebäuden Theoderichs in Ravenna ist bereits berichtet, sind auch noch manche Trümmer übrig (Abb. 91); von Sommerpalästen an mehreren Orten, von großen Bauten in Verona wird gemeldet, doch ist gar zu wenig von alle dem einst so vielen mehr vorhanden. Der Dom zu Verona hat aus seiner Zeit nur noch die Säulen einer kleinen Halle an der Nordseite, sowie eine Einzelsäule und ein Stück Mosaikfußboden im Kreuzgange; auch die Taufkirche S. Giovanni in fonte beim Dom erscheint so völlig umgebaut, hauptsächlich im 11. oder 12. Jahrhundert, daß uns da nur noch einige Einzelheiten an des Königs ersten Bau erinnern. So zwei viereckige Pfeiler, recht im Holzstile, mit Kapitellen, die von primitiver Nachahmung antiker Vorbilder sprechen, ähnliche in Nebenräumen von S. Zeno (Abb. 46). Doch nichts mehr von besonderem Werte für unsere Betrachtung.

Die übrigen Ostgotenbauten in Italien sind, obwohl oft genug genannt, heute, falls nicht einst Ausgrabungen da und dort Wichtiges zutage fördern sollten, für uns wohl nicht mehr von Bedeutung. Theoderich baute noch große Paläste in Spoleto, Terracina, Verona. Von einigen sind starke Subkonstruktionen übrig, die völlig sich an ältere Römerbauten anschließen. Das Kastell oder die Burg zu Verona, nach dem doch der Held seinen Namen in der germanischen Heldensage empfing, scheint später so stark, insbesondere durch die Scaliger umgebaut, auch wohl eher Festung als Palast, daß von ihm heute nichts anderes mehr zu melden ist, als daß seine mächtigen alten Umfassungsmauern noch teilweise erhalten zu sein, auch die achteckigen Türme an den Ecken noch aus seiner Zeit zu stammen scheinen. Die Struktur ist die bekannte aus der Ostgotenzeit: große Quadersteine in Schichten mit je einer doppelten Ziegellage darüber abwechselnd. Diese Technik ist allerdings noch manches Jahrhundert länger geübt. Die polygonen Türme haben interessante Verstärkungszwickel aus Backstein an den Ecken.

Das Kastell ragt hoch und mächtig auch in seinen Trümmern ob Verona. Es scheinen darin noch mächtige Gewölbe von großer Ausdehnung vorhanden, Weingärten aber überziehen völlig den inneren Raum.

Eine ganze Stadt selbst hat Theoderich bei Trient angelegt, die freilich längst wieder ganz versank; er befestigte sie, versah sie mit Wasserleitung, Thermen, öffentlichen Hallen; wo sie lag, weiß man heute nicht mehr genau; vielleicht ist es Dostrento, ein gewaltiger Schutthaufen im Etschtal.

Auch die Bildhauerei hat Theoderich sich dienstbar gemacht. Man rühmte von ihm mehrere Reiterbildnisse, besonders ein gewaltiges bronzenes, das bei Ravenna auf einer Brücke stand. Dieses hat sein sogenannter Bewunderer Karl der Große ebenfalls nach Aachen geschleppt. Zeitgenossen preisen die leidenschaftliche Darstellung des vorwärts sprengenden Reiters, vielleicht von Kämpfern umgeben, alles aus bräunlichem Erz.

Gewaltiges auf allen Gebieten schufen so Theoderich und die Seinen. Fast alles aber ist dahingegangen; weniges blieb, dieses doch ein unverwüstliches Zeugnis auch für die künstlerische Größe jener so rasch vorübergeflossenen Heldenzeit.

DIE LANGOBARDEN

Das weströmische Reich war zusammengebrochen; Ostgoten hatten auf seinen Trümmern eine neue Welt aufzubauen versucht. Aber das ewige Verhängnis aller Germanen, das nie aufgehört hat sie zu verfolgen, war auch damals furchtbar wirksam: einer Riesengestalt und einer Generation von gewaltigen Männern folgte unerbittlich immer und immer wieder das Epigonengeschlecht armer und kleiner Geister, deren niedriger Sinn, nur auf eigene Eintagsfliegenherrlichkeit und Befriedigung der Eigensucht bedacht, von Tag zu Tag lebend, nicht einmal den einfachsten Forderungen der Pflicht an Wollen und Handeln mehr gerecht wurde. Das herrlichste Weltreich der Germanen ging unter, nicht ohne seine letzten Helden Totila und Teja mit unvergänglichem Ruhme noch im Tode bekleidet zu sehen.

Das Oströmerreich, das nach Byzanz den Mittelpunkt der südeuropäischen Welt verlegt hatte, in dem die Ströme des Orients und des Okzidents gleichmäßig zusammenfluteten, hatte gesiegt. Nur auf kurze Zeit.

Dreizehn Jahre nach der gänzlichen Vernichtung des Ostgotentums brachen die wilden Langobarden über Italien als neue Eroberer herein; kein Belisar oder Narses hemmte mehr ihren furchtbaren Ansturm. Aus Pannonien, wo sie seither die einst von den Ostgoten verlassenen Wohnsitze einnahmen, folgten sie deren Spuren, nachdem sie bereits öfters Italien beunruhigt, als neue Herren. Gewaltige Recken wie Alboin, Authari und Agilulf sahen sich bald als die Beherrscher der Halbinsel bis an ihre letzten Gestade. Ostrom war für immer aus dem alten römischen Reiche verdrängt. Italien hatte von da ab seine eigenen Geschicke zu erleben und zu leiten, und die alte Stadt Rom, die allein sich von der Langobardenherrschaft frei zu halten vermochte, wurde im Laufe des folgenden Jahrtausends und länger, vielleicht auf immer, sein geistiger und dann auch wieder sein politischer Mittelpunkt, Byzanz aber jetzt erst recht die Pforte des Orients, der zuletzt nach dem Sturze des griechischen Kaiserreiches von hier aus seine Heerscharen bis ins deutsche Reich hinein sandte, wie er sie siebenhundert Jahre früher über Spanien bis ins Herz des Frankenreiches vorgestoßen hatte.

So bedeutet das Eindringen der Langobarden eine Wendung der Geschichte nicht nur für Italien, sondern für den ganzen Okzident. Geistig nicht so hochstehend als ihre ostgotischen Vorgänger vermochten sie doch ihre Herrschaft mehr als zweihundert Jahre selbständig aufrecht zu erhalten und auch nachher, wenigstens im oberitalienischen Osten, eine führende Stellung zu behaupten. Die Lombardei trägt heute noch ihren Namen und ist von ihren Nachkommen bevölkert; ihre wilde ungebändigt tatkräftige Anlage und Gesinnungsweise brauchte Jahrhunderte, um sich in die Kulturverhältnisse des eroberten Landes zu schicken und zuletzt selber fruchtbar zu werden; das nördliche Italien aber hat durch sie in seiner Bevölkerung die nachhaltigste Stärkung und Auffrischung des Blutes gewonnen. Von Oberitalien und Toskana allein ging jener Strom neuen Lebens aus, der ganz Italien überflutete und aus seinem Boden für mehr als ein halbes Jahrtausend jene Wunderblume der Wiedergeburt des Geistes und aller Künste aufblühen ließ.

Nur sehr schwer wurden die Langobarden aus Zwingherren und blut- und beutedurstigen Eindringlingen zu Pflegern des Geistes und der Künste. Es lebte in ihnen jene rauhe Zähigkeit und Kraftnatur, die alles in ihrer germanischen Heimat charakterisiert, die die Lüneburger Gegend uns so lange als eine öde und herbe Wildnis im engeren Vaterland erscheinen ließ; heute finden wir auch in ihr starke Eigenart und bedeutsames selbständiges Leben, ja Schönheit.

Was die Langobarden aus dem Norden an künstlerischer Kultur mitbrachten, mag viel weniger gewesen sein, als wir sonst bei den Germanen finden; vielleicht nur die Freude an Schmuck des Körpers und die Pflege des Holzbaus in wohl bescheideneren Grenzen als sonst. Und doch finden wir später gerade bei ihnen die Anfänge der mittelalterlichen Baukunst, die Fortbildung und Umgestaltung aber auch Ergänzung der Antike in bedeutsamster Weise vorbereitet und begründet.

In der technischen Gestaltung der Bauwerke gaben sie der folgenden Menschheit ganz unzweifelhaft die Grundlagen des eigentlichen und zu selbständigem Leben für sich befähigten Backsteinbaus, der vorher nur **Backsteinbau** ein Hilfsmittel gebildet hatte, dazu manche damit zusammenhängende große und kleine künstlerische Gestaltung; nicht minder die ersten Versuche in derjenigen Wölbebaukunst, die der Norden nachher so kraftvoll aufnahm.

Im einzelnen aber zuerst eine völlig neue zweckentsprechende Ornamentik und Zierweise, die freilich entfernt genug von einer an die Antike reichenden künstlerischen und technischen Höhe und Vollkommenheit dennoch, sich ihren Bauwerken in trefflichster Weise anschmiegend, ihren dekorativen Zweck und ihre Aufgabe in neuer und sachlichster Weise erfüllt.

Was den Backsteinbau anlangt, so machten schon die Römer davon den bekannten umfassenden Gebrauch, doch nur technisch für die eigentlichen inneren Massen ihrer Mauern, soweit nicht da Guß oder Stampfwerk bevorzugt wurde. Von einem Backsteinbau im Sinne des späteren mittelalterlichen und modernen war aber noch nicht die Rede.

Dagegen hat man in der altchristlichen Baukunst zeitig die Herstellung auch der äußeren Flächen in reinem Ziegelbau vorgenommen; in Rom und auch in Ravenna sind schon die Bauwerke der ersten christlichen Jahrhunderte meist so hergestellt; die kirchlichen aus Theoderichs und der folgenden Zeit, so die beiden Apollinariskirchen und S. Vitale, zeigen im Äußeren ebenso den unbekleideten Backstein, wie die eben vorhergehenden aus Galla Placidias Zeit. Auch in Byzanz folgte man gleichen Wegen.

Indessen ermangelten diese Versuche zunächst der architektonischen formalen Ausbildung. Das einzige neue Motiv, das hie und da erscheint, sind rundbogige Blenden um die Fenster; richtige Arkaden auf Wandstreifen mit Kämpfern nur an S. Apollinare in Classe.

Immerhin ist die ostgotische Zeit als diejenige zu bezeichnen, die hier die ersten Versuche zu architektonischer Behandlung machte, wo bis dahin die äußeren Flächen der Mauern ihre Struktur wohl nur deshalb sehen ließen, weil Armut, Bequemlich- oder Gleichgültigkeit es verhinderten, daß sie hinter besserer oder kostbarer Bekleidung verschwand, wie zu Römerzeiten.

In der Langobardenzeit aber fühlte man offenbar solches Bedürfnis nicht nur nicht mehr, sondern baute frisch darauf los in einem kräftigen und viel derberen Ziegelmaterial, als es bis dahin gebräuchlich gewesen war. Die dünnen und hellen Ziegel von oft bedeutender Größe wichen solchen von dickerem und kleinerem Format von meist dunklerer Farbe und grober Oberfläche, die aber gerade wie sie waren sich zu allerlei seither ungewohnter Behandlung besser eigneten.

Was jetzt üblich wurde ging aus der ganz klaren Erfassung der Eigentümlichkeiten des Materials hervor: Teilung der Flächen durch senkrechte und wagerechte Streifen, Friese, Lisenen und ähnliche Gliederungen; Einfassung der Fenster durch rechtwinklige falzartige Zurücksetzung der Kanten, Verbindung der Lisenen durch Bögen, zuletzt Bildung von Bogenreihen, die auf Konsolen statt auf Lisenen ruhen, also von richtigen Rundbogenfriesen. — Eine Art von solchen war ja bereits in Syrien aufgetaucht, doch handelte es sich dort nicht um eigentliche flache rechtwinklige Bögen, sondern um hohle Viertelkugeln; die dortigen Bögen haben stets halbkreisförmigen Grundriß.

Bogenfries

Dehio hat mit Recht darauf aufmerksam gemacht, daß das Motiv des Rundbogenfrieses schon bei den Römern vorkommt, richtige fortlaufende Rundbogenreihen auf Konsolen als Hauptgesimse angeordnet. Aber auch dort kam es nicht zu weiterer Ausbildung noch umfangreicherer Anwendung.

So scheint es, als ob erst die langobardische Backsteinbaukunst diese später so unendlich viel gebrauchte bauliche Form in die Architektur eingeführt hätte; vielleicht auch nur, weil die fortlaufende Rundbogenreihe als dekorative Form den Germanen an ihren kunstgewerblichen Gegenständen von alters her wohl vertraut war. Ich erinnere vor allem an die uralte Verzierung der Kämme; aber sehr bald tritt die gleiche

Form dekorativ auch an den ersten Steinarbeiten der Langobarden, selbst schon der Westgoten in Südfrankreich, völlig deutlich auf (Abb. 53).

Es ist zu vermuten, daß der Bogenfries schon vorher an den verzierten Holzschwellen der Germanen im Gebrauche war, wie er später im Holzbau stets wieder auftritt, zuletzt im 16. Jahrhundert (Abb. 44). Und deshalb ist es recht gut möglich, daß wir in der Einführung der Bogenreihen oder des Bogenfrieses in die Steinarchitektur nur die Übertragung eines bereits bekannten, ja viel gebräuchlichen germanischen holzbaulichen Motivs zu sehen haben. — Welche Verbreitung es nachher im romanischen Stile gewonnen hat, weiß jeder.

Äußere Buntheit

Ferner aber haben die Langobarden der Anwendung des Backsteins in der Architektur auch in bezug auf die Farbe erst künstlerischen Reiz zu geben gewußt, indem sie in gleicher Art, wie die merowingischen Franken die Flächen der Bauwerke mit allerlei bunten Musterungen versahen. Zunächst durch Wechsel im Verbande, Einfügung von Reihen fischgrätenartig gestellter Steine und Verzierung geeigneter Flächen mit runden, vieleckigen und sternförmigen Platten anderer Farbe, sodann durch weitere Einfügung aller möglichen bunten Stücke, durch Einlagen von reichen Mustern in Ton, Stein, Marmor, dazu Wechsel von Schichten verschiedenen Materials, wie das schon vorher bei den Ostgoten nach römischem Vorbild üblich, auch im byzantinischen Reiche nicht selten war; kurz durch ein immer lebhafteres Streben nach einer farbigen Wirkung durch mosaikartige Behandlung der Flächen (s. Abb. 102, Taf. XXVIII). — Auch Wechsel durch Einfügung von andersfarbigen Reliefzierraten, selbst in Marmor, war nicht selten.

Der Backstein selber wurde öfters in allerlei Art gerippt und gemustert, meist mit eingegrabenen Linien schräg oder fischgrätenartig, wie wenn er gesägt wäre.

Es sind die originalen Werke dieser Oberflächenbehandlung allerdings seltener geworden, doch sehen wir ihr Beispiel in der späteren äußeren Behandlung nicht nur der oberitalienischen Bauwerke noch lange nachwirken.

Gewölbe

Auch für die Gewölbeentwicklung (Abb. 92) war der Backsteinbau von größter Wichtigkeit. Insbesondere in bezug auf die wachsenden Spannweiten der Tonnengewölbe und die Anwendung anderer Gewölbeformen, so der Kuppelgewölbe, die um jene Zeit anfing sich weiter zu verbreiten. Die unentbehrliche Überwölbung der halbkreisförmigen Altarnischen mit Halbkuppeln hatte schon die Kenntnis der genannten Gewölbe vorausgesetzt, ohne daß man an eine Übertragung byzantinischer Vorbilder zu denken braucht; ihre vermehrte Anwendung brachte bald mannigfache Erfahrungen. Die Bedeckung runder Räume durch halbkuppelförmige Gewölbe war gegeben, die Anfügung überwölbter Erweiterungen von halbkreisförmigem Grundriß sehr einfach, und so ergaben sich Gestaltungen von Kleeblatt- oder Vierpaßgrundriß, wie am Baptisterium zu Biella, ganz von selber, bei denen man sich mit den schwierigeren Aufgaben der Überkragung oder der Pendentifs für die

Überführung von quadratischen Räumen in die runde Kuppel noch nicht sehr quälte.

Selbst vor größeren Kuppelbauten schreckten später die Langobarden nicht zurück: die Rotonda, der alte Dom zu Brescia zeigt eine Weite der inneren Wölbung von etwa 20 m.

Dagegen erfand man zur Erleichterung der Hintermauerung am Beginn der ganzen und halben Kuppelgewölbe ein System von Durchbrechungen der Obermauer der Apsiden und Kuppeln durch Arkaden oder Nischen; ein höchst eigenartiges Grundmotiv, vielleicht die erste Form der später so gebräuchlichen Zwerggalerien um die Chöre und Vierungstürme. Auch das Kreuzgewölbe fand in der Folge mehr und mehr steigende Anwendung.

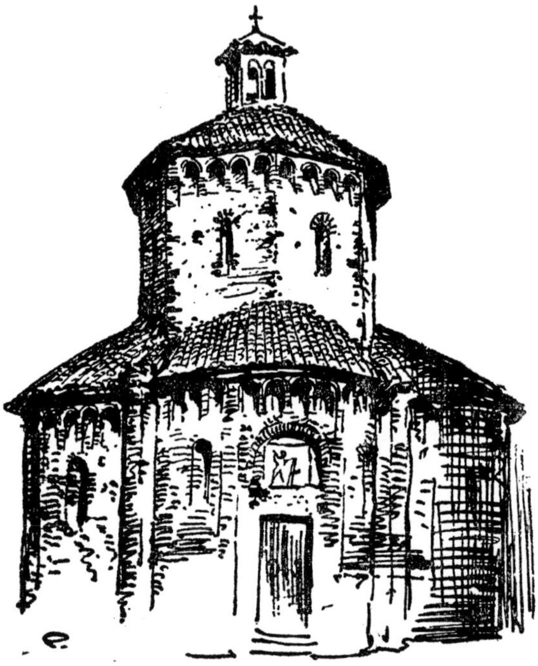

Abb. 92. Biella.

Kurz, in konstruktiver wie formaler Hinsicht erwiesen sich die langobardischen Zeiten als vorbereitend und grundlegend für spätere bauliche Fortbildung.

Nicht minder jedoch auch in bezug auf das reine Ornament. Hier liegt eine besondere Kraft jener Zeit und jenes germanischen Stammes.

Ornament

Schon bei der allgemeinen Betrachtung der Formenwelt ist auf die eigenartige Verzierungskunst der Langobarden und der von ihnen offenbar beeinflußten und angeregten Franken hingewiesen, die sich gelegentlich auch auf die Westgoten übertrug, wenigstens im Nordosten des westgotischen Reiches.

Es sei hier nur nochmals nachdrücklich betont, daß trotz allerlei verwandter Bildungen im Orient die folgerichtige Ausbildung des gerippten Flecht- und Riemenwerkes als vorherrschenden Zierwerkes den Langobarden zuzuschreiben (Abb. 93), wie seine erste Herkunft entschieden im germanischen Norden zu suchen ist; der Lauf der Völkerwanderung hat wie es scheint seine Verbreitung bis nach dem fernen Westen (Irland) und nach dem Osten bis nach Kleinasien mit sich gebracht. Sind doch gotische Streifzüge bis nach Smyrna gelangt.

Es liegt unbedingt keinerlei Grund dafür vor, die eigentliche Quelle dieser Verzierung immer wieder im Orient zu suchen, weil auch dort seit dem 6. oder 7. Jahrhundert einigermaßen ähnliches Zierwerk auftaucht. Weder können sich die dort vorhandenen verwandten Arbeiten an charakteristischer Erscheinung mit den langobardischen messen, noch reichen sie an Masse und Konsequenz ihrer Anwendung auch nur entfernt an diese heran, da doch in jenen so lange vergessenen Gegenden ungleich mehr von solchen Dingen heute noch übrig sein müßte, als auf den italischen Feldern, über die fortwährende Völkerbewegung wie die Arbeit eines Pflugs verwüstend hin und hergegangen ist.

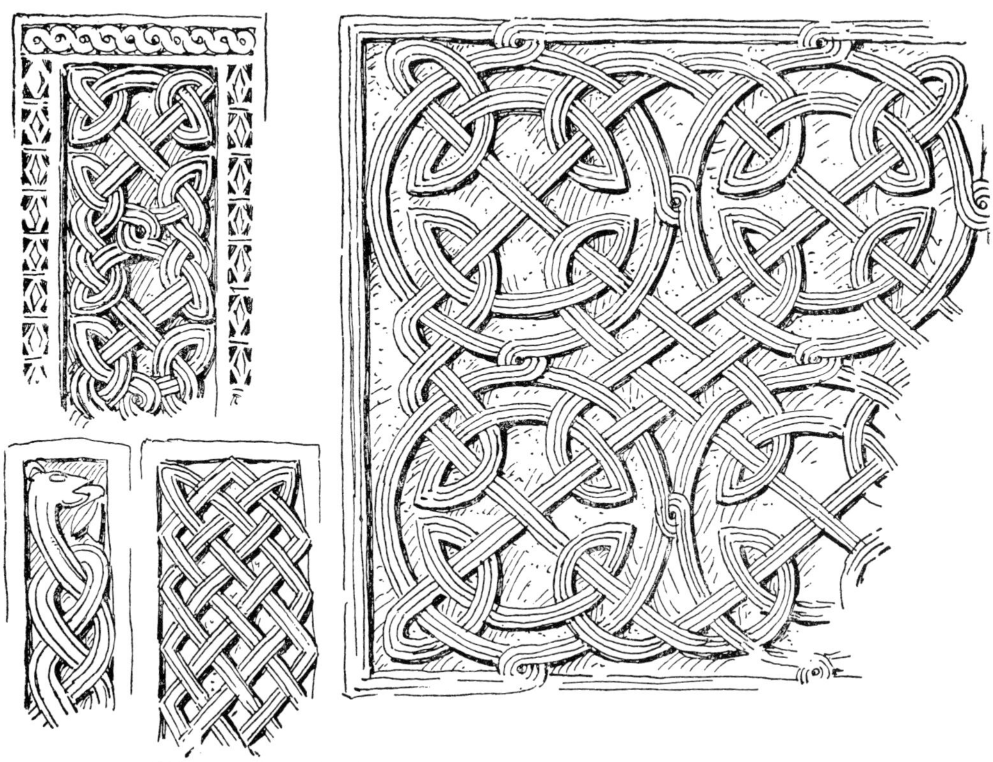

Abb. 93. Langobardische Flechtornamente aus Aquileja und Grado.

Trotzdem bleibt das wahre Verbreitungsgebiet dieser Formenwelt Italien und Frankreich; Ausläufer ziehen nach Österreich, Süddeutschland und Nordspanien. Das Zentrum aber bildet die Lombardei.

Entwicklung

Bezüglich der zeitlichen Entwicklung ist zu wiederholen, daß die Langobarden erst sehr langsam zu einer eigenartigen künstlerischen Betätigung gelangten, daß sie im Anfange ihrer Herrschaft sich durchaus an das Gegebene anschlossen. Sie bedurften fast zweier Jahrhunderte, bis ihr künstlerisches Selbst sich soweit entwickelt hatte, daß man es als solches erkennt; erst kurz vor dem Sturze ihrer Selbständigkeit, etwa zu der Zeit der Könige Liutprant und Hildiprant scheint das endlich völlig durchgebildet gewesen zu sein, was wir als die originale langobardische Kunstweise anzusehen berechtigt sind. Der Vorgang war ja überall derselbe, auch in Spanien, daß der Eintritt der Germanen in die Kulturwelt zunächst einen Stillstand, ja einen scheinbaren Niedergang in der noch immer vorhandenen letzten antiken Kulturbewegung mit sich brachte, bis sich die neue Bevölkerung das Gegebene so weit zu eigen gemacht haben konnte, um sich darin selbst betätigen zu können. Erst nachdem dieser Schritt getan und diese Lücke übersprungen war, konnte an neue Leistung gedacht werden; und so sehen wir hier wie besonders in Spanien die merkwürdige Erscheinung, daß die Germanen im letzten Augenblicke erst, ehe sie politisch untergingen, zu einem künstlerischen Eigenwirken durchgedrungen waren, in dem ihre germanische Art ohne antike Verhüllung endlich rein und unverkennbar zutage tritt. Darum haben wir das 7. und 8. Jahrhundert als die Jahrhunderte zu bezeichnen, in denen sich der gemeinsame Sondercharakter jener Stämme künstlerisch am deutlichsten ausspricht.

711 aber sank das Westgotenreich durch die Araber dahin, 774 folgte der Fall des Langobardenreichs durch Karl den Großen, dessen Auftreten den Beginn einer neuen Kultur und Kunst ankündigt; alle jene Anfänge werden jetzt mit der italisch-hellenistischen zusammen zu jenem Neuen verschmolzen, das wir auf seiner Höhe die „romanische" Kunst zu nennen pflegen. Auch wieder mit Recht, denn diese ist das Gesamtergebnis aus Antike, altchristlicher, byzantinisch-orientalischer Kunst mit Verarbeitung jener germanischen Anfänge, die in ihrer Masse langsam wieder verschwinden; und ihr Verbreitungsgebiet umfaßt die europäischen Länder, in denen einst Römerkunst geblüht hatte, zu denen freilich noch die nordisch-germanischen hinzukamen.

Die bis zum Untergang des langobardischen Königreiches in dessen Bereich erstandenen Bauwerke sind fast ohne Ausnahme wieder vergangen, mindestens so umgebaut, daß von ihnen sich nur meist undeutliche Trümmer erhielten. Und doch hören wir viel Rühmens von ihnen; sogar schon gleich nach dem Einzuge der neuen Herren.

Bereits Theudelinde, Autharis und später Agilulfs Gemahlin, baute zu Monza bis 595 die St. Joh. Baptista-Kathedrale, deren Stelle der heutige Dom einnimmt. Aus ihrer Zeit freilich stammen außer einer bescheidenen Skulptur an der Fassade nur die Reste ihres Schatzes, der dort aufbewahrt ist, köstliche Werke, deren wir früher gedachten. Noch viele Kirchen dankten dem frommen Eifer der Königin ihre Entstehung, auch der große Sommerpalast zu Monza, von dem der Chronist (Paul Diaconus) viel zu sagen weiß. So von seiner Ausschmückung mit historischen Gemälden, auf denen besonders die Langobarden jener Zeit in ihrer eigentümlichen Kleidung und Tracht des Haares — im Nacken kurz geschnitten, vorn über Gesicht und Wangen fallend — dargestellt waren.

Mußten sich die Langobarden bei ihren Bauwerken anfänglich der im Lande vorhandenen Kräfte bedienen, so können solche Bauten kaum neuen Charakter insbesondere Eigentümlichkeiten der nordischen

Bauherren aufgewiesen haben, während im Gegensatz dazu z. B. die Reste des Goldschatzes der Theudelinde Werke germanischster Art sind, sich an die Goldschmiedekunst der Ostgoten völlig gleichartig anreihen.

Magistri Commacini

Berühmtestes Muster für jenes Verhältnis sind die Magistri Commacini, nach dem heutigen Stande unserer Kenntnis Maurer und Steinmetzen aus der Gegend von Como (von der Insel Comacina im Comer See?), für deren bauliches Tun in dem von Liutprant erlassenen Gesetzbuche der Langobarden besondere Vorschriften gegeben wurden.

Mit dem früher erläuterten sehen wir hier völlig deutlich: die Germanen entbehrten unter ihren Landsleuten, die sich nur auf Zimmer- und anderes Holzwerk verstanden, der Arbeiter in Stein und Backstein, der Steinmetzen und Maurer, machten sich daher die Dienste der eingesessenen Techniker zunutze. Solche Gesetze, die für das Bauen galten, gaben außer Liutprant Rothari, Grimoald, Ratchis und Aistulf, also die langobardischen Könige bis zuletzt.

Diese Gesetze seit dem Edikt Rotharis (639) gehen natürlich von den bei den germanischen Langobarden üblichen Anforderungen aus, weshalb es keinen Rückschluß auf die vorherigen Gepflogenheiten der Commacini zuläßt, wenn im Gesetz das Haus mit Söller, Halle, Schindeldach, Fachwerk, Kamin oder Ofen völlig germanisch erscheint.

Ihrer gesellschaftlichen Gliederung nach aber stuften sie sich schon nach Meistern, Gesellen, Lehrlingen und Arbeitsleuten ab.

Der Hauptsache nach waren also diese italienischen Bauleute bei der Ausführung der Arbeiten des Maurers und des Steinmetzen tätig; besonders lehrreich erscheint es, wenn ihnen Vorschriften nicht nur für die Behandlung der Hausteine, sondern auch des Ziegelverbandes nach verschiedenen Systemen gegeben werden; es wird bereits Blockverband, gotischer Verband, Läuferverband, Mauern mit lauter Köpfen u. dgl. beschrieben. Sicher der beste Beweis dafür, daß der Backsteinbau technisch völlig ausgebildet war.

Den Commaciner Meistern wird nachher aber auch andere Arbeit übertragen; schließlich ist das gesamte Bauwesen mit Einschluß der Zimmer-, Tischler-, selbst Stuck- und Ofenarbeit ihnen überwiesen. Es ist hieraus zu schließen, daß sich inzwischen die langobardischen Zimmerleute ihnen zugesellten oder gemeinsam mit ihnen wirkten, wie denn 739 ein Langobarde, Rodpertu, als Magister Commacinus erwähnt wird. Ihr Ruf geht dann ins Weite; selbst bis nach England werden sie gesandt.

Äußeres der Kirchen

Von allen gepriesenen bedeutsamen baulichen Schöpfungen der Langobardenkönige bis auf die des letzten, Desiderius, im Einzelnen zu sprechen lohnt sich hier nicht, da sie längst verschwunden sind.

Pavia, S. Michele

Vielleicht war der wichtigste kirchliche Bau der Dom S. Michele in ihrer Hauptstadt Pavia, — leider 924 durch die Ungarn eingeäschert. Dieses sicherlich von Anfang an großartige Werk wurde seit 1024 neu aufgebaut, aber erst 1155 vollendet, obwohl es inzwischen schon zu vielerlei Feierlichkeit diente. Es ist eine der im Äußeren phantastischsten und wildesten Kirchen aus jener Zeit; die Portale überdeckt wie mit Schnitzerei von oben bis unten, neben ihnen die Flächen der Mauern mit Friesen von eigentümlichen und märchenhaften Gestalten, von Tieren und Ungeheuern durchzogen, höchst merkwürdigen Eindrucks; — echt nordische Erfindungen, wie sie uns seit dem 11. Jahrhundert viel in Deutschland begegnen; in Italien auch in Spoleto an einem ähnlichen späten Langobardenbau.

Es ist daher wohl anzunehmen, daß hier in der im 11. Jahrhundert wieder aufgebauten Hauptkirche des Langobardenreiches doch eine Erinnerung an die hundert Jahre früher zerstörte erste Kirche lebendig geblieben ist, an der die altlangobardische Kunst sich in ähnlicher phantastischer Verzierung des Äußeren ergangen haben mag. Bestätigt wird dies durch verwandte Bauwerke früherer Zeit, so spanische, die in eben solcher Weise an den Flächen neben den Portalen beliebige bildhauerische Teile regellos, ja wild, nur einem malerischen Schmuckbedürfnisse folgend, eingestreut zeigen. Noch lange hielt sich dort zu Lande diese urnordische Zierweise an kirchlichen Bauwerken, die an der Klosterkirche zu Poblet (12. Jahrhundert?) vielleicht zum letzten Male auftritt, aber schon an der Westfront von S. Juan Bautista in Baños (661) wie an S. Pablo zu Barcelona angedeutet erscheint.

In Hirsau am letzten übrig gebliebenen Turme der Aureliuskirche finden wir wildes Gewürm, Löwen und Bären und andere Ausgeburten finster-nordischer Phantasie ebenfalls im Friese um den Körper des Bauwerks oberhalb des ersten Gesimses herumkriechen; am Dome zu Worms — selbst an dem zu Schleswig und dem zu Wien — stehen mehrere älteste tragende Pfeilerteile auf allerlei Ungeheuern urweltlichster Gestaltung, kurz — es muß hochnordische Art sein, die im Neubau der Michelskirche zu Pavia neu hervordringt, noch jahrhundertelang im germanischen Volke auch nach verlorener staatlicher Selbständigkeit lebendig geblieben.

In mancher anderen Hinsicht müssen wir uns leider ebenfalls an die Werke der folgenden Zeiten halten, so, wenn wir uns vorstellen wollen, in welcher Weise die Kirchen der alten Langobarden im Innern ausgestaltet waren.

Innere Anordnung

Was die allgemeine Anordnung betrifft, so wird diese nichts Eigentümliches geboten, sich vielmehr an das übliche norditalienische Basilikenschema ohne Querschiff angelehnt haben. Denn das ergeben zahlreiche langobardische Kirchen, wenn auch nicht im Original, doch sichtlich später ganz auf demselben Grundrisse oder unter Beibehaltung der unteren Teile des Gebäudes neu aufgebaut. Die großen Basiliken zu Torcello, Grado, Aquileja und Parenzo haben die alte Grundgestalt auch zum Teil in den Mauern treu bewahrt; die Ausstattung dagegen ist allerdings entweder geändert oder doch wenigstens erneuert.

Es gibt aber Anhaltspunkte für das in der inneren Anordnung den Langobarden Eigentümliche. Vor allem sind heute noch zahllose recht-

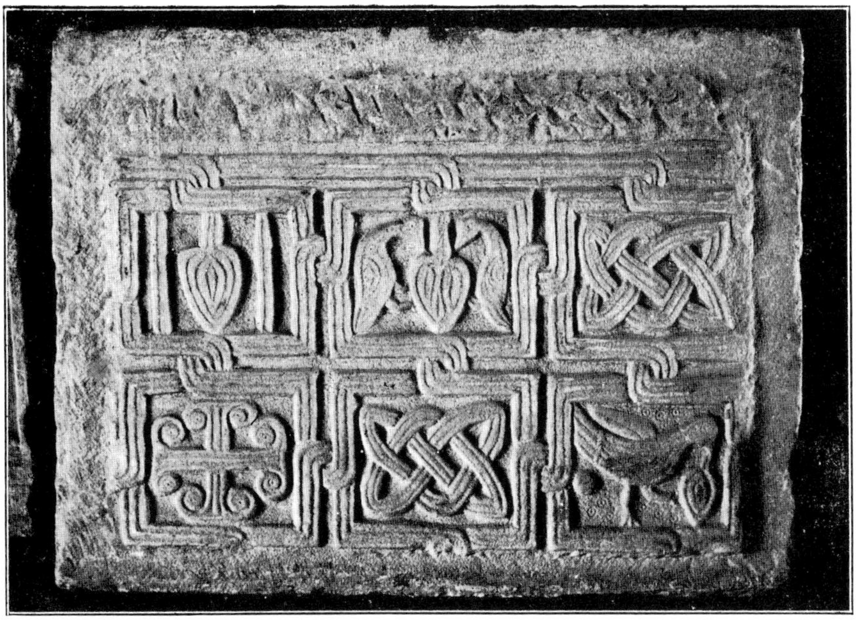

Abb. 94. Cividale. Museum. Brüstungsplatte.

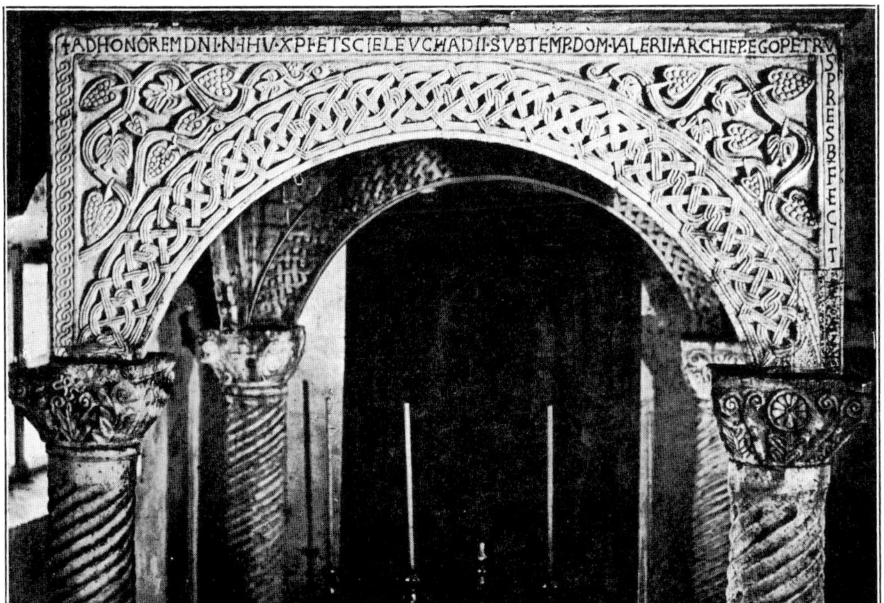
+ADHONOREMDNI·N·IHV·XPI·ETSCIELEVCHADII·SVBTEMP·DOM·VALERII·ARCHIEP·EGOPETRVS
PRESB·FECIT

Abb. 96. Ravenna. S. Apollinare in Classe. Ziborium des H. Eleucadius.

eckige Ornamentplatten aus dem 7. bis 9. Jahrhundert vorhanden, die die vollste Pracht langobardischer Zierkunst, Flechtornament und ähnlich stilisierte selbst bildliche Darstellungen aufweisen, sich aber nicht mehr an der Stelle befinden, für die sie gearbeitet waren. Gar oft werden sie erst aus dem Untergrunde wieder heraus gefördert, wo sie als Plattenboden mit Füßen getreten wurden; oft aus Mauerwerk, wo sie als Quadern benutzt waren. Offenbar bildeten diese Platten meistens die Brüstungen von Schranken, auf oder zwischen denen Säulen gestanden **Schranken** hatten, eine schon früher öfters berührte Anordnung, die, wie es scheint, in der Zeit germanischer Herrschaft nicht nur in Italien üblich war, und wovon hie und da sich wenigstens eine jüngere Kopie gerettet hat.

Es waren dies hauptsächlich solche Schranken, die in den Basiliken jener Zeit das Heilige für die Priester, auch den Chor der Psalmodierenden von dem Laienraume schieden, einen geweihten Raum vor dem Altar, oft von erheblicher Größe, aus dem Kirchenraum herausschneidend. Der Regel nach bestanden die Abgrenzungen aus einer Säulenstellung quer durch die ganze Kirche, unter oder zwischen der sich meist eine Steinbrüstung erhob, inmitten den Eingang freilassend; ausnahmsweise findet man nur eine hohe Brüstung ohne Säulen ins Mittelschiff der Kirche eingebaut, an ihren Seiten die Ambonen für Epistel- und Evangeliumverlesung tragend. So heute noch in S. Clemente in Rom.

Im germanischen Norden Italiens trug diese Schranke ausnahmslos Säulen oder Pfeiler, auf denen ein stattlicher Balken[1]) quer durch das Mittelschiff lagerte; auf ihm stand mitten ein großes Triumphkreuz, daneben Leuchter und Reliquien, an ihm hingen gestiftete Lampen.

Im Dome zu Torcello haben wir hiervon ein schönes Beispiel, freilich wohl im 11. Jahrhundert ganz erneuert, doch die ursprüngliche Anordnung sicher ziemlich unverändert zeigend. In Aquileja im Dom hat man die alten Schranken, die einem Neubau des Altarvorraumes oberhalb der Krypta im 16. Jahrhundert Platz machen mußten, ins südliche Querschiff verbannt und ihrer Säulenstellung beraubt, von der nur noch die Füße vorhanden sind; auch in den Resten ein prachtvolles Werk dieser Art (s. Abb. 37, Tafel XIII), das so oberhalb der Krypta aufgebaut gewesen sein mag, wie es die Schranken im Markusdom zu Venedig heute noch sind.

Erhalten und, wie sie ist und steht, aus dem 8. Jahrhundert stammend, ist allein die ganz einfache aber schöne Marmorschranke im Oratorium der Peltrudis zu Cividale, die, ohne jeden anderen Schmuck als den einfacher Profile, auf zwei mittleren Pfeilern mit Kapitellen den Querbalken noch heute trägt (Abb. 105).

Andere Reste, insbesondere Platten mit reichem Flechtwerk, Verschlingungen, Korbbodenornamentik und ähnlichem schönen Zierat geschmückt, gibt es sonst in Italien zahllose; genannt seien nur solche in Cividale (S. M. in Valle, Dom und Museum [Abb. 94, Tafel XXIV]),

---

[1]) Trabes doxalis (vergl. Abb. 99, Taf. XXVI).

Como (S. Abbondio), Monza (Dom), Venedig (S. Marco), in den Museen zu Torcello, Verona, Vicenza, Brescia, Mailand, Ferrara, dem Baptisterium in Albenga, den Domen zu Modena und Spoleto, Orvieto, Assisi (S. M. degli Angeli), Nepi (St. Elia), im Baptisterium in Ferentillo und sogar in Rom in vielen Kirchen, so vor allem in S. Maria in Trastevere, S. Giovanni in Laterano, S. Agnese und S. Lorenzo f. l. mura, S. Sabina und sonst an zahlreichen Orten. Offenbar ist im Süden dies alles langobardischer Import, schon in Etrurien aber, besonders im altlangobardischen Herzogtum Spoleto, das Ergebnis ihrer Herrschaft. Auch Fensterplatten dieser Art treten auf (Abb. 95).

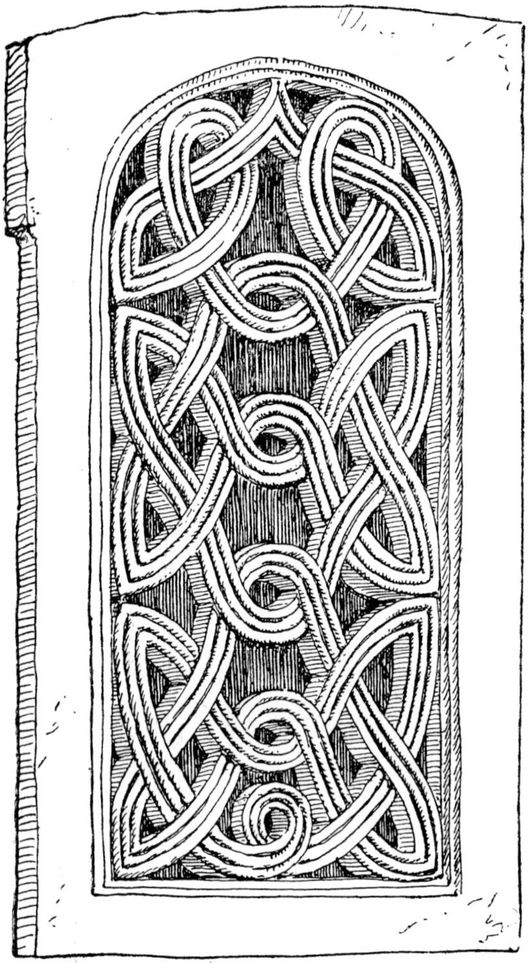

Abb. 95. Aquileja. Fensterplatte.

Ziborien

Fernere besondere Eigentümlichkeiten der langobardischen Kirchenausstattung bilden die zahlreichen Ziborien, Tempelchen, mit denen man besonders ihre Altäre zu überdecken liebte. Wenige davon sind noch ganz oder einigermaßen vollständig, von den meisten sind nur Bruchstücke übrig.

Ravenna

Das beste dieser Art ist unzweifelhaft das in S. Apollinare in Classe bei Ravenna, das ein Presbyter Petrus zwischen 806 und 816 über dem Altar von S. Eleucadius im linken Seitenschiffe errichtete. Vielleicht ist es auch später hierher versetzt. Wahrscheinlich fehlt daran das eigentliche Dach, das pyramidenförmig das kleine Bauwerk bekrönt haben dürfte. Sonst aber bietet es uns den schönen Anblick einer wohlerhaltenen gleichmäßig durchgeführten langobardischen dekorativen Architektur (Abb. 96, Tafel XXIV), die Bögen mit Flechtwerk bedeckt, die Zwickel mit Weinranken in jener eigenartigen langobardischen Stilisierung gefüllt, der wir oft begegnen, in der die

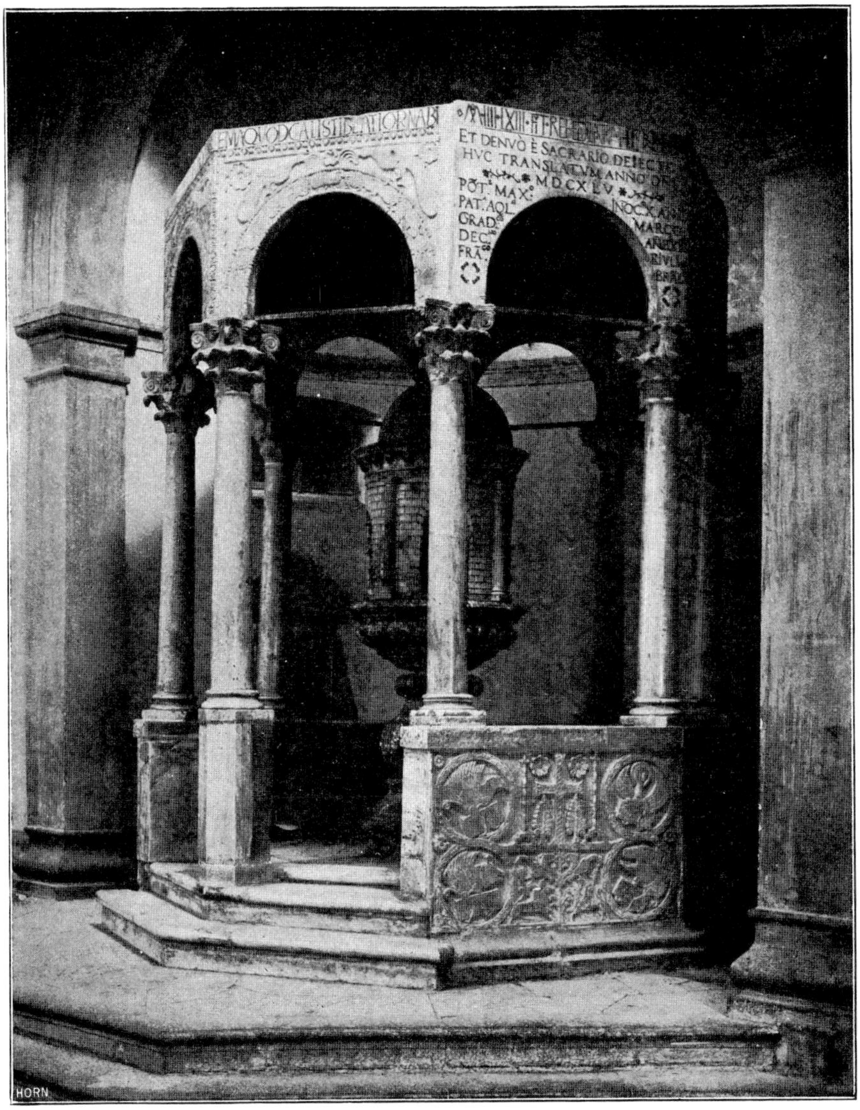

Abb. 97. Cividale. Baptisterium im Dom.

Traubenbeeren in eine umrahmte Herzform eingeschlossen, die Blätter eigentümlich geschlitzt sind, wie das früher schon beschrieben ist (vgl. Abb. 75). Die anderen Seiten sind anmutig variiert, die Zwickel mit Pfauen, Tauben oder Vasen gefüllt. Die vier Kapitelle der Säulen sind ins Holzmäßige übersetzte korinthische fast von Würfelform, die Schäfte oben spiralförmig gedreht, was die Germanen aus der spätesten Antike als ihnen aus der Holzkunst vertraut gerne übernahmen; das untere Drittel ist gerade gerippt, die Säulen entbehren der Basen.

Die Bögen sind schwach stichbogig. Das ganze ist von großer Anmut und reich und fein in der Wirkung; es stammt aus der ersten Zeit nach dem Untergange der langobardischen Selbständigkeit, die von ihrer Kunst überlebt wurde.

Der Rest eines älteren ähnlichen, an dem nur die Seiten spitzgieblig geschlossen waren, steht nahe dabei (s. Abb. 41).

Ein berühmtes ähnliches Altarziborium war einst in S. Giorgio in Valpolicella bei Verona, auf dessen einer Säule steht: Ursus magester cum discepolis suis ..... edificavet hanc civorium. Es stammt von 712 und ist unter König Liutprant gemacht. Ein anderes in Ferentillo bei Spoleto ist merkwürdigerweise ebenfalls bezeichnet: Ursus magester fecit — auf der anderen Seite liest man, daß Hilderich Dragileopa (Herzog von Spoleto, 739) den Altar dem hl. Petrus gestiftet habe. Hier haben wir also zweimal einen Künstlernamen aus langobardischer Zeit, freilich scheinbar lateinisch, doch vermutlich einen Langobarden bezeichnend[1]), keinesfalls einen Griechen wie andere meinen, die alle diese Werke griechischen Künstlern zuschreiben wollen. Wie bemerkt ist es aber erstaunlich genug, wie in mancher dieser Aufbauten bereits die Form der frühgotischen Wimperge des Endes des 12. Jahrhunderts deutlich gegeben ist mit Krabben und spitzen Giebeln (Abb. 41), wie sich auch sonst für manche Form der Kunst des Mittelalters hier die Quelle finden läßt.

Valpolicella

Gleichartige Werke, stets von derselben Verzierungsweise, deren Datierung ins 8. Jahrhundert völlig feststeht, die uns also widerspruchslos beweisen, daß diese Kunstart eine wirklich bei den alten Langobarden blühende und von ihnen gepflegte war, gibt es in Bruchstücken noch genug, so zu Grado, Cattaro, Bagnacavallo, Bologna, selbst bei Rom (Porto) — und wenigstens im Säulenunterbau noch am Orte erhalten, im Oberbau am Schlusse des 12. Jahrhunderts aber in Stuck erneuert und umgestaltet, das in S. Ambrogio zu Mailand, von stattlichsten Verhältnissen.

Ein besonders bemerkenswertes Werk ähnlichen Aufbaus, doch anderen Zweckes, finden wir im Dom von Cividale im Friaul. Es ist der letzte Rest der alten achteckigen Taufkapelle, wie man solche in jenen Zeiten gerne direkt vor dem Westeingange der Hauptkirchen erbaute. Man hat jetzt die Fundamente des achteckigen Baues vor der

Cividale, Baptisterium im Dom

[1]) Wir kennen einen gleichzeitigen Herzog Orso von Friaul, also einen Langobarden.

Haupttüre des Doms gefunden; ähnlich war es in Torcello und Aquileja gewesen. Aus jener Taufkapelle nun hat man im 15. Jahrhundert die Hauptsache in den damals erneuerten Dom übertragen: das ganze achteckige vertiefte Taufbecken mit einem rundbogigen Säulenüberbau, einem kleinen Tempel über dem Immersionsbecken.

Auf acht glatten Säulen mit reichen Kapitellen, die den korinthischen nachgebildet doch stark gräzisieren, ruhen die acht Rundbögen mit schön skulpierten Flächen und Zwickeln (Abb. 97, Tafel XXV). Recht eigentlich langobardische Werke, die Bögen mit eigentümlich gekerbtem Rankenwerke bedeckt, die Dreiecke mit Hirschen, Drachen, Pfauen, Tauben und ähnlichem gefüllt, alles Lebendige freilich noch kindlich ungeschickt dargestellt, doch trefflich in die Fläche gepaßt und ausgezeichnet wirkend. Oben ringsum läuft die Inschrift, besagend, daß Patriarch Calixtus unter König Liutprant (also um 740) dies Baptisterium errichtet habe. Gesimse und Pyramide fehlen. Die Säulen ruhen auf Schranken, die, meist erneuert, doch noch zwei schöne alte Brüstungsfelder zeigen. Zwei andere Seiten sind offen für den Eintritt. Inmitten befindet sich das in Stufen sich vertiefende Taufbecken.

Von den geschmückten Brüstungen besteht die eine (Abb. 98, Tafel XXVI) aus zwei Stücken, die anderswoher, jedenfalls von einer Chor- oder Altarschranke entnommen sind; darauf ein Stück einer reichen Rose und vier quadratischen Feldern oder Kassetten mit einem breiten Flechtfries darüber, von denen die unteren zwei verstümmelt sind, die oberen aber noch die Symbole der Evangelisten Lukas und Johannes enthalten, den geflügelten Stier und den Adler, beide sehr kindlich dargestellt, der Stier im Profil, doch mit je zwei Augen, Hörnern und Ohren. Um die Kassetten ein schmales Flechtband.

Das andere Schrankenfeld (Abb. 99, Tafel XXVI) ist aber hierher gehörig, obwohl dem Tauftempel etwas später hinzugefügt, denn in der Mitte läuft ein Band mit der Inschrift: † Hoc tibi restituit Sicuald Baptesta Johannes: also vom Patriarchen Sigwald (762—76) „restituiert“, vielleicht bei einem baulichen Schaden nachgefügt. Der Ausdruck: für Johannes den Täufer sagt zweifellos, daß dies Stück für das Baptisterium bestimmt war, nicht wo andersher entnommen wurde. Das Brüstungsfeld, sicher genau von derselben Hand stammend, wie das zerhauene andere, von dem die Rede war, enthält in vier von Efeuranken umgebenen Kreisen die vier Evangelistensymbole nicht minder ungewandt dargestellt, inmitten quer jenes Inschriftband oder besser den Querbalken, genau wie er in den Kirchen über der Schranke vor dem Heiligen herzog, darauf stehend ein Kreuz zwischen zwei Leuchtern und Palmen, ganz unten zwei Greifen unter Trauben fressenden Tauben zu beiden Seiten eines Baumes, dessen Blätter oben in Tierköpfe auslaufen, eine Gestaltung, die auch an der verstümmelten Kassettenplatte auftritt.

Diese bildhauerischen Werke zeigen uns den originalsten langobardischen Ornamentstil auf der Höhe klarer Entwicklung, zugleich die deutlichste Übertragung einer ausgebildeten Holzschnitztechnik. Ab-

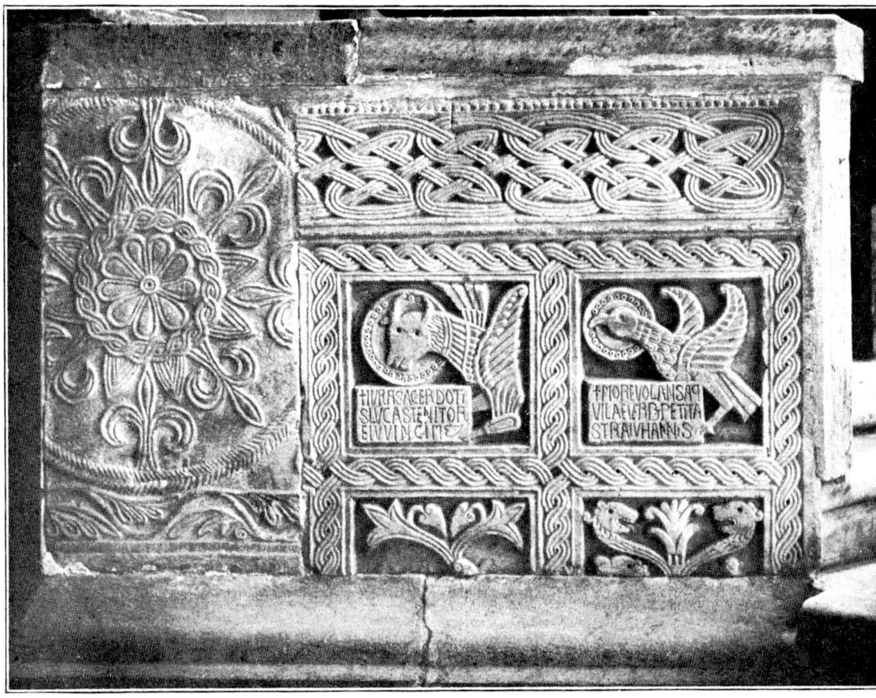

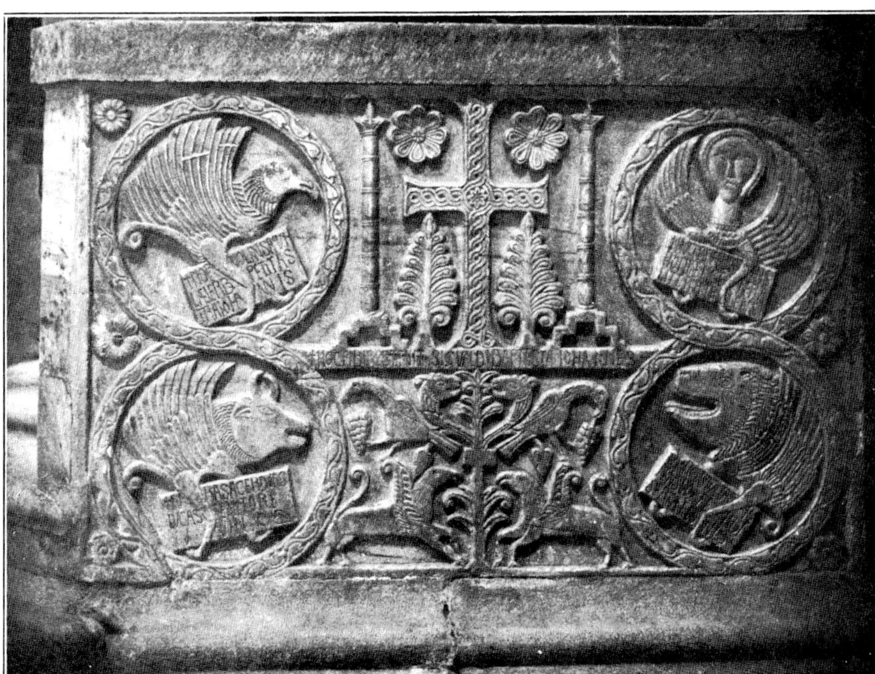

Abb. 98 u. 99. Cividale. Brüstungen am Baptisterium im Dom.

gesehen von der mangelhaften Behandlung des Figürlichen, die sichtlich in gänzlicher Ungeübtheit ihren Grund findet, aber auch beweist, daß diese Arbeiten nicht von Italienern noch Griechen angefertigt sein können, ist die Durchführung von meisterhafter Sicherheit, — meisterhaft allerdings nur im Sinne eines trefflich gehandhabten Kunsthandwerks. Das künstlerische Gewicht der Arbeit ist denn auf die geschickte Verteilung des Schmuckes gelegt, etwa nach den Gesetzen der Teppichkomposition in der einfachen Technik des Aufgrundsetzens und der Herstellung und Ausführung des Details durch bloße vertiefte Linienzeichnung. Ein völlig Gegensätzliches gegen das antike Relief mit seiner vollständigen Durchbildung des Körperlichen.

Freilich hat das auf diese feinste klassische Reliefkunst der Antike und der Renaissance gestimmte Auge des Italieners kein Verständnis, ja kein Gefühl für solch eigenartige ihrerseits besonderen Reizes nicht entbehrende, wenn auch noch in den Kinderschuhen der Figurenbildung steckende Kunstweise des Nordländers.

Dies Cividale, die alte Hauptstadt des langobardischen Herzogtums Friaul, ist überhaupt reich an Resten von künstlerischen Werken der alten Langobardenzeit. Hier hausten seit Herzog Gisulf, dem Neffen Alboins, dem dieser König die Rückendeckung und Grenzwacht mit einer Schar auserlesener Krieger anvertraute, langobardische Fürsten bis zuletzt, aus deren Stamm selbst Könige hervorgingen, wie Ratchis, der Sohn des wackeren Herzogs Pemmo.

Die alte römische Stadt, prächtig gelegen auf dem steilen Felsufer des Natisone, hat die Erinnerung an die norddeutschen Eroberer Italiens wohl am stärksten bewahrt in vielen Gräbern und Kirchhöfen, Kirchenschätzen und Ausstattungen, zahllosen Bruchstücken, ja selbst einem wohlerhaltenen Gebäude, dem einzigen seiner Art, zugleich mancher alten nordischen Sitte, die im Volke noch lebt. Nicht allzulange ist es her, daß der jährliche Wanderzug der deutschen Kaufleute, die von alters über die Alpen kamen und hier Messe hielten, aufgehört hat.

Dem Herzog Pemmo hat denn auch sein frommer Sohn, König **Pemmo-Altar** Ratchis (744—49) ein monumentales Andenken geweiht in der Martinskirche gleich jenseits der gewaltig kühnen Brücke über den brandenden Fluß. Einen aus vier Steinplatten zusammengestellten sarkophagähnlichen Altar, dessen Seiten auf das reichste mit bildhauerischem Schmuck, und zwar auf der Vorder- und den beiden Nebenseiten mit figürlichem bedeckt sind.

Er ist ja nicht eben von klassischer Schönheit, dieser Altar; vielmehr wie stets bei den alten Langobarden noch von kindlicher Naivetät. Die Vorderseite des Altars (Abb. 100, Tafel XXVII) stellt Christus zwischen zwei Engeln dar, unbärtig, in einer mandelförmigen Glorie, gehalten von vier Engeln; die rechte Seite die Anbetung der Könige, die linke die Heimsuchung Mariä. Auf der Rückseite ein Kreuz und ein kleines eingelassenes Schränkchen für heilige Gefäße (Abb. 101, Tafel XXVII).

Der Stil der ganzen Darstellungen ist der bekannte: alles ist flach auf Grund gesetzt, die Ausgestaltung in vertieften Linien eingegraben, ohne jedes eigentliche Relief, wie in ein glattes Brett eingekerbt. Und doch von Reiz und künstlerischer Schönheit, wenn auch die Zeichnung der Figuren noch kindlich, anfängerhaft roh ist und von größter Unvollkommenheit in den Verhältnissen. Die Arme der Engel sind teilweise so groß wie ihr ganzer Leib; die Köpfe von häßlicher Birnenform, alles Detail nur in Linien angegeben, so wie es ein in solchen Dingen gänzlich Ungeübter eben fertig bringt, dem noch nicht die Augen aufgegangen sind für die doch auch in jenen Gegenden nicht ganz fehlende Schönheit der antiken Kunst. Aber bei alledem ist auch hier wieder die ausgeprägte uralte Übung des Flachschnittes überall hervortretend und anzuerkennen, hervorragend in trefflicher Flächeneinteilung und teppichartiger Wirkung, die gegenüber der Roheit der Figurenzeichnung als schlechthin vollkommen zu bezeichnen ist. Der kunstsinnige Italiener entrüstet sich wohl über die Kühnheit „dieser armen Teufel, die ja öfters das Ornament mit ziemlicher Anmut zu behandeln wußten, die, wenn sie Tiere darstellten, schon den Gipfel der Barbarei erstiegen — aber jede Gelegenheit sich an der Darstellung menschlicher Gestalten zu versündigen, hätten wie die Pest fliehen sollen ... Man kann sich vorstellen, was aus solchen Händen hervorgehen mußte. Wenn die Roheit der Zeit solche Elendigkeiten nicht erklärte, müßte man sie für plumpe Karikaturen halten, Schreckbilder wie sie die Gassenjungen auf frisch geweißte Wände zu schmieren pflegen." So urteilt Cattaneo, der freilich jede Schönheit anderer Art, die sich da doch zeigt und die er nicht zu leugnen vermag, ebenso rasch den Barbaren abspricht und sie seinen Landsleuten oder lieber noch griechischen Künstlern zuschreibt, ohne dafür Verständnis zu haben, daß jener Zeit und jener germanischen Kunst auch die Vorzüge ihrer Fehler eigen sind.

Nirgends kann man dabei klarer sehen, als hier, daß es sich um eine uralt gewohnte und gepflegte Kunstübung handelt, der Ornament und Flächenschmuck auf das beste vertraut war. So werden auch die dargestellten menschlichen Gestalten nur als reine Ornamente, Flächenausfüllungen zu würdigen sein; jeder Begriff dafür, daß solche Bildungen ihre besonderen Gesetze der Anatomie und eigene Ansprüche an die Zeichnung aufzuerlegen berechtigt sind, mangelt noch gänzlich. Unbekümmert darum verteilt man sie auf die zur Verfügung stehenden Flächen und meint alles getan zu haben, wenn der Sinn der Darstellung erkennbar ist.

Aber das ist noch zu beachten: überall zeigen Vertiefungen an, daß einst farbige Steine und dergleichen in den Stein eingelegt waren, besonders in die Augen — auch überall auf den Flügeln der Engel, die von Augen übersät sind — und es ist anzunehmen, daß der ganze Altar einst farbig bemalt war; dann präsentierten sich seine Flächen ungefähr wie reichfarbige schön eingeteilte Teppiche und waren sicher von eigenartiger und vornehmer Wirkung.

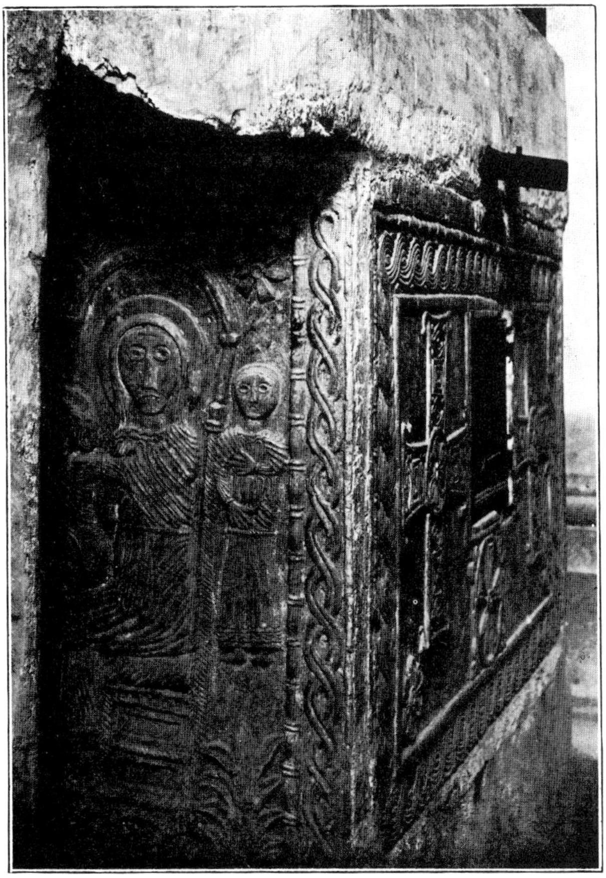

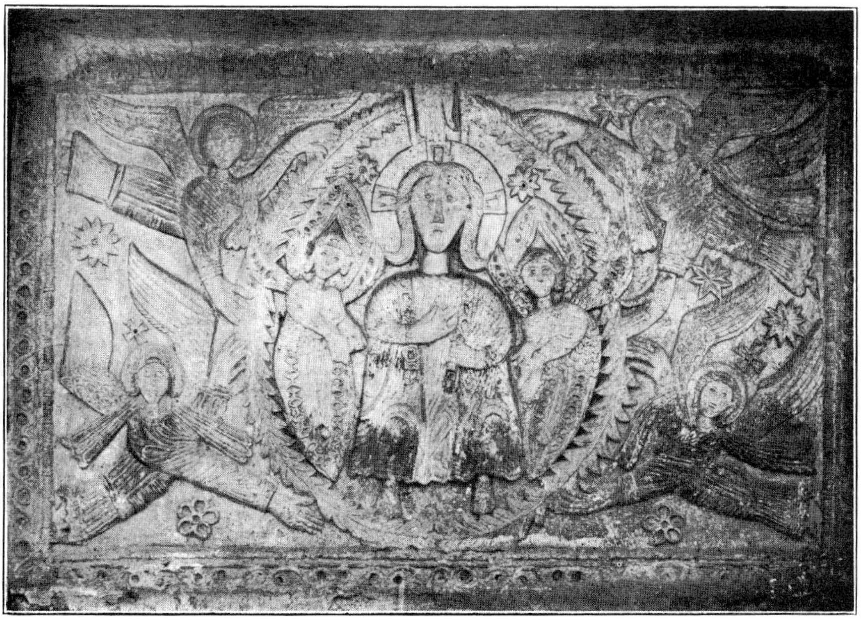

Abb. 100 u. 101. Cividale. Pemmoaltar.

Auch einen alten marmornen Patriarchenstuhl aus jener Zeit birgt die Kathedrale, bemerkenswert wegen der charakteristischen eichelartigen Spitzen und der Hufeisenbögen der Seiten (s. Abb. 71); die zwei Flanken eines viel reicher geschmückten liegen in der kleinen Kirche S. Maria in Valle, heute zu einem Sarkophage zusammengestellt; ihre Außenflächen sind mit reichstem Flachornament der bekannten Art bedeckt, oben wieder die bezeichnenden Eicheln. **Patriarchenstühle**

Ein anderer reicher Bischofstuhl schmückt die Tiefe der Apsis im Dom zu Grado, mit schönen Säulen an den Ecken und einer Art Dach darüber, doch offenbar aus Resten einstiger Schranken zusammengesetzt. Wann, ob schon in langobardischer Zeit, läßt sich nicht wohl entscheiden. Alte steinerne Sitze findet man noch an anderen Stellen, so hoch aufgebaut zwischen den Bänken der Kirchenältesten im Dom zu Torcello, mit Löwen als Lehnen in S. Ambrogio zu Mailand.

Von Kanzeln oder Ambonen der Langobarden ist nicht viel anderes als Bruchstücke erhalten, meist Reste der flachgebogenen Brüstung; so in Grado, in Ravenna, Ancona und an vielen anderen Orten. Meist sind ihre Flächen einfach in regelmäßige kassettenartige Felder geteilt, diese wohl von Flechtwerk umfaßt oder durchzogen; manchmal auch noch von Halbsäulen mit Bögen und Giebeln darüber durchschnitten nach der Art des in S. Teodoro in Ravenna vorhandenen, so in Ancona. Ein sehr alter Ambo befindet sich in S. Giovanni e Paolo in Ravenna, inschriftlich errichtet durch einen Hauptmann der kaiserlichen Garde, Adeodat[1]), im Jahre 597. Seine gebogene Brüstung ist in lauter kleine Vierecke geteilt, die Tiere und Vögel enthalten; alles in bekannter Flachtechnik. **Ambonen**

Die Ambonen scheinen um jene Zeit oft auf einem niedrigen geschlossenen Unterbau geruht zu haben. Ein sehr schönes Relief in Dreieckform mit einem Pfau in Umrahmung im Museum zu Brescia dürfte als Wange der Treppe eines solchen Ambos zu deuten sein.

Von sonstigen Resten der Ausstattung der langobardischen Kirchen ist nicht viel mehr zu berichten; vielleicht ist noch mancher Sarkophage zu gedenken, die im ganz gleichen Stile wie die Schranken ihre Seiten geschmückt zeigen; darauf oft Sterne und Räder, meist Kreuze und sonstige Symbole, ringsum Flechtfriese oder Rahmen von Ornamenten; alles wieder in flachster Behandlung. So der schöne Sarkophag in der Kathedrale zu Murano und der der Theodata im Museum Malaspina zu Pavia, letzterer offenbar zeitlich zu den oben besprochenen gleichartigen Skulpturen zu Cividale gehörig. **Sarkophage**

Vielleicht auch kommen hier noch die öfters vorkommenden Brunnenmündungen in Betracht, wohl meist aus Kreuzgängen, wie eine prächtige Arbeit im Garten von S. Giovanni im Lateran zu Rom; unten sieht man unter einem Flechtbande Kreuze und Palmen, oben eine kleine Arkade mit Giebelkrabben, Tauben und Kreuze enthaltend, das Ganze **Brunnenmündungen**

[1]) Vielleicht Umbildung von Theodahad, und nicht lateinisch, wie es den Anschein hat.

vom echtesten langobardischen Typus; offenbar Import aus dem Norden. In Venedig sieht man ähnliche Formen häufiger.

Die Fenster hatten wohl meistens eine Ausfüllung mit durchbrochenen Steinplatten. Die langobardischen sind besonders reich und schön, im Gegensatz zu den sonstigen altchristlichen der Italiener und Griechen, die der Regel nach nur runde Öffnungen nebeneinander enthalten. Die Sophienkirche in Konstantinopel hat an dieser Stelle auch richtige gekreuzte steinerne Fenstersprossen. Aber reiche und kunstvolle Ausschmückung und Einteilung war den Germanen vorbehalten. In Grado, Aquileja, Venedig und an anderen Orten finden wir schöne Muster, darunter auch solche in rein nordischem Flechtwerk (Abb. 95), andere schon in bestimmten Maßwerkformen, die bereits den späteren mittelalterlichen Maßwerkfenstern im Gedanken nicht fernstehen, insbesondere wenn sie kleine Fensterarkaden enthalten.

Türflügel

Von Holzarbeiten dürfte einzig der Rest einer spätlangobardischen Flügeltüre in Parma (Museum), bezeichnet als Porte di San Bertoldo, die von S. Alessandro stammen, noch übrig sein (s. Abb. 63); die Rahmen und je drei quadratische Füllungen sind reich flachgeschnitzt, Weinranken, in denen allerlei Getier, Hirsche, Pferde, Bären, Pfauen sich tummelt. Da diese Kirche 835 erst erbaut ist, so werden die Türflügel nicht wohl älter sein. Ein wenig Orient mag in ihre Formen hinein spielen; aber die Technik, wie die einfach gekerbten Ränder und Schmiegen sind gut langobardisch. Gegenüber den berühmten uralten Holztüren von Sta. Sabina in Rom, nur einer Nachahmung ähnlicher spätrömischer Erzwerke, zeigt sich hier der ausgeprägteste Holzstil, rein zimmermanns- oder tischlermäßige Behandlung.

Von vollständigen Bauwerken aus der Langobardenzeit ist leider sehr wenig übrig, weil die alten Kirchen durch Verwüstung und Neubau gar zuviel gelitten haben, von Palästen sich selbst nicht einmal eine Spur mehr erhielt.

Bologna, S. Steffano

In Bologna haben wir in dem bekannten Kirchenkomplex von S. Sepolcro oder S. Steffano, auch Kloster Gerusalemme genannt, eine uralte Baugruppe, die von König Liutprant und seinem Neffen, späteren Mitregenten, Hildiprant, nach allerlei Unbilden gründlich hergestellt wurde. Von ihnen zeugt noch das heute im Hofe stehende Marmorbecken mit langer Inschrift, in der die beiden Könige zur Ehre des heiligen Ortes ihre Geschenke darbringen und dem fluchen, der sie mindere. Die bauliche Anlage besteht heute aus vier eng zusammengebauten Kirchen und zwei Höfen, die nach einer gewaltigen Verwüstung durch die Ungarn 903 und einem großen Umbau von 1141 in der Hauptsache aus letzterer Zeit herrühren werden, obwohl die ganze Gruppe in der ersten Anlage noch in die altchristliche Zeit zurückragt. Reste aller früheren Bauzeiten jedoch sind in dem Baukomplexe vorhanden, auch langobardische. Es ist wahrscheinlich, daß um Liutprants Zeit die Mitte des Ganzen eine Basilika einnahm, deren östliche Apsis von hufeisenförmigem Grundrisse noch vorhanden ist, von der

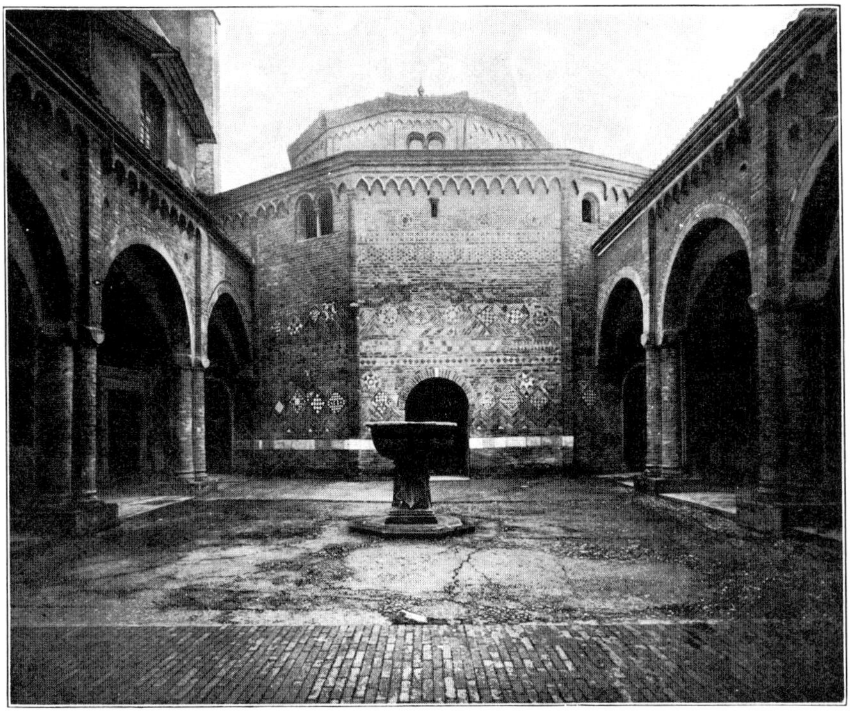

Abb. 102. Bologna. S. Steffano. Hofansicht des Baptisteriums.
(Phot. Emilia, Bologna.)

aber ein Teil nach Westen zu später (1141) abgebrochen wurde, um dem Hofe Platz zu machen, der heute Hof des Pilatus heißt. Vor seinem Westportal stand, wie so oft, das Baptisterium, das heute noch teilweise vorhanden ist. Nach Norden lehnte sich die Kirche S. Pietro e Paolo an, in ihrer jetzigen Form aus romanischer Zeit.

Der zwölfeckige Bau des ursprünglichen Baptisteriums, heute S. Sepolcro, enthält noch allerlei antik-römische Teile, Säulen, Kapitelle sowie langobardische. Obwohl später als lombardisch-romanischer Bau großenteils neu errichtet trägt er entschieden noch altlangobardische Tradition auch in seinen jüngeren Teilen zur Schau. Seine Ostseite ist in reichster Weise farbig musivisch geziert mit Mustern in Backstein, farbigem Steinwerk, Marmor u. dgl., doch nur in der unteren Hälfte, was leicht erkennen läßt, daß der obere, viel nüchternere Teil im 12. Jahrhundert ganz neu aufgesetzt ist, daß auch die Pilaster und Halbsäulen an den Ecken erst um jene Zeit angefügt sein können. So halte ich diese untere so ungemein originelle bunte Wand (Abb. 102, Tafel XXVIII) für einen charakteristischen wirklichen Rest der Langobardenzeit, wohl des 8. Jahrhunderts; sie ist überhaupt, wie auch die Westseite, neuerdings erst von den verdeckenden Bauten des 12. Jahrhunderts freigelegt, zu denen sie im Grundrisse recht wenig paßte; freilich muß sie zur Zeit des ersten großen Umbaues, doch vor der Erbauung des Pilatushofes, schon einmal gründlich hergestellt sein. Auch hat man damals mit ganz ähnlicher musivischer Dekoration verschiedene jüngere Teile des Bauwerks geschmückt, so die Westseite des Baptisteriums, auch die Westfront von S. Pietro e Paolo und selbst einige Teile im Kreuzgange. Doch nur in Nachahmung der alten Teile; denn eine ähnliche Verzierungsweise sucht man in jener späteren Zeit in Italien sonst vergeblich. Freilich ist in diesem Lande im ganzen Mittelalter die Freude an bunter Flächenverzierung sehr groß gewesen, auch bei den Normannen in Sizilien; die Kosmaten im 12./13. Jahrhundert sind gleichfalls Zeugen dafür. Aber gerade die charakteristischste Flächendekoration, die an der Ostseite von S. Sepolcro erscheint, mit ihrer teppichmäßigen Planlosigkeit, Friese, Runde, Dreiecke, übereckstehende Quadrate und ähnliche Figuren häufend, ist im Charakter am nächsten stehend der in Frankreich so weit verbreiteten merowingischen heiterprächtigen und doch naiven Wand- und Flächenbehandlung, wie sie z. B. am Römerturm zu Köln am frischesten auftritt. Daher, mag auch im 11. oder 12. Jahrhundert hier die bunte Fläche gründlich ausgebessert und hie und da verändert, mag auch damals ähnlicher Schmuck an den anderen Teilen des Klosters neu angebracht sein, alles spricht dafür, daß diese reichfarbige Ostwand der heutigen Grabkirche noch als ein Werk der altlangobardischen Bauweise angesehen werden darf.

Schon die völlig schiefe Grundrißform der Mauern dieses Teiles bezeugt, daß sie zu einem fremden — also älteren Bestandteil des im 12. Jahrhundert sonst völlig regelmäßig aufgebauten Zwölfecks der Taufkapelle gehören.

In der hinter dem Baptisterium gelegenen Kirche, jetzt Sta. Trinitá, fällt, wie bemerkt, die in germanischen Ländern oft vorkommende Hufeisenform des Grundrisses der Apsis auf. Dieselbe Form erscheint bei der ebenfalls der Mitte des 8. Jahrhunderts entstammenden schönen

Brescia S. Salvatore

Krypta der Kirche S. Salvatore zu Brescia, dem letzten Reste einer langobardischen Kirche, die später vielfach umgebaut, nur noch die allgemeine bauliche Anordnung des alten Schiffes beibehält, dessen Obergaden von alten zum Teil antiken Säulen getragen wird.

Der Westteil der Krypta, über vielen älteren Säulen mit Kreuzgewölben bedeckt, ist auch bereits mittelalterlich, die Apsis dagegen ein höchst merkwürdiges primitives aber originales langobardisches Bauwerk. Die Decke dieser Apsis besteht aus Steinplatten, die auf zwei nach Osten zu sich verengenden Arkadenreihen von je drei Bögen ruhen. Diese Bögen sind von Backstein und werden von Backsteinpfeilern getragen, aber mit einem schönen Blätterfriese von Stuck mit Perlen eingefaßt; auch unter der Decke zieht ein ähnlicher Fries (s. Abb. 65).

Links und rechts der Arkade hilft noch je ein schlanker verjüngter viereckiger Pfeiler mit eigentümlichem echt holzmäßigen Kapitell die Decke tragen. Der ganze so einfache Raum ist doch höchst eigenartig; von Wichtigkeit bei ihm auch die frühzeitige Anwendung von Verzierungen aus Stuck an Gesims und Archivolte, in einer von den Römern übernommenen Technik, die wir in noch antikem Sinne 200 Jahre vorher in S. Vitale zu Ravenna angewandt finden, nicht wie hier zur Gesimsausbildung, als Ersatz für Steinarchitekturteile, sondern zur Flächenverzierung. Dies dürfte überhaupt der maßgebende Unterschied zwischen der späteren germanischen Stuckverwendung und der antiken sein. Auch der arabische Orient hat in der Folge diese Richtung gepflegt.

Von den Resten der zerstörten Kirche birgt das Museum eine Fülle schöner Bruchstücke aller Art, Säulen, Kapitelle, Friese, auch eine Fensterplatte, eine Doppelarkade zeigend.

Wenn wir noch einiger interessanter Gewölbebauten der Langobarden, der Baptisterien zu Biella und Alliate, besonders aber des gewaltigen alten Domes zu Brescia gedenken, so geschieht es freilich nur, um ihrer tüchtigen technischen Leistungen nicht zu vergessen, die sich wenigstens in einer Art Erhaltung des auf dem Gebiete des Kuppel-

Rotonda

baues Erreichten äußern. Insbesondere ist der alte Dom, die Rotonda zu Brescia, von ansehnlichen Verhältnissen, inmitten von einer etwa 20 m weiten reinen Halbkugel überdeckt und von einem Umgang umgeben; dieser im Grundriß zwar rund, doch in acht Teile geteilt, mit acht dreieckigen Zwickeln zwischen acht ungefähr quadratischen Feldern, ein ins Runde zurückgeführtes Sechzehneck bildend. Also genau der Grundriß des Aachener Münsters, nur rund, statt acht- bzw. sechzehneckig; sogar einst ebenso über dem Westportal einen viereckigen Turm besitzend, der durch zwei zurückliegende Treppenhäuser flankiert war, im Osten eine viereckige Apsis.

Kurz, wir haben hier tatsächlich den Grundriß der Aachener Pfalzkapelle, nur etwas größer in den Maßen, vor uns; der Aufbau ist dort freilich viel höher und bedeutungsvoller, auch durch eine Empore über dem Umgang bereichert.

Ist es richtig, wie man annimmt, daß ein Graf Raymo, der 789 starb, der Erbauer der Rotonda ist, an deren Stelle schon ein von Theudelinde gestiftetes kirchliches Gebäude gestanden hat, so haben wir hier sicher die ältere Schwester der Aachener Kapelle vor uns.

Sonst aber ist das Gebäude jeder Kunstform bar; einfache glatte Pfeiler tragen die Bögen, acht Fenster erhellen den Tambur, und der äußere Aufbau der Kuppel, die mit Zeltdach gedeckt ist, gehört späteren Jahrhunderten an.

Außenarchitekturen

Dagegen finden wir an dem Äußeren einiger noch erhaltenen Bauwerke jener Zeit den Beginn einer klaren Architekturgestaltung gegeben; vor allem bereits mit Bewußtsein planmäßig durchgeführte Gliederung der Flächen durch Lisenen und Wandstreifen, die meist durch Bogenfriese verbunden sind; und am Äußeren der Kuppelgewölbe, insbesondere der Chorapsiden, eine regelmäßig wiederkehrende Durchbrechung mit tiefen Bogennischen, die die Mauermasse am Gewölbeansatze erleichtern; so in Biella am Baptisterium und an der Chorseite der Kirche S. Vincenzo in Prato zu Mailand, Anfänge einer Außenarchitektur, die im romanischen Stile später die herrschende wird.

Glockentürme

Noch eine Leistung müssen wir rühmen, die die Baukunst den Langobarden offenbar schuldet: die Ausbildung, ja die Erfindung der kirchlichen Glockentürme. Es erscheint vor dem 7. Jahrhundert von solchen nirgends eine greifbare Spur, wenn auch im 6., wie man glaubt, Türme überhaupt schon erwähnt werden; so von Venantius Fortunatus an der Kathedrale in Nantes. Doch dürften unter diesen ältesten kirchlichen Turmbauten ausnahmslos Bekrönungen der Vierung der Kirchen durch kuppelartige Zentraltürme zu verstehen sein, die ja schon im byzantinischen Zentralbau vorgebildet erscheinen. Um die Wende zum 7. Jahrhundert aber entstanden, wie es scheint, die ältesten wirklichen Glockentürme bei ravennatischen Kirchen, und zwar runde freistehende in Ziegelbau. Man glaubt, daß der bei S. Apollinare in Classe in seinem unteren Teile, der in mäßiger Höhe bereits einen übereckstehenden Schachbrettfries zeigt, der älteste dieser Art sei. Weiter oben durchbrechen seine Masse einfache Rundbogenfenster, dann aber gekuppelte auf Mittelsäule mit Kämpfer, in den drei obersten Stockwerken schließlich dreifache Fenster mit Säulen dazwischen. Diese vier oberen Stockwerke können daher wegen dieser entwickelten Fensterformen erst dem 8. Jahrhundert angehören. Jedenfalls kaum jünger der ganz ähnliche Turm bei S. Apollinare nuovo zu Ravenna, die zahlreichen übrigen dort gleichfalls aus dem 7. und 8. Jahrhundert.

Besonders interessant ist der zierliche schlanke Rundturm von S. Giovanni e Paolo auf viereckigem Unterbau (Abb. 103), auch der von S. Giovanni Evangelista mit einer kegelförmigen (erneuerten) Spitze, malerisch und knorrig in der Oberfläche des Backsteingemäuers, kraftvoll in der Farbe.

Sind die sonst in Italien so seltenen Rundtürme in Ravenna vorwiegend, so fehlt es doch auch nicht an viereckigen. Der Turm von S. Francesco (Abb. 103), sicher auch nicht viel jünger, ist mit Ecklisenen und Fenstergruppen höchst wirkungsvoll gegliedert und wacker in den Verhältnissen, derb in der Erscheinung, eine tüchtige Leistung. In der Folge entwickelt sich aus diesen Anfängen reiches Leben, — schon der Turm von S. Satiro zu Mailand, vom Jahre 879, mit Lisenen eingefaßt mit vier sich immer weiter öffnenden Stockwerken ist ein fernerer Fortschritt. Was sich dagegen in Italien im frühen Mittelalter hieran reiht, vor allem die vielen viereckigen Türme in und um Rom und der sonst ausgezeichnete Turm zu Spalato, alles so sehr viel reicher in Schmuck und Durchbrechung, ist doch im Grunde meist eine einförmige Wiederholung gleichgebildeter Stockwerke übereinander.

Der Turm und seine Durchbildung bleibt eine rein germanische Bauaufgabe; die runden Langobardentürme Ravennas finden ihre letzte Vollendung in den wundervollen des Wormser Doms.

Der bei den Langobarden vielleicht zuerst auftretenden Fenstergruppen mit Mittelsäulen und den charakteristischen langen Kämpfersteinen über den Säulen ist früher schon ausführlich gedacht.

Bevor wir die Langobardenkunst verlassen, haben wir aber jenes Bauwerk noch zu schildern, das uns, verhältnismäßig wenig umgestaltet, selbst stückweise vorzüglich erhalten, allein noch die Höhezeit der Baukunst unter der Herrschaft der Langobarden kurz vor ihrem Zusammenbruche repräsentiert; sicherlich eines der allgemein interessantesten und am meisten besprochenen Werke jener Zeiten überhaupt. Daher müssen wir ihm eine eingehendere Behandlung zuteil werden lassen.

Cividale, Sta. Maria in Valle

Es ist dies das berühmte Oratorium der Herzogin Peltrudis (Piltrudis, Gertrudis) zu Cividale, ein oft und vielfältig beschriebenes und gleichzeitig auf das verschiedenste beurteiltes Kunstwerk, meist Sta. Maria in Valle, auch tempietto longobardo genannt.

Einige, so Strzygowski, wollen die Entstehung des kleinen Bauwerkes in noch frühere Zeit setzen als die meisten, und auch wir, andere, wie der sonst meist so richtig datierende Cattaneo, sehen in ihm ein Werk des 12., Zimmermann selbst des 13. Jahrhunderts. Und doch sprechen die deutlichsten Zeichen für die Gleichzeitigkeit mit dem (früher erwähnten) Tauftempel in der Kathedrale, so daß an eine andere Möglichkeit gar nicht zu denken ist. Auch haben wir in ihm ein Werk ganz aus einem Gusse vor uns, welches nur unbedeutende Abänderungen, jedoch keinen Umbau mehr erlitten hat. Alles das ergibt sich leicht aus der nachfolgenden Beschreibung.

Die kleine in das dortige Frauenkloster eingebaute Kapelle, um die es sich handelt, war bis vor kurzem von außen kaum zugänglich, da das Kloster als eigentliche Kirche eine ziemlich große Basilika besitzt, im Anfang des 18. Jahrhunderts leider fast ganz neugebaut, ursprünglich auch von hohem Alter. Es scheint nach der Belegenheit kaum anders möglich, als daß das Kloster, nur nach Westen zu sich erstreckend, ursprünglich unsere nordöstlich gelegene Kapelle noch nicht umschloß. Ihre noch heute übliche Bezeichnung als Oratorium mag auf ihre anfängliche Bestimmung hindeuten. Es kann angenommen werden, daß wir in ihr die Hauskapelle der alten langobardischen

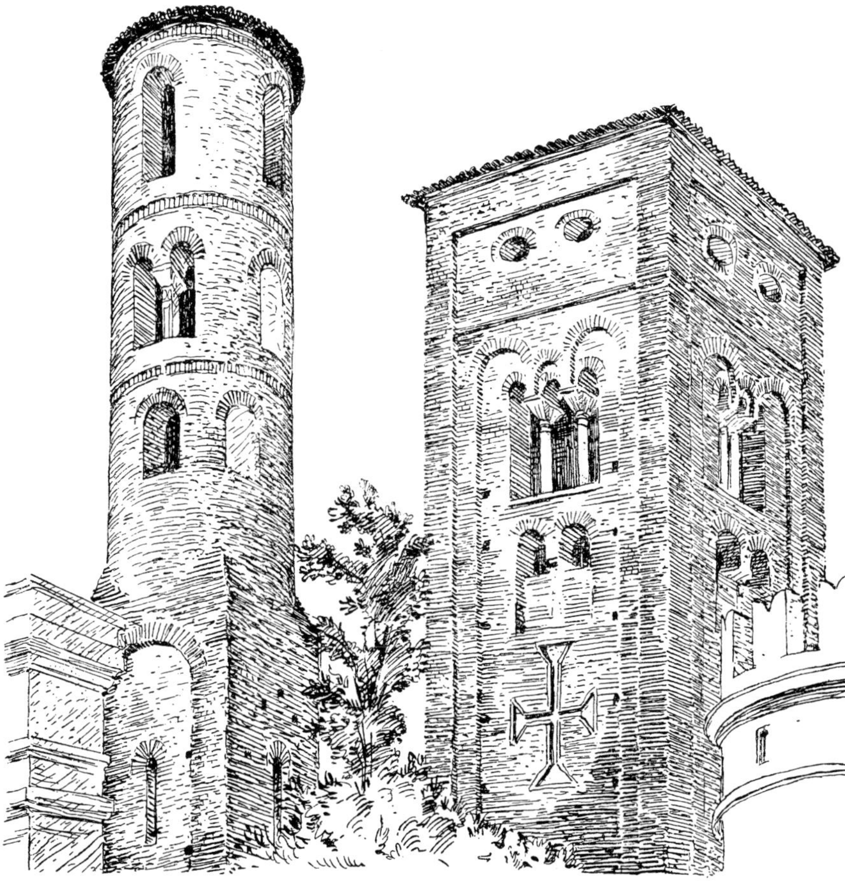

Abb. 103. Ravenna. Turm von S. Giovanni e Paolo und S. Francesco.

Herzöge vor uns sehen. Die Tradition erzählt, daß die Herzogin Peltrudis das Oratorium gebaut und das genannte Frauenkloster gestiftet habe. Von dieser vornehmen Frau sagt freilich nur ein Dokument, daß ihre Söhne Erfo und Xanto zwei Klöster in der Nähe gegründet hätten, in Salto und in Sesto. Das Frauenkloster zu Salto sollte ihre Mutter selber leiten; es fiel später Elementarereignissen zum Opfer, seine Güter in der Folge an das Männerkloster zu Sesto. — Die beiden Söhne starben in toskanischen Klöstern als Mönche.

Dies wird als unvereinbar mit einer Schenkung oder Klostergründung in Cividale durch die genannte Dame, die also historisch ist, bezeichnet und geltend gemacht, scheint dies aber doch kaum zu begründen. Nehmen wir an, das Kloster zu Cividale sei um 750 erbaut gewesen, zugleich mit seiner inzwischen neugebauten ersten großen Kirche, — das Oratorium könne als Privatkapelle um jene Zeit ebenfalls errichtet gewesen sein als Eigentum der Familie der Peltrudis —, so liegt kein Bedenken dagegen vor, daß das Oratorium später an das Kloster geschenkt und in seinen Bereich einbezogen worden sei, besonders wenn dieses eine Stiftung jener Dame gewesen wäre; einer Frau, deren Söhne 762 zwei reiche Klöster fundieren können, darf eine frühere ähnliche Stiftung wohl zugetraut werden.

Kurz, die Tradition braucht nichts Unwahrscheinliches zu erzählen, besonders da eine vierhundertjährige Chronik bereits die Überlieferung bestätigt, die Gemahlin des Herzogs von Friaul, Pertrude, als die Stifterin des Klosters und die Erbauerin des Oratoriums nennt und hinzufügt, die Nachricht stütze sich auf alte zuverlässige Quellen.

Jedenfalls war die in den äußeren Mauern noch erkennbare eigentliche Klosterkirche eine der üblichen Basiliken, etwa aus der Zeit des Patriarchen Sigwald (762—76); beim Neubau und später fanden sich langobardische Sarkophage mit reichem Schmuckinhalt, die ihre Benutzung seit jener Zeit bestätigen[1]). Vor allem aber entsprechen die jetzt in dem Oratorium aufbewahrten Reste von bildhauerischen Steinarbeiten, die sich überall in den Mauern um die erneuerte Kirche vorfanden, genau denen des Sicualdus am Tauftempel im Dom.

Wir haben also als gleichzeitig den Bau der großen Klosterkirche, des Klosters selbst, sowie des Baptisteriums vor der Westtüre der Kathedrale anzunehmen. Dieses letztere ist von dem aus Cormons 737 hierher übergesiedelten Patriarchen Calixtus von Aquileja gebaut, Sigwald hat die heute am Baptisterium befindlichen Brüstungsplatten als Ergänzung früher vorhandener gestiftet. Daher gehören diese Bauwerke der Periode zwischen 737 und 770 an, Peltrudis wird 762 genannt.

Als drittes ziemlich gleichzeitiges Werk ist unser Oratorium anzusehen, wie weiter unten dargelegt werden wird.

Der Tempietto longobardo, das Oratorium der Peltrudis, auch Sta. Maria in Valle genannt, ist ein kleiner ziemlich quadratischer Schiffbau, an den sich nach Osten eine niedrigere dreiteilige Chorpartie anschließt. Diese Ostpartie besteht aus drei tonnengewölbten Altarhäusern, deren Trennung nur durch je zwei Marmorsäulen und einen Pfeiler bewirkt wird, nicht durch Wände.

Der Schiffraum ist jetzt mit einem hohen Kreuzgewölbe überspannt, das sich als später eingezogen kennzeichnet, und hatte oben gen Westen ein, auf der Nord- und Südseite je zwei rundbogige Fenster; die drei Altarräume besitzen jeder eine kleine Lichtöffnung nach Osten zu.

---

[1]) Mitteilung des Grafen Ruggiero della Torre in Cividale.

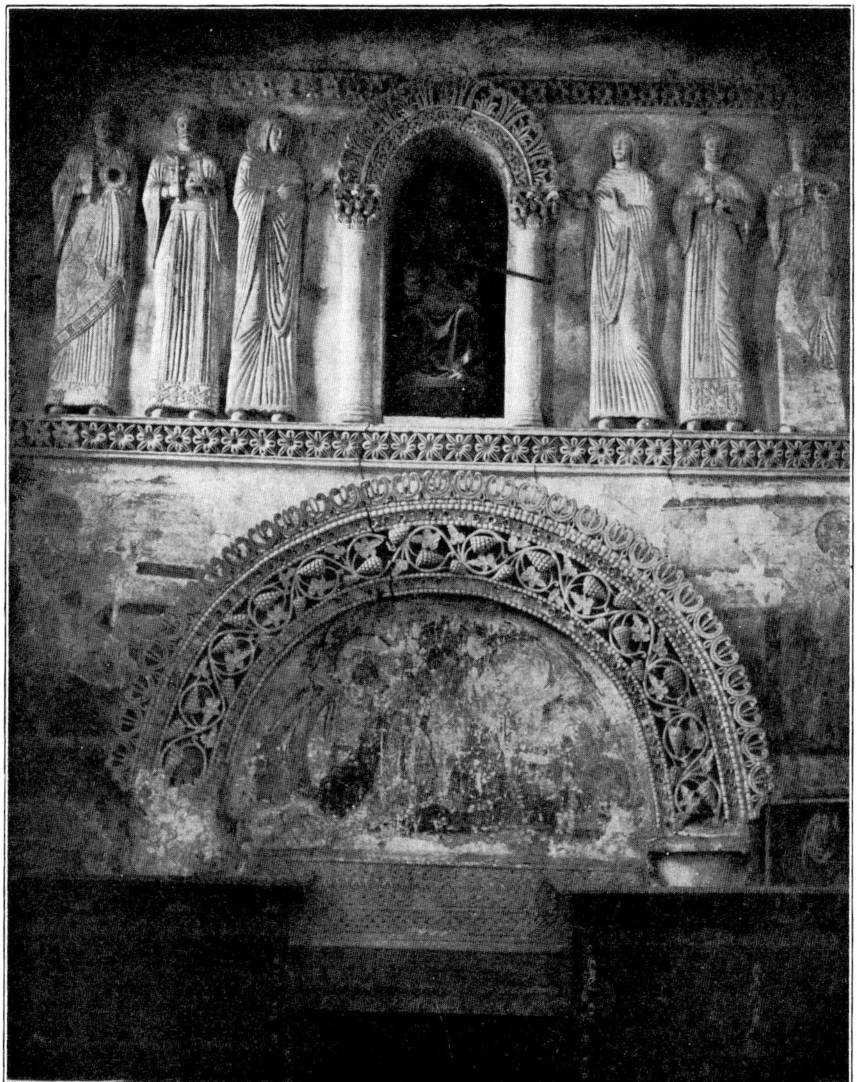

Abb. 104. Cividale. S. Maria in Valle. Stuck der Westseite.

Als Eingang auf der Westseite öffnet sich eine große viereckige Tür mit mächtigem Entlastungsbogen darüber; dieser Bogen wiederholt sich an den beiden Langseiten.

Die die Chorwand stützenden Cipollinsäulen haben weiße Marmorkapitelle und Füße; dicht hinter jeder steht eine ganz gleiche nur etwas dünnere, deren Füße heute im erhöhten Marmorboden stecken. Vor der Ostwand stehende viereckige Pfeiler tragen mit den Säulen zusammen die beiden Steinbalken, auf denen die drei Tonnengewölbe ruhen. Diese Steinbalken sind antik römische reichgeschmückte Architrave, über den Steinpfeilern noch auf zwischengeschobenen antiken Marmorkonsolen aufliegend. Die römischen Architrave waren nicht lang genug, sind daher am Ende nach der Kirche zu durch angefügte glatte Steine verlängert.

Die südlich aus dem Altarraum in die Sakristei führende Tür ist mit glatten Marmorbalken eingefaßt, die nach Zimmermannsweise an den Ecken ineinander geblattet sind; eine Marmortäfelung umgibt noch heute den Altarraum; im Schiff ist die einst vorhandene durch ein schönes gotisches Gestühl verdrängt, aber der Marmorfußboden zeigt inmitten, wo er sichtbar ist, noch das alte opus sectile, Muster aus zugeschnittenen Marmorstücken.

Die breite Westtür ist ebenfalls mit Marmorbalken umfaßt; der Sturz ist reich verziert mit einem Flechtbande, darüber einem Ornamentfriese, der durch Sförmige aneinander gereihte Ornamente mit Lilien und Träubchen dazwischen gebildet wird.

Vor ihr im Westen befand sich ohne Zweifel eine Vorhalle von gleicher Breite wie die Kirche, mit zwei Säulen. Die zwei dahin gehörigen Kapitelle ganz gleicher Form, wie die im Chore, liegen noch nahe im Kloster.

Was die ganz besondere Eigenart des Ganzen ausmacht, seine künstlerische Bedeutung bedingt, das ist die reiche Stuckdekoration der Innenwände, die auf der Westseite noch vortrefflich erhalten ist (Abb. 104, Tafel XXIX), und deren Spuren sich an den übrigen Wänden verfolgen lassen.

Zunächst erhebt sich über dem Sturz der rechteckigen Türe ein großer Entlastungsbogen, der mit seinen Stützen eine flache Nische um die Öffnung bildet. Um diesen Bogen entfaltet sich nun jener berühmte Zierkranz aus Stuck, teilweise durchbrochen und mit einer völlig freien Spitzenkante abschließend; er ruht auf zwei dicken Halbsäulen, ebenfalls aus Stuck, mit nachgeahmten korinthisierenden Blattkapitellen.

Der Bogen gliedert sich in einen fast völlig durchbrochenen Rankenfries mit Trauben und Weinblättern, umgeben von je zwei schmalen mit Rosetten besetzten und von Perlenschnüren eingefaßten Bändern. Ringsum dann eine breite völlig frei gearbeitete und durchbrochene Ornamentkante, die wie eine Spitze den Bogen umsäumt, bestehend aus aneinander gereihten bogenförmigen Teilen, zwischen denen blattähnliche Spitzen sitzen, gerieft wie die bekannten Flechtbänder jener Zeit. Darüber zieht wagerecht ein etwas vorgewölbtes horizontales Friesband (einst um die ganze Kirche herum), bestehend aus zwei einfassenden Doppelstäbchen, dazwischen aneinander gereihten achtspitzigen Blüten.

Auf diesem verzierten Gesimsband aber steht der prachtvollste Fries seiner Art: inmitten ein Fenster, dessen Umrahmung im verkleinerten Maßstabe den unteren Türbogen wiedergibt, auf zwei Halbsäulchen ruhend ein halbrunder Ornamentfries — diesmal ein rein nordisches germanisches Flechtband — gesäumt von einer ähnlichen durchbrochenen Spitzenkante wie unten, aus Ranken und Spitzblättern dazwischen bestehend; zu beiden Seiten aber je drei heilige Jungfrauen in stärkstem Relief überlebensgroß gebildet im faltenreichen Gewande feierlich einherschreitend. Von ihnen sind die beiden dem mittleren Fenster am nächsten stehenden einfacher gekleidet und mit das Haar verhüllendem Kopftuche versehen, nonnenartig; sie erheben nur ihre Hände in beteuernder Gebärde; die vier anderen aber, deren Antlitz sich nach der Altarseite richtet, tragen Kronen auf dem Haupte, Kränze und Kreuze in den Händen.

Über ihren Häuptern läuft ein gleiches Gesimsband wie unter ihnen.

Die Nordwand enthält noch die Fortsetzung der Gesimse, sowie die Reste einer der westlichen genau entsprechenden Säulenumrahmung mit Archivolte und Spitzenkranz um die zwei Fenster, auch die Spuren der einstigen gleich prachtvollen Bogenumrahmung um die untere Wandnische, wie sie an der Eingangsseite noch vorhanden ist. Kurz, Nord- und Südseite besaßen einst ganz dieselbe prächtige Stuckausschmückung wie die Westseite noch jetzt, nur daß bei ihnen je zwei Fenster in dem großen Friese vorhanden waren.

So haben wir hier in Stuckrelief genau die gleiche figürliche großartig feierliche Ausschmückung, wie wir sie an Theoderichs des Großen Hofkirche zu Ravenna fanden, dort aber in Mosaik ausgeführt.

An der vierten Wand, der Wand über den drei Chorbögen, haben wir uns den Abschluß zu denken, und zwar, da wir hier eine Marienkapelle vor uns haben, wird an dieser Wand ganz ebenso wie in Ravenna die Mutter Gottes auf einer Stufe über dem höheren Mittelbogen, von je zwei großen Engeln zu jeder Seite bewacht, gethront haben; denn diese Gruppe bildet auch zu Ravenna den Schluß des Jungfrauenzuges, wie Christus den der Märtyrer.

Von der feierlich großartigen Wirkung dieses Innenraumes in seiner ursprünglichen Ausstattung (Abb. 105) kann man sich nur schwer noch eine richtige Vorstellung machen; da schon heute der bescheidene Rest der Westwand bei jedem einen unvergeßlichen mächtigen Eindruck hinterläßt. Ohne merkbare Stilisierung in rein natürlicher Bildung, doch in vollkommenster Weise aufeinander gestimmt, ist das Ganze vom schönsten Gleichmaß.

Die Wirkung wird heute durch das später eingezogene Kreuzgewölbe erheblich beeinträchtigt. Dieses dürfte der Wende zum 13. Jahrhundert

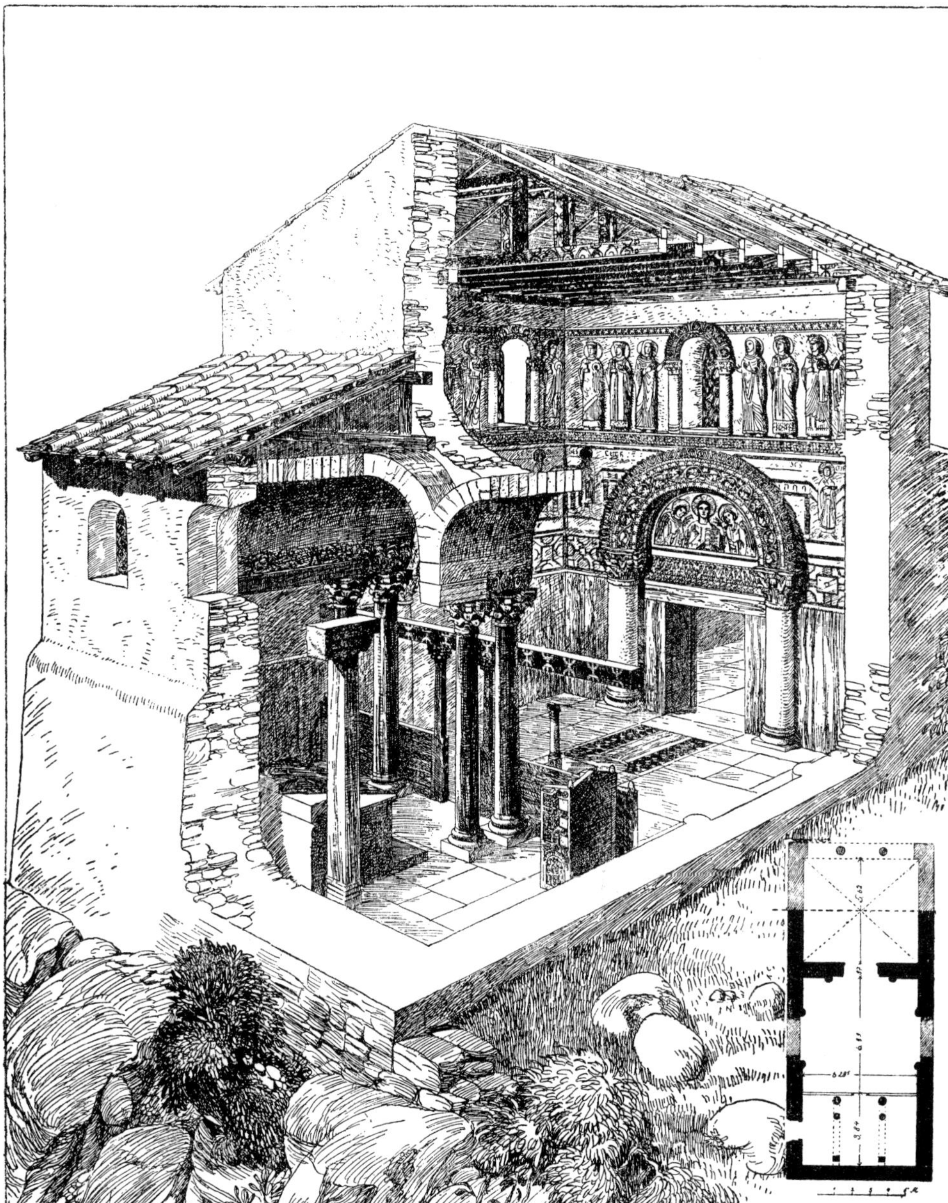

Abb. 105. Cividale. S. M. in Valle. Ursprünglicher Zustand. Durchschnitt.

angehören und muß gleichzeitig mit dem Wiederaufbau der offenbar größtenteils eingestürzten Südmauer, die damals zwei neue Fenster, schwach spitzbogig, erhielt, entstanden, kann jedenfalls nicht älter sein.

Vorher hatte der Raum einen offenen Dachstuhl oder eine flache Decke; eher wohl das erste. Wodurch der Einsturz der Südmauer, natürlich zugleich des Daches, damals verursacht sein mag, ist kaum zu vermuten; jedenfalls aber zerstörte er die Südmauer fast vollständig und riß wohl auch den gesamten Stuckschmuck der Ost- und Nordwand mit sich hinab; zugleich wohl auch einen Teil der Ostmauer des Schiffes, denn auch diese scheint oberhalb teilweise erneuert. — An einen Brand ist nicht wohl zu denken, da dieser den gesamten Stuck zerstört haben würde, auch Brandspuren fehlen.

Aber die oben ringsum laufenden hölzernen Mauerschwellen sind noch großenteils hinter den Gewölben erhalten und in den Schildbögen sichtbar, sicher einst die Auflager der horizontalen Dachbalken abgebend; auch ist leicht zu erkennen, wie man die Gewölbeanfänge unten ohne besondere Rücksicht zwischen die älteren Stukkaturen hat einschneiden lassen.

Die Kapitelle der vier Chorsäulen sind nun in ihren Formen mit denen des Baptisteriums im Dom so genau übereinstimmend, daß man sie als aus denselben Händen hervorgegangen ansehen muß: frei nachgebildete korinthische, doch mit eigentümlich buschig-stachligem Blattwerke, wie es scheint einem östlichen Bildhauer angehörig; genau dahin gehören, wie bemerkt, auch die zwei noch im Kloster liegenden.

Sehr wohl zu beachten, obwohl leicht zu übersehen, sind die letzten Reste von Stuckornamenten über den Säulen der Chorwand, die die antike Ornamentik der römischen Architrave und Friese, wo sie aufhörte, in ihrer Art fortsetzten und endigten. Diese Restchen sind der bündigste Beweis der Originalität des ganzen Baues in seiner jetzigen Anlage, wie dafür, daß auch die Ostseite des Schiffes in gleicher Weise geziert war, wie die Westseite es noch ist.

Vor den Säulen läuft die alte Schranke quer durch die Kirche als Abtrennung der ursprünglich nur um eine Stufe erhabenen Chorpartie; über den beiden den mittleren Durchgang einfassenden schlanken Pfeilern mit Kapitellen, die denjenigen der Säulen wieder genau entsprechen, noch der Chorbalken (trabes doxalis) querliegend, vielleicht sogar noch mit seiner ersten Bemalung an der Rückseite.

Kurz, wir haben eine Anlage von vollkommener Einheit vor uns: die Türen mit Marmor eingefaßt, die Stützen, Architrave und die Schranken von Marmor, ebenso Fußboden und Sockel, alles übrige in Backsteinmauerwerk hergestellt, verputzt und mit prächtigem Stuckschmucke ausgestattet und durchgebildet, darüber ein offener Dachstuhl oder eine horizontale Holzdecke. Die vier Säulenkapitelle und Säulenschäfte übereinstimmend gearbeitet, auch die Pfeiler im Chor, ebenso die Schranken mit Pfeilern und Kapitellen, wie die zwei Kapitelle im Kloster, die zu der nie fehlenden Vorhalle unentbehrlich waren.

Wenn aber noch ein Beweis für die ursprüngliche Einheit der Anlage mangelte, so ist er in den Resten der ersten Malerei gegeben, die in den vier Ecken neben den großen Bögen wie in dem großen Tympanon über der Tür noch wohl zu erkennen sind. Sie zeigen sechs Apostelfiguren in Säulenarchitektur wohl erkenntlich, rechts der Tür die Inschrift: Sc.... arcus. Also vielleicht die vier Evangelisten und in den zwei anderen Ecken Petrus und Paulus.

Diese Malerei ist so unverkennbar byzantinischen, d. h. östlichen Charakters und dürfte unter keinen Umständen unter das 8. Jahrhundert herabgehen, in Stil und Behandlung genau übereinstimmend mit den ältesten Malereien von Sta. Maria antiqua zu Rom (um 750), daß ihre Anwesenheit, die die architektonische Einteilung haarscharf ergänzt und mit ihr völlig aus einem Guße ist, unwiderleglich die Ursprünglichkeit der gesamten Komposition von Stein, Mauerwerk, Putz, Stuck und Malerei dartut.

In der Lünette des Portalbogens zeigt sich ebenso ursprünglich, in großartig aufgefaßter Malerei, Christus zwischen zwei Engeln, das heilige Buch in der linken Hand, mit der rechten segnend. — Baugeschichtliches Interesse erregt die genaue Übereinstimmung des oberen Frieses auf dem Marmorsturz der Eingangstür mit der Verzierung des dachförmigen Steinsturzes einer Tür in der Sakristei, wo die obengenannten bildhauerischen Reste der alten Klosterkirche aufbewahrt sind. Da sehen wir dieselbe eigentümliche nicht gerade langobardisch aussehende Ornamentzusammenstellung zwischen unverkennbar germanischem Steinornament, das der Zeit um 740 angehört.

Wenn nun dasselbe Zierwerk wieder im Inneren unseres Oratoriums auftritt, in Verbindung mit einem ebenfalls germanischen Flechtfries, so muß es auch dort dieser Zeit, vielleicht gleicher Hand angehören.

Jedenfalls nun haben wir im Tempietto ein geschlossenes Werk des 8. Jahrhunderts vor uns, dem der Name der Herzogin Peltrudis, wie es scheint, mit Recht anhaftet, und ein Werk, in dem die künstlerische Fähigkeit jener Art und Zeit in gewisser Hinsicht gipfelt. Unter allen Umständen einen unter langobardischer Herrschaft für Langobarden und nach ihren Schönheitsbegriffen, und zwar mit solchen Mitteln und Ansprüchen errichteten Bau, daß auch fremde Hilfskräfte mit in Anspruch genommen werden mußten. Der Plan in seiner einfachen und doch auffallenden Grundform freilich scheint in germanischen Ländern nicht ungewöhnlich, wie denn die um dieselbe Zeit zu Capua errichtete kleine Michaeliskirche hierin mit dem Oratorium so genau übereinstimmt, selbst in den Maßen, daß wir bestimmte Beziehungen beider Bauwerke zu einander annehmen müssen. Nur daß dort, vielleicht später hinzugefügt, eine mittlere Apsis und zwei seitliche große Nischen die Chorpartie abschließen, die auch von einer Krypta unterfangen ist; und daß nur zwei Säulen im Chor stehen, statt vier wie in Cividale[1]).

Auch mit den spanischen Oratorien (Sta. Christina de Lena) hat die Anordnung in Cividale gewisse Verwandtschaft, während der sonst so ausgiebige Orient hier versagt.

---

[1]) Besonderheiten zeigt das sehr einfache und verfallene Capuaner Kirchlein sonst nicht, so daß wir von einer näheren Behandlung absehen können.

Dagegen müssen die eigentlichen technischen Ausführer des Werkes zum Teil aus dem Osten gekommen sein, denn Säulenkapitelle, auch die Behandlung des Stuckes in vielen Teilen, sowie die ursprüngliche Bemalung weisen dorthin.

Doch geschah die Ausführung nicht ohne Mitwirkung langobardischer Künstler, wie andere Einzelheiten beweisen, so der Sturz der Türe, die rein nordischen Flechtwerke der Fensterarchivolte; auch das Motiv der Weinranke war bei den Langobarden ungemein beliebt.

Nicht minder ist das Friesband mit den achtstrahligen Blumen bei Germanen verbreitet gewesen; es zieht durch Frankreich und das westgotische Spanien (s. Abb. 108) bis nach Nordafrika ins Vandalenreich. Von Interesse ist das technische Raffinement, welches in die Mitte der Blüte überall eine weiße mit gefärbtem (grünem, blauem, rotem) Wasser gefüllte kleine gläserne Flasche oder Blase setzte, auch ein Hinweis mehr dafür, daß einst die ganzen Stukkaturen farbig behandelt waren.

Aber die Hauptsache, die grundlegende künstlerische Idee der Ausstattung dürfen wir Germanen zuschreiben. Nicht umsonst erinnert der Fries wallender Jungfrauen so sehr an den in Theoderichs Hofkirche zu Ravenna; nicht umsonst ist für dieses mächtige künstlerische Motiv im gesamten hellenistischen Orient kein Vorbild zu finden — wie schon für den ganzen Bau und seinen Grundplan. So wird es hier kaum anders sein können, als bei dem charakteristischsten Bauwerke der Ostgoten, Theoderichs Grabmal: der künstlerische Grundgedanke ein germanischer; die Werkleute vorwiegend Italiener, Griechen und andere Ostleute; doch auch in der Ausführung öfters das germanische Element an die Oberfläche durchbrechend.

Was uns aber dies Bauwerk für die gesamte germanische Bau- und Dekorationskunst des nordischen Frühmittelalters noch besonders wichtig macht, ist die Erkenntnis des Umstandes, daß es als die Quelle jener bedeutsamen Stuckkunst betrachtet werden darf, die im 8., 9., 10. bis ins 13. Jahrhundert reichend in nordischen Landen sich entfaltete (Abb. 65).

Hatten wir schon in Brescia in der Krypta von S. Salvatore einfachere doch verwandte Stuckornamentik, insbesondere Friese und Archivolten gefunden, so scheint die überreiche Ausstattung der neuerdings ausgegrabenen Kirche zu Disentis in Graubündten eine Fortbildung des in Cividale Geleisteten gewesen zu sein. Auch ein einfacher rechteckiger Raum mit einer dreifachen Chorpartie (diesmal aus drei hufeisenförmigen Apsiden bestehend) zeigte die Kirche ihre Fenster mit Säulchen und Archivolten in Stuck umrahmt, dazwischen aber einen ungeheuer reichen Fries von Relieffiguren in Lebensgröße, über einem Sockel von eigentümlichen Feldern und Flechtmustern, alles in Stuck und nachher bemalt. Die Kirche war etwa aus derselben Zeit wie die Kapelle zu Cividale.

Fensterumrahmung und sonstiger ähnlicher Schmuck in Stuck findet sich in der fränkischen Kirche zu Germigny-des-Prés bei Orleans (806), späterer (936) zu Quedlinburg im Grabe Heinrichs I.; in den folgenden Zeiten lebt in den bekannten großen Stuckreliefgestalten in Goslar, Halberstadt, Hildesheim, Drübeck jener prachtvolle künstlerische Gedanke der Germanen in Italien wiederholt auf.

Wenn uns sonst von den einst zahlreichen Werken des langobardischen Volkes kaum etwas anderes als reiche und feine Trümmer ihres Schmuckes und ihrer Ausstattung übrig blieben, wenn es uns selbst schwer wird, ihr Werk aus der Menge des in der folgenden mittelalterlichen Zeit, der lombardisch-romanischen, geschaffenen herauszuschälen, so bleibt zuletzt doch unleugbar bestehen, daß wir auch in dem verhältnismäßig wenigen uns davon Erhaltenen doch eine Fülle von echt germanischer Eigenart finden, aber auch von Keimen, von künstlerischen Ideen und von Anfängen, auf denen das Werk der folgenden Zeit ruht und sich aufbaut.

Dies gilt nicht nur für Italien, sondern auch für Frankreich, die Schweiz, Deutschland, wohin aus der Lombardei zahlreiche Wege führten und viele Sendboten das im Süden gefundene und vorschreitende Neue in der Kunst hinüber trugen.

Selbst zu den spanischen Westgoten scheinen die Langobarden künstlerische Beziehungen unterhalten zu haben; wenn in vieler Hinsicht starke Unterschiede sich geltend machen, so zeigt sich doch mancherlei, das für einen Einfluß langobardischer Kunst in Spanien spricht, während eine Rückwirkung von dort aus nach Italien weniger zu bemerken ist.

So hat die Kunst der alten Langobarden höchst Wertvolles zum Gesamtbilde, das uns beschäftigt, beigesteuert, wenn auch Forschung und steigende Erkenntnis die tatsächlich ihnen angehörigen noch vorhandenen Werke auf eine erheblich geringere Zahl beschränkt hat, als man früher annehmen zu dürfen glaubte.

DIE WEST-GOTEN

Das Volk der Goten hatte sich nach seinen Wohnsitzen in Ost- und Westgoten geteilt; unter dem Ansturm der Hunnen waren die letzteren lange vor den Ostgoten von dannen gezogen und hatten sich unter König Athanarich, dann Alarich I. nach erbitterten Kämpfen in Griechenland und Italien weiter gen Sonnenuntergang gelegene Gebiete gesucht; zuerst in Südfrankreich, wo Narbonne und Toulouse ihre Hauptstädte wurden. In ersterer Stadt hatte schon Athaulf, des so früh gestorbenen Alarich I. Nachfolger, mit Galla Placidia sich vermählt. Aber wie früher erwähnt, wurde durch Chlodowech und der Franken verschlagene und gefährliche Staatskunst das Westgotenvolk langsam über die Pyrenäen nach Spanien gedrängt und behielt von Frankreich nur Septimanien, die Ecke im südlichsten Osten bis zur Provence. Dafür fiel ihnen ganz Spanien anheim, aus dem die Vandalen nach Nordafrika gewichen waren; das Land der nordwestlich sitzenden Sueben wurde dem Westgotenreiche einverleibt, nachdem die letzten römischen Garnisonstädte von Leovigild mit stürmender Hand erobert waren (567) und dieser von Barcelona die Residenz nach Toledo verlegt hatte, nach der Mitte der Halbinsel. Iberier und Römer verschwanden, die letzten Küstenbesitzungen wurden den Byzantinern entrissen, ein scheinbar homogenes neues Reich baute sich auf, dessen Oberschichten wenigstens rein germanisch waren und wie es scheint auch bis zum Untergange des Reiches (711) blieben. Reine Westgoten erhielten sich im Norden (in Asturien) in ihren Nachkommen bis zum heutigen Tage, wie im Volk nach übliche germanische Vornamen beweisen[1]). Ja noch heute wird im Dom zu Toledo Sonntags ganz früh eine „westgotische“ Messe gelesen; natürlich nicht nach arianischem, sondern nach katholischem Ritus, doch in der alten Form, wie sie seit Recareds I. Übertritt zum Katholizismus (586) üblich war.

Starke und schwache Könige folgten aufeinander, darunter manche erhabene und würdige Gestalt, von Eurich und Leovigild an bis zu Chindasvinth und Wamba, Sisibut und Svinthila. 711 brach das durch eine immer wachsende Priesterherrschaft jeglichen Haltes beraubte Reich unter den Streichen der Araber zusammen.

[1]) Es ist hier an der Stelle darauf hinzuweisen, daß auch das spätere eigentliche Spanien in seinen Namen noch oft westgotisch ist, so sind die Königsnamen Alfonso, Ramiro, Rodrigo rein germanisch: Hadafuns, Ranimir, Rotareiks. Auch Recared ist nichts anderes als Richard. 672 heißt ein westgotischer Abt von Nimes Ranimer, noch 848 König Ramiro I. Ranimirus.

Doch manches bedeutende Werk war in jenen zwei Jahrhunderten entstanden, mancher große Bau erwachsen; prachtvolle germanische Städte waren an die Stelle der Provinzialhauptstädte der Römer getreten. So Sevilla, Cordoba, Merida, Valencia, Barcelona, jenseits der Pyrenäen Toulouse, Narbonne, Arles, Aix und so viele andere. Wirkliche Festungen krönten wie Burgen hochragende Felsrücken, so Carcassonne und Toledo, geeignet den Königshort sicher zu bergen. Noch heute ist die Cité der erstgenannten Stadt, die freilich die frühe Zeit der französischen Gotik mit jenem zweiten wundervollen Mauerkranz umgab, ein in Europa einziger unvergleichlicher Anblick: ein doppelter Befestigungsgürtel mit den malerischsten Türmen und Toren um eine langgestreckte felsige Höhe, dessen innerer Kranz teilweise noch unverletzt die Befestigungskunst der Westgoten in bedeutendster Form zeigt. Mauerumgürtete Städte und Burgen auf ragendem Gipfel sind seitdem in germanischen Landen die Wahrzeichen geblieben, wie schon die gotische Sprache (Vulfilas) die Stadt baurgs, ihre Umwallung bibaurgeins (Beburgung) nennt.

Geschichtsschreiber

Von baulichen Taten erzählen die gleichzeitigen Schriftsteller viel, so Apollinaris Sidonius, Isidor von Sevilla, Ildefons und Julian von Toledo, Fridigern und andere. Schon der erstgenannte spricht vom Palast Theoderichs II. in Toulouse, da gelegen, wo heute noch das „Kapitol" der Stadt sich erhebt, mit reichen Hallen, die im Innern durch Vorhänge, nach außen mit Schranken geschlossen waren — also wohl mit durchbrochenen Gittern von Stein oder Erz. Seitdem erstand ein neues Palatium in Toledo, der Schwerpunkt des politischen Lebens, wo der König Gericht hielt und Audienzen erteilte, wo der Adel und die allzu mächtige Geistlichkeit waltete. Andere Palatia und Villae gab es zahlreiche, so in Arles, wo König Eurich, in Barcelona, wo Athaulf starb; einen mächtigen Herrschersitz bildete Narbonne, die Hauptstadt und Residenz in Septimanien. Da war reiches Leben und Pracht; in den Königshallen, die nirgends gefehlt haben werden, stand seit langem des Königs Thron; der Herrscher trug oft reichen Ornat anstatt der sonst den Westgoten bis zuletzt eigentümlichen Pelzgewänder, auch eine prächtige Krone auf dem Haupte, wie solche oft später in den Kirchen als Weihgeschenke im Original (oder Abbild) aufgehängt wurden. So wollen die Araber in den Kirchen zu Toledo die Kronen von 25 Königen erbeutet haben. — Der Rebell Paulus, der sich in der Provinz jenseits der Pyrenäen gegen Wamba empört hatte, beraubte das Skelett des heiligen Felix der ihm von Rekared I. gestifteten Weihekrone, um sich als Gegenkönig damit zu schmücken.

Von solchen Kronen und ähnlichen Kunstschätzen fand sich, wie früher erzählt, in Guarrazar bei Toledo noch eine Menge in einem Priestergrabe geborgen, dabei ein Szepter, Gürtel, Gefäße, Lampen, eine Eucharistie in Gestalt einer Taube und andere aus Gold und Edelsteinen hergestellte Prunkgegenstände.

Feste, wie in späterer Zeit, waren schon damals an der Tagesordnung

— selbst die heute noch so geliebten Stiergefechte —, wie denn schon im 6. Jahrhundert ein Bischof Eusebius von Tarraco (Tarragona) wegen seiner Leidenschaft für solche gestraft wird.

Die Schriftsteller melden aber außerdem auch von vielen neuen und großen Bauwerken der westgotischen Könige; von Kirchen wie der berühmten Basilika der heiligen Leokadia, die König Sisibut zu Toledo erstehen ließ (612), von Klöstern, wie dem Agalia genannten vor Toledo, weit gerühmt im Lande; die Stadtmauern Toledos wurden von König Wamba neu aufgebaut, Leovigild baute ganze Städte, so Recopolis am oberen Tajo zu Ehren seines Sohnes Recared, Victoriacum im Norden; Wamba einen Ort seines Namens; die Stiftungen von Kirchen und Klöstern, die aufgezählt werden, sind zahlreich.

Die Literatur gibt uns also ein ungemein reiches Bild des neu Geschaffenen.

Von dem allen sehen wir allerdings heute gar wenig mehr. Die Araber haben allzu gründlich aufgeräumt, die Kirchen zerstört oder wenigstens in Moscheen umgewirkt, so eingreifend, daß da kaum etwas mehr vom ursprünglichen Bestande zu finden ist. Trotzdem konnte ein bekannter spanischer Verständiger mir sagen: der bedeutendste bauliche Rest der Westgotenzeit in Spanien ist — die Moschee zu Cordoba! Ein paradox klingendes Wort, da diese Moschee doch auch als die bezeichnendste bauliche Tat der alten echten Araber auf spanischem Boden, als eines der orientalischsten Werke in Europa angesehen wird.

Cordoba Moschee

Doch ist es richtig: die Moschee besteht in ihren ersten und originalsten Teilen aus den Resten mehrerer westgotischer Kirchen, und große Stücke ihrer Architektur sind einfach von daher übertragen; nicht nur die Säulen (s. Abb. 46), sondern auch das Hufeisenbogenwerk, das die Obermauern trägt, alte Fenstergitter und dergleichen Steinarbeiten, vielleicht sogar die Reste des alten Holzplafonds, wie denn Cordoba in seinen Mauern noch zahllose Trümmer westgotischer Baukunst birgt.

Die alten Kapitelle in der Moschee zeigen uns ganz nordische Umbildung der korinthischen Kelchform, oft in solch eigentümlicher Weise, daß man Arbeiten der deutschen Renaissance zu sehen vermeint. Die Kämpfer, in der Form anklingend an die byzantinischen Kapitellaufsätze, sind doch mit eigentümlichem germanischem Ornament bedeckt von Geflecht, Kerbschnitt oder ähnlichem Zierwerke, oft verstümmelt, die Kreuze weggehauen, doch die Grundformen wohl erkennbar und deutlich.

Auch ein riesiges Weihwasserbecken von länglich rechteckiger Form steht noch beim Eingang; die pfeilerartige Stütze in rein geometrischem Kerbschnitt in Rosetten und Friesen völlig verziert, das Kreuz wieder halb weggehauen (s. Abb. 70).

Nicht zu vergessen bleibt immer, daß der Hufeisenbogen von den Arabern aus der westgotischen Verlassenschaft übernommen, nicht etwa mitgebracht wurde, wie auch manches andere künstlerische Motiv.

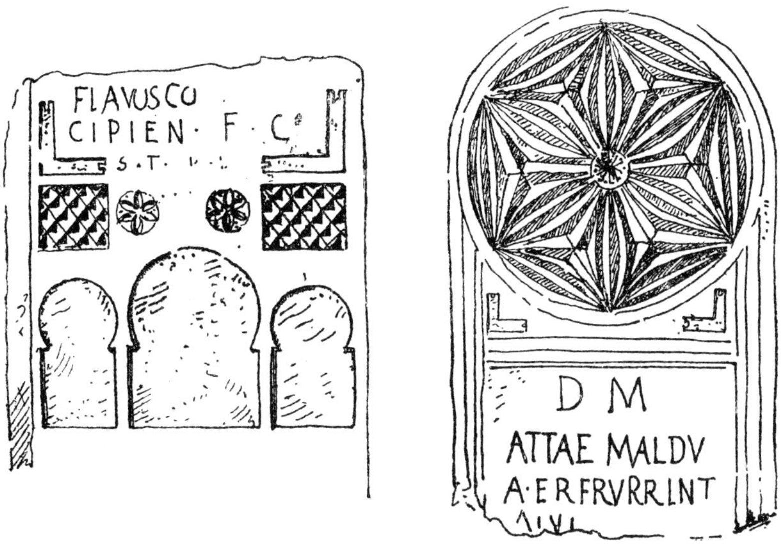

Abb. 106. Leon. Museum. Römisch-westgotische Grabsteine.

Schon an spätrömisch-westgotischen Grabsteinen kommt er in Gesellschaft des germanischen Kristallschnittes häufig vor (Abb. 106).

Darum wissen wir auf den ersten Blick westgotische und älteste spanisch-arabische Architektur nur schwer auseinander zu halten.

Merida

Auch Merida, die alte Hauptstadt Lusitaniens (einst die prächtige Augusta Emerita), war berühmt durch ihre vielen Kirchen und stattlichen Bauwerke; die Chronik Roderichs sagt, daß sie zu dessen Zeit (713 fiel sie den Arabern in die Gewalt) 84 Tore, 5 Schlösser und gar 3700 Türme gehabt habe. Ist dies auch phantastische Ausschmückung, so wird man immerhin auf eine umfassende Bautätigkeit in westgotischer Zeit in Merida schließen müssen. Die ganze trümmerreiche Stadt steckt heute noch voll von Resten aus jener Zeit, wenn auch die Araber unter Musa nachher dort eine glänzende Hauptstadt rein orientalischen Charakters erstehen ließen. Allerdings war schon den Westgoten das riesige dortige Römerwerk, von dem noch jetzt Tempelreste, Theater, Zirkus, Brücken und Aquädukte übrig sind, ein bequemer Steinbruch gewesen; trotzdem muß zu ihrer Zeit hier eine ganz neue Art von Bautätigkeit sich entfaltet haben, an deren Werken uns die besondere Stilisierung auffällt, deren Ausläufer wir, da Merida die Hauptstadt auch des westgotischen Lusitaniens blieb, bis nach Lissabon hin finden.

Davon sind vor allem die mannigfaltigen Reste von Steinarbeiten im Museum Zeugen. Darunter fallen gewisse Stützen auf, Pilaster, in deren Vorderfläche kleinere Halbsäulen hineingetieft sind, aus deren vierkantiger Masse der Schmuck, Blätterkränze der Kapitelle, Zierat jeder Art so herausgearbeitet ist, daß die Plastik überall nur durch Vertiefung des Grundes in den ursprünglich glattvierkantigen Stein erreicht ist.

Ganz zu verstehen ist dies merkwürdige Verfahren nur dann, wenn wir uns die glatten Steinbalken, wie die Balken eines Fachwerkbaus, bereits in die Wand hinein vermauert denken und uns weiter vorstellen, daß der Bildhauer nun erst den Schmuck in die Fläche des Pfeilers hinein zu hauen hatte. So sind die Steinpilaster des 6. Jahrhunderts in Merida manchen Holzständern der geschnitzten Fachwerkbauten des 16. Jahrhunderts in Hildesheim und anderwärts völlig ähnlich. Vielleicht das merkwürdigste Beispiel für den holzgeborenen Charakter der germanischen Steinarchitektur, und der schärfste Beweis für die Konstanz der künstlerischen Richtung innerhalb der Rasse.

Auch an verschiedenen anderen Gestaltungen reich ist das in Merida an Resten noch Vorhandene. So sehen wir allerlei Freistützen, gewundene Säulen mit Kapitellen, die in holzmäßiger Umgestaltung noch die römischen Vorbilder nachzuahmen suchen, aber auch vierkantige Pfeiler, deren Flächen von eigentümlich geformten Kreuzen eingenommen werden, und deren Kapitell reine Holztechnik ausspricht (s. Abb. 46), — eine Stütze, die ähnlich auch in Toledo daheim ist. Dann aber Reste von Schranken (cancelli), den gleichzeitigen langobardischen in Italien (Aquileja) sehr nahe verwandt, die mit einer Einteilung in quadratische, mit Tiergestalten gefüllte Kassetten geschmückt sind, darüber Muscheln in Bögen und Dreiecken; alles rein vertieft in die Fläche, wie wir es aus dem Osten kennen.

Andere Bauteile finden wir in jüngeren Bauwerken vermauert; so höchst stattliche Türpfeiler in der berühmten, in gegenwärtiger Gestalt aber den Arabern angehörigen Wasserkunst im alten Alcazar (El Conventual [Abb. 107, Tafel XXX]).

Wieviel einst aber da vorhanden gewesen sein mag, ist kaum mehr zu ahnen. Die arabischen Eroberer plünderten und verschleppten die kostbareren Teile der Bauwerke über weite Gegenden; ihre Schriftsteller erzählen Wunderdinge von der Marmorpracht und anderen Herrlichkeiten, die sie vorfanden.

Es wird vor allem gerühmt die große Hauptkirche, Sta. Maria (Sta. Hierosolyma genannt), wegen ihrer Größe und Pracht, der Ort vieler Konzilien; außerdem die Basilika St. Eulalia (in romanischer Zeit wieder aufgebaut); ein großes Baptisterium bei J. Joh. Baptista, zahlreiche andere Kirchen, Klöster, Hospize, Krankenhäuser, Schulen.

Schon im 6. Jahrhundert errichtete Erzbischof Fidel an Stelle seiner eingestürzten Residenz eine neue prächtige, die wundervoll ausgestattet als bischöfliches Atrium mit seinen drei reichen Säulenhallen besonders

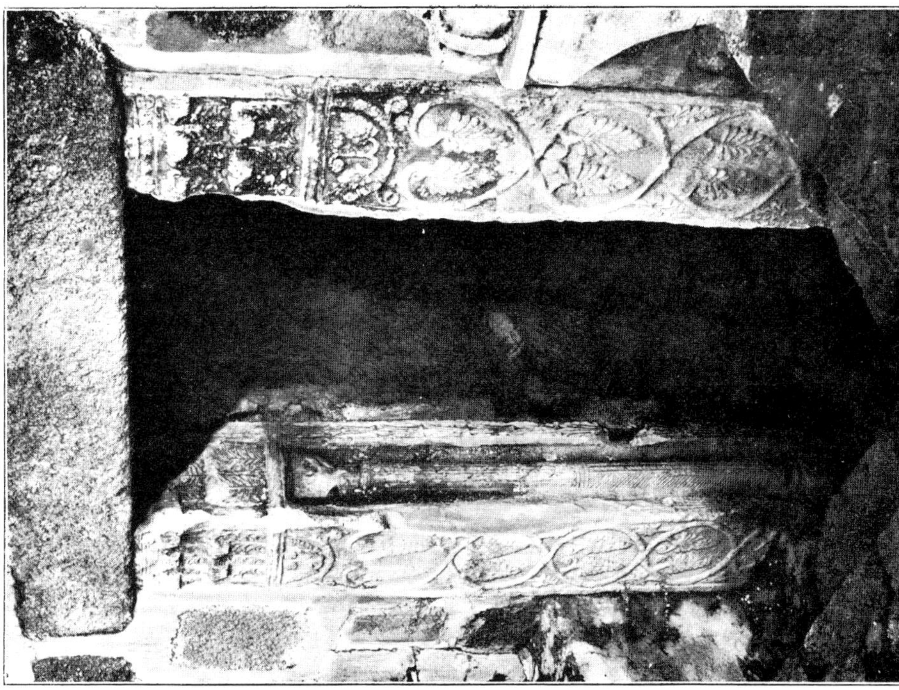

Abb. 107. Merida. Westgotische Pfeiler im Conventual.
(Phot. J. Laurent y Cie., Madrid.)

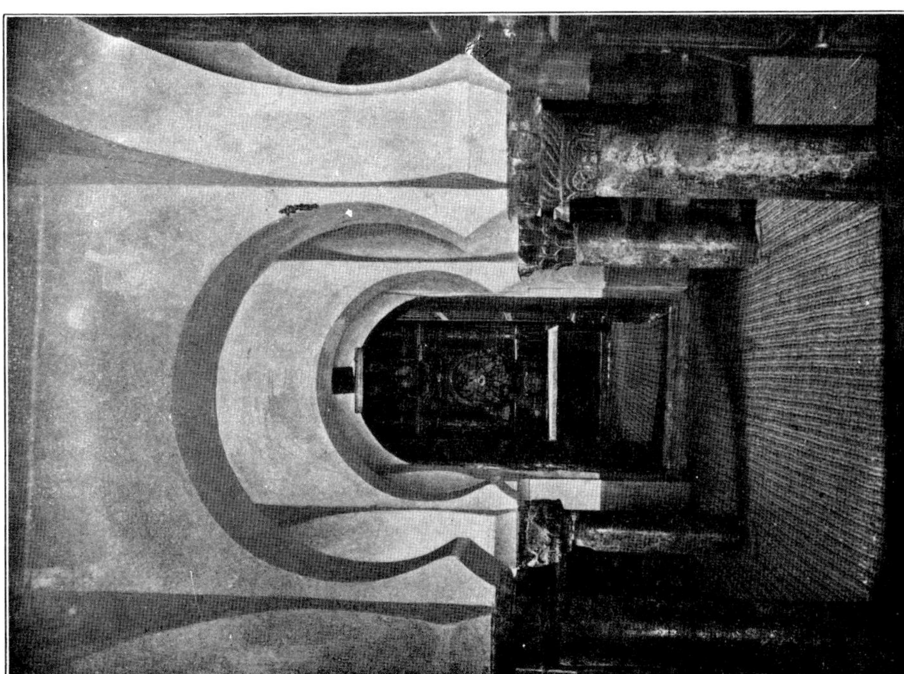

Abb. 109. Toledo. S. Cristo de la Luz.
(Phot. J. Laurent y Cie., Madrid.)

gepriesen wird (Paul Diaconus), ausgestattet mit Marmor, Mosaik und sonst kostbaren Materialien. Ein zweites herzogliches Atrium wird ebenfalls erwähnt.

Sevilla, einst so bedeutsam als westgotische Hauptstadt in Andalusien, zeigt uns aus germanischen Tagen ebenfalls nur noch Trümmer in reicher Vielgestalt in seinem Museum; keinen sonstigen Rest von Gebäuden mehr aufrecht. Sevilla

Kaum anders ist es in Toledo, wo man von den einstigen großen Bauwerken der westgotischen Residenz fast nichts mehr hat, als die zahlreichen aus Befestigungen und späteren Mauern, insbesondere arabischen, wieder zutage beförderten Architekturteile, von denen eine nicht unbedeutende Zahl inzwischen nach Madrid ins Museo arqueologico gewandert ist. Toledo

Von der einst nach Norden am Fuße der hoch emporragenden Stadt liegenden Basilika der hl. Leokadia ist nichts übrig, als eine Reihe von Säulenkapitellen in den Höfen des Sta. Cruz-Hospitals (Abb. 47). An der Stelle der Kirche, die so viele westgotische Konzilien — unglückseligen Angedenkens — in ihren Mauern tagen sah, steht ein kleines nichtswürdiges bäurisches Gotteshaus; ein paar marmorne Säulenschäfte stecken als Wegepfosten an den Wegen im Boden. Der zweite Hallenhof des genannten berühmten Hospitals des „großen Kardinals" (Mendoza) steht auf den nach oben transportierten Säulen, deren Kapitelle merkwürdige Umbildung korinthischer Grundform zeigen. Überall bricht neue Gestaltung hindurch: die Parallelität der Linien, der Blattrippen, wellenförmige Rippungen und dergleichen treten an Stelle antiker Formenbildung; sonderbare Hakenblätter von ganz fremder Gestalt umgürten den Kelch.

Von der Kirche der hl. Agnes (Ginés) sind (in Madrid) allerlei Bruchstücke vorhanden; so vor allem ein Doppelfenster mit Zwischensäule; der Doppelhufeisenbogen ist aus einem einzigen Marmorblock gehauen; das Kapitell mit Kämpfer eben angedeutet, die Basis rein als vertiefte Ringelung gebildet; kurz alles völlig zimmermannsmäßig.

Zahlreiche Kämpfer, Türstürze, Friese und dergleichen zeigen uns ausnahmslos mehr und als irgendwo sonst reine Kerbschnittarbeit oder Zimmermannsart auf den Stein übertragen und völlig zu einem eigenen Stile ausgebildet, auch in netzförmigen Mustern, Rosetten in Reihen angeordnet, kurz in mannigfachster Durchbildung.

Insbesondere spielt hier das aus verschlungenen Kreislinien hergestellte Vierblatt und Sechsblatt im Kreise eine große Rolle (wie auch bei den merowingischen Franken, nicht minder aber in der späteren Holzkunst und Zimmermannsarbeit des Nordens). Selbst in die Keramik übertragen (so auf Ziegelsteine als Zierat). Kurz, die Ornamentik der Westgoten ist fast ausschließlich nur aus der reinen Holzschnitzerei und Kerberei zu verstehen, weil aus ihr entstanden (Abb. 108).

Ein paar bauliche Reste haben sich in späteren Moscheen erhalten. Da sei vor allem die bekannte kleine, jetzt S. Cristo de la Luz, genannt,

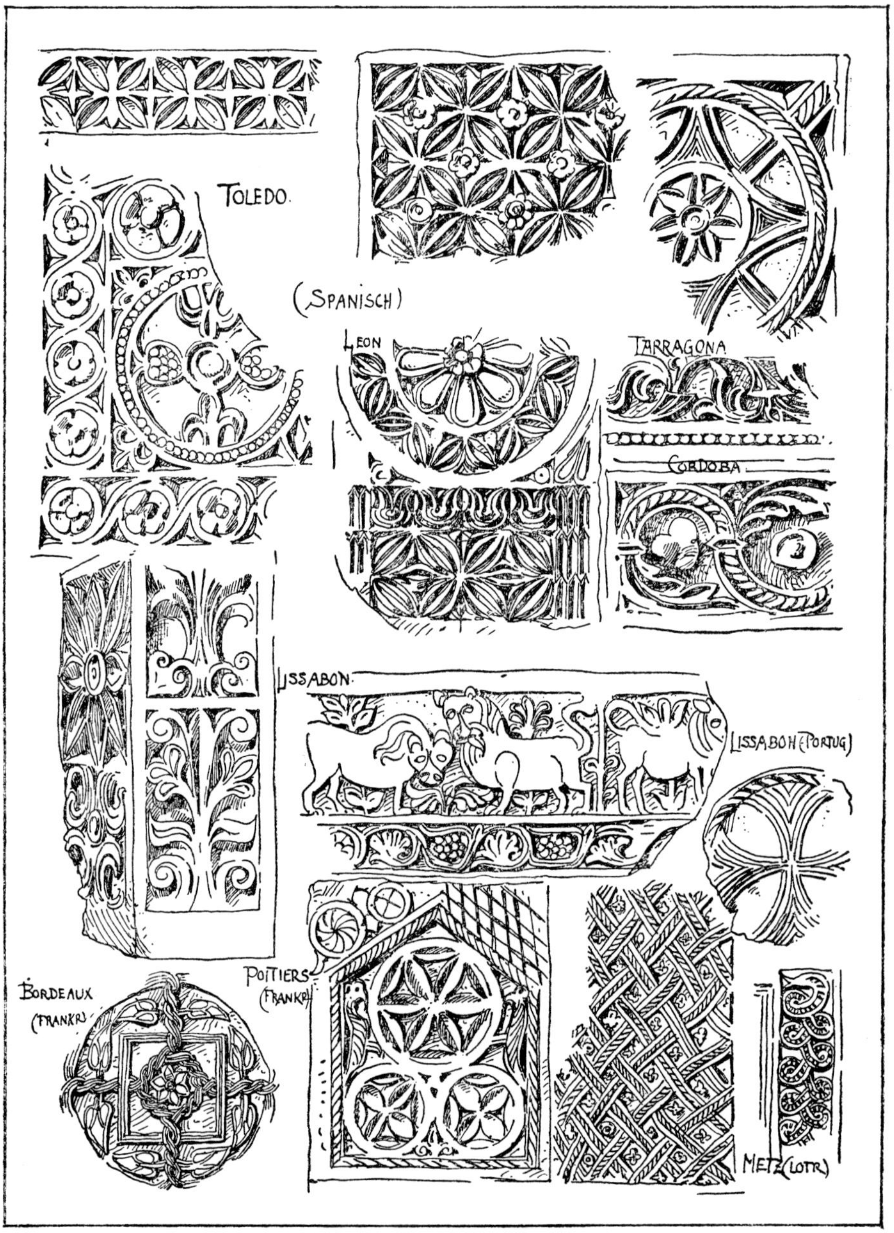

Abb. 108. Westgotische und fränkische Steinornamente.

deren Schiff (Abb. 109, Tafel XXX) rein quadratisch, mit Außenmauern aus großen Quadern und Zwischenlagen von Backsteinschichten, durch Hufeisenbögen auf vier mittleren Säulen in neun kleine Quadrate geteilt, wohl die alte kleine Kirche gebildet haben kann; also eine Zentralanlage (die Apsis oder Apsiden durch eine spätere Erweiterung verdrängt). Die kurzen Säulen mit ihren derben gekerbten und recht rohen Kapitellen von ganz ungleicher Bildung, der Westgotenzeit angehörend, dürften in der Tat noch an ihrem ursprünglichen Platze stehen. Jetzt sind darüber maurische (sehr frühe) Gewölbe mit Mittelkuppel.

Auch in anderen wichtigen Städten sind der Steinüberreste noch genug in den Museen vorhanden, so in Murcia, Valencia, Tarragona, Barcelona, Zaragoza, Leon; Toulouse, Carcassonne, Narbonne, Arles, Nimes, Aix, Marseille; ebenso in Lissabon, wo der Stil nach Merida hinüber weist; einige Sonderarbeiten ebenfalls gekerbter Art, die anders aussehen, auch Tiere darstellen, könnten den Sueben des Nordwestens zuzurechnen sein. In Guimarães und in der Gegend von Braga allerlei ähnliche Reste, da Athanagild in jener Gegend viel gebaut haben soll, dessen Zeit 560 zugeschrieben. Ein Dorf trägt sogar dieses Königs Namen. In Guimarães (Museum) ein merkwürdiges Überbleibsel in Quadern, wohl ein Stück der Apsis einer Kirche, Flechtbänder als Gesimse und um das Fenster, das noch mit einem ganz flach gekerbten mäanderartigen Bande eingefaßt ist; ein Dokument selbständig ausgebildeter Architektur aus jener Zeit. (Merkwürdigerweise dort den alten Iberiern zugeschrieben.) Portugal

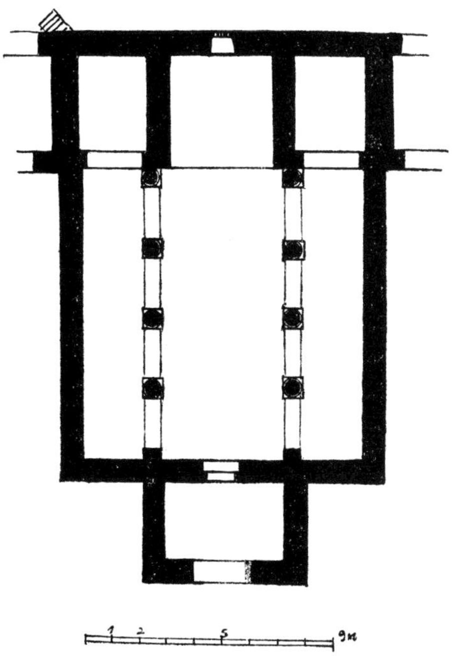

Abb. 110. Baños. S. Juan Bautista.

Von allen Bauwerken aus der Zeit vor dem Einbruche der Araber scheint in Spanien nur ein einziges vollständig übrig gebliebeben zu sein: die Kirche S. Juan Bautista zu Baños de Cerato (Abb. 110). Dieses mitten in Altkastilien bei Palencia gelegene Gotteshaus ist von Reccesvinth im Jahre 661 gebaut, da dieser König sich in der nahe dabei gelegenen Heilquelle vom Steinleiden gesund gebadet hatte, derselbe, dessen Namen auch die schönste der Goldkronen des Schatzes von Guarrazar trägt. Die kleine Basilika darf daher als eines der für alle Germanen historisch wichtigsten Bauwerke betrachtet werden; jetzt wieder vortrefflich hergestellt gibt sie uns neben Cividale das einzige völlig erhaltene Beispiel eines in einem während der Völkerwanderungszeit gegründeten germanischen Reiche in dessen kräftigster Entwicklung erbauten Gotteshauses. — Und zwar eines solchen von Kunstwert und ungemein sprechender Charakteristik. Baños

Es ist eine kleine dreischiffige Basilika mit offenem Dachstuhle (Abb. 111), deren Ostseite mit drei rechteckigen mit Tonnengewölben

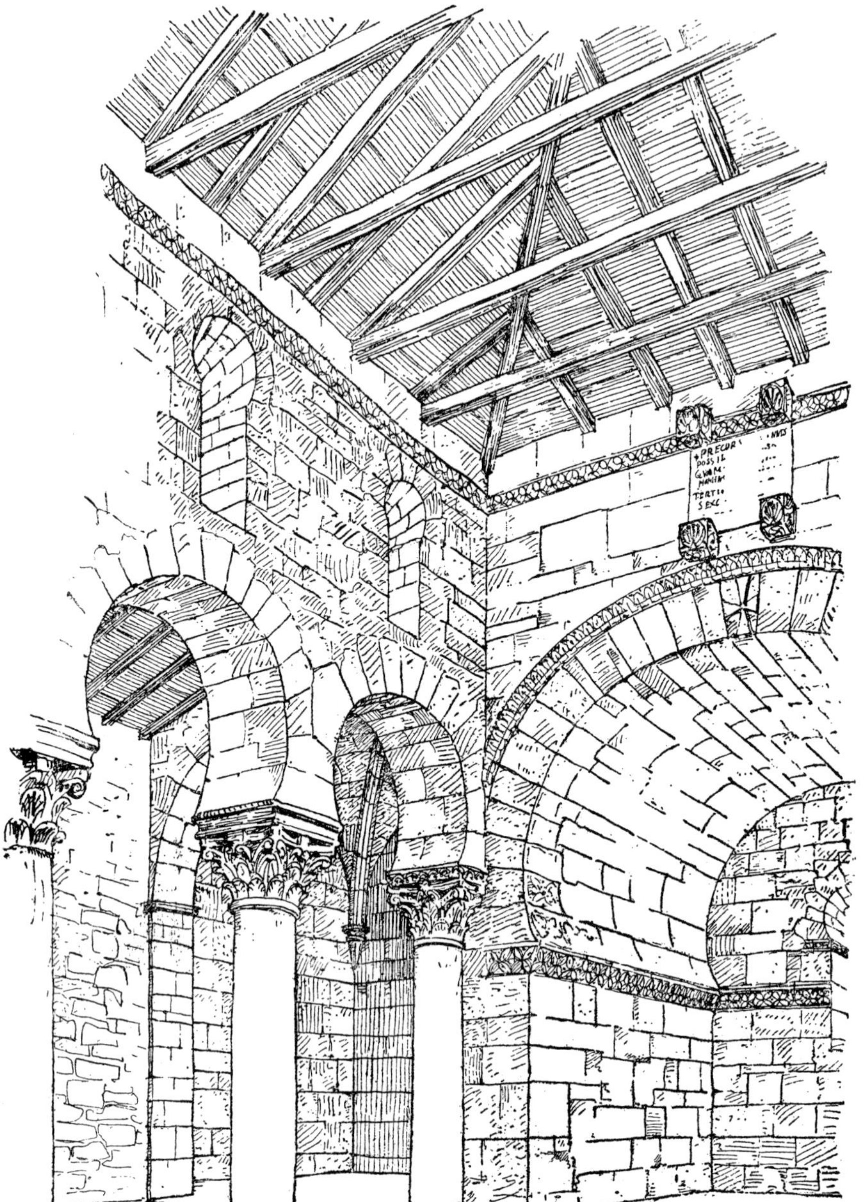

Abb. 111. Baños. S. Juan Bautista.

bedeckten Chören abschließt. — Acht Säulen tragen die Hufeisenbögen der Mittelschiffmauer; ihre Kapitelle (Abb. 112; vgl. Abb. 47) sind korinthischen frei nachgebildet, derb, doch charakteristisch in gleicher Art, wie die in Cordoba und Toledo erwähnten. Vor die Kirche legt sich

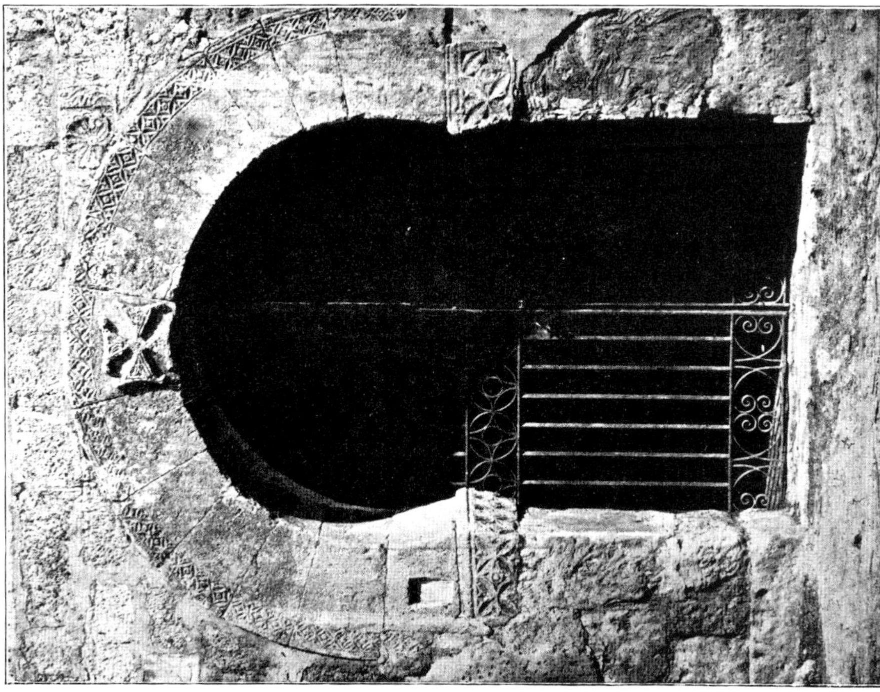

Abb. 113. Baños. S. Juan Bautista. Portalbogen.
(Phot. J. Laurent y Cie., Madrid.)

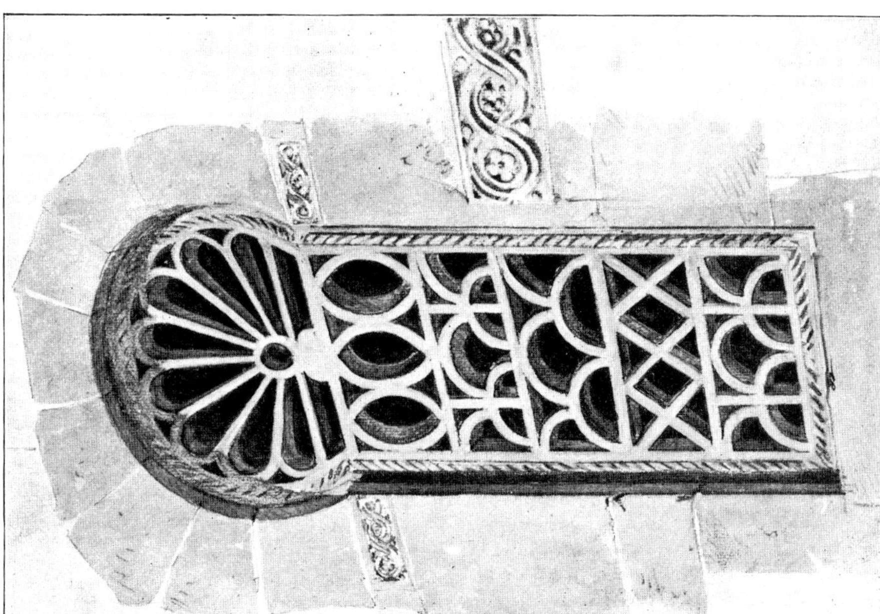

Abb. 116. Baños. Ostfenster.

eine stattliche Vorhalle (Abb. 113, Taf. XXI), sich mit breitem Hufeisenbogen öffnend, über ihm ein Kreuz. Alle Bögen sind hufeisenförmig, auch das Tonnengewölbe des Chors; die Kämpfer in reinem Kerbschnitt geschmückt mit Reihen von Vierblättern im Kreise; ebenso die Archivolte des Eingangsbogens (Abb. 114).

Die schlanken Fenster des Obergadens und die Ostfenster schließen innen ebenfalls im Hufeisen und haben als Ausfüllung reich durchbrochene Steinplatten. Über dem mittleren Chorbogen aber zeigt sich eine kräftig vortretende Inschrifttafel von vier sparrenkopfartigen Blöcken an den Ecken gefaßt, die besagt:

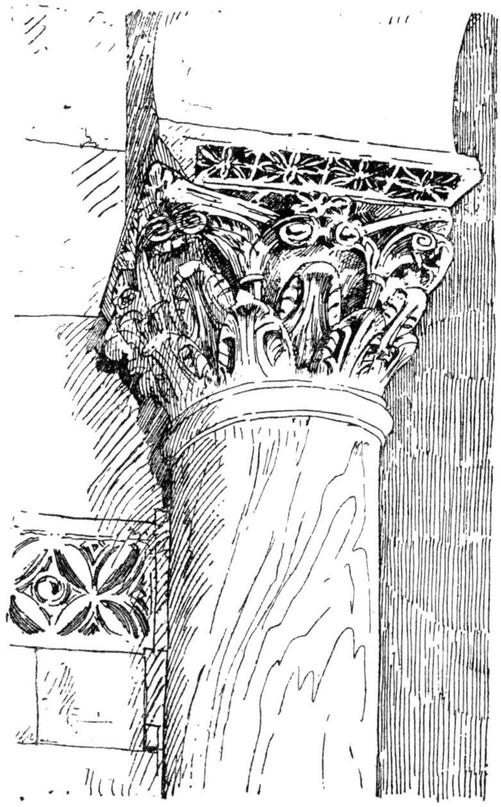

Abb. 112. Baños. S. Juan Bautista. Schiffsäule.

Heil! Vorläufer des Herrn, Blutzeuge, Du Täufer Johannes,
Sollst ihn besitzen, den Sitz Dir geweiht in ewiger Schenkung,
Welchen in Demut ich, Dein treuer Verehrer, der König
Reccesvinthus Dir aus eigenem Gute gestiftet,
Unseres Reiches im zehnten und drei, der berufene Landgraf,
Sechsmalhundert rechnet die Ära und neunzig und neune[1]).

Hier haben wir also wohl die älteste germanische Bauinschrift mit Datum und Namen vor uns, ein Dokument von einziger Bedeutung. Die Jahreszahl 699 der (julianischen) Ära ist 661 der christlichen Zeitrechnung.

Kerbschnittfriese aus den bezeichneten Vierblättern gebildet, ziehen als Gesims um den Obergaden, bilden die Kämpfer (Abb. 114, umziehen auch das Äußere des Mittelschiffes als Kämpfer der Fenster. Ganz ähnliche Technik zeigt die Chorbogen-Archivolte (Abb. 115).

---

1) Precursor Dn̄i martir Babtista Johannes
Posside constructam in eterno munere sedē.
Qvam devotus ego rex Reccesvinthus amator
Nominis ipse tui proprio de iure dicavi.
Tertio post decem regni comes inclitus anno
Sex centum degens era nonagesima nobem.

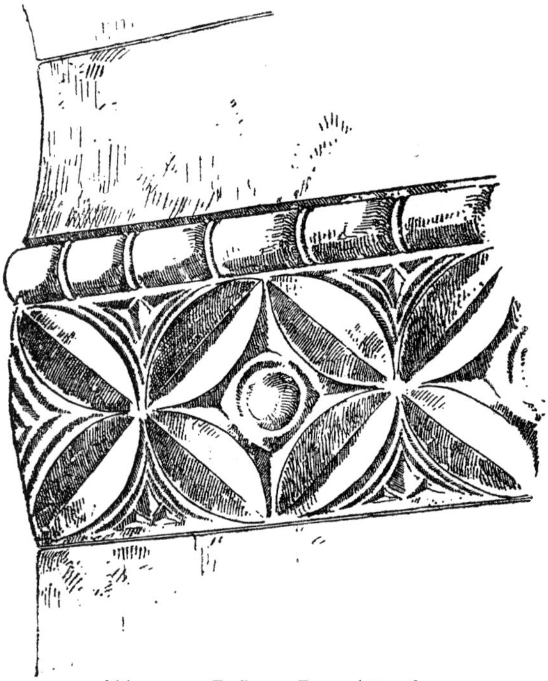

Abb. 114. Baños. Bogenkämpfer.

Das ganze kleine Gebäude ist gediegen in Quadern und Bruchsteinen doch ohne besondere Schulmäßigkeit flott durchgeführt und hat zwölf und ein halbes Jahrhundert ohne nennenswerten Schaden überdauert. Es lag wohl nicht am Wege, in einem winzigen Dörflein, und ist vom ersten Strom der ja übrigens toleranten Araber vielleicht übersehen worden. Heute noch verirren sich nur Wenige dahin.

Aber der künstlerische Eindruck ist ein bedeutender und bleibender. Die Würde des einfachen kleinen und doch ernsten und kraftvollen Baus mit seinem offenen Dache ist groß; die Materialien sind edel — Cipollinschäfte und weiße Marmorkapitelle der Säulen —, ihr Schmuck einfach und doch wirksam.

Reste von Bemalung sind am Tonnengewölbe des Chors sichtbar: kassettenartige Einteilung mit Rosetten, ob nur in Querbögen oder über das ganze Gewölbe ist nicht mehr zu entscheiden. — Das Ostfenster mit seinem durchbrochenen Steingitter ist von hohem Reize (Abbildung 116, Tafel XXXI).

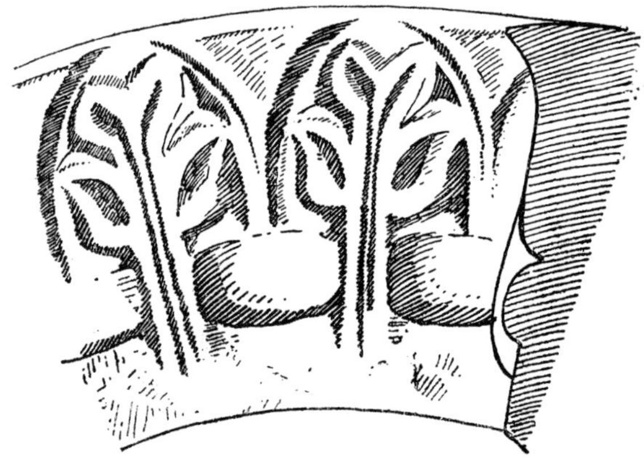

Abb. 115. Baños. Archivolte des Chorbogens.

Was uns hier in einem einzigen so bescheidenen Beispiele blieb von der originalen Baukunst des westgotisch-spanischen Reiches, spricht uns doch von vielen verschwundenen großen Werken, von mehr, als man wohl denken mochte. Würde, Ernst und klare Durchbildung im einzelnen ist nicht zu ver-

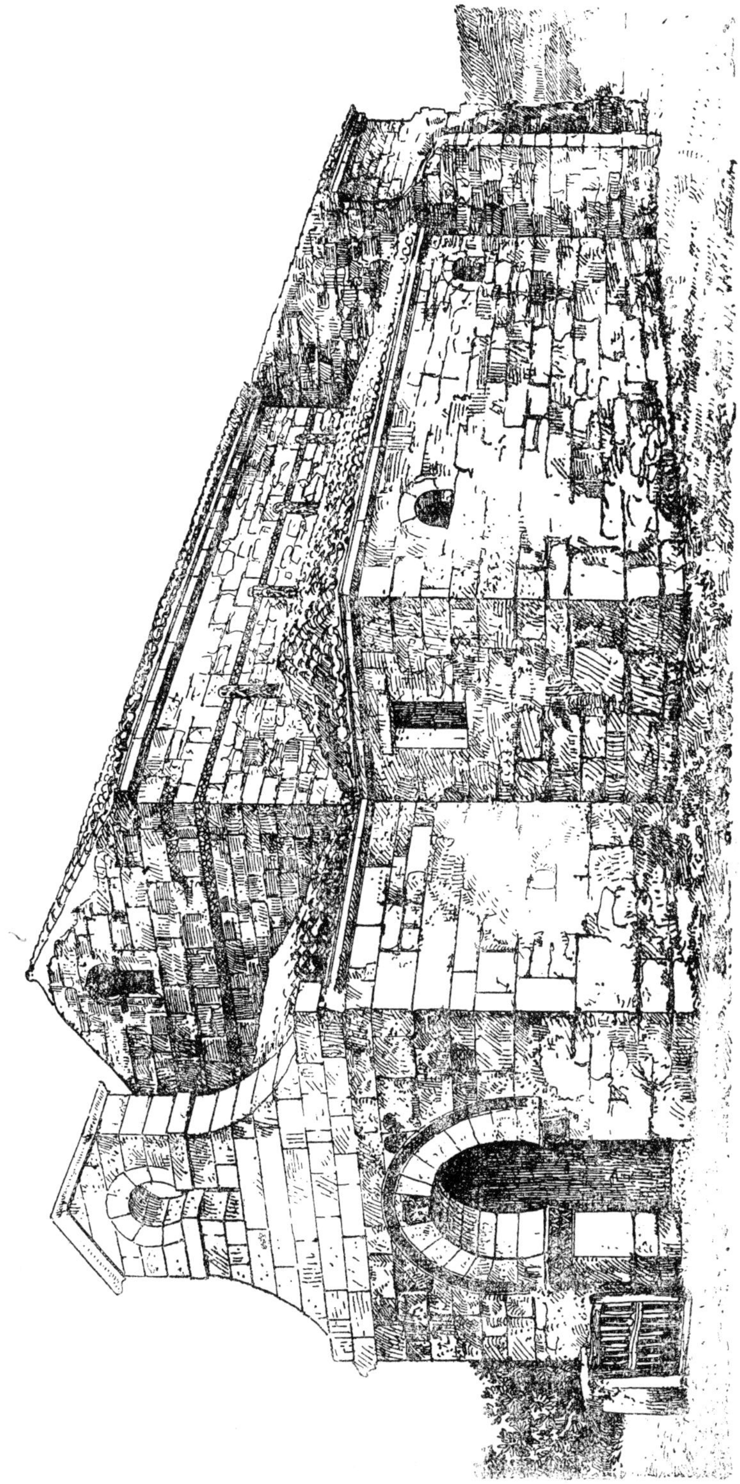

Abb. 117. Baños. S. Juan Bautista.

kennen. Wenn im Grundriß und Gesamterscheinung uns ein Werk entgegentritt, das sich dem im Orient wie in Italien Üblichen jener Zeit ungefähr anzuschließen scheint, wenn sogar die Frage offen bleiben muß, ob der an germanischen Bauwerken so verbreitete Hufeisenbogen wirklich allein aus dem Holzbau abgeleitet werden darf, da diese Bogenform im gleichen oder (vielleicht) schon früheren Jahrhundert im nächsten Orient (Anatolien) ebenfalls verbreitet war, so ist, wenn man selbst den Anspruch auf völlig originale Entstehung dieser Gestaltung aufgeben will, des künstlerischen Verdienstes noch genug, die Eigenart hinreichend hervortretend, daß man solche Werke als in dem großen Gemälde der altchristlichen Baukunst durchaus vollwertig dastehend bezeichnen darf.

Das gedrungene Äussere des Bauwerks (Abb. 117) baut sich in ruhiger Gruppe auf; die sich in weitem Hufeisenbogen öffnende Vorhalle wirkt mit zur malerischen Gestaltung. Das Kreuz darüber ist dasselbe wie wir es bei den Langobarden verbreitet fanden.

Daneben liegt die uralte Heilquelle in den Boden versenkt und mit einem aus der Erde hervorragenden Tonnengewölbe überdeckt; eine Treppe führt an der Langseite in die Tiefe zu dem Hufeisenbogen des Einganges, der wie das übrige beweist, daß König Reccesvinth auch dem heilenden Gewässer das schützende und kühlende Gewölbe schuf.

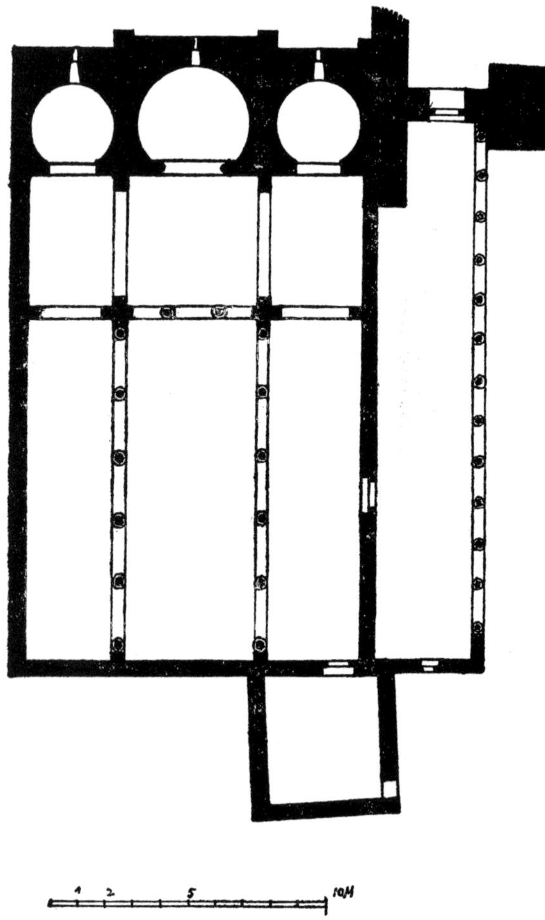

Abb. 118. S. Miguel de Escalada.

Suso Die ganz kleine Dorfkirche von S. Millan de la Cogulla zu Suso bei Logroño am oberen Ebro war in ihrer Art ganz ähnlich, ist aber jetzt stark entstellt und eingewölbt, so daß man nur noch die Basilikenform auf scheinbar kapitelllosen Säulen mit Hufeisenbögen erkennt. Jeden-

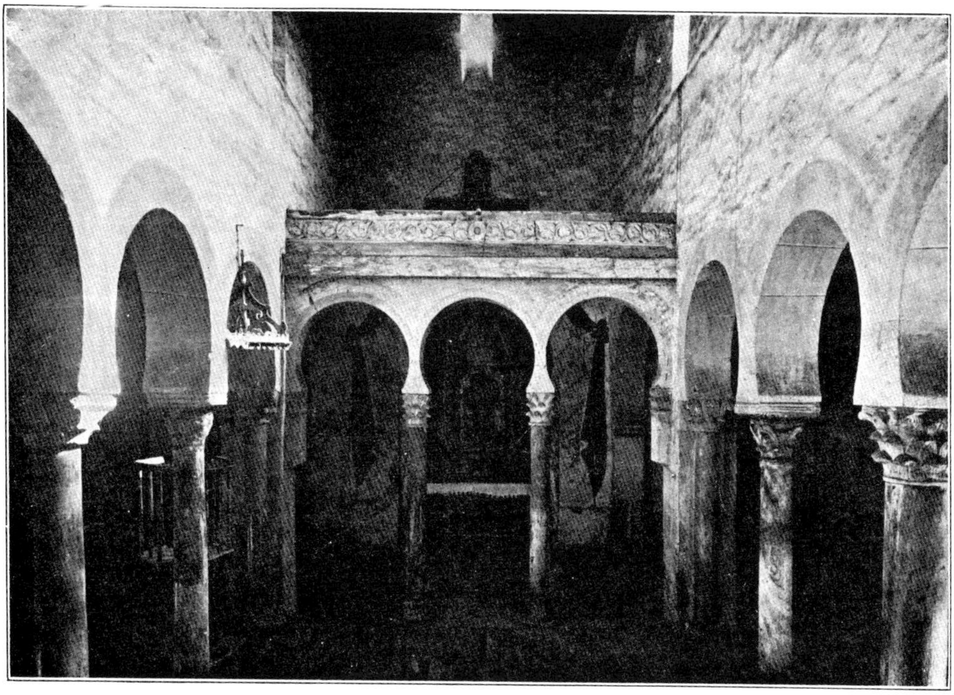

Abb. 119. S. Miguel de Escalada. Inneres.
(Phot. J. Laurent y Cie., Madrid.)

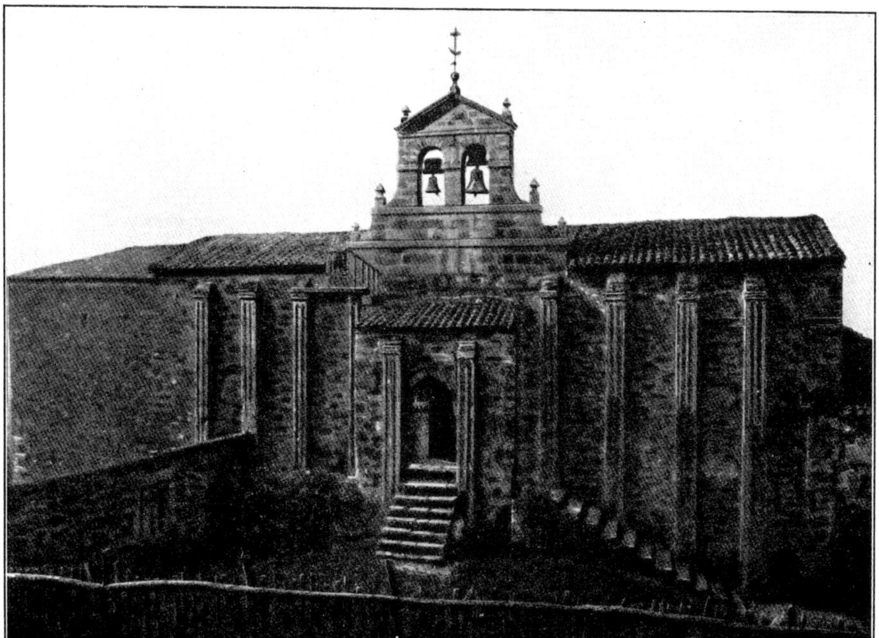

Abb. 129. Sta. Maria de Naranco. Äußeres.
(Phot. J. Laurent y Cie., Madrid.)

falls aber bezeugt ihre ganze Erscheinung eine weitere Verbreitung der Grundform, wie sie in Baños gegeben ist.

Einen wohl ursprünglich gleicher Zeit angehörenden Bau, doch dann der arabischen Zerstörung anheim gefallen und nachher von Mönchen aus Toledo wieder aufgebaut, 913 neu geweiht, finden wir in der Umgebung von Leon: S. Miguel de Escalada (Abb. 118). Ebenfalls eine dreischiffige Säulenbasilika mit je vier freistehenden und zwei angelehnten Säulen unter jeder Mittelschiffwand; alle Bögen von Hufeisenform. Hier aber besteht die Ostpartie nicht aus drei rechteckigen, sondern drei im Grundriß hufeisenförmigen Apsiden nebeneinander. Eine fernere Besonderheit des Innern ist die Abtrennung eines querschiffartigen Raumes durch eine Bogenstellung quer durch die Kirche vor Altar und Apsiden, im Mittelschiff auf zwei Säulen ruhend, ganz jener in Italien verbreiteten Gepflogenheit entsprechend, die wir in Torcello wie in den alten langobardischen Kirchen fanden; also der Abgrenzung eines Heiligen durch Schranken und Säulenteilung (Abb. 119, Tafel XXXII). S. Miguel de Escalada

Die rundbogigen Fenster des Obergadens sind abwechselnd ganz schmal und etwas breiter, ein Rhythmus, der vielleicht auf völligen Neubau der oberen Teile nach 913 deutet.

Die Hufeisenform des Apsisgrundrisses ist kaum weniger bemerkenswert; sie tritt an germanischen Kirchen in allen Ländern, insbesondere genau wie hier in der Schweiz auf, an italienischen Kirchen bereits mehrfach von uns erwähnt (vergl. Abb. 160).

Interessant sind manche Kapitelle des Schiffes, von denen die meisten wohl der Zeit des Wiederaufbaus angehören, manche aber gewissen langobardischen des 8. Jahrhunderts sehr ähnlich sehen. Vielerlei Reste von Ornamenten und sonstige Einzelheiten reden von einer einst reicheren Ausstattung der heute sehr bescheidenen Kirche, die bei der Herstellung auch eine Art Kreuzgang, eine offene Halle auf Hufeisenbögen nach Süden zu erhielt.

Insbesondere muß sie einst reiche Schranken besessen haben; auch eine durchbrochene Fensterplatte mit Hufeisenöffnungen ist noch vorhanden.

Möglicherweise gehört auch noch hierher die ganze kleine merkwürdige Kirche von Santiago de Peñalba weiter im Norden, wie die letztgenannte nahe bei Leon; einschiffig und kreuzförmig im Grundriß, doch mit zwei Apsiden, nach Osten und Westen, letztere im Unterteil einer Art von Turm. Die beiden Apsiden sind ebenfalls von hufeisenförmigem Grundplane. Die Eingänge liegen nach Norden und Süden im westlichen der zwei Joche des Schiffes; die Gewölbe sind Tonnengewölbe. Hier ist nur der Grundriß von Bedeutung; charakteristisch aber auch die Anlage von Strebepfeilern zur Stütze des Gurtbogens, was dafür spricht, daß die Kirche in ihrer jetzigen Erscheinung wohl eher dem 9. Jahrhundert zuzuschreiben sein mag. Peñalba

Diese letzte Zeit ist hier von höchster Bedeutung, denn ihr verdanken wir die ausgezeichnetsten Werke der germanischen Baukunst Asturische Bauten der Spätzeit in Spanien überhaupt. Mit dem Eindringen der Araber erlosch diese ja keineswegs, vielmehr gewann sie in einem nördlichen Winkel des Landes noch eine Fortsetzung ihres Daseins, in der sie sich in reifer durchgebildeter und weit klarerer Form auszusprechen vermochte, als bisher, so weit die vorhandenen Denkmäler der älteren Zeit ein Urteil hierüber zulassen.

Es handelt sich um die ältesten christlichen Bauwerke Asturiens, des von dem gewaltigen kantabrischen Randgebirges umschlossenen engen Nordwinkels Spaniens, welcher den wenigen geretteten Westgoten nach der Schlacht am Guadalete die letzte Zuflucht bot, und von wo aus in der Folge die Wiedereroberung des ganzen Landes bis zur Besiegung der letzten Mauren (1492) ihren Anfang nahm.

Der manchmal als sagenhaft betrachtete Feldherr Pelayo, der Überlieferung nach der letzte Prinz von Leovigilds Stamme, soll dort die Trümmer des westgotischen Heeres gesammelt haben; die heiligsten Reliquien aus Toledo wurden dahin gerettet und befinden sich noch heute in der berühmten camara santa des Domes zu Oviedo. In der äußersten Not diente sogar die Höhle von Covadonga Pelayo mit seinen dreihundert Getreuen als sichere Stätte, von der aus er seine vielbesungenen Heldenkämpfe zur Wiedereroberung des Landes aufnahm. Da befinden sich auch noch drei Steinsärge, die die Reste des Feldherrn († 736), seiner Gattin Gandiosa und seiner Schwester Hormesinde bergen sollen. Die Särge könnten in der Tat jener Zeit angehören; der größte steht unter einem Bogen nach Art der altchristlichen Arkosolien; sie sind alle mit flachem gekerbten Ornament und Rosettenreihen geschmückt.

Der Nachfolger und Schwiegersohn Pelayos gilt unter dem Namen Alfonso I. (got. Hadafuns) als der erste spanische König. Doch ist das als eine spätere Gruppierung durch die nationalstolzen spanischen Historiker zu erachten, denn noch Jahrhunderte lang bezeichneten sich die asturischen Könige als Könige der Goten. Erst seit der Verlegung des Königtums aus Asturien nach Leon um 950 entwickelt sich langsam das eigentliche Spaniertum. Westgotische Gesetze (lex Wisigotorum) galten bis ins Mittelalter, selbst die Schrift der Westgoten, eine „liberale Majuskel" wurde erst 1091 auf einem Konzil zu Leon außer Gebrauch gesetzt. Wie lange die gotische Sprache im Gebrauche blieb, läßt sich nur vermuten; die Kirchensprache freilich war später Latein, während die arianische Kirche, so lange sie existierte, sich mit Vorliebe noch des Gotischen, jedenfalls mindestens beider Sprachen nebeneinander bedient hatte.

So ist das noch auf Asturien beschränkte Königtum als rein westgotisch zu betrachten, also auch seine Kunst. Was von ihr bis aus der Zeit Fruelas II. († 925) z. B. an Gold- und Silberschmiedearbeit übrig geblieben ist, beweist dies auf das klarste. So Fruelas Reliquienkasten zu Oviedo aus Silber und Gold, mit Edelsteinen und Achaten besetzt, dessen Schloß oder Bekrönung uns noch immer das schon am

Schwarzen Meer übliche Goldzellenwerk mit rotem Gestein und Email (dies ganz nach Art des langobardischen an Gisulfs Spange in Cividale) in höchster Verfeinerung doch klarster Ausprägung aufweist. Nirgends, auch in Deutschland nicht, hat sich rein altgermanisches Kunstgewerbe so lange noch lebendig erhalten.

In Asturien gruppiert sich, wie es sich aus der Geschichte des Landes ergibt, alles um Oviedo, das durch Alfonso II. (el Casto) (792—842) zur Residenz erhoben wurde, nachdem hier vorher (760) Fruela I. durch die Gründung eines Mönchsklosters bereits einen festen Ansiedelungspunkt geschaffen hatte. Die königliche Residenz war bis dahin in Gijon gewesen, also ganz nahe dem Meer.

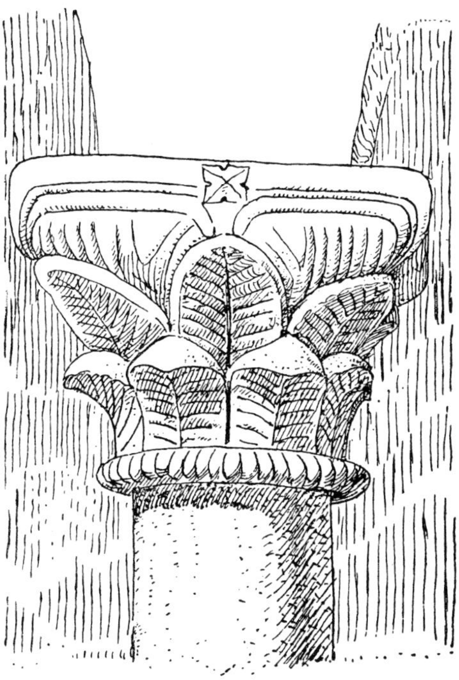
Abb. 120. Oviedo. S. Tirso. Kapitell.

Oviedo

Alfonso II. erbaute zu Oviedo vor 800 einen neuen Königspalast und die Kathedrale S. Salvador; als sein Architekt wird Tjoda genannt; der Name ist gut gotisch. — Von diesem Könige, einem der kraftvollsten in der Reihe der asturischen Monarchen, ist in der Folge eine große Reihe baulicher Schöpfungen errichtet worden. Es ist die Zeit der ersten größeren Städtegründungen und der Organisation des sich wiederfindenden germanischen Volkes im engen seither kaum genannten abgeschlossenen Gebirgslande, das sich doch als letzte und festeste Zitadelle erwiesen hatte.

Vom Dom und Palaste Alfonsos ist nichts mehr übrig, als die genannte camara santa, ein kleiner tonnengewölbter Schatzraum mit gleichem Gewölbe darunter, beleuchtet durch ein mit Falzsäulchen eingefaßtes, einfaches, rundbogiges Fenster auf der Ostseite. Die Säulchen haben korinthisierende Kapitelle ohne Eigenart, mit stachligen Blättern; dürften wohl die Arbeit eines aus dem Osten kommenden Bildhauers sein, also nicht von dem Westgoten Tjoda herrühren.

Oviedo, S. Tirso

Dagegen sind noch zwei Kirchen in der Stadt, die zu den um 820 von Alfonso erbauten gehören und interessante bauliche Eigentümlichkeiten germanischer Art aufweisen. S. Tirso gleich bei der Kathedrale hat freilich von seinem alten Bestande, wie es scheint, nur die Ostwand der Mittelapsis und vielleicht die Umfassungsmauern gerettet, die eine dreischiffige Anlage ohne Querschiff nach Art der später zu besprechenden Kirchen vermuten lassen. Aber die Ostwand hat wenigstens noch das alte dreifache Fenster mit zwei Säulchen dazwischen, mit Backsteinbogen, in einer viereckigen Blende, der mittelste Bogen etwas breiter und höher als die seitlichen. Die Kapitelle sind höchst charakteristisch germanisch, nur noch Andeutungen des korinthischen Schemas, unten mit einer Reihe gerippter Buchenblätter umgeben, darüber eine Art Ranken nach den Ecken und ein Abakus, alles nur angedeutet in der Masse, aber dann im reinen Holzstil durch Rillen und Riefen geschmückt oder gerippt (Abb. 120). Eine Erscheinung an spätere romanische anklingend, doch ganz eigenen Stiles. Ganz gleichartige Kapitelle finden wir bei S. Adriano de Tuñon (Abb. 47).

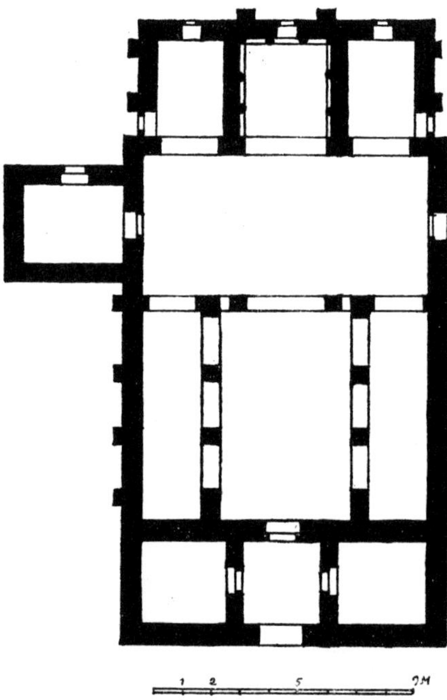

Abb. 121. Oviedo. Santullano.

Die durchlochten Steine für die Drehzapfen der äußeren Holzläden sind in der Außenmauer noch vorhanden. Die Fenstergruppe ist sehr eindrucksvoll.

Oviedo, Santullano

Der größte kirchliche Überrest aus Alfonsos II. Zeit aber ist San Julian (Santullano) in einer Vorstadt Oviedos: eine stattliche dreischiffige Pfeilerbasilika mit Querschiff und drei rechtwinkligen Chören alles sehr kompakt in ein Rechteck eingeschlossen (Abb. 121); die Chorpartie nur wenig eingerückt; vor der Westtür noch eine Vorhalle mit zwei seitlichen von der Kirche getrennten Räumen, die Treppen enthalten; vor dem Querschiff beiderseits ein rechteckiger Raum (vielleicht alte Sakristeien). Schiffe, Querschiff, Chöre und Vorhalle mit Tonnengewölben überdeckt (vielleicht teilweise nachträglich eingewölbt). Längs der Schiffwände und am Chor ringsum in kurzen Abständen Strebepfeiler.

Über dem mittleren Chor ist ein mit hübschem Dreifenster auf Säulen sich öffnender Oberraum, unzugänglich.

Die Kirche ist sonst sehr einfach, auch im 18. Jahrhundert innen gründlich verputzt, doch nicht umgestaltet; außen noch in der ursprünglichen Verfassung. Die Chorfenster besitzen sogar zum Teil noch ihre alten Steinausfüllungen von durchbrochenen Platten (Abb. 61); das Dachgesims aus Holz mit gewundenen Schwellen auf Konsolen dürfte auch noch ursprünglich sein; im Obergeschoß sind selbst Dachbalken mit einer Dekoration in eingetieften Bögen erhalten, ganz an die bekannte Verzierung der Kämme in der Völkerwanderungszeit erinnernd.

Die inneren Pfeiler haben ungewöhnlich einfaches Plattengesims, nur die rechteckige Hauptnische besitzt ringsum eine innere schöne Blendarchitektur von Halbsäulen mit eigentümlichen primitiven Blätterkapitellen und Bogen darüber (s. Abb. 47).

Alle Formen zeigen einen neuen von der Antike abgewandten Sinn, nichts von der gleichzeitigen karolingischen Rückkehr zum Römertum; derbe natürliche Bildung, die uns beweist, daß der zimmermännische Geist der alten Goten noch fortlebte. Aber auch die konstruktive Anlage

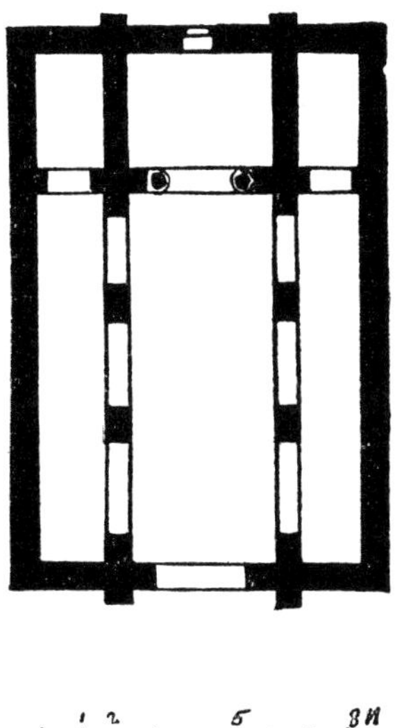

Abb. 122. Tuñon. S. Adriano.

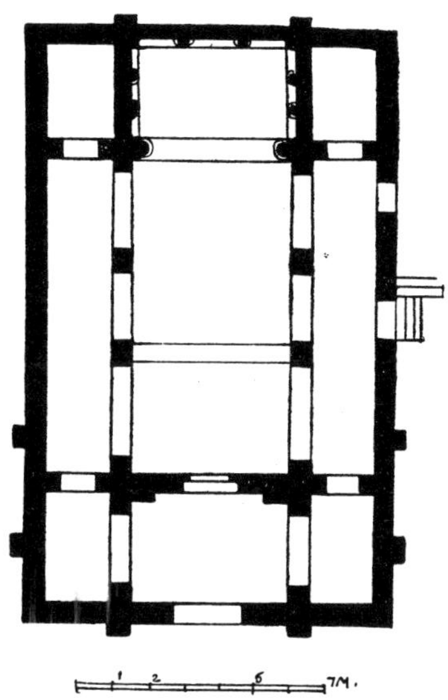

Abb. 123. Priesca. S. Salvador.

ist wertvoll: je drei Tonnengewölbe nebeneinander in Schiff und Chor, die vertikal auf das Querschiffgewölbe stoßend, dessen Druck aufheben, ihrerseits durch Strebepfeiler der äußeren Schiff- und Chorwände gestützt. Im Grundriß ist die Breite des Mittelschiffes auffallend, das jederseits durch nur drei Bögen auf rechteckigen Pfeilern mit den Seitenschiffen verbunden wird; zwei Pfeiler sind in den Vierungsbogen am Querschiffe zur Verkleinerung dieses Bogens eingestellt.

Tuñon, Priesca

Ähnliche Kirchenanlagen, doch einfacher, finden wir in der Umgegend von Oviedo; so in S. Adriano de Tuñon (Abb. 122), in den Kapitellen übereinstimmend mit S. Tirso zu Oviedo; die jüngste dieser Kirchen ist S. Salvador in Priesca; überall die drei rechteckigen Nischen des Chors, von denen die mittlere ringsum an den Wänden mit Blendarkaden auf Halbsäulen geschmückt ist, das Mittelschiff meist mit offenem Dache und nur drei Bögen nach den Seitenschiffen zu, also sehr kurz;

westlich eine mittlere Vorhalle zwischen zwei Räumen vor den Seitenschiffen (Abb. 123). — Wir müssen daher eine ausgebreitete systematische Bautätigkeit des Königs Alfonso II. während seiner fünfzigjährigen Regierungszeit annehmen, die in den Kirchen zu einem ganz klaren Typus geführt hat.

Es kann dahin gestellt bleiben, ob diese Kirchenform aus dem Osten, wo ähnliche Anordnungen vorkommen, hierher übertragen ist oder ob sie sich hier von selber auf ähnlicher Grundlage entwickelt hat. Die Hufeisenform der Bögen verschwindet im 9. Jahrhundert. Die hier verbreitete Mehrstöckigkeit der Ostapsiden aber tritt auch mehrfach in Syrien auf.

Wir finden den Westgoten Tjoda als den Baumeister Alfonsos II. urkundlich beglaubigt, wissen sogar von ihm, daß er bei wichtigen Aktionen auch sonst eine Rolle spielte, überhaupt eine einflußreiche Persönlichkeit gewesen zu sein scheint[1]). Da ihm der größte kirchliche Bau, der Dom, anvertraut war, so liegt aller Grund vor, ihm auch kleinere zuzuschreiben; die Einheit des Typus der Kirchen Alfonsos wird daher wohl in der persönlichen Kunstrichtung Tjodas und seiner Genossen begründet sein; und wir haben das Recht, diese Bauwerke, seien sie selbst vom Orient nicht ganz unabhängig, als germanisch-westgotische zu bezeichnen.

Die beiden Nebenräume des Chors sind öfters stark geschieden, manchmal nur durch eine türartige Öffnung von der Kirche aus zugänglich, nicht in einem Bogen geöffnet; man denkt dann unwillkürlich an die an den spätbyzantinischen Kirchenanlagen so üblichen Nebenräume des Chors, die Prothesis und das Diakonikon, die Räume für Kirchenkasse und Bibliothek (kurz ausgedrückt). Es ist überhaupt auffällig, wie stark diese Unterteilungen, auch die neben der Westvorhalle, der Regel nach von dem eigentlichen Kirchenraum getrennt zu sein pflegen.

Diese Kunst hat einen wirklich glänzenden Höhepunkt gefunden in dem Reste einer Kirche ganz nahe bei dem Weiler Naranco, etwa eine halbe Meile nordwestlich von Oviedo, hoch am Berge, genannt S. Miguel de Lino (Linio, Lillo). Das heute außer Dienst gestellte und leider fast zur Hälfte abgebrochene Gebäude ist das eigentliche Schlußergebnis der nordspanisch-westgotischen Kirchenbaukunst aus dieser letzten Zeit, wie eines der künstlerisch wertvollsten und interessantesten Werke der germanischen Frühzeit überhaupt.

S. Miguel de Lino

Der Bau rührt nach der Chronik des Mönches von Silo (Mitte des 9. Jahrhunderts) von König Ramiro I. her. Jener schreibt: Quae Michaeli Victorioso archangelo bene construxit qui divino nutu Ramiro principi ubique de inimicis triumphum dedit. — Hiernach hat Ramiro dem Erzengel Michael, als seinem Schutzpatron, dies Gebäude geweiht. — 857 wird es wieder erwähnt; um 883 sagt der Mönch von Albelda von Ramiro:

[1]) Noch andere Architekten werden nachher genannt, so Viviano und Gino, deren Namen aber nicht gotisch zu sein scheinen.

in locum ligno dicto eclesiam et palatium arte fornicea mire construxit[1]). Hier wird also die Lokalität in ligno, von der die Kirche noch heute ihren Namen trägt, deutlich bezeichnet; zugleich die Wölbung betont. Kurz, über die Identität des Bauwerkes kann kein Zweifel bestehen, auch über seinen Erbauer Ramiro I. (842—850) nicht, so daß die Zeit des Erstehens der Kirche sicher auf spätestens 845 anzunehmen ist. Denn 850 starb schon Ramiro in seinem dabeigelegenen Palast.

Ich habe versucht, auf Grund des Restes eine Wiederherstellung des Kirchenplanes im Äußeren und Inneren zu geben. Die Osthälfte ist, wie gesagt, 1846 abgebrochen, aber der ganz nahe dahinter tief einschneidende heutige Hohlweg läßt nirgends Mauerwerk im Boden erkennen, so daß die Kirche sehr kurz gewesen sein muß. Auch stürzt das Terrain gleich dahinter tief ab.

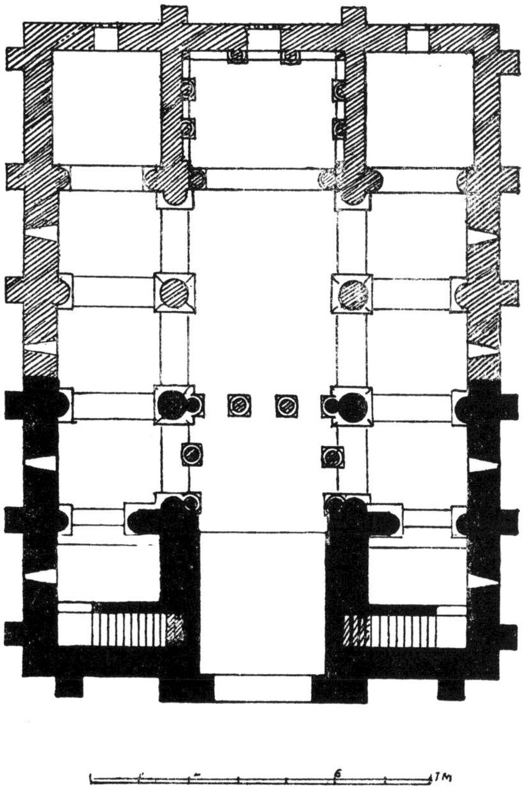

Abb. 124. S. Miguel de Lino bei Oviedo.

Ist dies maßgebend und nicht etwa jeder Rest von Mauerwerk dort absichtlich entfernt, so muß die sehr kurze Kirche in der Anlage mit der von S. Salvador in Priesca genau gestimmt haben, die ja ziemlich gleichzeitig ist (Abb. 124): kurzes Schiff von drei Jochen, dahinter drei rechteckige Nischen (mit Obergeschoß?), im Westen Vorhalle mit zwei seitlichen Räumen, die hier nur zu Treppenhäusern ausgenützt sind; denn über der offenen tonnengewölbten Vorhalle befindet sich eine ebenfalls gewölbte Empore; diese hat zu beiden Seiten je zwei Türen, deren die westlichsten den Austritt der zwei Treppen, die anderen den Eingang zu zwei Kammern bilden, offenbar für ähnliche Zwecke bestimmt, wie die oben erwähnten Prothesis und Diakonikon.

Das Tonnengewölbe über den Treppen und Kammern steht parallel zu dem der Empore. — Über dem Mittelschiff erhebt sich zu be-

[1]) An dem Orte, Gehölz genannt, erbaute er eine Kirche und einen Palast, wunderbar mit Tonnengewölben hergestellt.

deutender Höhe gleichfalls eine solche Wölbung; die Seitenschiffe haben aber im 1. und 3. Joche Quertonnen; ob eine solche niedrigere oder eine längsgerichtete auch über dem mittelsten bestanden hat, ist heute kaum mehr zu entscheiden; ich neige mich mehr zu dem Gedanken an letzteres.

Statt der Pfeiler hat der Schiffbau seiner reicheren Ausstattung gemäß diesmal vier starke Säulen; Halbsäulen an der Wand entsprechen ihnen.

Außen treten an den in Anspruch genommenen Punkten auch hier Strebepfeiler auf, konstruktiv genau an der richtigen Stelle angeordnet; ihre Flächen sind kanelliert in flachem holzmäßigen Profil mit je fünf Kehlen zwischen Stäbchen auf der Vorder-, je drei auf den Nebenseiten.

Der Bischof Don Sebastian von Oviedo sah unsere Kirche vor 886 und bewunderte sie höchlich. Er bezeichnet sie als vierzig Fuß lang und halb so breit — das ist natürlich eine einfache Schätzung wohl des Inneren —, spricht auch von dem bekrönenden Kreuz, der Laterne, der großen Kapelle und dem Turm für die Glocken, woraus wir aber kaum auf eine Kuppel und einen wirklichen Turm — wohl höchstens auf einen offenen Aufbau zum Aufhängen der Glocken — schließen dürfen. Leider ist bis heute kein Bild des Gebäudes vor dem Abbruch und Umbau 1846 gefunden; es dürfte aber der fehlende Teil dem noch stehenden genau entsprochen haben, wie ich es darzustellen versucht habe (Titelbild).

Wir haben also hier ein konstruktiv ganz trefflich durchdachtes neuartiges System von Tonnengewölben, längs und quer gestellt, vor uns; die stark beanspruchten Punkte der Außenmauern sind mit Strebepfeilern verstärkt (Abb. 125). Das Werk steht so als eine für jene Zeit geradezu geniale Leistung da; trotz kleiner Maße und der Beschränkung auf die eine Gewölbeform ist es als Gewölbebau die größte Leistung jener Baukunst. Nicht minder aber auch formal.

Das Detail zeigt uns hier überall echt germanische Holzformen auf Stein übertragen; meist in ganz auffälliger Weise. Schon die sämtlichen Gesimse und Archivolten sind aus Taustäben, einfachen und verdoppelten gebildet, wie überhaupt der gewundene Stab eine große Rolle spielt. Die Säulenkapitelle gehen aus dem Rund des Schaftes unmerklich in die vierkantige Deckplatte über und sind mit gewundenen Stäben eingeteilt, teilweise mit Rosetten gefüllt. Von einfachster doch in ihrer Art ganz vollkommener Form, die mit dem östlichen Trapezkapitell nichts zu tun hat, doch in ähnlicher Grundgestalt angestrebt wird (s. Abb. 48).

Besonders interessant ist im Inneren die Architektur auf der Westempore (Abb. 126); so die doppelten Türbögen aus je einem Stück Stein mit einem dem langobardischen des 8. Jahrhunderts nahestehenden Ornament, besonders aber die gerieften Dreiviertelsäulen ohne Kapitell, doch mit Fuß, die den großen Gurtbogen tragen, und zwar vermittels eines quer überliegenden Steinbalkens, der die reinste zimmermännische Zierweise zeigt, in Zierformen, die geradezu identisch sind mit denen der Türbekrönung eines Fachwerkhauses aus Sachsenberg von 1585 (Abb. 44).

Nicht minder charakteristisch die Überlagsteine über den kapitelllosen Halbsäulen am Treppenaufgange (Abb. 52) und die Umrahmung der Fenster: überall eingetiefte Hohlkehlen mit kleinen Stäbchen oder Kanten dazwischen, genau solche Profile, wie sie unser 15. und 16. Jahrhundert in der Holzkunst der späten Gotik benützt.

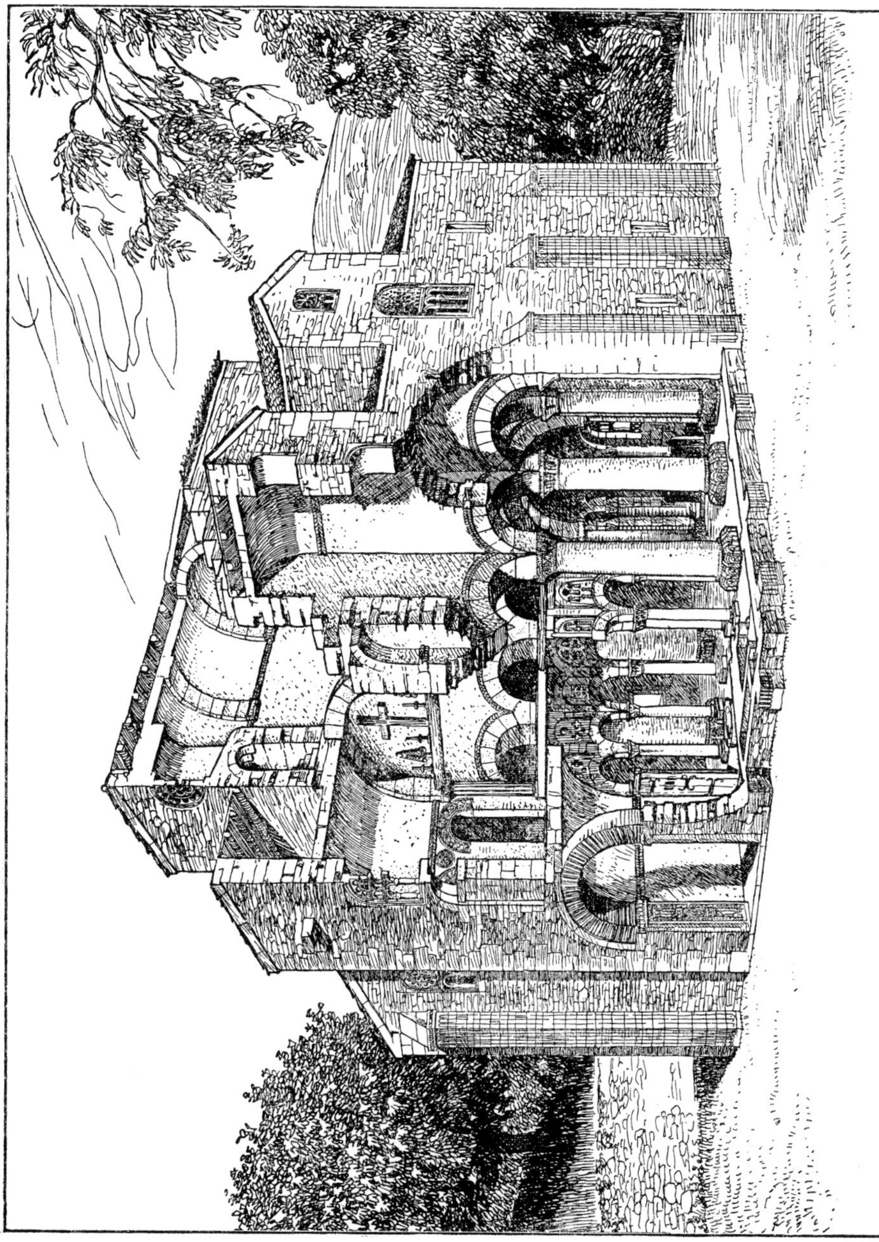

Abb. 125. S. Miguel de Lino. Perspektivischer Durchschnitt.

Ganz besonders neu sind aber die prächtigen breit gelagerten Säulenfüße des Schiffes (s. Abb. 55); ins Viereck übergehende kraftvolle Wulste, an den vier Seiten mit je drei Arkaden geschmückt, die in ganz flachem

Relief die Symbole der Evangelisten und Ähnliches enthalten, davon die Umfassung und Überwölbung wie aus Tauen ganz holzmäßig, oder auch wie aus lauter Strohseilen geflochten. Aber von mächtiger Wucht in der Wirkung. Nur noch im hohen Norden (Dänemark) treten ähnlich gefühlte kolossale Säulenfüße auf.

Bemerkenswert sind daneben angefügte Füße von kleineren Säulen, die ergeben, daß eine weit niedrigere Säulenstellung zwischen den großen Säulen das erste Joch des Mittelschiffes ringsum abtrennte. Vielleicht eine Art Baptisterium im Westen der Kirche; denn ein riesiger ganz glatter zylindrischer Taufstein liegt noch vor der Kirche.

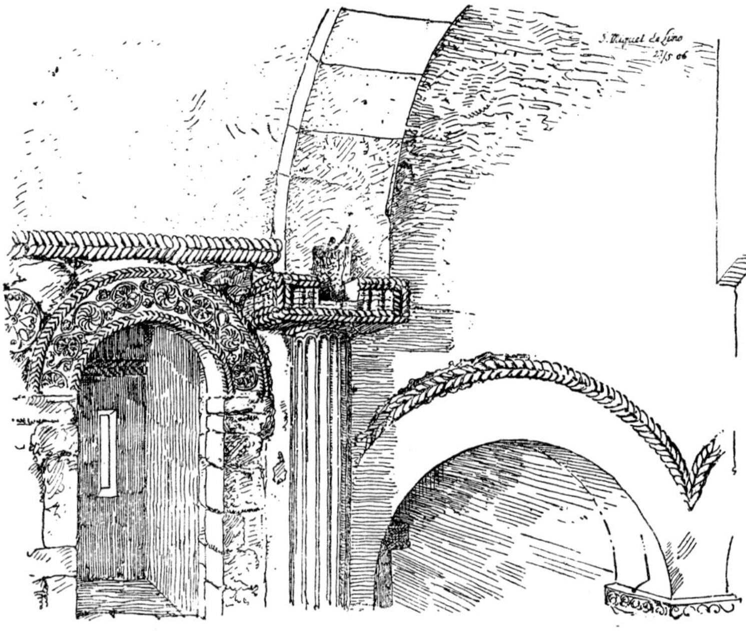

Abb. 126. S. Miguel de Lino. Stütze und Bogen auf der Empore.

Die mittlere Apsis habe ich als gleichartig mit der von Santullano und anderen Kirchen jener Art angenommen; die Wände mit Halbsäulen und Bögen darüber gegliedert, da vorhandene Reste von Wandkapitellen und quergerippten Halbsäulen dafür sprechen. Aber auch eine Schranke muß durch die Kirche, wenigstens vor dem Chor her, gegangen sein; in der nächsten Umgebung der Kirche haben sich Reste von Marmorpfosten mit Nuten für einzulassende Brüstungsplatten vorgefunden; meist zeigen sie auf ihrer oben abgerundeten Vorderseite, flach erhaben, einen Krieger auf das Schwert gestützt über einer herablaufenden Ornamentranke.

Auch Bruchstücke von Brüstungsplatten sind übrig, die von bedeutendem Interesse sind. Denn ihrer Behandlung wie ihrem Inhalt nach stimmt die größte mit einer in Ingelheim im karolingischen Kaiserpalast gefundene (Abb. 166) merkwürdig überein. In ganz flachem auf Grund gesetztem Relief sehen wir in ornamentaler Umrahmung ein Flügelpferd dargestellt (Abb. 127), höchst verwandt dem auf der Karolingerplatte, so daß man an den gleichen Ursprung denken möchte. Die Entstehungszeit beider Platten dürfte sicher ziemlich die gleiche sein. Der Rest einer anderen ebenfalls eine Art Ungeheuer darstellenden Platte zeigt den öfters berührten Bindfaden-Reliefstil.

Gen Westen befindet sich die Vorhalle, nach außen ganz offen; die Türflügel waren zwischen Vorhalle und Kirche angebracht. Der Eingangsbogen der Kirche hat nun den eigenartigsten Schmuck: zwei Pfeiler mit Kämpfern, reich mit Bildhauerarbeit geziert; der Bogen ist Backstein, wie oft in jener Zeit (S. Tirso, Val de Dios).

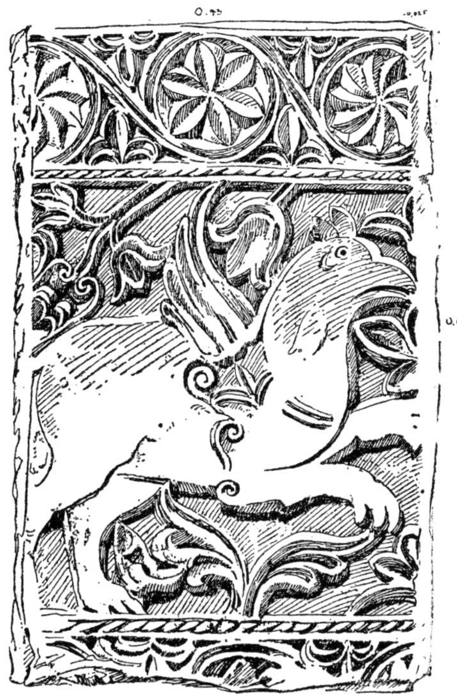

Abb. 127. S. Miguel de Lino. Brüstungsplatte.

Diese Pfeiler, von denen jeder durch sich kreuzende Friese in drei rechteckige Felder übereinander geteilt ist, gehören mit zu den ältesten figürlichen Bildwerken germanischer Kunst; sind freilich nichts weiter, als eine Übertragung eines elfenbeinernen römischen Konsulardiptychons, das wie so viele dieser Plättchen oben den Konsul zwischen zwei Beamten auf dem Throne sitzend, unten ein Zirkusspiel von Männern und Löwen enthält. Die obere Gruppe wiederholt sich unten nochmals; das Ganze ganz gleich an der zweiten Seite des Einganges (Abb. 30).

Aber nirgends ist der Zimmermannsstil jener Zeit deutlicher erkennbar; nie ist er klarer gehandhabt. Das Relief zeigt jene früher beschriebene Art der Zeichnung wie mit aufliegenden Bindfäden, wie er auch auf den germanischen Münzenbildern auftritt. Aber in Behandlung und Verteilung trotz gänzlichen Mangels an verstandener Zeichnung ein getreues Gegenstück zu den langobardischen Reliefs, die wir z. B. in Cividale kennen lernten; in Capua fanden wir eine nahestehende Darstellung eines Erzengels oder Heiligen. Beide Steine wirken hier wie zwei aufgerichtete Holzplanken im Schiffszimmermannsstil.

Das Äußere der Kirche ist imponierend durch die wohl abgestufte Gruppe seiner verschiedenen Bauteile, besonders aber wertvoll durch seine prachtvollen Fenster (Abb. 61). Denn alle großen Fenster sind einfach mit durchbrochenen Steinplatten geschlossen; alle wie aus einem dicken Brett herausgearbeitet, mit Arkaden und kleinen Säulchen, die ganz den im Norden üblichen Drechslerarbeiten entsprechen. Unverkennbare Übertragung damals gewiß viel vorkommender hölzerner Fenster. So klar und deutlich wie nirgends sonst, aber auch von hoher Schönheit. Und darüber halbe oder ganze richtige Fensterrosen, wie sie bisher als ausschließliche Eigentümlichkeit des romanischen Stiles des 12. Jahrhunderts im mittleren Europa betrachtet werden. Selbst im Giebel oben eine solche runde Rose. Kurz, das romanische und gotische Maßwerk völlig klar vorgebildet und begründet, eine künstlerische Neuschöpfung, die später eine sechshundertjährige Fortentwicklung glanzvollster Art gefunden hat.

In dem ersten Quergewölbe des Seitenschiffes glänzt das Prachtstück dieser Fenster: eine dreiteilige Arkade auf vier gewundenen Säulen mit Blattkapitellen, darüber ein durchbrochenes Gitter- oder Maßwerk aus sich durchdringenden Kreisen von allerhöchster Pracht (s. Abb. 61)! Wieder aus einer Steinplatte gearbeitet, doch die ganze Fenstermaßwerkschönheit des Mittelalters bereits erblicken lassend, nicht minder aber den Mauren ein Vorbild liefernd, aus dem diese z. B. im 12. und 13. Jahrhundert auf der Alhambra die phantasievollsten, ja zauberhaften Wirkungen zu entwickeln verstanden[1]).

Überall aber hier um die Mitte des 9. Jahrhunderts sichtbare Aufrechterhaltung einer alten Tradition in der Übertragung einer Kunstübung auf den Stein, die in Holz damals noch immer nicht nur lebendig, sondern auf einer hohen Schönheitstufe angelangt gewesen sein muß, von der wir uns allein aus solchen Übertragungen — davon ist sonst leider auch fast alles verloren — einen Begriff zu machen vermögen. Was wir in Norwegen im 12.—14. Jahrhundert noch von Holzkunst an Kirchenbauten lebendig sehen, das gibt uns einen Schimmer von Ahnung dessen, was die Germanen damals im Süden besessen haben mögen.

Dafür, daß solche Folgerung nicht ein Phantasiegebilde ist, gibt uns unsere Kirche — fast allein — greifbaren Beweis. Und nirgends lassen sich für diese Kunstweise andere Vorbilder oder Parallelen, etwa im Orient, in Afrika, nachweisen. Sie ist eben von allem, was sonst als Quelle gilt, völlig unabhängig.

Sta. Maria de Naranco

Wenige hundert Schritte davon liegt eine zweite Kirche, Sta. Maria de Naranco, die heutige Pfarrkirche des kleinen Weilers Naranco.

Es ist unnötig, bei dem klaren Sachbefund noch zu beweisen, daß diese „Kirche" nichts anderes ist, als der zu S. Miguel de Lino gehörige Palast, von dem die alten Nachrichten sprechen.

Sie sagen: König Ramiro errichtete an dem Lino (lignum) genannten Ort eine Kirche und einen Palast von wunderbarer Wölbekunst (Chronik

[1]) Es soll hiermit nicht gerade gesagt werden, daß unsere Kirche das alleinige Vorbild solcher Entwicklung sei; wir wissen nicht, wie viele Schwestern sie einst gehabt, betrachten sie auch nur als den einzigen übriggebliebenen Rest aus einer vielgestaltigen Reihe ähnlicher Werke.

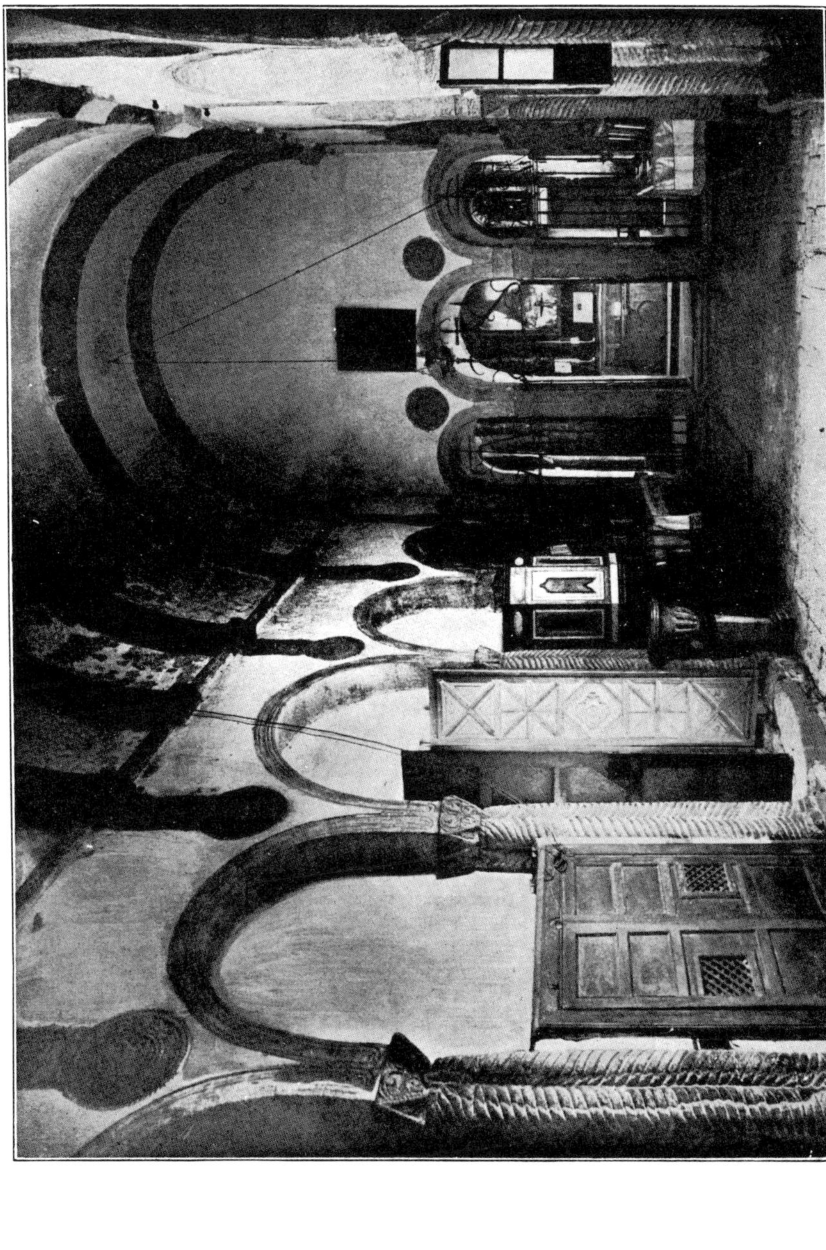

Abb. 130. Sta Maria de Naranco. Inneres.
(Phot. J. Laurent y Cie., Madrid.)

von Abbelda 883); ferner: er errichtete seinem Schutzpatron Michael eine Kirche zwei Meilen weit von Oviedo, und viele Gebäude aus Mauerwerk und Marmor, gewölbt. (Chronik von Silo 860.) Ferner: Ramiro starb (850) im Palast zu Naranco. Im Jahre 905 verfügt König Alfonso III. über Linio cum palatiis balneis et ecclesia Sti Michaelis.

Ein Blick auf Grundriß (Abb. 128) und Anlage zeigt uns nun, daß wir hier eine altgermanische Königshalle vor uns sehen, und zwar die letzte und einzige, die uns erhalten ist. Ein Fund ohnegleichen!

Die spanische Historikerwelt, die hier die Wurzeln ihrer Monarchie findet, bemüht sich seit langem dies zu bestreiten und zu behaupten, der Bau sei von Anfang an eine Kirche und von Ramiro I. erbaut. Der Himmel nur weiß warum. — Welcher Widersinn darin liegt, daß ein König, der nur acht Jahre regiert hat, solche Mittel aufgewandt hätte,

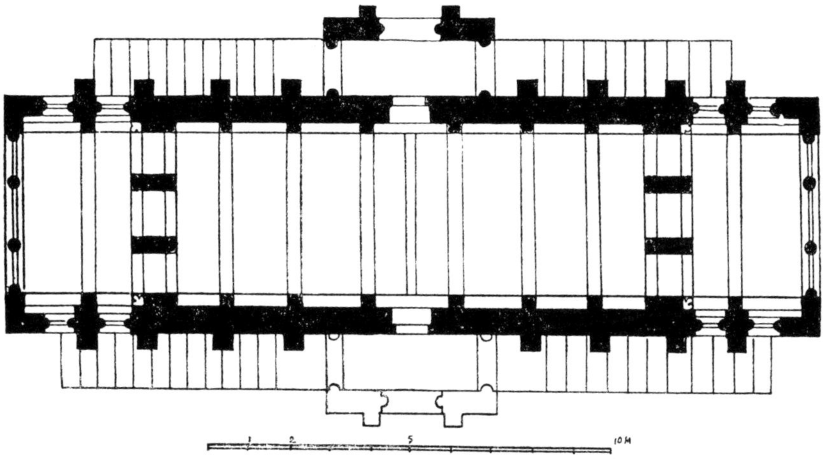

Abb. 128. Sta. Maria de Naranco.

noch dazu in armen kriegerischen Zeiten, um halb in der Wildnis, entfernt von seiner festen Hauptstadt, zwei Kirchen hundert Schritt voneinander zu bauen, das scheint man nicht zu bemerken.

Eine längere Beweisführung ist unnütz, schon den oben angeführten historischen Beweisstücken gegenüber.

Der Sachverhalt ist kurz folgender:

Die heutige Kirche Sta. Maria de Naranco ist die alte Halle der westgotischen Könige in Asturien. Wie alt, ist für jetzt nicht zu entscheiden. Ramiro baute einen Wohnpalast und Bäder dazu, sowie eine Kirche für seinen schützenden Erzengel Michael hundert Schritte weiter.

Der Wohnpalast und die Bäder sind verschwunden, Mauerüberreste und Fundstücke noch vorhanden, auch im Museum zu Oviedo. Darunter ein prächtiges Fenstergitter von viereckiger Gestalt, ein ebenso echtes Stück germanischer Art, wie die Einzelheiten der Kirche S. Miguel. Möglicherweise stammen daher auch die Stücke jener flachen Reliefs aus Marmor, die das Museum bewahrt, wenigstens das jenes Flügelrosses, dem aus der Ingelheimer Pfalz so merkwürdig ähnlich.

Das in Frage stehende Gebäude ist eine lange von Osten nach Westen gerichtete Halle, durch Anbau von Sakristei und Pfarrhaus nach beiden Enden jetzt wohl etwas verdeckt, doch sonst wunderbar gut erhalten, mit Ausnahme der verschwundenen Freitreppe vor der Mitte ihrer Südseite.

Diese Halle bildet ein langes fensterloses Tonnengewölbe, in der Mitte jeder Langseite eine Tür enthaltend. Die südliche ist vermauert, die nördliche mit ihrer Vorhalle und doppelten Freitreppe dient heute noch als Eingang. — An beiden Enden der Halle öffnen sich drei Bögen auf Bündelsäulen in offene Bogenhallen, die nach Westen oder Osten je drei, nach Norden und Süden je zwei offene Bögen hatten. Tiefe Rinnen in den Stützen der Bögen bis zu 90 cm Höhe zeigen, daß diese Bögen unten durch Brüstungen geschlossen waren.

Wir sehen demnach hier einen mit der Langseite nach Süden gerichteten fensterlosen Saal, dessen Eingänge vorn und auf der Rückseite in der Mitte sich befanden (Abb. 129, Tafel XXXII). Auf diese Mitte entwickelt sich das Gebäude nach zwei Seiten völlig symmetrisch.

Innen stehen wir also unter einem langen Tonnengewölbe, durch dessen mittlere Nordtür wir eingetreten sind; es ist durch 13 Gurten geteilt, die 14 Teile ergeben; die Wände zeigen sieben Bogenblenden auf halben Bündelsäulen, von beiden Seiten nach der Mitte etwas ansteigend und sich vergrößernd. An beiden Enden würden wir (wenn nicht die Anbauten hinderten) durch die beiderseitig vorgebauten völlig offenen Loggien ins Freie blicken (Abb. 130, Tafel XXXIII).

Wunderbar und eigenartig ist die Formenbildung: alle Säulen haben gewundene Schäfte; die Wandstreifen sind als Vierblatt im Grundrisse gebildet; die Kapitelle sind zum Teil von einer Art Trapezform, die Kanten mit gewundenen Taustäben besetzt. Die Gurtbögen aber, auf einem durchlaufenden Plattengesimse mit Riefen ruhend, jedesmal dieses durch einen Kropf durchbrechend, senden als Ausläufer in die Zwickel auf jeder Seite sechs höchst merkwürdige Anhängsel: runde Scheiben mit einem geraden Stück darüber, auf das reichste skulpiert. Die Scheiben, mit doppelten Taubändern eingefaßt und mit Ranken umfriest, enthalten in der Mitte je ein phantastisches Ungetüm; die gerade Verbindung darüber zum Gesims enthält zweimal übereinander Doppelarkaden; in diesen sind unten zwei Reiter, oben zwei Männer, die sich zu bekränzen scheinen, gebildet. Alles mit Taubändern eingefaßt, und alles Relief ganz flach auf Grund gesetzt (Abb. 131, Tafel XXXIV).

Diese höchst merkwürdigen konsolenartig wirkenden Anhänger der Gurten sind geradezu einzig in der Welt (ausgenommen einem zweiten nahegelegenen Bau des gleichen Meisters) und von schlagendster Wirkung[1].

[1]) Nur in Murcia findet sich im Museum eine ähnliche Steinscheibe, die einen Reiter mit Lanze enthält. Die Schrift nicht zu enträtseln. Diese Scheibe (s. Titel) ist sicher noch westgotisch, vor 711, denn nachher war Murcia arabisch; folglich handelt es sich um ein sehr altes Motiv.

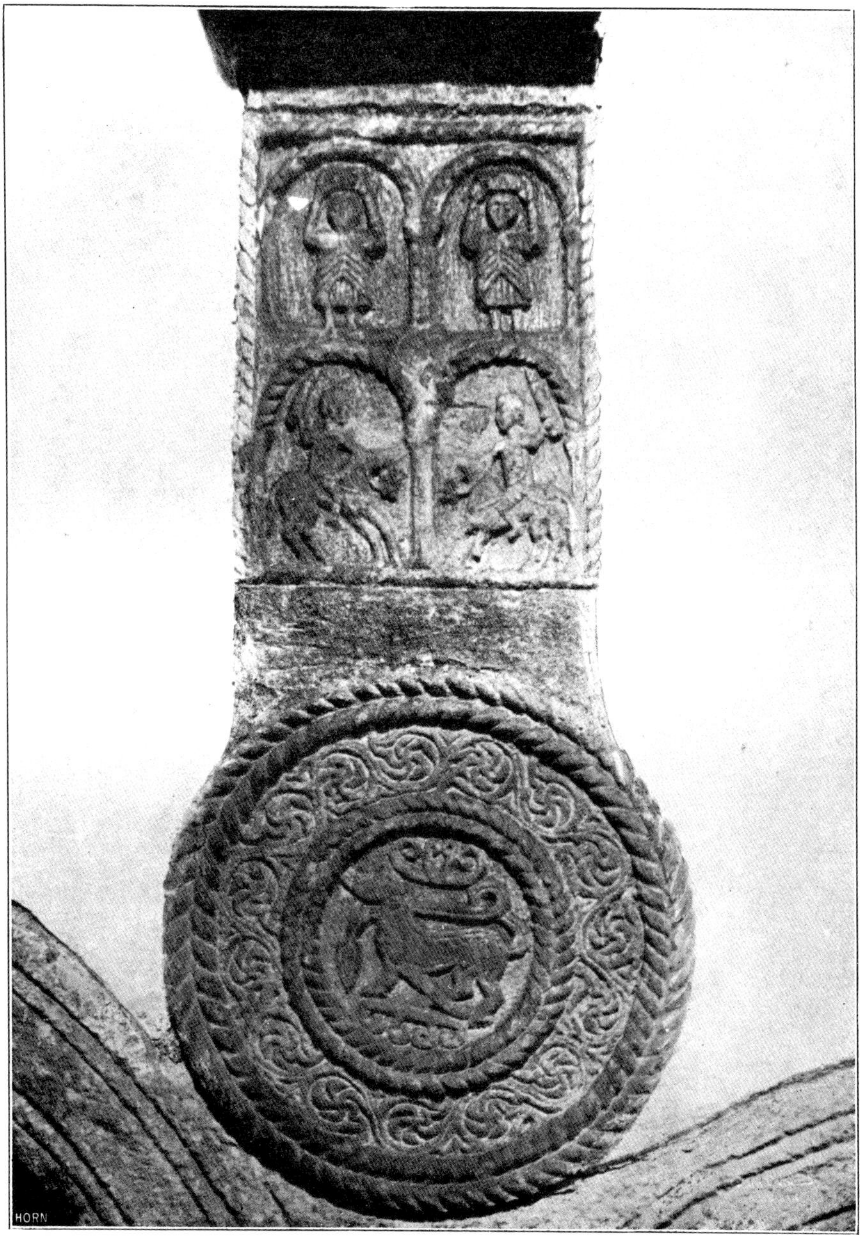

Abb. 131. Sta. Maria de Naranco. Konsole.
(Phot. J. Laurent y Cie., Madrid.)

Vielleicht Nachbildung der im germanischen Norden als Schmuck so weit verbreiteten Hängebrakteaten (Abb. 29); merkwürdigerweise in ganz verwandter Art 800 Jahre später im deutschen Holzbau (Abb. 44) gelegentlich wieder auftauchend; vielleicht also ursprünglich doch eine Holzbauform.

Die Kapitelle, so weit sie mit Blättern bekleidet und Nachbildung korinthischer sind, stehen auf völlig gleicher Stufe und sind ganz gleicher Behandlung in den eingegrabenen Blattrippen, wie die langobardischen und merowingischen des 7. und 8. Jahrhunderts (Abb. 47).

Das Dach ruht direkt auf dem Gewölbe; die Strebepfeiler, die auch die gewölbte nördliche Vorhalle stützen, sind ganz wie die an S. Miguel de Lino mit Hohlkehlen und Stäben gegliedert, nur weniger dicht; sicher das Vorbild der dortigen.

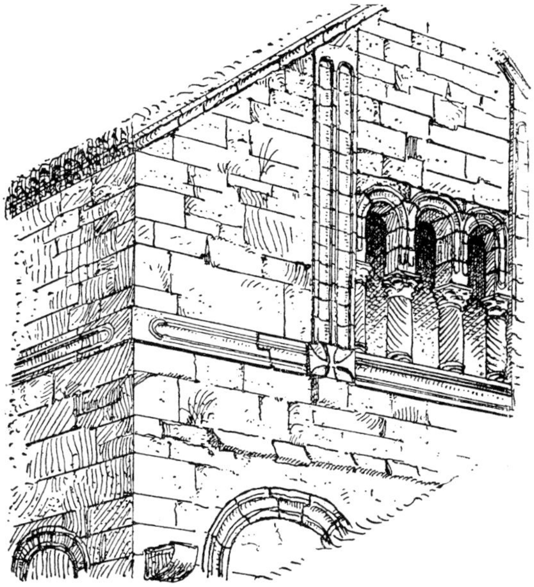

Abb. 132. S. Maria de Naranco. Giebel.

Alle Bögen innen und außen sind als Archivolten ausgebildet durch eingetiefte Hohlkehlen mit Kanten oder Stäben, wie sie im deutschen Holzbau bis ins 17. Jahrhundert üblich sind, aber hier an den Enden mit einer Rundung in sich zurückkehrend. Auch die Plattengesimse sind so gegliedert. Die Bögen selber aber haben überall einen hakenförmigen Schlußstein, erinnernd an die Hakenkeilsteine der Bögen des Theoderichgrabmals, die Gesimse sind nach Zimmermannsweise übereinander geblattet, nicht stumpf aneinander gestoßen (Abb. 132).

Auch die beiden abschließenden offenen Loggien sind mit Tonnengewölben überdeckt, haben dazu noch jede an der Stirnseite im Giebel ein dreiteiliges Fenster mit gewundenen Doppelsäulchen geteilt; links und rechts davon pilasterartige Streifen, die in Kreuzen endigen, von ähnlicher Kanellierung der Vorderfläche, wie die Gesimse.

Die nördliche Treppe, die eine Vorhalle trägt, hatte ursprünglich nur zwei Läufe nach den Seiten. An Stelle des heutigen mittleren führte eine Türe in das gleichfalls tonnengewölbte Untergeschoß, das durch Querwände mit Türen in mehrere zimmerartige Räume geteilt ist. Es wird von den Spaniern als Krypta der Kirche bezeichnet; eine völlig unmögliche Deutung, da dies Untergeschoß außerdem in gar keiner Verbindung mit der Kirche steht.

Das Podest der nördlichen Freitreppe unter der Vorhalle ist aber höher als der Fußboden der Kirche, so daß man von ihm in diese hinabtritt. Die südliche (vermauerte) Tür war gleicher Höhe mit dem Kirchenfußboden. Es ist daher klar, daß der Nordeingang für den Eintritt des Herrschers bestimmt war; der südliche für den der Vasallen. (Leider ist die alte Nordtüre im 13. Jahrhundert durch eine spitzbogige ersetzt.)

Seit langem bildet die östliche Loggia den Altarraum der Kirche, dahinter ist eine Sakristei angebaut; die westliche Halle ist um einige Stufen erhöht worden und dient als Sängerraum.

Der Altar aber trägt eine uralte Inschrift aus den Zeiten Ramiros I:

Christus, Gottes Sohn, hereingekommen ohne menschliche Empfängnis aus Maria und hinausgegangen ohne Sünde, der Du durch Deinen Knecht Ranimir den ruhmvollen Fürsten mit seiner Gattin, der Königin Paterna, dieses durch übergroßes Alter verzehrte Haus erneuertest und ihnen in diesen Hochsitz diesen Weihe-Altar der ruhmvollen heiligen Maria erbaut hast, erhöre sie aus Deiner himmlischen Wohnung und vergib ihnen ihre Sünden, der Du lebest und regierest von Ewigkeit zu Ewigkeit. Amen. Am 9. vor den Kalenden des Juli der Ära 886 (also dem 23. Juni des Jahres 848)[1]).

Wir entnehmen hieraus mit Sicherheit folgendes:

Ramiro I (hier noch gotisch Ranimir genannt) hat das damals infolge hohen Alters baufällige Gebäude erneuert, das die Inschrift sogar habitaculum (Wohnhaus) nennt, und in seinem obersten Raume (im Königsaal also) im Jahre 848 den Marienaltar errichtet.

Der Mönch von Silo sagt ferner in seiner Chronik, daß durch Ramiro „palatium in ecclesiam conversum" sei. Das wird also der Tatbestand sein, der heute nachwirkt: Ramiro errichtete der Mutter Gottes im alten hergestellten Königssaale 848 einen Altar. Der Saal wurde in der Folge — oder seitdem — als Marienkirche gebraucht und blieb dies, denn 857 werden an jenem Orte die zwei Kirchen von S. Miguel und Sta. Maria erwähnt.

Schon vorher aber hatte, wie oben gesagt, Ramiro dort ein Schloß mit Bädern erbaut, eine Palastkirche (S. Miguel) errichtet und residierte da gerne, starb hier sogar. Offenbar hatte die Belegenheit des alten Königssaales (mit dem herrlichsten Ausblick über das Land) den König zur Herstellung des ehrwürdigen Bauwerkes und zur Errichtung weiterer Neubauten ringsum veranlaßt.

Wie alt der Saal damals bereits gewesen, läßt sich schwer sagen. Aber wenn das heute noch in bestem baulichen Zustande befindliche kernige Werk um 848 „nimia vestutate consumptum" war, so mußte es doch auf ein bereits nicht unbedeutendes Alter zurückblicken. Alles

[1]) *XP*[e], filius Dei q(ui) e Maria ingressus es sine humana conceptione et egressus sine corruptione qui per famulum tuū Ranimirū principē gloriosum cū Paterna Re(gina) conjuge renovasti (hoc) habitaculum nimia vetustate consv̄ptv̄ e(t) eis aedificasti hanc haram be(nedic)tionis gloriosae Stae Mariae in locum hunc summum ex(audi) eos de caelorum habitacvlo tvo et dim (issionem fac peccat) orum qui vivis et regnas per infinita secula seculorum. Amen. e VIIII° Klds Julias era DCCCLXXXVI A.

ist aber von Grund auf so ganz aus einem Gusse, daß sich die Schadhaftigkeit doch wohl nur auf Gewölbe und Dach bezogen haben kann.

Wir werden demnach als mindestes ein Alter von gegen hundert Jahren annehmen müssen, was die Entstehung des Bauwerks in die erste Zeit der asturischen Monarchie, also in die Tage Pelayos oder Alfonsos I. rücken würde, spätestens denke ich Fruelas I. Also eben vor oder nach 750.

Wenn wir nach der sachlichen Notwendigkeit seiner Errichtung suchen, so dürfte diese vielleicht in der unter Alfonso I. erreichten Vereinigung Galiziens, Cantabriens und Asturiens gefunden werden können, die das erste größere politische umfassende Ereignis bedeutet, auch ein Zusammentreffen der Repräsentanten der drei Länder in dem Vorlande Asturien erheischen konnte. Langsam drängt das politische Gewicht weiter nach Süden, bis 792 Oviedo Residenz wurde, statt des nördlicheren Gijon. Dazwischen hinein fügt sich ohne Zwang die Entstehung unseres Reichspalastes.

Andernfalls aber könnten wir ihn nur als ein Überbleibsel aus der Zeit des Reiches der Westgoten auffassen. Dies scheint jedoch kaum möglich. Weder entsprechen die meist so freien neuen Formen der Art der Frühzeit, die noch einen dauernden Kampf mit den Überlieferungen der Antike zu führen hatte, noch ist es wahrscheinlich, daß das alte Westgotenreich mit dem Schwerpunkte Toledo in dem vergessensten Gebirgswinkel Spaniens einen so ansehnlichen Repräsentationsbau zu errichten Veranlassung gefunden hätte. Vielmehr werden wir hier eine erste künstlerische Tat des sich von neuem aufbauenden germanischen Staates aus der Zeit zu sehen haben, da es noch nicht zur eigentlichen Städteneubildung gekommen war, wie zwei Generationen später.

Wunderbar genug aber ist es, daß die Grundanlage des Saales sichtlich feststehenden Grundsätzen entsprach, wie ich solche schon bei den ältesten Saalbauten Skandinaviens erwähnte; ich denke an die Lage der Hauptschauseite nach Süden, den Platz des Königs mitten an der Nordseite; das Zerfallen des langgestreckten Baus in sieben Joche genau wie vielleicht beim gleichzeitigen Saal zu Aachen[1]) und dem so viel jüngeren zu Goslar; überall auch die Anlage eines mehrgeteilten Untergeschosses und des Saales im Oberstockwerk. Auch die Freitreppen sind allen gemeinsam; gleiche Grundzüge finden wir selbst noch am Saal zu Gelnhausen, wenn dieser auch viel kleiner und eingebaut ist. Die Kaiserpfalz zu Nymwegen scheint einen ähnlichen mächtigen Saal gehabt zu haben. Allen ist aber auch die nahe gelegene Pfalzkirche gemein, nicht übergroß, doch stets ein bevorzugtes Werk der Kunst.

Vierzig Kilometer von unserem Palast liegt nun noch eine kleine Kirche, ganz einsam auf steiler Hügelspitze, Ermida oder Oratorium von alters her genannt, ganz offenbar nicht nur aus gleicher Zeit, sondern

[1]) Von anderer Seite (Kessel & Rhoen) werden nur fünf Joche als ursprünglich in Aachen vorhanden angesehen, statt sieben, wie Reber annimmt. Das tut zur Sache übrigens sonst wenig (vgl. S. 235).

Sta. Cristina de Lena

wohl von gleicher Hand, wie unser Königssaal, also die schönste Ergänzung dazu: Sta. Cristina de Lena.

Dieser Bau ist in seiner Art nicht minder charakteristisch, als kirchliche Anlage wohl einzig.

Er besteht aus einem rechteckigen mit Tonne überwölbten Schiffe, an das östlich eine quadratische Altarapsis, rechts und links mitten je ein gewölbter Nebenraum, westlich eine Vorhalle anstößt, so daß die Form eines Kreuzes im Grundrisse herauskommt (Abb. 133). Der Westteil des Schiffes ist durch eine auf einem tiefen Bogen ruhende Sängerempore eingenommen; der östliche bildet eine durch zwei schmale Treppen an den Enden zugängliche Estrade, deren Vorderwand eine Säulenstellung mit drei Bögen und einer teilweise durchbrochenen oben in Bogenlinien aufhörenden freistehenden Wand trägt; zwischen den mittleren Säulen ist eine Marmorbrüstung. Hinter diesem Sanctuarium liegt niedrig der kleine Altarraum.

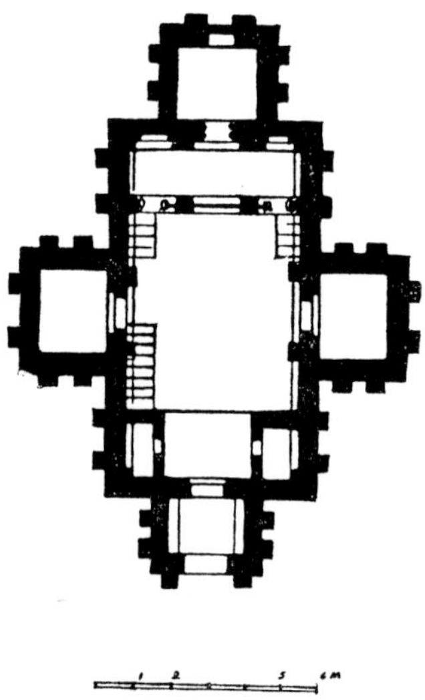

Abb. 133. Sta. Cristina de Lena.

Der Eindruck dieses Inneren ist höchst überraschend und wirkungsvoll (Abb. 134). Das Tonnengewölbe hat ganz in derselben Art in hängenden Scheiben auslaufende Quergurte, wie in Sta. Maria de Naranco. Hier aber sind Reiter oben und Tiere in den Scheiben, darüber das Band glatt, kurz, alles einfacher; auch die Wandarkaden auf einfachen Halbsäulen mit Trapezkapitell. Zu beiden Seiten des Choreingangs doppelte Halbsäulen gewunden mit Kapitellen (Abb. 48), genau wie in Naranco; im Choreingang gewundene Doppelsäulen ganz ohne Kapitelle, niedrige Wandbögen zu beiden Seiten.

Besonders eigenartig wirkt die merkwürdige Trennungswand vor dem Heiligen. Die vier Marmorsäulen haben Cipollinschäfte und weiße Kapitelle antiken ungefähr nachgebildet, doch das Blattwerk wieder mit jenen eigentümlichen Rippungen, die wir wie in Naranco, so früher in Italien fanden (Abb. 47). Die in die Oberwand wie Fenster eingesetzten durchbrochenen Platten haben alte einfache Muster, teilweise mit Hufeisenbögen. Besonders schön und reich ist aber die Marmorbrüstung oder Schranke, die wir zwischen den mittleren Säulen wohlerhalten[1]) sehen, die sich aber nach den vorhandenen Spuren bis in die Mitte der seitlichen Bögen fortsetzte und dort mit einem freistehenden Pfosten schloß.

Das Ornament der Schranke ist ein rein westgotisches, genau übereinstimmend mit den aus Toledos Mauern stammenden im Madrider Museum, und denen zu Merida; sowohl in der rein kerbschnittmäßigen Behandlung, wie in den Motiven; den Kreuzen mit ausgerundeten Enden,

[1]) Die seitlichen Füllungen sind später unten ein weniges abgehauen.

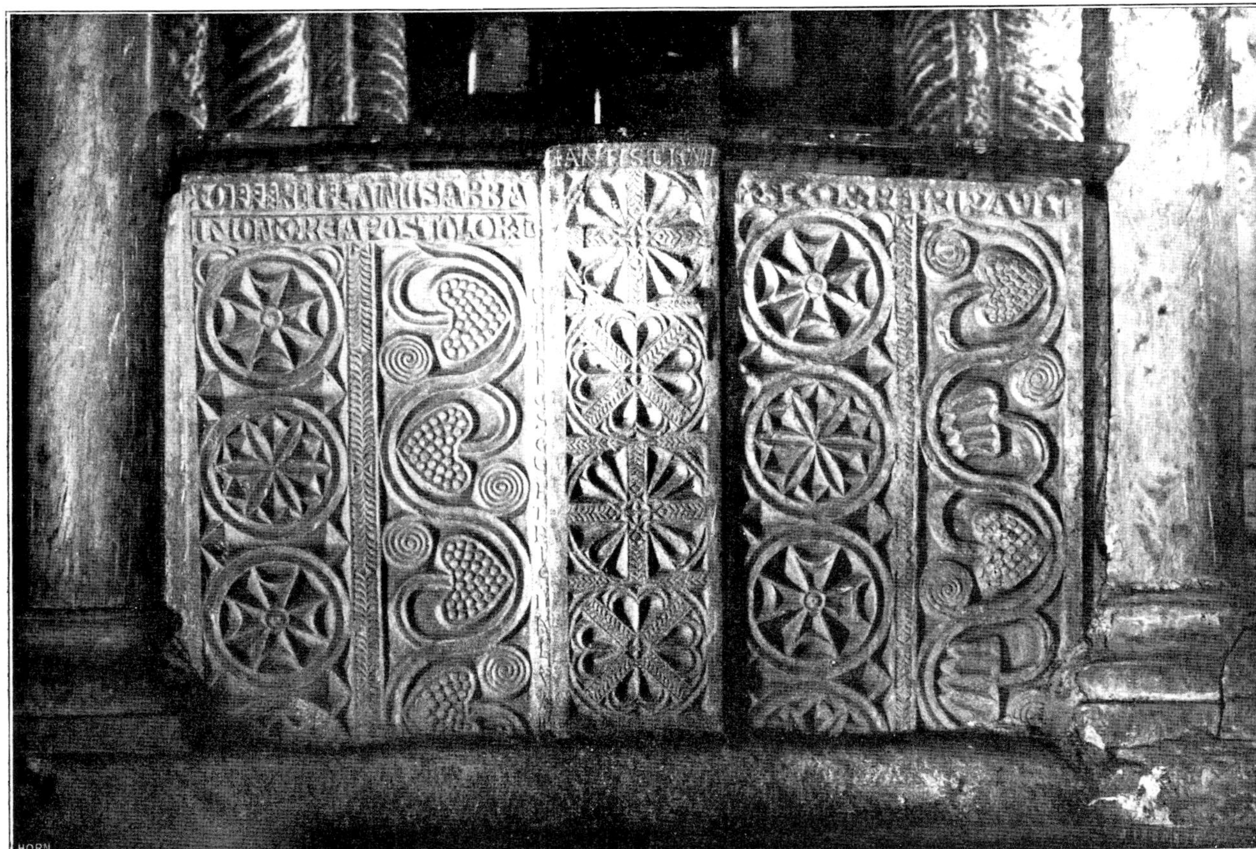

Abb. 135. Sta. Cristina de Lena. Brüstung vor dem Altar.

(Phot. J. Laurent y Cie., Madrid.)

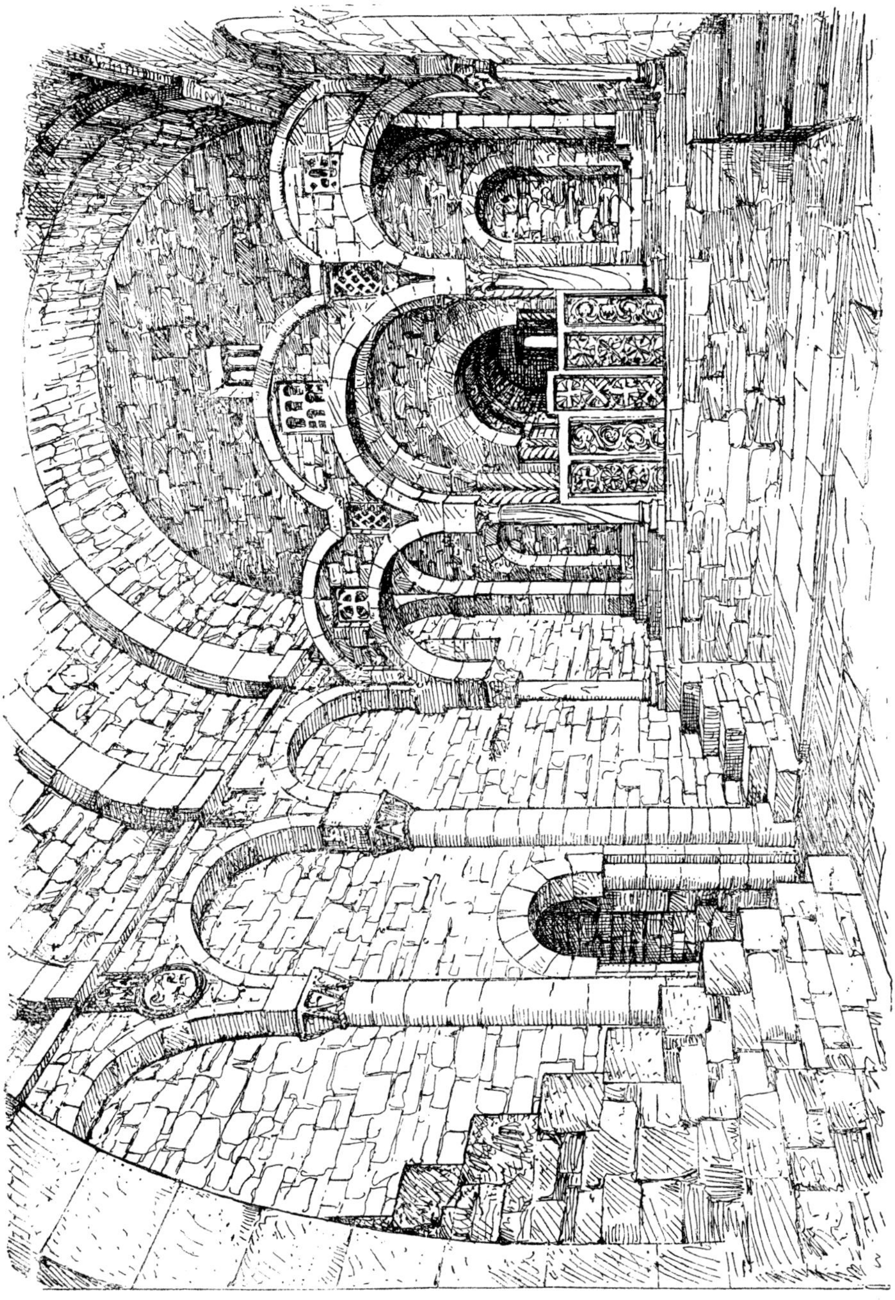

Abb. 134. Sta. Cristina de Lena. Inneres.

den (auch langobardischen) Trauben in Herzform gefaßt. (Abb. 135, Tafel XXXV.) Diese Ornamenttafel trägt nun außer einer nicht recht zu enträtselnden religiösen auch eine Widmungsinschrift: Offeret Flainus abbas. Also die Stiftung eines Abts Flainus (Flaino?) ist unsere Kirche, oder wenigstens die schöne Schranke darin.

Die spanische Archäologie hat sich alle Mühe gegeben, diesen Flainus aufzufinden. Schließlich ist sie auf einen Bischof Flainus unter Fruela II, um 915, gelangt. Und hat danach die Kirche datiert. Das ist natürlich ganz und gar unzutreffend, denn sie erweist sich ja nicht nur als gleichzeitig, sondern sogar als von derselben Hand wie Sta. Maria de Naranco; bei der Übereinstimmung des Einzelnen und der gleichartigen konstruktiven Behandlung ist gar kein Zweifel daran möglich. Sind es doch auch die beiden einzigen noch bestehenden Gebäude auf der Welt mit jenen Hängescheiben unter den Gewölbegurten; die Scheibe zu Murcia ist sogar älter als 711.

Sta. Maria de Naranco, unsere Königshalle, bestand inschriftlich bereits 848, war damals sogar von allzu großem Alter verzehrt gewesen. Und die Einzelheiten wie der ganze Stil der Schranke stehen denen des alten Westgotenreiches noch so nahe, daß wir hier noch ein Werk der Zeit vor der Araber-Invasion vor uns zu haben glauben, also vor 711. Indessen, wenn wir trotzdem aus anderen Gründen unsere Königshalle etwa in die Mitte des achten Jahrhunderts gesetzt haben, so ist ein Zeitraum von 40 Jahren doch kurz genug, um ein Fortleben der älteren Tradition nicht notwendig auszuschließen.

Jedenfalls aber bestärkt uns diese Beobachtung darin, daß wir die beiden Bauwerke unbedingt nicht weiter herabrücken dürfen, als spätestens 750. Wir haben sie dann ganz einfach als die ersten baulichen Leistungen der nach Asturien geflüchteten Westgoten anzusehen.

Noch eine Beobachtung bestätigt dies bedeutsam: die fehlerhafte Fassung des Wortes offeret statt offert. Auf den Weihegeschenken Reccesvinths und Svinthilas, der Sonnica und sonstiger altwestgotischer Fürsten ist das gleiche Wort gebraucht, so: „Reccesvinthus rex offeret“ um 672. Die wackere Theudelinde hatte schon um 590 eine ähnliche Unform angewandt, da sie auf ihren goldenen Buchdeckel schrieb: Theodolinda offerit. Kurz, wir haben einen offenbar im barbarischen Latein der echten Germanen und der alten Westgoten an dieser Stelle üblichen Ausdruck vor uns. So kann Flainus, als Abt um 750 ein alter Mann, noch der hierher geflüchteten Generation angehört haben, und daher ist auch seine Stiftung noch im Stil und in der Sprache des 711 zusammengebrochenen alten Reiches.

Das Äußere unserer Kirche ist höchst einfach (Abb. 136, Tafel XXXVI), zeigt aber überall schon Strebepfeiler als Stützen der Tonnengewölbe, freilich noch ziemlich regellos gesetzt, gegenüber der streng logischen Anordnung an S. Miguel de Lino, ist also eher als ein Versuch und Vorbote anzusehen. Immerhin haben wir an diesen und in Frankreich an frühen fränkischen Bauwerken das erste Auftreten dieses wichtigen

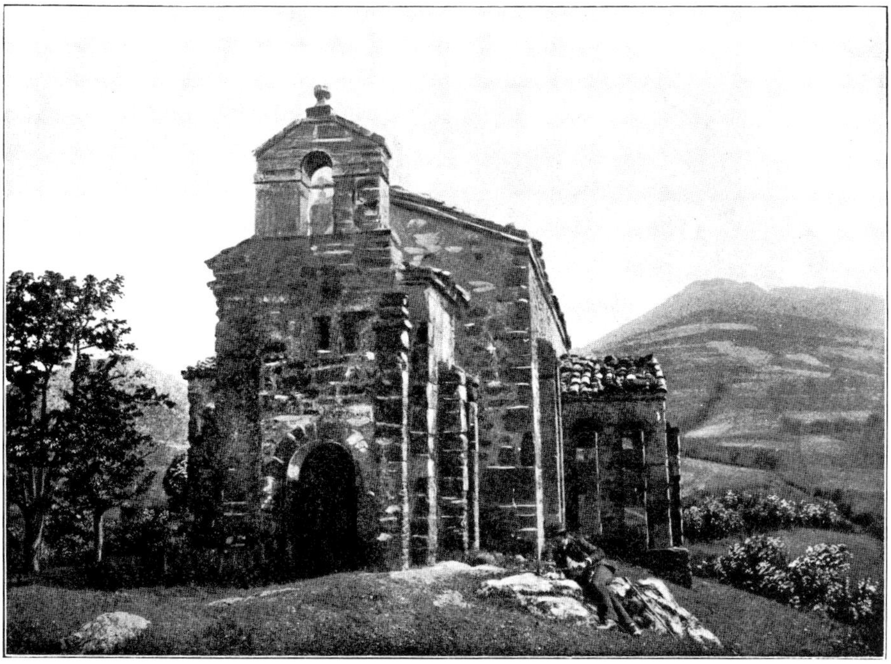

Abb. 136. Sta. Cristina de Lena.

(Phot. J. Laurent y Cie., Madrid.)

Bauteils gefunden, wieder einen vielversprechenden Keim für die Zukunft.

Die Fenster sind teilweise mit durchbrochenen Platten gefüllt, teilweise auch durch Marmorsäulchen dreigeteilt, dann entweder flach oder mit Bogen geschlossen; ähnliche Fensterbildung ist ja auch bei Sta. Maria in Naranco vorhanden.

Alles in allem dürfte nach der größeren Einfachheit und weniger bewußten gleichmäßigen Durchbildung das Kirchlein Sta. Cristina als noch etwas älter denn der Königspalast anzusehen sein, und dafür der Name Oratorium zutreffend bleiben. Sachlich ist ja, wie in der Größe, eine Übereinstimmung mit dem Oratorium der Peltrudis zu Cividale wohl anzuerkennen, besonders wenn wir dort an den Langseiten das einstige Vorhandensein zweier Nebenräume hinter den seitlich angedeuteten Türen annehmen.

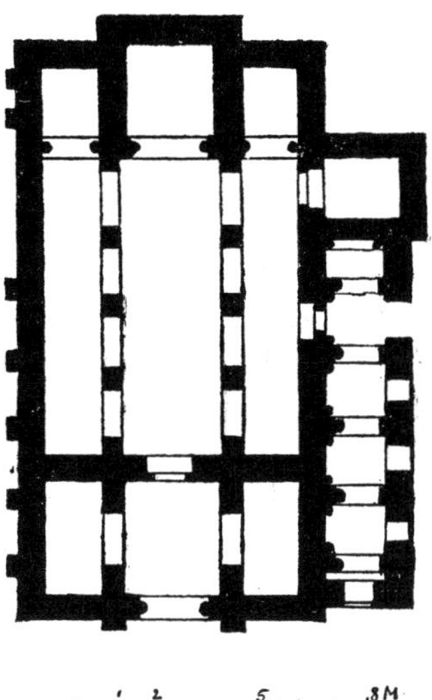

Abb. 137. Val de Dios.

Haben wir uns hier mit zwei Bauwerken beschäftigt, die der frühesten Zeit der gotisch-asturischen Monarchie angehören, so existiert noch ein kleines kirchliches Bauwerk vom Ende des 9. Jahrhunderts, das wir seiner Eigenart halber und als letzten Ausklang dieser Kunstrichtung zu betrachten haben: die reizende kleine Klosterkirche von Val de Dios (Abb. 137) bei Villa- Valde Dios
viciosa; also auch in diesem Winkel gelegen. Es ist eine Miniaturbasilika mit drei engen Schiffen, die mit Tonnen überwölbt sind, die Schiffbögen ruhen auf Pfeilern; im Osten die übliche Gruppe der drei rechteckigen Apsiden, westlich die notwendige Vorhalle unter einer durch eine Treppe aus dem Seitenschiff zugänglichen Empore. Also die Anordnung wie an den früher genannten kleinen Kirchen Asturiens; nur hat das klare Basilikasystem aus der Zeit vor der Invasion nochmals gesiegt.

Das Äußere des im Inneren engen und düstern Baues ist das Interessanteste: alle Fenster des Obergadens sind Doppelfenster mit Hufeisenbögen auf Mittelsäulchen; das Ostfenster sogar dreiteilig; die mittlere Apsis hat ein Oberstockwerk (Abb. 138, Tafel XXXVII). Die Formen sind teilweise sehr zierlich, gewissermaßen verjüngt und fortschrittlich geworden; hohe Basen fast wie umgekehrte Trapezkapitelle; die Kapitelle zeigen ins Polygon, dann Viereck übergehende Flächen, vom Zylinder des Schaftes ausgehend, und sind mit gerippten Blättern geschmückt, sehr einfach dargestellt und doch fast naturalistisch an Farrenkräuter und Ähnliches erinnernd (Abb. 48). Eine Stilisierung, die manchmal an S. Miguel de Lino gemahnt und das Fehlen der Mittelglieder zwischen diesem und Val de Dios bedauern läßt. Längs der Südwand schließt sich eine teilweise offene Halle im schönsten

Steinmaterial an, die mit zwei der reichsten Fensterplatten in den rundbogigen Fenstern glänzt. Das westliche ist mit einer Art Ornamentranke, völlig frei gearbeitet, gefüllt, nicht ganz geschickt, weil öfters an Bretzelform gemahnend, doch reizvoll in der Wirkung, das zweite rechts von ganz köstlicher Art, Flechtwerk nachahmend, mit runden, quadratischen und eckigen Löchern, geradezu genial in der Erfindung (Abb. 139).

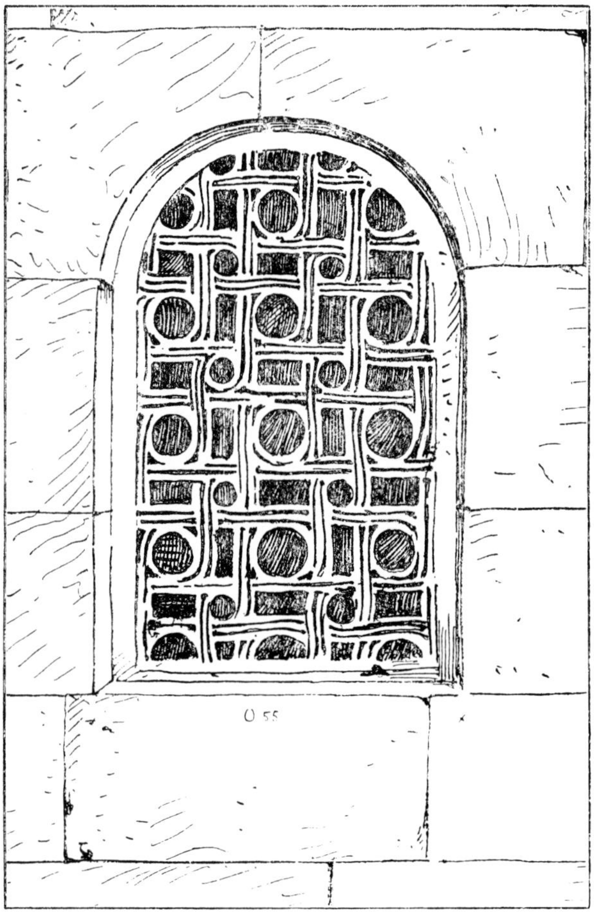

Abb. 139. Val de Dios. Steinfenster.

Übrigens macht sich hier das Ende unserer Kunst bemerklich; das Eindringen arabischer Ideen und Formen läßt sich vor allem an den jüngeren Kapitellen nicht verkennen, in anderer Hinsicht verschwindet die kernige Ursprünglichkeit der germanischen Art; wir stehen an der Schwelle des Mittelalters.

Noch ein kirchliches Bauwerk darf nicht vergessen werden, dessen Stellung bis jetzt noch nicht ganz sicher festgelegt werden kann: die Parochialkirche von S. Pedro, nordwestlich von Zamora, nahe der Grenze

S. Pedro bei Zamora

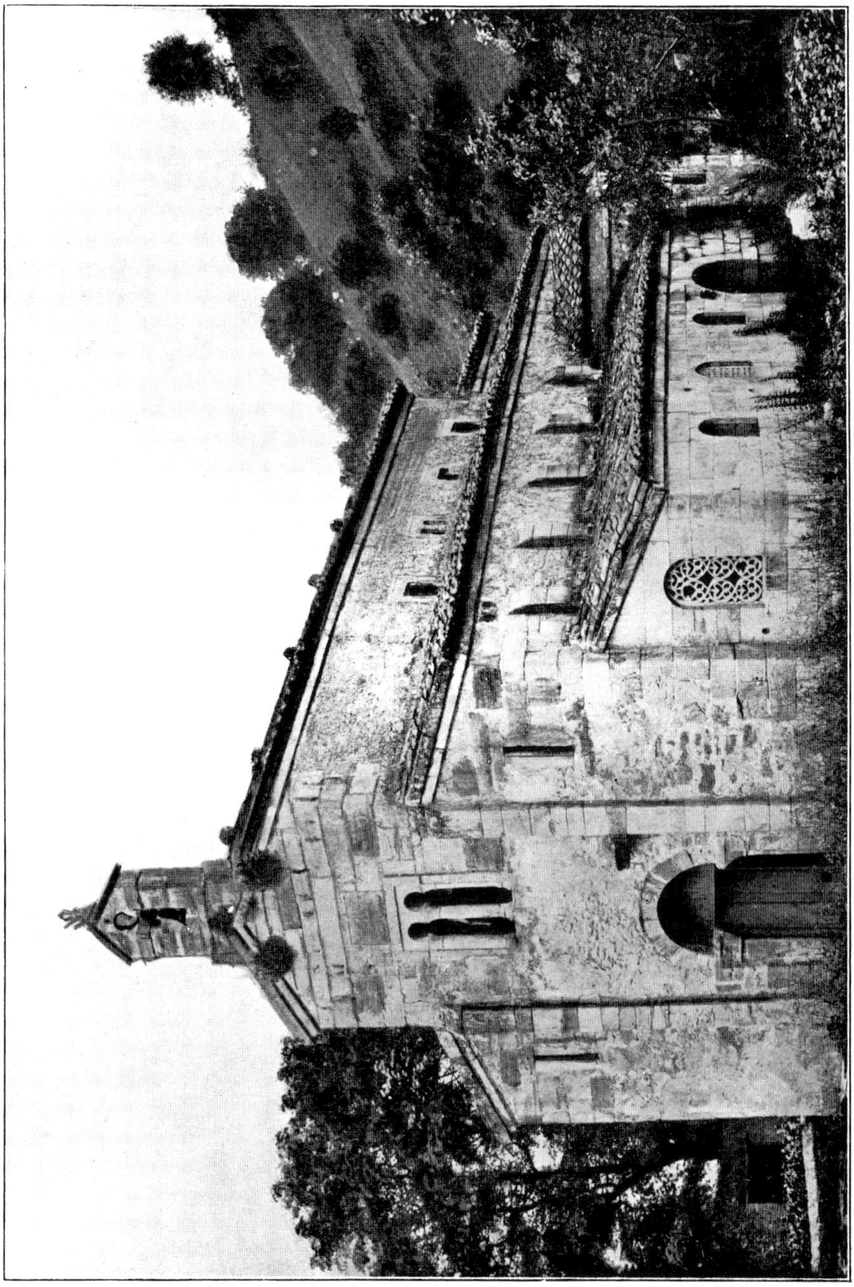

Abb. 138. S. Salvador zu Val de Dios.

von Portugal. Es ist ein Gebäude, das gewissen Merkzeichen nach, insbesondere nach der inneren Ausbildung des (vorgeschobenen) Chors mit Halbsäulen und Arkaden, wohl zeitlich zu der Gruppe der Kirchen Alfonsos II. gehören wird. Sonst ist es ein durchaus selbständiges Werk mit einem der merkwürdigsten Grundrisse (Abb. 140).

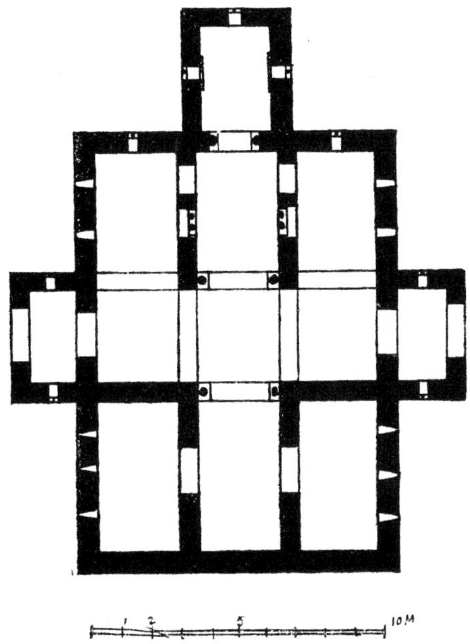

Abb. 140. S. Pedro bei Zamora.

Dieser stellt ein Rechteck dar, das, in drei Schiffe geteilt, mitten durch eine Art Querschiff völlig durchschnitten ist; vor diesem zwei Vorhallen, die die Eingänge enthalten. Der Chor schiebt sich als Rechteck in der Breite des Mittelschiffes frei vor. Im ganzen also, ausgenommen die einfache Chorapsis, mit Santullano zu Oviedo verwandt.

Alle Räume sind mit Tonnengewölben überdeckt; die Fenster sind schmale Schlitze; von außen alles durch ein breites Dach bedeckt. Im Inneren finden wir nirgends freie Stützung, vielmehr Wände mit Öffnungen, so daß der Schiffraum sozusagen in sieben getrennte Räume zerfällt, zu denen noch Chor und die beiden Vorhallen kommen. Dabei aber ist die innere architektonische Dekoration eine sehr reiche; Halbsäulen mit sich verbreiternden Kapitellen (Abbildung 141) und Basen, Hufeisenbögen, die ja im Norden um jene Zeit schon verschwinden, reiche Friese in Kerbschnitt überall; insbesondere sind die beiden seitlichen Räume der Ostpartie vor dem Chor durch schöne Durchbrechungen in Arkaden mit Brüstung und Türen mit dem Mittelraum verbunden; Säulenkapitelle, Zierrat teilweise an S. Miguel, auch an Val de Dios anklingend, ebenfalls einen Übergang zu Neuem bildend, wohl auch einige arabische Einflüsse zeigend. — Kurz, die Kirche ist noch nicht gründlich untersucht und aufgenommen, aber dessen wert, konstruktiv, als Tonnengewölbebau von neuer Eigenart, wie als dekorative Leistung, in

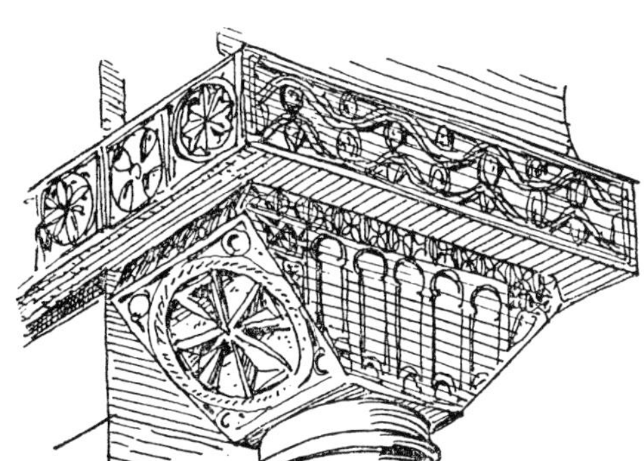
Abb. 141. S. Pedro. Kämpfer des Chorbogens.

der sich die letzten Leistungen des Westgotentums mit den Vorwirkungen neuer Zeiten bezeichnend mischen, ein wichtiges und auch reiches Werk. — Was die merkwürdig starke Teilung des Raumes veranlaßt hat, ist nicht zu sagen; jedenfalls bemerken wir in jener Zeit überhaupt ein auffallendes Streben nach solcher Teilung. Die Gegend war seit dem 9. Jahrhundert von den Christen erobert und fiel erst im 10. den Arabern wieder in die Hände.

Mancherlei kleinere Reste aus der Zeit der Westgoten könnten noch erwähnt werden, doch sie vermögen das Bild des Ganzen nicht zu ändern. Der Stadtmauern von Caceres darf man noch gedenken; allerlei Kirchenbauten selbst des 10. Jahrhunderts pflanzen die ältere Tradition in ihren Formen noch fort, so Ripoll, S. Pablo del campo und S. Pedro de las Puellas zu Barcelona; in anderen erheblich späteren bricht das germanische Element noch manchmal gewaltig durch; so an der Kirchenfassade zu Poblet im Riesenkloster.

Aber mit dem Untergange des alten Westgotenreiches und dem langsamen Erwachen einer neuen spanischen Nation versank auch germanisches Wesen und seine Kunst auf der pyrenäischen Halbinsel.

DIE VANDALEN

Der berühmte kriegerische Stamm, der bei dem Herannahen der Westgoten seine Sitze in Spanien verließ (429), um in Nordafrika, im heutigen Algier und Tunis, sich ein neues Vaterland zu gründen, hat dort die schönen römischen Städte zu den seinen gemacht und ein reiches und blühendes Erbteil übernommen. Wenig blieb ihm da zu tun und neu zu schaffen. Noch weniger ist auf diesem Gebiete bisher geforscht und geordnet. Immerhin besteht bis jetzt die Gewißheit, daß auch hier während der Germanenherrschaft auf künstlerischem, insbesondere baulichem Gebiet nicht Unbeträchtliches getan wurde. Zahlreiche Kirchen sind im 5. Jahrhundert neu erstanden, von denen noch Reste genug vorhanden sind, um daraus entnehmen zu können, daß diese Baukunst der ersten westgotischen durchaus ähnlich war. In Orléansville, Tebessa, Tipasa, Haidra, Sbeitla, Birmali, le Kef und anderorts vorgenommene Ausgrabungen und Untersuchungen haben ansehnliche Reste dieser Art zutage gefördert, die sich durch Unabhängigkeit vom Osten auszeichnen und mancherlei originelle Anordnungen, vor allem in den Grundrissen, aufweisen.

Größere Bauten werden von den Geschichtsschreibern der Vandalen gerühmt, so die Thermen der Könige Thrasamund und Hilderich. Ersterer baute auch eine Basilika und einen Palast und in der Nähe Karthagos selbst eine ganze Stadt: Alikana. Das Landhaus der Könige zu Grasse mit prächtigsten Lustgärten preist Prokop, wie überhaupt die vornehmen Vandalen gern in Villen mit Gärten und Hainen wohnten und sich bald großer Üppigkeit hingaben; trotzdem blieb ihnen die altgermanische Jagdlust bis zuletzt.

Übrigens waren die Vandalen auch im Kunstgewerbe in altgewohnter **Kleinkunst**
Weise tätig; ihre Waffen waren berühmt und wurden weithin versandt, am meisten ihre ausgezeichneten Schwertklingen.

Das einstige Vandalengebiet ist bis heute noch nicht auf seine germanischen Kunstreste durchforscht. Es bleibt hier noch alles zu tun; mit Sicherheit ist aber vorauszusehen, daß solche Forschungen noch erhebliche Zeugnisse auch für eine künstlerische Kultur ergeben und weiteren Beweis liefern werden, daß der berüchtigte Name der Vandalen mit Unrecht zur allgemeinen Bezeichnung wildester Kunstfeindschaft und rohester Zerstörungswut gemacht worden ist.

DIE FRANKEN

In dem herrlichen Lande, welches dieser germanische Stamm sich zu eigen zwang, hat eine Reihe seitdem sich folgender hoher Kunstzeiten seine Spuren fast ganz verwischt. Viel weniger als man erwarten sollte ist übrig von den Kunstdenkmälern, die von den Tagen Childerichs I. und Chlodowechs an bis zu den karolingischen entstanden, von vollständigen Werken fast nichts. Um so mehr ist das verwunderlich, als das von den Merowingern errichtete Reich gewissermaßen bis auf den heutigen Tag noch besteht, als das Frankenreich noch immer in Frankreich fortlebt und niemals mehr fremder Herrschaft noch verwüstender Überflutung ausgesetzt gewesen ist. Aber das Bessere war des Guten Feind; immer neue schönere Bauwerke haben sich an die Stelle der früheren gesetzt, die alten Hauptstädte sind stets größer geworden, und so finden wir fast nur noch in Krypten und Museen die spärlichen uns hier Aufschluß gebenden Überbleibsel einer gewaltigen Zeit.

Fränkische Kleinkunst

Freilich bergen und spenden die zahllosen Gräber dauernd ungezählte Schätze edelster Art der Kleinkunst der Franken, fast von den Pyrenäen an, wo westgotische Reste vorherrschen, bis über den Rhein hinüber und bis nach Holland hin. Den schönsten Fund, den Grabschatz Childerichs I., des Vaters Chlodowechs (s. Abb. 14, Tafel II), haben wir oben näher beschrieben. Nicht nur in Gold und Steinen, auch in Silber, Bronze und Eisen, in Tauschier- und Niellierarbeit leisteten die Franken Hervorragendes. Den altgotischen Edelsteinschmuck in Goldzellen übertrugen sie auf andere Materialien, insbesondere auf Bronze in größerem Maßstabe; die Edelsteine ersetzten sie gern durch schön gefärbtes Glas mit gemusterten Goldfolien dahinter — verroterie mérovingienne —, in Glas und Ton schufen sie reizvolle Gefäße; kurz, ihre Kunstleistung schon auf diesem Gebiete ist außerordentlich und zeigt bereits die Keime jener ausgezeichneten Geschmacksentwicklung, die das spätere Frankreich bis heute sich zu bewahren gewußt hat.

Burgundische Kleinkunst

Eine Ergänzung finden die fränkischen Werke dieser Art in den burgundischen; dieser Volksstamm hatte nach seiner schweren Niederlage am Rhein sich wie bekannt im Osten Frankreichs, in Savoyen, der Dauphiné bis hinab in die Provence neue Sitze gegründet und eine von der fränkischen öfters abweichende Kleinkunst gepflegt. Die burgundischen Bronzeschmuckteile der Ausrüstung (Abb. 142, Tafel XXXVIII), ausnahmsweise mit figürlichen Darstellungen von allerlei Art, von Menschen und Tieren, sind von denen der übrigen Germanen teilweise sehr ver-

Abb. 142. Burgundische Schnalle. Genf.

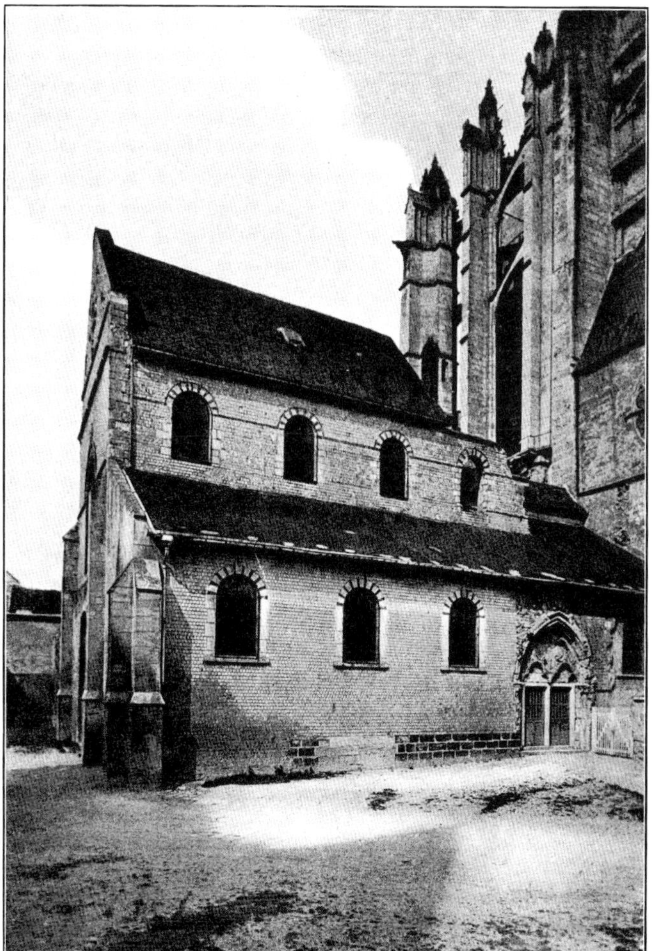

Abb. 144. Beauvais. Basse oeuvre.

schieden und entbehren als die wohl ältesten figürlichen Arbeiten bei den Germanen nicht besonderen Wertes. Im übrigen zeichnen sich die schönen Riemenbeschläge, Schnallen und dergleichen bei den Burgundern durch Größe und Wucht aus; es existieren solche von fast riesigen Formaten nicht nur unter den tauschierten Eisenarbeiten.

Diese relative Selbständigkeit der Burgunder schwand bald; die merkwürdige Kraft der salischen Franken, die doch aus vielerlei nordwestdeutschen einzelnen Völkerschaften zu einem neuen jugendkräftigen Stamme zusammengewachsen waren, hat es verstanden, das ganze große Frankreich, in dem es das spätrömische Reich des Syagrius, die Westgoten und die Burgunder vorfand, bald völlig zu einem neuen zusammenzuschweißen. Der noch heidnische Childerich I. begann das Werk im Norden, schon sein Sohn Chlodowech hätte ohne Theoderichs des Großen Eingreifen das ganze westgotische Reich von Toulouse erobert. Freilich hat erst Karl Martell das letzte noch selbständige Land im Süden, Aquitanien, mit dem großen Ganzen dauernd vereinigt.

An die Zeit der Merowinger schließt sich die karolingische in Frankreich direkt an; von beiden verwischen sich die Grenzen in der Kunst völlig. Gerade in Frankreich können wir den eigentümlich antikisierenden oder italienischen Zug der letzteren Epoche kaum bemerken, der sich an vielen Bauwerken der Zeit Karls des Großen in Deutschland so scharf ausspricht und seiner Kunst den Namen einer ersten Renaissance verschafft hat. Diese Kunstrichtung ist eigentlich nur in den rheinischen Gegenden anzutreffen. In Frankreich findet sich von ihr nur ein einziges gleich zu besprechendes Beispiel, sonst dauert die eigentümliche merowingische Kunstweise im Bauen, wie es scheint, bis ins 10. Jahrhundert fast unverändert fort; eine eigentlich karolingische, wie in Deutschland, ist dort, wie es scheint, nicht ausgeprägt.

Bauliche Eigentümlichkeiten

Die Eigentümlichkeiten der merowingisch-fränkischen Baukunst habe ich früher beschrieben, insbesondere ihre Freude an buntgestaltetem Mauerwerk; wenn das petit-appareil, das Mauern mit kleinen ungefähr quadratischen Steinen, die fast wie Pflastersteine aussehen, die Grundlage bildete, so treten dazu die durchlaufenden roten Ziegelschichten, die fischgrätenartig gestellten Steinlagen, allerlei Muster, Einfügung von bunten Steinen, von geraden und übereck gestellten Tonplatten; in den Bögen Wechsel von Backstein und Haustein, Umfassung der Bögen mit Backsteinarchivolten u. dgl. m. — Diese Bauweise behält ihr frisches Leben bis ins Ende der sogenannten karolingischen Zeit.

Von kirchlichen Bauwerken dieses Charakters kennt man zahlreiche Reste; so Teile von St. Pierre zu Vienne, die Westfront von St. Christophe zu Suèvres bei Blois, das Äußere der Kirche zu Savenières von starker Charakteristik (Abb. 143), manches an den Kirchen zu Distré, zu Cravant und St. Généroux. An den beiden letztgenannten finden wir den auch bei spätrömischen Bauwerken schon auftretenden Wechsel von dreieckigen Giebeln und Bögen. Auch die alte Fassade von St. Front zu Périgueux ist bemerkenswert, heute ganz versteckt.

Der vollständigste Rest dieses Stiles, wenn auch aus später Zeit, mag die kleine Kirche basse oeuvre zu Beauvais sein: das Schiff der alten Kathedrale, an deren Stelle sich der großartigste gotische Dom Frankreichs setzen sollte (Abb. 144, Tafel XXXVIII). Dieser ist nur bis zum Querschiff fertig geworden, und so steht noch vor ihm im Westen der Rest der alten Kirche, die erst von Bischof Hervé 987 gebaut sein soll. Es ist eine kleine Pfeilerbasilika von sechs Bögen, im Inneren nichts Besonderes bietend, außen aber über dem petit appareil der unteren Teile

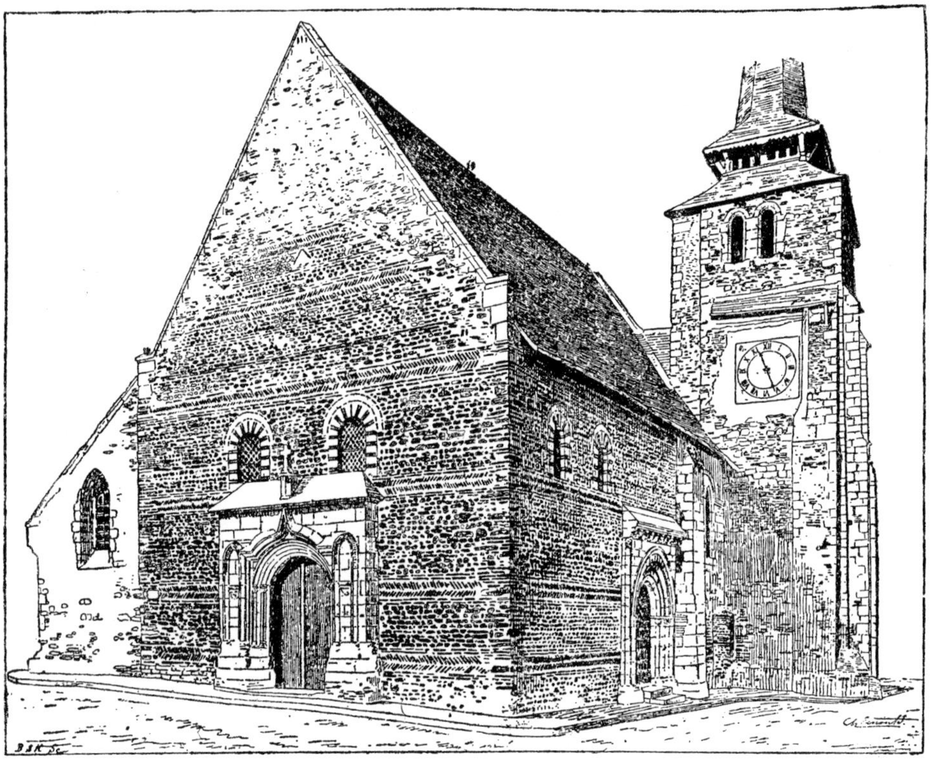

Abb. 143. Kirche von Savenières. Nach Enlart.

wechselnde Ziegelschichten; die Bögen von solchen durchschossen und eingerahmt; der Bogen des Westfensters in schönem Muster aus Ton gebildet (s. Abb. 60); auf ihm zwei stehende Figuren in flachem Relief, oben im Giebel ein Vortragskreuz eigentümlicher Form. Die Gesimse haben eine untere Schmiege, die mit Kerbschnitt in Dreiecken geziert ist (Abb. 45), das Kämpfergesims des Fensters an gleicher Stelle eine Art halbrunder Zahnschnitte.

Ornamentik

Wie ebenfalls früher dargelegt, schließt sich die eigentümliche Ornamentik der merowingisch-fränkischen Kunst eng an die langobardische an: Kerbschnitt, ganz ähnliche Flechtverschlingungen, korbbodenartige runde Gebilde sind hier wie dort zu Hause, so daß man sogar an einen Import dieser Schmuckwerke von der Lombardei her gedacht hat (Abb. 145). Ganz sicher haben auch im Inneren der merowingischen Kirchen die Steinschranken, wie in den langobardischen, zur Abtrennung besonderer Teile eine große Rolle gespielt. Die sehr reichen Reste solcher Schranken, die sich in der alten merowingischen Kirche von St. Peter in Metz, der einstigen Hauptstadt Austrasiens, vorfanden, sind indessen doch in mancher Hinsicht wieder eigenartig (s. Abb. 156, 157, Tafel XLII). Neben reichster Verschlingung und Flechtwerk, auch von Schlangen und Drachen echt nordischer Art, finden sich bunte Partien mit eingelegten andersfarbigen Steinen u. dgl. Kurz, diese Reste beweisen, daß solche Arbeiten auch in reichster Form im Lande der Franken selbst hergestellt wurden.

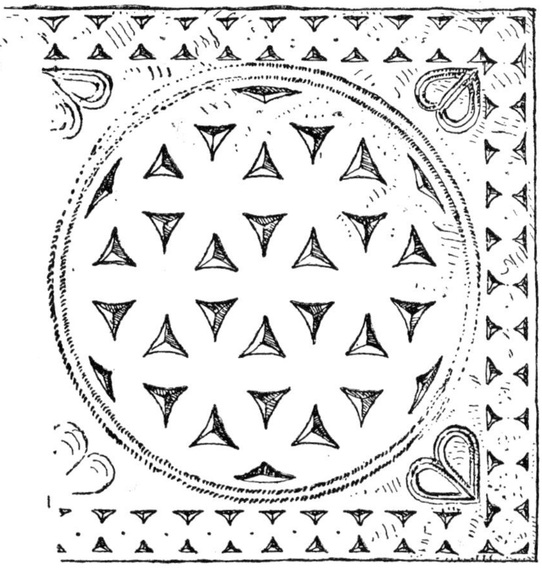

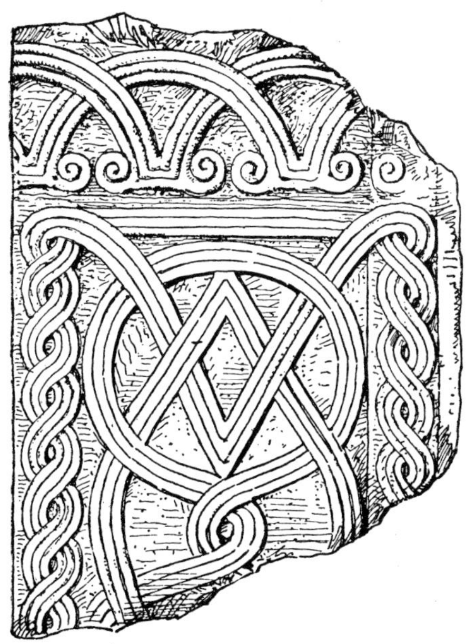

Abb. 145. St. Jouin de Marne. Ornamente.

St. Jean Poitiers,

Das älteste Bauwerk aus merowingischer Zeit in Frankreich wird heute die Taufkirche von St. Jean zu Poitiers sein; ein höchst merkwürdiges Gebäude, das verschiedene Aus- und Neugestaltungen erfahren hat, aber doch noch immer ein würdiger Repräsentant der alten Kunst bleibt; um so wichtiger, als, wie bemerkt, in Frankreich sonst so ungemein wenig übrig ist. Die Vorhalle von halber Achteckform stammt aus romanischer Zeit; im übrigen wird das Bauwerk im 6. Jahrhundert erbaut und im 7. oder eher im 8. in einiger Hinsicht vervollständigt sein (Abb. 146). Es besteht aus einer Art von breitem Querschiff, an dessen Enden ursprünglich zwei rechteckige Anbauten waren (heute beide leider halbrund ergänzt), und vor dem eine etwa ebenso große rechteckige Vorhalle bis zum Portal reichte; im Osten ist eine außen trapezförmige, innen sechsseitige Apsis angefügt. In der Mitte hat man das sich in drei steilen Stufen vertiefende älteste Eintauchbecken mit seinem Zu- und Abfluß wieder aufgefunden.

Nach den Untersuchungen von Delacroix soll dem Ganzen sogar ein noch älteres Gebäude zugrunde liegen, das er dem 4. Jahrhundert zu-

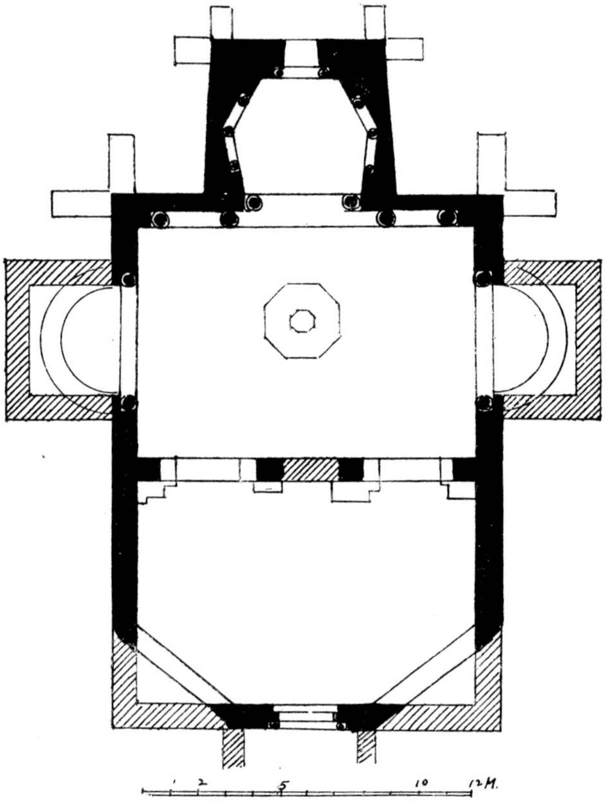

Abb. 146. Poitiers. St. Jean.

(Schwarz: bestehend; weiß: neu; schraffiert: ursprünglich gewesen.)

schreibt, und das bei der Einführung des Christentums in Poitiers (313) erbaut wäre. Dem widersprechen die Einzelheiten, wie ich glaube, doch allzusehr. Vielmehr dürfte das Gebäude erst nach Annahme des Christentums durch die Franken (Anfang des 6. Jahrhunderts) entstanden sein.

Es scheint, daß der untere Teil des Gebäudes bis zu den Fenstern dem ersten Bau angehört; er ist teilweise noch mit römischen Resten ausgestattet, insbesondere mit Säulen und Kapitellen aus Marmor, die Blend- und Gurtbögen tragen (Abb. 147, Tafel XXXIX). Die Ostseite des querschiffartigen Raumes hat eine Art Arkadengliederung, wie sie an

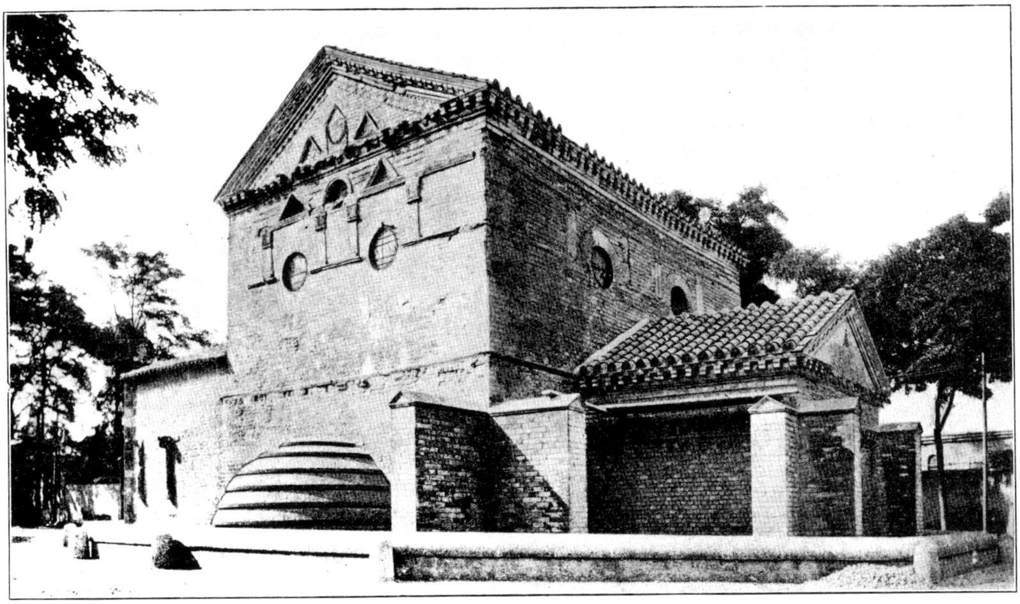

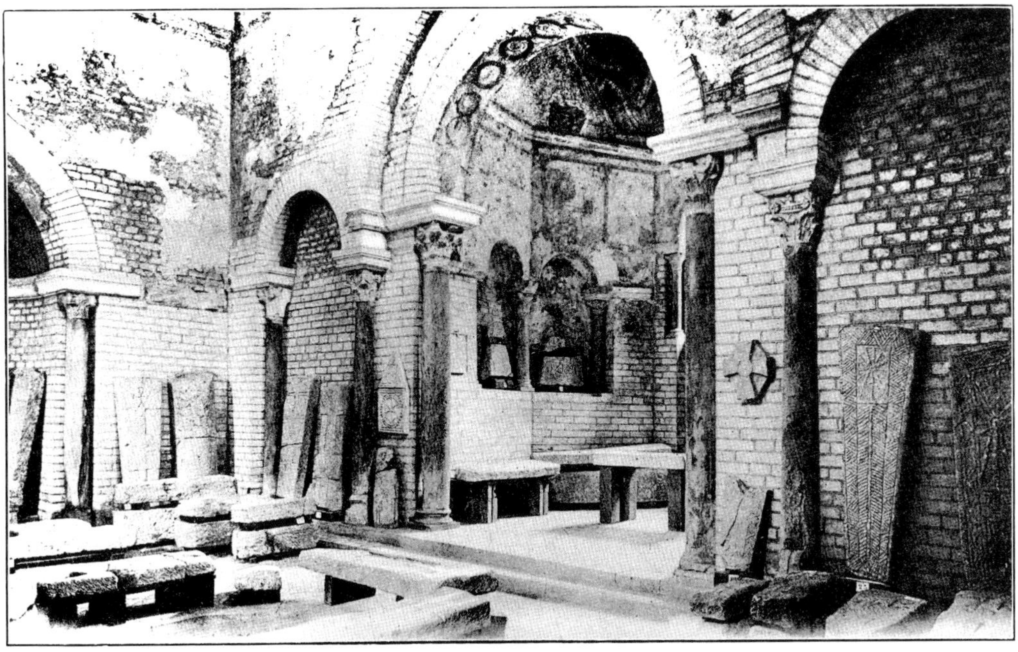

Abb. 147 u. 148. Poitiers. St. Jean.
(Phot. J. Robuchon, Poitiers.)

der Westseite ähnlich vorhanden gewesen sein dürfte. Es sind drei auf meist antiken Säulen ruhende Wandbögen, von denen der mittlere bedeutend größer den zurückgesetzten ebenfalls auf zwei Marmorsäulen ruhenden Chorbogen in sich schließt. Das Mauerwerk besteht aus kleinen Quadern. Die sechseckige Apsis hat an den Seiten oben ähnliche Blendarkaden auf kleinen Marmorsäulen und ein aus Mulde und Tonne zusammengesetztes Gewölbe. Der obere Teil der Schiffmauern trägt nach drei Seiten, die heute unten vermauerten Fenster umrahmend, eine ähnliche Blendarkatur, dreiteilig, deren mittlerer Teil eckig — giebelartig — ist. Gleiches dürfte sich auch nach Westen zu wiederholt haben.

Von diesen Fenstern oder dem ersten Gurtgesimse an ist im Äußeren eine eigenartige Architektur aufgesetzt, wie mir scheint erst gegen das 8. Jahrhundert (Abb. 148, Tafel XXXIX). Und zwar eine in ganz anderem und höherem Sinne antike als die innere untere. Auf dem Kämpfergesims der rundbogigen später in kreisförmige verwandelten Fenster stehen auf jeder Seite vier Pilaster mit eigentümlich ungewandt behandelten korinthisierenden Kapitellen. Über dem von ihnen getragenen Gesimse sehen wir drei kleine Ziergiebel eingesetzt, den mittleren rund, die seitlichen dreieckig. Darüber ein ungemein reiches Hauptgesims mit Konsolen; dann nach jeder Querseite ein völlig antiker Flachgiebel mit gleichem Konsolenkranzgesimse, in seiner Fläche wieder drei kleine Dreiecksgiebel enthaltend, von denen der mittlere erhöht über einer runden Scheibe steht.

Während aber die Technik unten das herkömmliche petit appareil (kleine fast quadratische Quaderchen) zeigt, fangen über dem unteren Gesimse besser gearbeitete und längere Steine, über dem von den Pilastern getragenen Gesimse die bekannten merowingischen Ziegelschichten zwischen Hausteinen an; unter dem Giebelgesims zieht sodann ein farbiger Fries mit eingelegten runden Ziegelplatten; ähnliche Muster in Ton sind in die kleinen Giebel eingelegt. Kurz, hier beginnt ein neuer Zug, die farbige Behandlung der Flächen, die das 6. Jahrhundert in dieser Art noch nicht kannte.

Die Konsolengesimse des großen und der kleinen Giebel sind stark antik, doch eigen gebildet; sehr ähnlich dem der Halle zu Lorsch am Rhein, wie einem neuerdings in Worms gefundenen; diese letzten beiden aus dem 8. Jahrhundert.

Auch die viel niedrigere Chorapsis hat antiken Giebel und Konsolengesimse.

Nach diesem Sachbestande ist zu vermuten, daß wir in dem oberen Aufbau der Taufkirche ein Werk derselben klassizistischen Richtung vor uns sehen, aus der später die so ganz einzig dastehende Vorhalle der Kirche zu Lorsch hervorgegangen ist. Der Erbauer dieses letzteren Werkes war Abt Chrodegang von Metz, der aus Frankreich kam — sein Name ist echt merowingisch-fränkisch —; mit der Person dieses bekannten kunstsinnigen Mannes dürfte daher wohl diese so einzig dastehende Rückkehr zur Antike zusammenhängen. Vielleicht haben wir in ihm, der noch in Karls des Großen Zeit hineinragt, den geistigen Vater der sogenannten karolingischen Renaissance zu sehen.

Das zweite ungleich besser erhaltene und einheitliche Werk dieser Art noch aus der Merowingerzeit steht also auf deutschem Boden: die oben genannte Torhalle des Klosters zu Lorsch. — Es steht fest, daß dieser Bau ursprünglich keine Kirche war (wie heute), sondern ein dreifaches Tor, das in den Vorhof der noch im frühen Mittelalter abgebrannten Kirche führte, an deren Stelle noch ein Stück der späteren romanischen steht; das Tor aber hat man schon im Mittelalter in eine Kapelle verwandelt.

Lorsch

Das Gebäude ist weit der prächtigste Rest eines fränkischen Bauwerks vor Karls des Großen Zeit (Abb. 149). Und zugleich dasjenige des frühenMittelalters, welches am meisten sich der römischen Antike zu nähern weiß; die Weihe der 766 begonnenen Kirche, einer Schöpfung des genannten Abts Chrodegang von Metz, fand 774 statt.

Der Graf Cancor und seine Gattin Wiliswinda waren die Patrone des Klosterbaus, der nur eine Übertragung des etwas älteren nahe gelegenen Altenmünster an eine bessere Stelle war.

Abt Chrodegang, aus Frankreich nach Metz gekommen, ein hochgebildeter Kirchenfürst, war ein eifriger Bauherr; auch die Metz nahen Klöster von Gorze und St. Avold, die sich später großen Rufes erfreuten, sind seine Schöpfungen. Die ganze Anlage von Lorsch war aber eine der prächtigsten und geschlossensten: hinter dem stattlichen noch stehenden Torbau stieg ein von Hallen flankierter Vorhof zu dem Narthex der großartigen Klosterkirche auf. Diese wird in zeitgenössischen Berichten als geradezu prachtvoll gerühmt, besaß zwei Fronttürme zu seiten einer Vorhalle, dahinter drei Schiffe, durch Säulen getrennt, und war von reicher Ausstattung. Das bedeutende Werk fiel 1090 einem riesigen Brande gelegentlich eines Kirchenfestes ganz zum Opfer. Nichts blieb als der vorderste Klostereingang; auch das Kloster selbst verschwand; die drei von der nachher erbauten romanischen Kirche übrigen Joche dienen heute als Tabakspeicher.

Aber die Halle zeigt uns, daß wir wirklich Bedeutendes verloren.

Ihre vordere Front öffnet sich unten in drei breiten Bögen auf Pfeilern, vor denen komposite Dreiviertelsäulen stehen von fast streng römischer Architektur, wie man solche etwa an antiken Theatern gewöhnt ist, nur des Gebälkes entbehrend, an dessen Stelle ein friesartig verziertes Gesims getreten ist. Darüber ein Oberstock mit jonischen Pilastern, über denen Spitzgiebel statt Bögen in einer Reihe von Kapitell zu Kapitell laufen. Das Ganze trägt ein prachtvolles Konsolengesimse, das an den schmalen Seiten antike Dreiecksgiebel bildete, in den Formen und der Anwendung ziemlich genau dem an St. Jean zu Poitiers entsprechend. Die ganze Fläche des Oberstocks und über den Pilastern ist mit bunten Steinmustern aus Drei- und Sechsecken geschmückt. Die Rückseite entspricht der Vorderseite; der schmale Bau mag einst innen einen offenen Dachstuhl oder eine horizontale Decke gehabt haben; seine oberen Fenster scheinen neu; wahrscheinlich hatte er solche an den Schmalseiten.

In diesem Bau ist die Anlehnung an die römische Baukunst eine so starke, die Wirkung eine so völlig antike, daß man hier wohl den eigentlichen Anfang der „karolingischen Renaissance" zu erblicken hat, die jedoch in keinem Bau Karls des Großen mehr eine solche Klarheit erreicht. Die Kompositakapitelle sind fast antik; die jonischen freilich in ihren flachen nur angedeuteten Eierstäben wohl leicht als spätere Nachahmung zu erkennen, doch nach antiker Art kanelliert, ebenfalls noch streng in der Wirkung; nicht weniger das Konsolengesims. Nur

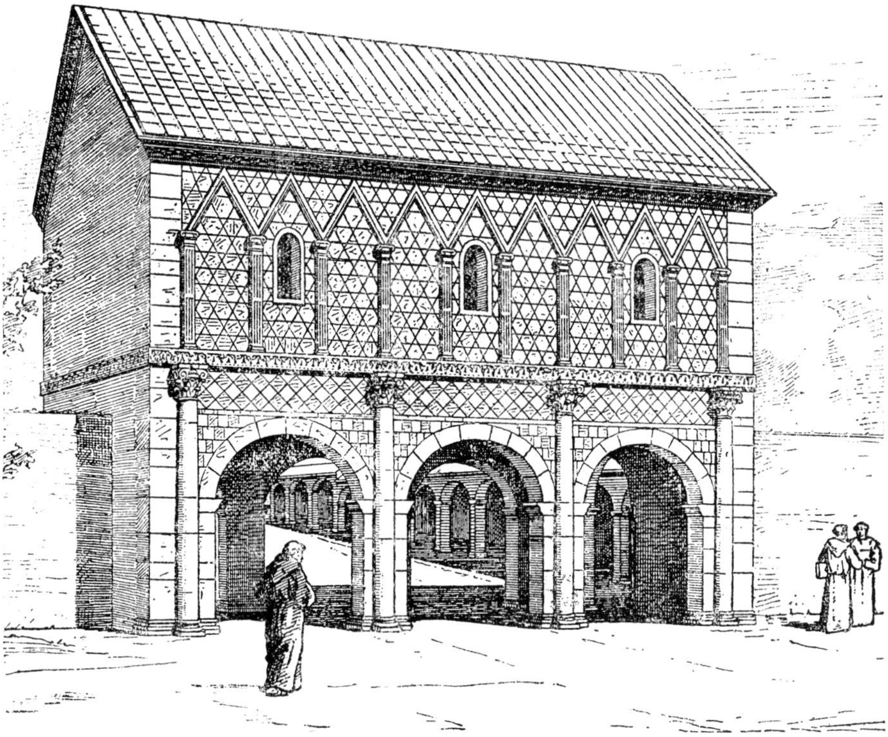

Abb. 149. Torhalle zu Lorsch. Nach Adamy.

die Reihe der Dreiecksgiebel und der bunte Hintergrund der Pilaster spricht die Sprache der Merowingerkunst.

Hier müssen wir die Erwähnung eines weiteren bedeutsamen merowingisch-fränkischen Werkes auf deutschem Boden einschalten, das außer der Linie der seither erwähnten Bauwerke steht: der Wiederherstellung des Domes zu Trier durch Bischof Nicetius seit 527. Dieser Priester **Trier** fand bei seinem Amtsantritt den alten Dom, der hundert Jahre früher aus einer römischen Gerichtshalle zu der Hauptkirche der alten römischen Kaiserstadt verwandelt war, durch die salischen Franken gänzlich verwüstet und zusammengestürzt vor, und baute den großartigen Tempel möglichst in der alten Form wieder auf. Er errichtete von neuem die mittleren vier großen Säulen mit den Quer- und Längsbögen darüber, die den riesigen Raum teilten, nebst Dachwerk und einer schönen Inneneinrichtung; auch hier wurde später der Teil für die Priester durch Schranken in einer Behandlung, die der langobardischen nahe steht, abgeteilt. Die großen Säulen haben noch fast antik gebildete Kapitelle mit Masken an den Ecken, gleichzeitigen ravennatischen ähnlich. Der ganze Raum wurde dann verputzt und sehr farbig, noch halb antik-römisch ausgemalt, wovon Überreste genug zeugen, auch mit Marmorfußboden versehen. Es ist hier überall die spätantike Tradition maßgebend, der Bau auch vermutlich durch italienische Arbeiter ausgeführt, so daß von fränkischgermanischer Art nur die Reste der jüngeren Schranken und einige Bruchstücke innerer Ausbauten reden.

Auf burgundischem Boden finden wir eine höchst interessante Krypta, vermutlich erst nachher als solche für eine neu darüber gebaute romanische

St. Laurent Grenoble

Kirche benützt: St. Laurent zu Grenoble. Sie liegt noch heute über dem Boden und besteht aus einem tonnengewölbten Langschiffe mit Apsiden an beiden Enden und zwei am Ostende der Langseiten, so daß da ein kleeblattförmiger Grundriß entsteht; am Westende befinden sich statt weiterer Nischen die Ausgänge der beiden Treppen nach oben (Abb. 150, Tafel XL). Also ein Bau von verhältnismäßig reichem Grundriß. In den Formen nahestehend den älteren Teilen von St. Jean zu Poitiers; auch hier ist die den Wänden frei vorgesetzte Säulenarchitektur teilweise mit antiken Säulen hergestellt und an die dortige unwillkürlich erinnernd. Die Nischenbogen sind wie dort von Säulen eingefaßt; der eigentliche Chorbogen trägt eine zweite Säulenstellung über der unteren. Das Gewölbe hat lang durchgehende Ziegelschichten; der Chorbogen ist mit solchen ebenfalls durchschossen.

Die Kapitelle der Säulen stammen meist von älteren Bauten; einige sind jedoch, wie es scheint, für den Bau besonders gearbeitet; sie haben einfache korinthisierende Formen, darüber eigentümliche schräge Kämpfersteine nach Art der byzantinischen, doch mit Darstellungen, so von Schafen und Vögeln zwischen Palmen, Kreuzen u. dgl., alles im einfachsten Relief auf Grund gesetzt, aber mit Geschmack gearbeitet. Es muß dahin gestellt werden, ob hier wirklich fremder Import vorliegt, wie viele Forscher behaupten, die der Ansicht sind, daß alle marmornen Kapitelle der Merowingerbauten fern im Osten angefertigt seien, und daß es allgemeines Verfahren gewesen sei, solche so weit als möglich auf dem Wasserwege beförderten Architekturteile, auch Schäfte und Basen, in die Bauwerke einzufügen, wie es sich eben gab. In der Tat zeigen viele Kirchenräume jener Zeiten dort geradezu Häufungen der verschiedenartigsten Stücke dieser Art, die dabei oft kaum älter, unbedingt nicht antik sein können.

Auch unsere Kirche hat Säulen mit und ohne Kämpferaufsätze oder zwischengeschobene Gesimsstücke unter dem einfachen Steinbalken des Architravs; an einer Stelle überhaupt kein Kapitell, zeigt also deutlich die Kompilation vorhandener Architekturteile.

Trotzdem ist der ganze Raum schön in den Verhältnissen, von in-

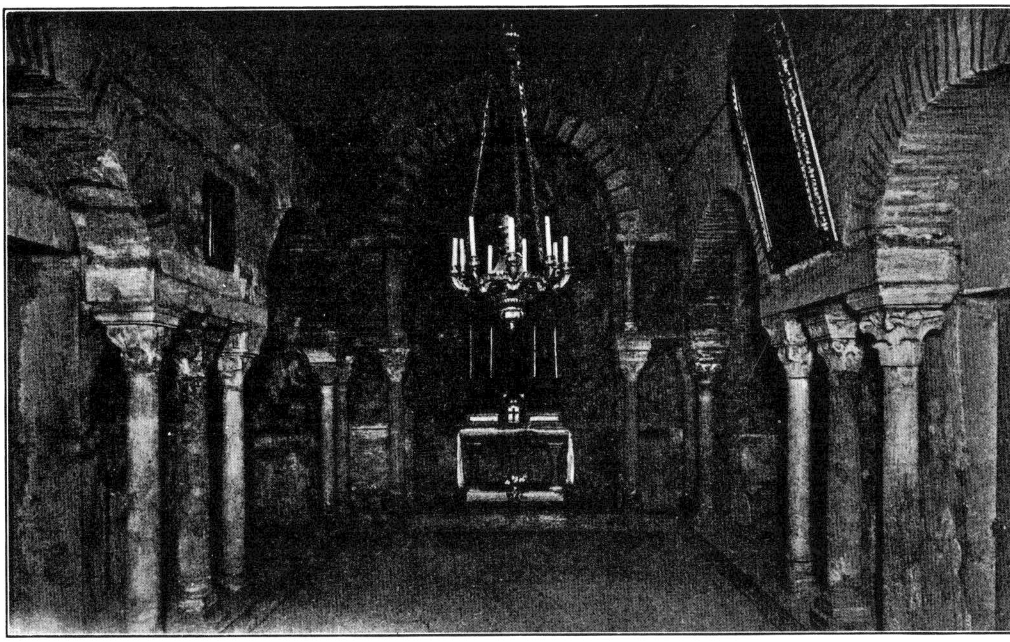

Abb. 150. Grenoble. St. Laurent.
(Phot. Robert, Grenoble.)

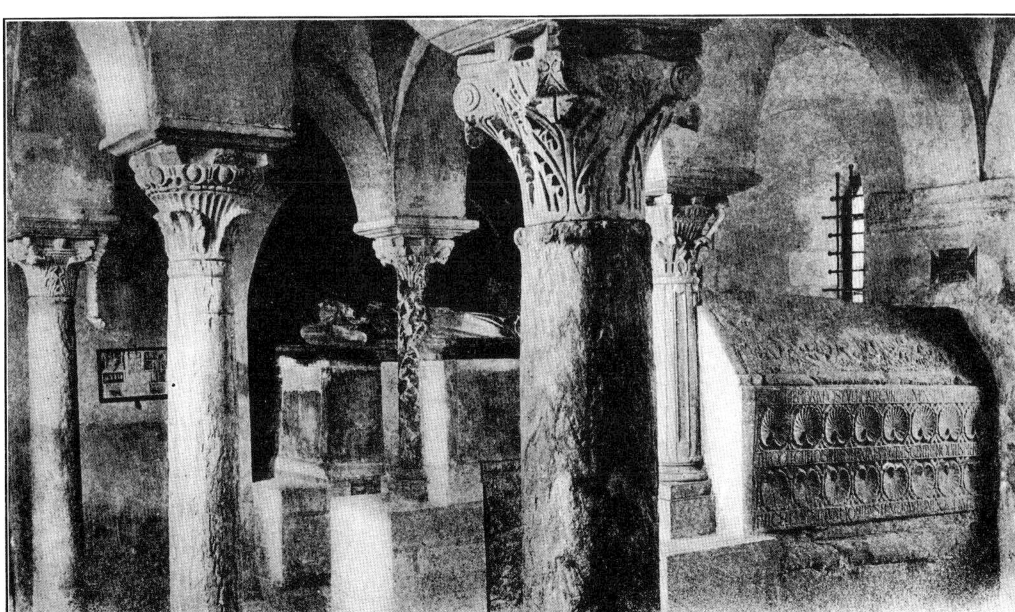

Abb. 154. Jouarre. Krypten.
(Phot. Jubeaux, Jouarre.)

teressantem Aufbau und anmutig in der Wirkung, verdient auch als Komposition Beachtung. — Das Bauwerk wird dem 7. Jahrhundert angehören.

Krypta zu Jouarre

Eine andere sehr eigentümliche und weit bekannte Krypta aus dem 7. Jahrhundert finden wir in Jouarre in der Champagne. Bei ihr ist es ebenfalls wahrscheinlich, daß sie ursprünglich eine kleine Kirche war, die bald zu einer Krypta und Begräbniskirche wurde (Abbildung 151). Denn sie stammt noch von der alten Klostergründung, die Abt Adon († 628) im ersten Viertel des 7. Jahrhunderts hier vollzog; seitdem die Äbtissin Telchilde († 655) da beigesetzt wurde, fügte sich Sarkophag an Sarkophag. Von einem ursprünglichen Märtyrer- oder Heiligengrab, dem der Bau als Krypta geweiht gewesen wäre, ist jedoch keine Spur vorhanden. Heute ist der kleine Raum, dem im Anfang des 8. Jahrhunderts eine Erweiterung nach Süden zuteil wurde, gewölbt; die Wölbung stammt vermutlich aus nicht unerheblich späterer Zeit, dem 10. oder 11. Jahrhundert. Als man hier unten eine Begräbniskirche einrichtete, wurde über ihr eine nach Westen zu bedeutend längere Kirche erbaut, deren Längsmauern man noch aufgefunden hat, und unter deren Ostteil jene älteren Räume dann die Unterkirche bildeten. Dies geschah aber bald nach der ersten Anlage. Es ist infolge der vielen Umbauten und Änderungen jetzt schwierig, sich ein zuverlässiges Bild des ersten Zustandes zu machen. Was einigermaßen feststehen wird, ist folgendes:

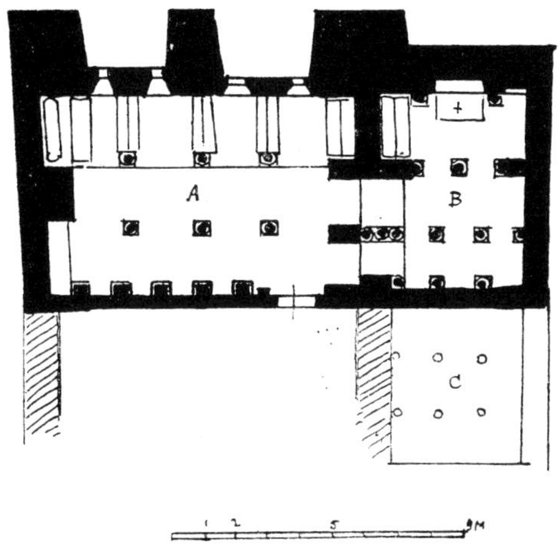

Abb. 151. Jouarre. Krypten.

Ursprünglich war, wie es scheint, ein niedriger flachgedeckter kirchlicher Raum von rechteckiger Form vorhanden (Abb. 152), dessen Westwand allein noch erhalten, nur 35 cm dick, durch fünf Pilaster verstärkt und inwendig mit einem echt merowingisch-fränkischen bunten Steinmuster geschmückt ist: oben Achtecke, darunter übereck gestellte Vierecke, unten das bekannte petit appareil (Abb. 153, Tafel XLI). Die einfachen Pfeilerkapitelle der Pilaster tragen einen längslaufenden Architrav. Einst vorhandene weitere zwei Pilaster sind in romanischer Zeit durch eine Tür verdrängt. Die Ostwand muß ebenso gegliedert gewesen sein; an ihren dünnsten Stellen ist sie von gleicher Stärke wie die westliche. Dazwischen

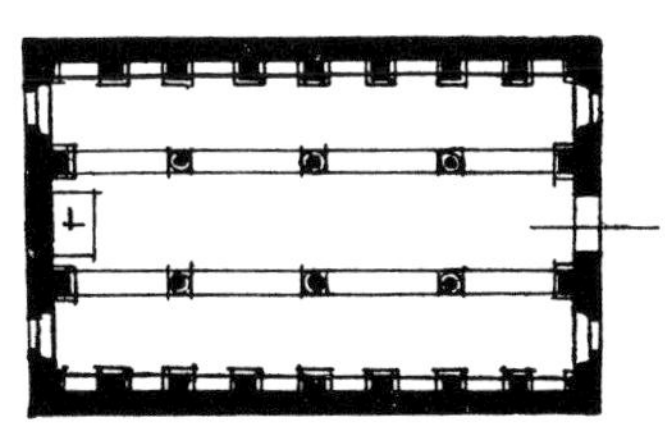

Abb. 152. Jouarre. Ursprünglich.

standen parallel mit diesen beiden Wänden zwei Reihen von je drei Säulen, annähernd auf denselben Plätzen wie heute. Kurz, es wird anfänglich ein dreischiffiger flachgedeckter Raum gewesen sein, merkwürdigerweise von Norden nach Süden gestellt; die Eingangstür wird demnach im Süden gelegen haben; der Altar nördlich.

Als man dann die Kirche darüber erbaute, ergab sich zu diesem Zwecke die Notwendigkeit einer Verstärkung der Nord- und Südmauern der jetzigen Krypten, die durch eingebaute starke Pfeiler erreicht wurde. Die Särge standen im Ostschiff.

Eine Verlängerung der Unterkirche nach Süden erfolgte nach 700; man baute damals für den Hl. Ebregesil, Bischof von Meaux († 700), eine besondere Grabkapelle an und stellte dessen Sarkophag darin auf. Im 10. oder 11. Jahrhundert wurden die beiden Krypten mit Kreuzgewölben versehen. Da ergab sich der Gewölbeeinteilung halber eine geringe Verschiebung der Säulen in dem ältesten Teil (der St. Pauls-Krypta). Zugleich errichtete man an der Ostseite eine Estrade, in die man die Särge begrub; die drei Säulen wurden verkürzt und auf die Estrade gestellt; oberhalb der Särge errichtete man nun reichverzierte Scheinsärge (Kenotaphien), die heute noch den besonderen Schmuck der Krypta bilden (Abb. 154, Tafel XL). Leider hat man 1884 die Estrade wieder großenteils beseitigt und so der Begräbniskirche ihre frühere Eigenart teilweise geraubt.

Es erübrigt noch zu sagen, daß die andere, die St. Ebregesil-Krypta wohl damals (oder noch später?) eine Vergrößerung nach Westen erfuhr, die auch Veränderungen im alten Teil mit sich und allerlei romanische Formen in die alte Krypta hineinbrachte; die Ebregesilkrypta selber ist überhaupt viel roher, eigentlich nur eben einigermaßen notdürftig, meist aus Bruchstücken, zusammengestümpert.

Aus merowingischer Zeit haben wir demnach an den beiden alten Bauwerken (620—700) nicht mehr sehr viel im Original vor uns. Immerhin in der Paulskrypta die erwähnte Lang-(West-)wand und die sechs Marmorsäulen. Letztere haben alle weiße Marmorkapitelle und Basen und verschiedenartig gefärbte marmorne Schäfte. Dem edlen Material nach müssen wir auch hier Import aus dem Osten annehmen; ein einziges Kapitell dürfte vielleicht von einem alten römisch-gallischen Bau entnommen sein. Die Zeit der Herstellung der Kapitelle dürfte sonst ziemlich der Bauzeit der Kirche entsprechen; es scheint, als ob solche Arbeiten auf Bestellung in einem bestimmten Geschmacke in der Ferne hergestellt worden wären. So kehrt das bekannte schöne Kapitell der östlichen Mittelsäule in ganz ähnlicher Form der umgekehrten Ranken und des gekehlten Kelches mit Eierstab in der Krypta von St. Brice zu Chartres und an St. Christophe zu Suèvres (Abb. 155, Tafel XLI) wieder, an ziemlich gleichzeitigen Bauwerken in ganz verschiedenen Gegenden Frankreichs. Auch der kannelierte Kapitellkelch wiederholt sich bei vier der sechs doch recht verschiedenen Kapitelle, wird überhaupt um jene Zeit oft gefunden, so auch in St. Jean zu Poitiers.

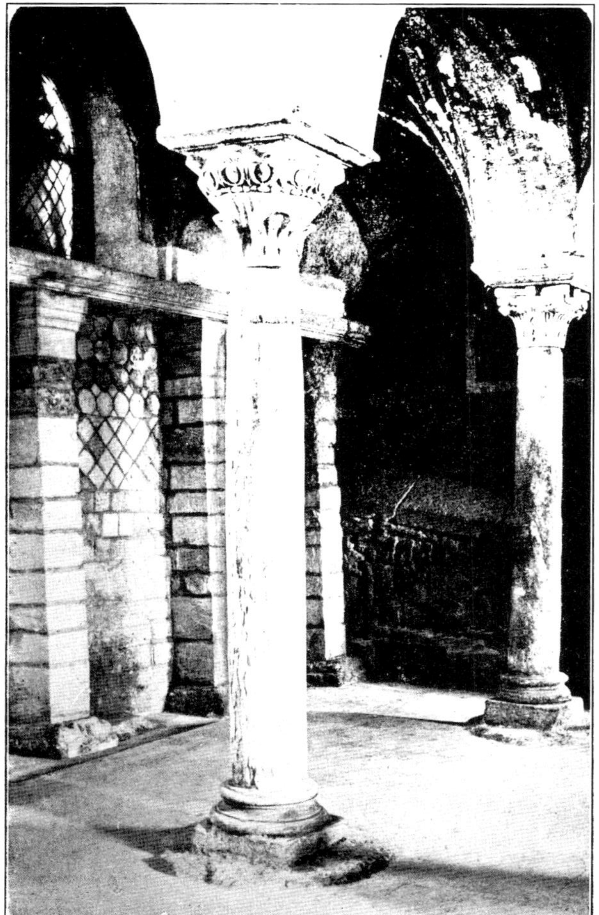

Abb. 153. Jouarre. Krypten.
(Phot. Jubeaux, Jouarre.)

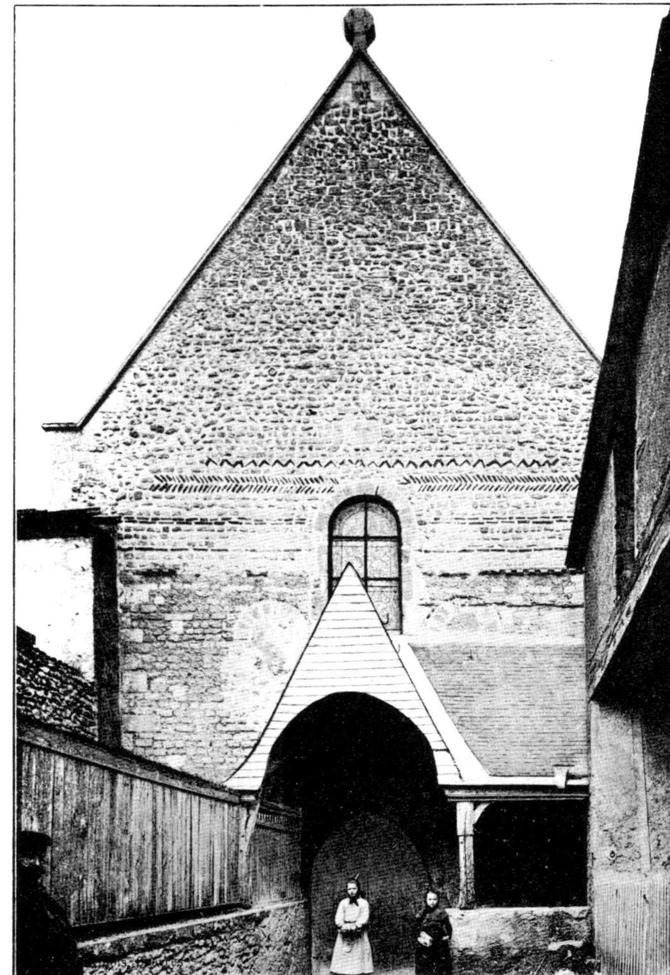

Abb. 155. S. Christophe zu Suèvres. Westfront.

Es scheint demnach, wenn auch das edle fremdländische Material so vieler Säulen an den Gebäuden jener Kunst den Import dieser Teile aus dem Osten oder Süden zu bezeugen scheint, wenigstens bei der Bestellung solcher Stücke ein bestimmter Geschmack und ein gewisses System gewaltet zu haben, die es ermöglichten, daß die merowingischen Bauwerke dieser Art und Zeit einen auffallend übereinstimmenden Charakter auch in diesen Teilen tragen.

Das Einzelne der nicht mehr dieser Bauweise angehörigen Nachbarkrypta St. Ebregesil ist dagegen, wie bemerkt, von großer Ungeschicklichkeit und in gewöhnlichem Steine, so gut und so schlecht als es eben ging, den Arbeiten des älteren Teiles nachgearbeitet. Eine klarere Gruppierung im Grundriß läßt sich aber da anerkennen: im Osten eine Art Apsis mit eckiger Altarnische, die mit Säulen eingefaßt ist, die Öffnung dazu von drei Säulen getragen, davor ein kleines säulengetragenes Schiff mit Kreuzgewölben; in diesem sind mehrere romanische Kapitelle und zum Teil auch Säulen später eingefügt.

Noch einige wirkliche Krypten sind zu erwähnen als aus so früher Zeit stammend; doch sind dies gleich von Anfang an gewölbte kleine Räume mit Konfession und Wandelgang ohne besondere Charakteristik; so St. Aignan in Orléans, St. Brice in Chartres, zwei sogar in der ersten alten Merowingerhauptstadt Soissons, und die an St. Germain in Auxerre, die im allgemeinen sich von den originalen Krypten der übrigen Welt formal nicht nennenswert unterscheiden.

Wenn wir dagegen eine wirkliche Merowingerkirche noch halbwegs aufrechtstehend sehen wollen, so müssen wir wieder über Deutschlands Grenze gehen. In Metz, der einstigen Hauptstadt von Austrasien, ist sonst fast alles den späteren Kriegsbauten zum Opfer gefallen, von den Residenzen der Könige und der Kaiser bis zu ihren Begräbnisstätten (noch Ludwig der Fromme war dort im Arnulfkloster bestattet). Aber ein Bauwerk, die St. Peterskirche (heute militärische Brieftaubenstation) auf der Zitadelle, ist noch übriggeblieben; wenn auch nur in den äußeren Schiffswänden. Eine dreischiffige Basilika, deren Schiffarkaden freilich in späterer Zeit ganz erneuert sind, die zuletzt in gotischer Zeit im Innern völlig geändert ist. Aber es läßt sich immer noch ersehen, daß der Bau den spanischen des 8. Jahrhunderts in der Anlage ähnlich war, am meisten dem Kirchlein zu Val de Dios. Westlich eine Vorhalle mit Empore, dann das Schiff, von dem man leider nicht einmal mehr sicher weiß, ob die obere Wand des Mittelschiffes von Säulen oder Pfeilern getragen war; ersteres ist das wahrscheinlichere, da sich der Rest eines marmornen Säulenschaftes vorfand; im Osten eine vermutlich rechtwinklige Apsis. Das kleinsteinige Mauerwerk ist, wie die Umfassung der nördlichen Tür und die Bögen der Westwand, mit Backsteinschichten durchschossen; über der Westempore eine Bogenstellung auf drei Säulen ohne Kapitell. Von wichtigen Architekturteilen scheint sonst so gut als nichts mehr erhalten, außer dem Reste eines Türsturzes, der ein halbrundes Tympanon gebildet haben muß, doch nur aus zwei Balken über-

Metz, St. Peter

einander gebildet, ohne wirkliche Bogensteine: dieser Rest (Abb. 56), dessen rechteckige Türöffnung darunter etwa $1{,}05^{m}$ licht gehabt haben muß, ist im Halbrund ringsum mit runden kleinen Rosetten eingefaßt, inmitten waren drei größere Rosetten, die Zwickel sind mit allerlei Blatt- und Schmuckwerk in Linien und Kerbschnitt, der viereckige Türrahmen mit einer Reihe von eckigen eigentümlichen Knöpfen gefüllt. Dieser Türsturz gehört als besondere Seltenheit zu den wertvollsten Überbleibseln seiner Art.

Noch ein kleines Kapitell (Kragstein) ist da (s. Abb. 75), vorne eine Art Büste in Relief eingetieft enthaltend, scheinbar römisch, vielleicht wirklich ein solcher umgearbeiteter Rest, doch an den Seiten Blattwerk entschiedenster germanischer Art, mit den bekannten vertieften Rippen und Einschlitzungen, wie im Langobardischen und Westgotischen.

Beim Durchsuchen der romanischen Pfeiler des Mittelschiffes fand man außerdem prächtige Reste von Schranken in Kalkstein. Also offenbar war eine innere Abgrenzung wie bei den langobardischen und spanischen Kirchen vor dem priesterlichen Teile des Schiffes oder dem Chor einst vorhanden; ob auch mit Säulen und Querwand oder Balken darüber ist nicht mehr zu bestimmen. Doch wahrscheinlich ohne solche, da keinerlei Rest davon zeugt.

Die Felder und Pfosten dieser Schranken sind von hohem Reiz und gut altgermanisch (Abb. 156, 157, Tafel XLII); erinnern teilweise stark an langobardische Arbeiten, sind jedoch weit mehr nordisch im Charakter, schon insofern, als richtige Verschlingungen von Schlangen, Drachen und dergleichen statt Flechtwerk allein vorkommen; die Felder sind öfters, wie es scheint, zur Ausfüllung mit andersfarbigem Steinwerk schachbrettartig und ähnlich vertieft, echt merowingisch bunt. Diese Art von Zierung hat sich ja bekanntlich lange erhalten und weiter gepflanzt, so im Puy (St. Michel de l'aiguille) an N. D. du Port zu Clermont und vielen ähnlichen Bauwerken.

Dabei ist noch ein Pfosten von besonderer Form vorhanden, eine flache Nische mit einer Figur darin (wie es scheint Christus) auf der Vorderseite enthaltend. Die gewundenen Säulchen, die diese Nische einfassen, der Spitzgiebel mit Krabben besetzt, die Behandlung, als flachstes Relief auf Grund gesetzt, entspricht völlig der wohlbekannten langobardischen Weise, doch ist alles ein wenig rundlicher, nicht so scharfkantig eingeritzt. Es mag dies vielleicht der Rest eines Eckpfostens der Schranken sein.

Köln, Römerturm

Der wohl ältere doch auch dieser Richtung angehörige „Römerturm" zu Köln ist schon erwähnt worden; er mag ins 6. bis 7. Jahrhundert gehören. Merowingerkönige, so Sigibert, wohnten ja oft und lange in der rheinischen Stadt.

Die Fläche des runden Turmes ist völlig bedeckt mit den heitersten Mustern der Flächendekoration in Stein und in Ton in verschiedener Farbe. Fischgrätenfriese, Bänder, Räder, Pyramiden, Giebel, Dreiecke, übereck stehende Quadrate, sogar tannenbaumartige Gebilde (wohl Pal-

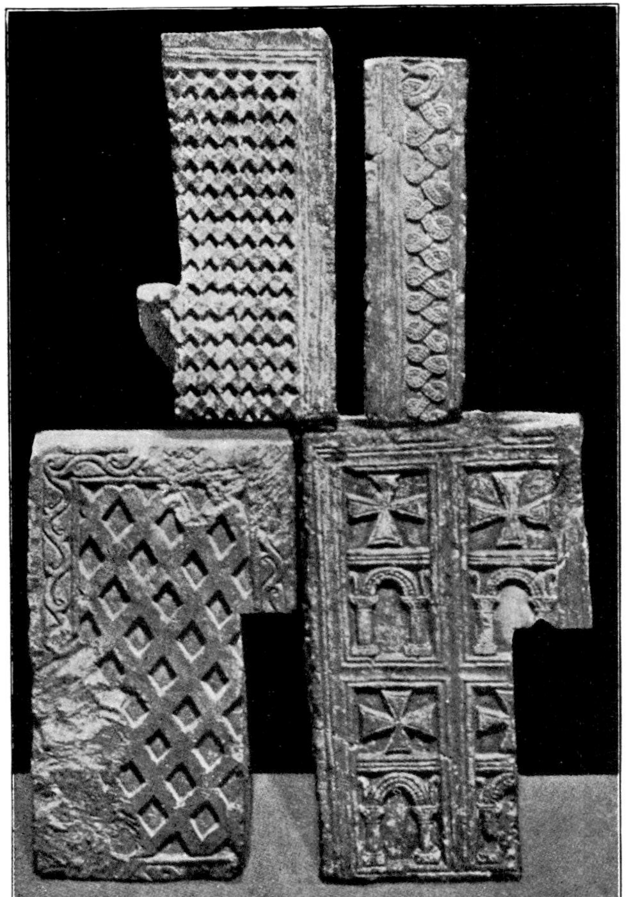

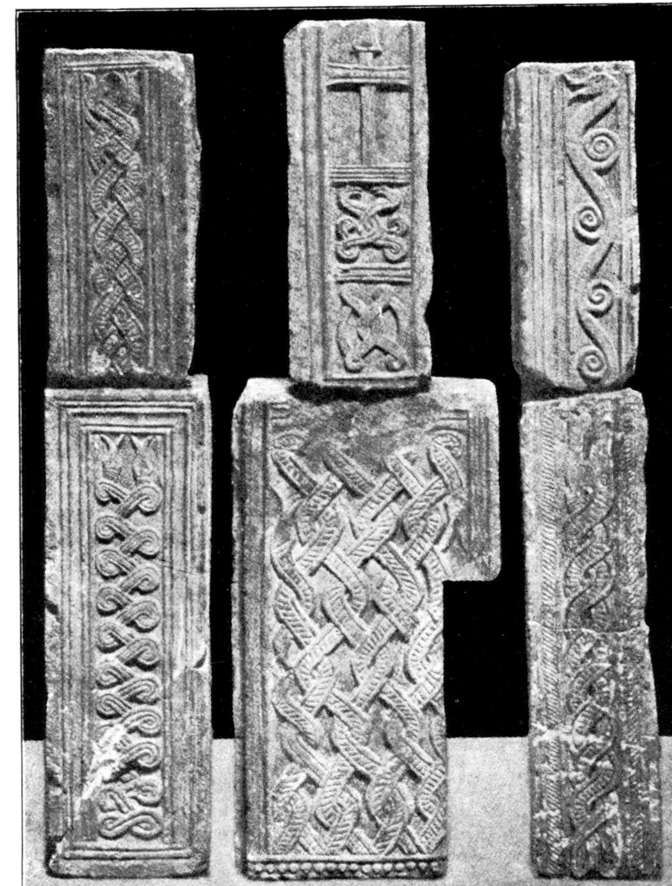

Abb. 156 u. 157. Metz. S. Peter. Von den Schranken.
(Nach Knitterscheid in: Jahrb. des Lotr. Gesch.-Vereins.)

men) bedecken in heiterster Fülle reihenweise über- und nebeneinander die ganze Fläche des Mauerzylinders (Abb. 158).

Von Profanwerken der früheren fränkischen Zeit scheint leider alles verschwunden; nur der alte merowingische Königssaal zu Aachen ist in seinen Substruktionen noch im Unterbau des alten Rathauses erhalten. So wenig dies auch ist, so interessant ist doch die Vergleichung des Grundrisses mit dem des Königssaales S. Maria de Naranco in Spanien.

Aachen, Königshalle

In beiden Fällen ein langer Bau, mit der Hauptfront nach Süden gerichtet; an den Enden hier Rundungen, vielleicht ebenfalls Ausblicksterrassen. Wo der Eingang war, ob an den Enden oder mitten, ist nicht

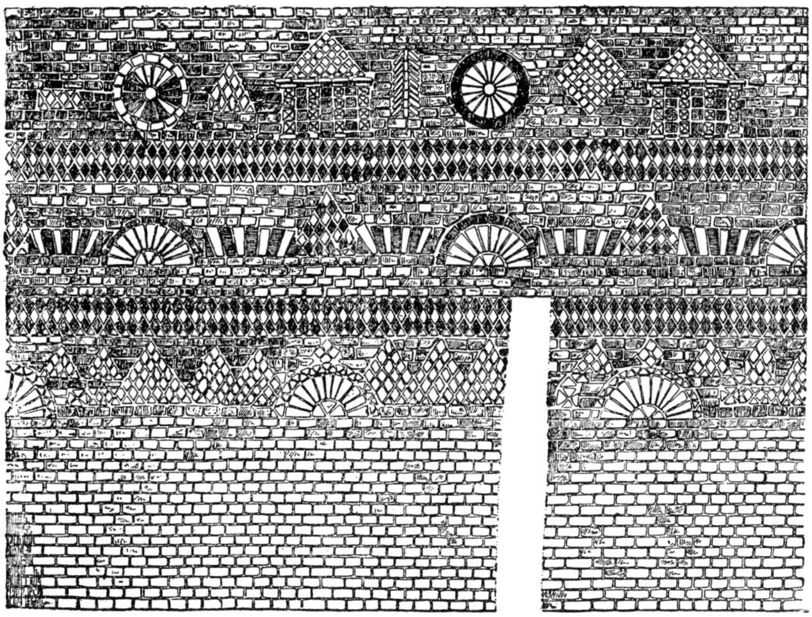

Abb. 158. Römerturm zu Köln. Nach Holtzinger.

sicher; wahrscheinlich das erstere. Das Untergeschoß der Länge nach in fünf (oder sieben?) Räume durch Wände quer geteilt, welche der Einteilung des Saales darüber durch Säulen entsprachen. Diese Säulen bildeten bei größerer Breite hier eine mittlere Säulenreihe, genau wie solche noch in Goslar vorhanden ist, dessen Kaiserhaus auch im übrigen in überraschender Weise mit der Aachener Anlage übereinstimmt, ganz offenbar eine großartige Nachbildung des merowingischen Saales im Westen.

Es ist hier der Ort, um nochmals auf die geradezu erstaunliche Übereinstimmung des Grundrißtypus aller Königshallen aufmerksam zu machen. Sie scheinen ausnahmslos in der Längsrichtung in 5 oder Joche geteilt gewesen zu sein, im Untergeschoß 3—7 Räume enthaltend; die Zugänge mitten oder an den Enden. Ein allerletztes Beispiel dieser Art ist die Haakonshalle in Bergen, schon frühgotisch (1261), dort wieder mit 7 Fenstern in der (hier westlichen) Front und Treppenzugang am Ende; mit 3 untergeordneten Räumen im Untergeschoß; darunter noch ein Keller; oben der Saal, an dessen östlicher Längswand sich mitten der Hochsitz, an beiden Enden je ein Kamin befand.

So haben wir also vier merkwürdig übereinstimmende Beispiele: Naranco, Aachen, Goslar und Bergen, sozusagen genau nach demselben Grundrißschema erbaut. Man möchte fast glauben, daß der Teilung des Grundrisses eine symbolische oder ähnliche Bedeutung zugrunde gelegen hätte; vermutlich sind diese vier steinernen getreu nach den sicher einst sehr zahlreichen Hallen in Holzbau gestaltet gewesen.

Trier, Frankenturm

Ferner ist in Trier noch ein höchst merkwürdiges Profanwerk wohl spätester fränkischer Zeit vorhanden: der Frankenturm in der Dietrichsgasse (Abb. 159, Tafel XAIII). Von solchen Bauwerken, propugnacula genannt, kannte man vor zweihundert Jahren dort noch fünf; heute steht noch dies einzige; wohl ein Wohnturm, gleichzeitig zur Verteidigung geeignet. Es ist ein länglicher Bau von etwa 16½ m Länge auf 9½ m Breite, jetzt noch zwei Stockwerke nebst einem Dachstock über einem 7½ m hohen tonnengewölbten Keller enthaltend; ursprünglich sicher 4—5 Stockwerke hoch. Das Einfahrtstor ist von neuerer Entstehung; die beiden niedrigen Untergeschosse (heute zu einem vereinigt) haben ganz kleine Fenster, das Hauptgeschoß dagegen nach der Straße zu zwei doppelte Bogenfenster mit je einer Mittelsäule, das Prunkstück des Gebäudes. Dieses ist im Äußeren durchaus höchst altertümlich, das Mauerwerk im Sockel aus Quadern, darüber petit appareil (aus römischen Quaderchen) mit doppelten Ziegelschichten durchschossen und Eckquadern. Sichtbarlich waren die unteren Geschosse zu wirtschaftlichen Zwecken bestimmt, der große Raum im zweiten Obergeschoß aber der Hauptsaal, in dem folgenden Stockwerk wohl die Schlafräume. Eine Treppe ist nicht festzustellen; sie mag, in Holz hergestellt, inwendig in die Höhe geführt haben. Vom Kamin ist im Saal ein Rest, später erneuert. — Das sehr interessante Fensterpaar ist durch einen quadratischen Mittelpfeiler getrennt, Gesimse überall nach karolingischer Art antikisierend, die zwei Teilsäulchen (Abb. 52) aber ohne Kapitell nur einen Kämpferstein tragend, der Schnecken am Ende zeigt. Die Basis attisch. Aller Wahrscheinlichkeit nach ist der Bau aus dem 9. Jahrhundert, wenn nicht älter, und dürfte der wertvollste Profanbau unserer ältesten Zeit in Deutschland sein. Das Äußere von prachtvoller Derbheit, im 19. Jahrhundert mit einem Pultdach abgedeckt.

Winkel, Graues Haus

Ein in romanischer Zeit erweitertes kleines Haus der fränkischen Zeit finden wir außerdem in Winkel im Rheingau im „grauen Hause" erhalten; vielleicht wirklich einst das Wohnhaus des fuldischen Kirchenlichtes Rhabanus Maurus um 850. Wie Eichholz in überzeugender Weise nachwies, ist der ursprüngliche Kern des Hauses noch völlig wohlerhalten, er besteht aus einem etwa 7 m breiten und 14 m langen zweistöckigen Gebäude, an den sich im Oberstock westlich eine kleine Kapelle

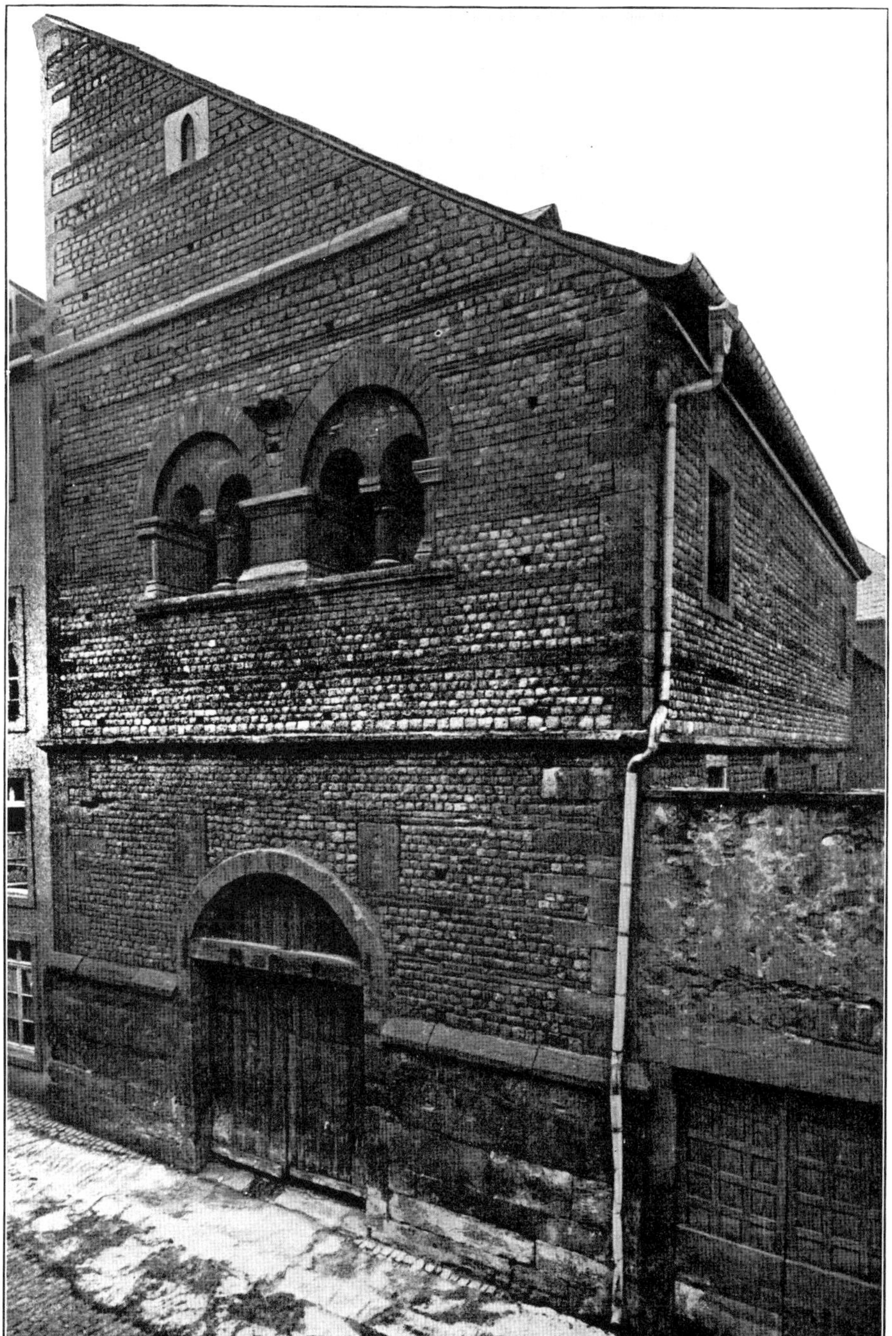

Abb. 159. Trier. Frankenturm.
(Phot. Gary, Trier.)

mit eingetieftem Kreuz im Türsturz anlegt; unter ihr wird sich die Küche befunden haben; das obere Stockwerk war vermutlich durch eine äußere Freitreppe an dieser Stelle zugänglich, bestand also, wie in Trier der Frankenturm, aus einem Raume, in dem sich ebenso die Spur des Kamins an der Südseite noch vorfindet. Von großem Interesse sind an diesem Bau die wenigen erhaltenen Architekturteile: ein Doppelfenster nach Osten mit schwerem Sturz, in dem zwei blinde Bögen angearbeitet sind; im Mittelpfosten sind echte Kerbschnittverzierungen eingetieft, auch ein ebensolches Kreuz zwischen den Bögen. Die zwei dreifach geschlitzten Ostfenster des Erdgeschosses haben einen Sturz mit einer dachförmigen eingegrabenen Linie mit runden Akroterienandeutungen; ein ähnlicher Sturz findet sich über dem später verschobenen Eingang zur Küche.

Diese beiden steinernen Wohnhäuser werden uns also wohl in ihrer so unendlich einfachen Anlage die älteste Form von solchen Gebäuden in Deutschland darstellen und sind von höchstem Interesse, wenn auch vielleicht erst in der karolingischen Zeit entstanden. Ihre Formgebung entspricht denn auch noch völlig der der allerersten Anfänge unserer Steinbaukunst.

Ein Bau ganz besonderer Art aber steht noch in Frankreich, eine kleine doch hoch merkwürdige Kirche, wenn auch gänzlich „restauriert", doch auch so ein charakteristisches Werk, das wir seiner Art nach immer noch als fränkisch-merowingisch bezeichnen dürfen, wenn es auch erst 806, also zur Zeit Karls des Großen, erbaut ist: die schöne Zentralkirche zu Germigny-des-Prés bei Orleans. Theodulf, Bischof von Orleans erbaute und stattete sie aus; sie galt als ein besonders schönes Werk nach dem Muster der Palastkirche zu Aachen, mit der sie aber gar nichts gemein hat, als die Zentralität des Grundrisses. Die Reste ihrer Ausstattung beweisen uns, daß der Bau tatsächlich über das Gewöhnliche hinausging; leider hat die unverständige Herstellung 1867 fast die ganze Kirche erneuert und sie eines bedeutenden Teiles ihres historischen Wertes beraubt. Trotzdem ist genug geblieben, um das einstige bedeutsame Werk auch in seinem verschwächten Abbild schätzen zu können. **Germigny-des-Prés**

Die Grundrißanordnung (Abb. 160) ist eine seit der Zeit der Römer oft vorkommende: ein viereckiger Mittelraum (Kuppel oder Turm), auf dessen Seiten vier kurze Tonnengewölbe quer aufstoßen; die übrigbleibenden Ecken sind hier mit kleinen Kuppeln überwölbt. Dazu kommen vier Apsiden von hufeisenförmigem Grundriß auf den vier Seiten; auf der Ostseite war die Apside früher noch von zwei kleineren flankiert.

Es ist nicht wahrscheinlich, daß die verschwundene westliche als Eingang diente; in meinem Herstellungsvorschlag sind zwei Eingänge zu deren Seiten angenommen. Später wurde hier ein kurzes dreischiffiges Langhaus angebaut.

Ob der Mittelraum, der sich zu einem Turme erhebt, früher auch eine Kuppel besaß, ist nicht mehr zu wissen; auf Grund baulicher Reste glaube ich es nicht.

Die allgemeinen Grundzüge der Anlage haben zwar wie selbstverständlich nichts spezifisch Germanisches, scheinen vielmehr eher nach Osten zu deuten; indessen ist darauf hinzuweisen, daß das Motiv der Stützung des Mittelraumes durch gegengestellte Quertonnen an germanischen Kirchen mit Vorliebe gebraucht und sogar zu einem bedeutungsvollen System entwickelt ist; so hervorragend in S. Miguel de Lino in Spanien und später in Aachen. Daher ist seine Verwendung auch hier nicht ohne Bedeutung. Ferner ist die Anordnung von drei hufeisenförmigen Apsiden im Osten nebeneinander, wie es scheint, nur ger-

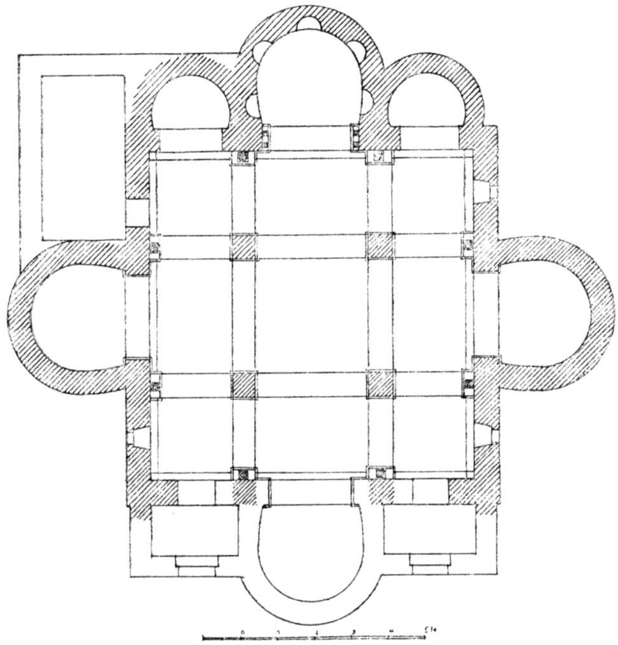

Abb. 160. Germigny-des-Prés. Grundriß.

manischen Kirchen eigen: S. Miguel de Escalada bei Leon (Spanien), Disentis und Münster (Schweiz). So bietet sich schon im Grundrisse mehreres von Bedeutung; das eigentlich Wichtige liegt aber im Formalen.

Zunächst in der konsequenten Durchführung des Hufeisenbogens, sodann in der Holzmäßigkeit aller Gesimse und der höchst eigenartigen Behandlung der Stützen; schließlich noch in der Durchführung einer reichen Ausschmückung in Stuck.

Es bietet übrigens die Kirche einen in ihrer Art bedeutenden Eindruck und eine räumlich vortrefflich wirkende Abstufung (Abb. 161); der zentrale Innenraum ist ein überraschend schöner und weihevoller, ausgezeichnet in den Verhältnissen und der Durchführung; und wenn ein großer Teil des Schmuckes, vor allem der Stuckteile, leider erneuert ist, so ist die Wirkung des Ganzen unzweifelhaft doch noch ungefähr die alte (Abb. 162). Reste der originalen Stukkaturen sind im Museum zu Orleans aufbewahrt und gestatten einigermaßen eine Würdigung der ursprünglichen Behandlung.

Was uns im Innern besonders auffällt, ist die außerordentlich selbständige Behandlung des Details, das in vieler Hinsicht sich der spanischen Art nähert, von der antikisierenden der karolingischen Zeit sich aber ebensosehr entfernt.

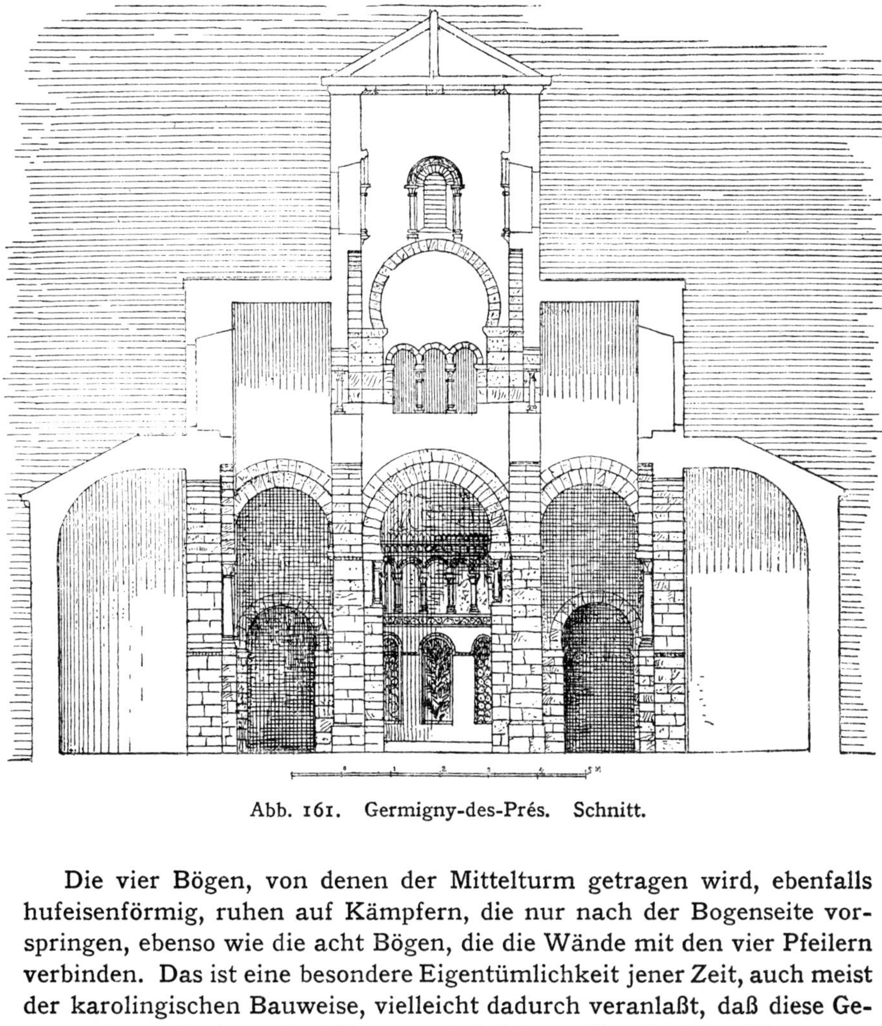

Abb. 161. Germigny-des-Prés. Schnitt.

Die vier Bögen, von denen der Mittelturm getragen wird, ebenfalls hufeisenförmig, ruhen auf Kämpfern, die nur nach der Bogenseite vorspringen, ebenso wie die acht Bögen, die die Wände mit den vier Pfeilern verbinden. Das ist eine besondere Eigentümlichkeit jener Zeit, auch meist der karolingischen Bauweise, vielleicht dadurch veranlaßt, daß diese Gesimse dazu dienten, die hölzernen Lehrbögen für die Einwölbung der Bögen zu tragen. Die Kämpfer (Abb. 54) sind ganz charakteristisch germanisch; auf dichten Reihen kleiner Klötzchen oder Konsolchen ruhend haben sie an ihrer Vorderfläche Flechtwerk oder eine Nachahmung kleiner gedrehter vertieft eingelassener Baluster, also richtiger Drechslerarbeit.

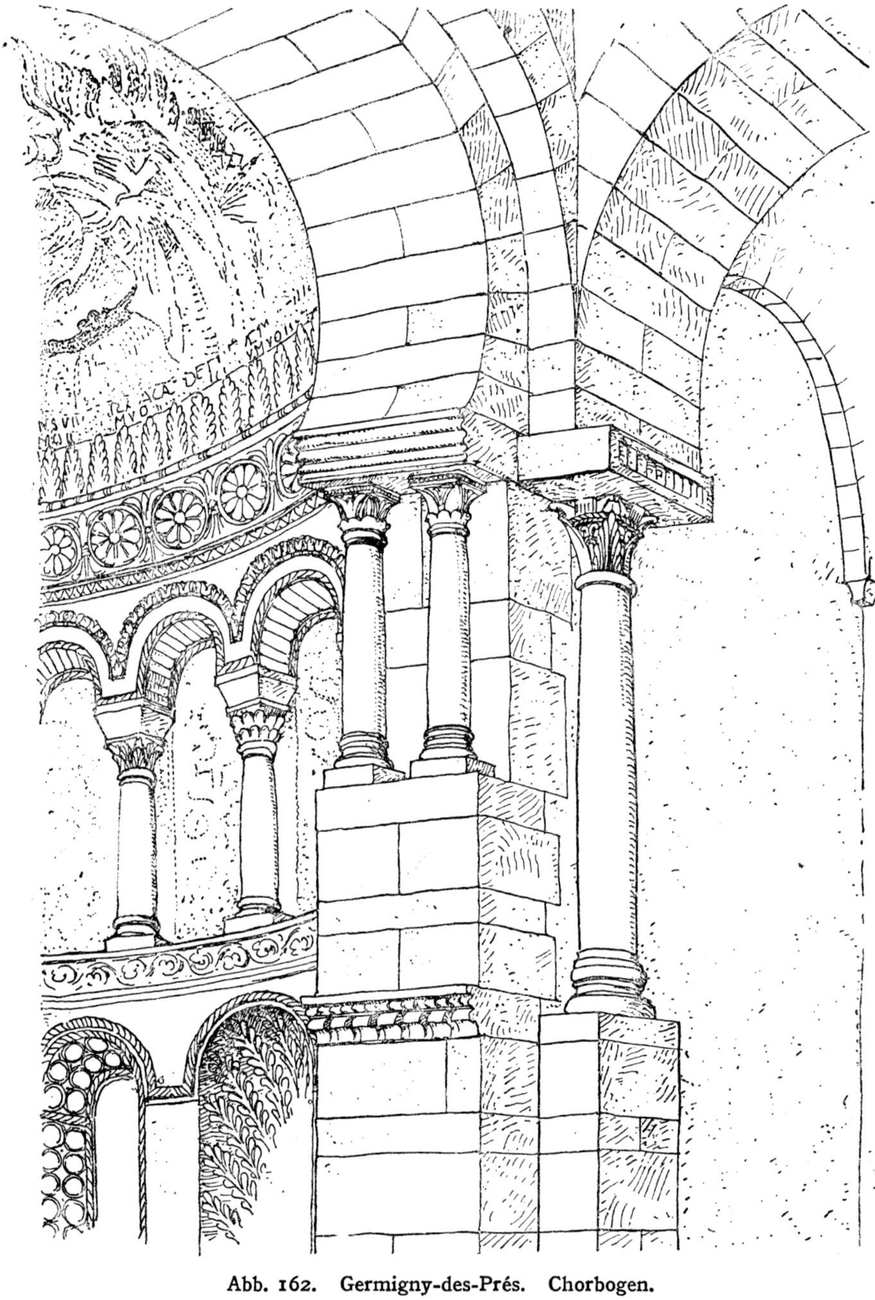

Abb. 162. Germigny-des-Prés. Chorbogen.

Das erscheint auch in der gleichzeitigen angelsächsischen Baukunst. An den Außenwänden sind die Kämpfer einfach profilierte Klötze von der Breite der Bögen und ruhen auf vorgestellten freien Säulen. Dies erinnert lebhaft an das Bogenauflager in S. Miguel de Lino (Abb. 126). Im Chorbogen stehen an dieser Stelle je zwei viel kleinere Säulchen. Die vier Tonnengewölbe der Arme öffnen sich oberhalb der mittleren Bögen mit einer kleinen dreiteiligen Arkade auf je zwei Säulchen nach dem Mittelraum zu, dorther Licht empfangend. Diese Arkade erinnert lebhaft an die späteren romanischen; die Säulen tragen hier auch den schweren sattelholzartigen Stein als verbreitertes Auflager für die tiefen Bögen, dessen Profilierung wieder eine völlig holzmäßige ist. Die Gruppe ist

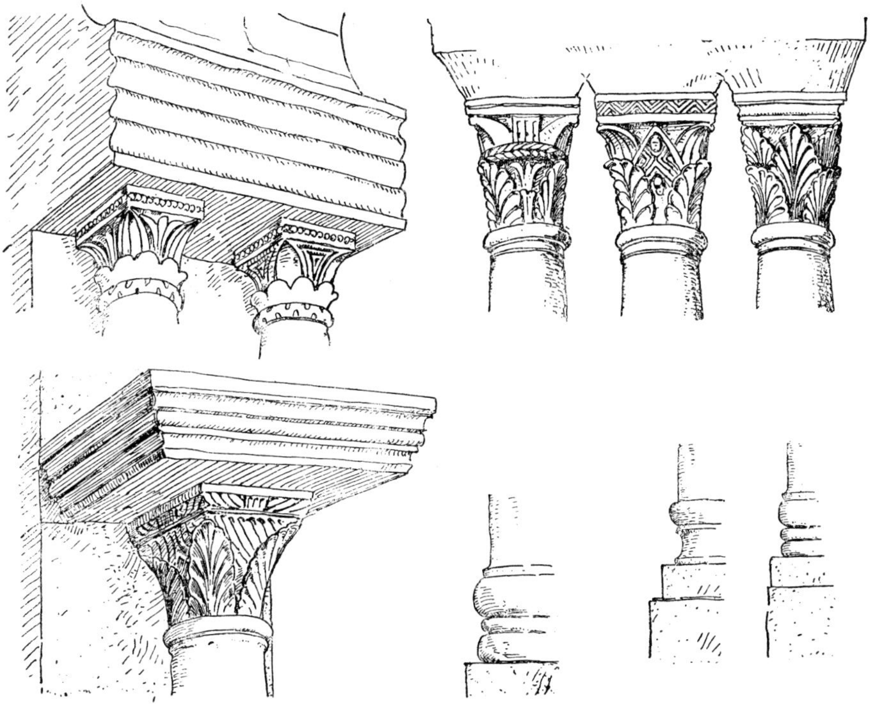

Abb. 163. Germigny-des-Prés. Details.

von einem Wandblendbogen auf Pfeilerecken eingefaßt, im Stockwerk darüber befindet sich ein Rundbogenfenster auf jeder Seite.

Das Innere der Chorapsis zeigt unten zwei Nischen, sowie neuerdings drei Fenster. Die Nischen dürften sich wiederholt haben, auch die anderen Apsiden werden ursprünglich fensterlos gewesen sein. Über den Fenstern der Altarnische läuft eine vorgesetzte Zwerggalerie auf kleinen Säulchen.

Alle Säulen zeigen ohne Ausnahme höchst besondere Kapitellbildung, die nur ausnahmsweise entfernt an die korinthische erinnert: Blätter an den vier Ecken, kleine Ranken, meist aber Rippungen und Riefungen der Flächen, schräg oder gerade; kurz eine wieder völlig holzmäßige Behandlung, der der gleichzeitigen Kapitelle von S. Tirso in Oviedo und Adriano zu Tuñon verwandt (Abb. 163). Die Basen meist mehr als Ringelung aufgefaßt.

Oberhalb der vier Apsidenbögen befinden sich noch Fenster, rundbogig, nur das östliche rechteckig, zur weiteren Beleuchtung des Schiffes dienend. Andere scheinen ursprünglich gefehlt zu haben, was der inneren Lichtwirkung sicher bedeutend zustatten kam.

Eine einst vorhandene alte Tür nach Norden ist leider verschwunden; eine Aufnahme von Bouet 1867 gibt uns aber davon eine Vorstellung; ihre Umrahmung bestand aus drei ganz holzmäßig profilierten Steinbalken, von denen der Sturz schräg in Dachform geschnitten war.

Was aber die Kirche einst besonders zierte und ihr den höchsten Glanz gab, wovon auch noch erhebliche Reste vorhanden sind, das war ihre reiche dekorative Ausstattung, die durch einen Brand gegen Ende des 9. Jahrhunderts, wohl von den Normannen angelegt, zuerst stark beschädigt wurde. Ein alter Chronist erzählt:

„Hier erbaute Abt und Bischof Theodulf eine Kirche so wunderbarer Arbeit, daß in ganz Neustrien kein Werk gefunden wurde, das diesem ehe es verbrannt wurde, verglichen werden durfte. Denn die ganze Basilika in Bogenwerk (= Wölbung) errichtend, verschönerte er ihr Inneres mit Blumenschmuck aus Gips und Mosaiken und ihr Pflaster mit marmornem Bildwerk, daß die Augen der Schauenden sich an solch schönem Anblick kaum ersättigen konnten."

In der Tat sind hiervon immer noch bemerkenswerte Spuren vorhanden; bei der Herstellung der Kirche ist der Stuck meistens, manchmal willkürlich, erneuert, doch gibt die Herstellung wenigstens in der Hauptsache ungefähr den alten Zustand wieder.

Zunächst sind die oberen Fenster des Mittelturmes mit Halbsäulchen und einer reichen Archivolte in Stuck eingefaßt, die aus einem Tauband mit ringsum laufenden Ornamenten besteht (s. Abb. 65). Das Gesims, auf dem diese Halbsäulen ruhten, fehlt heute. Das Einzelne ist in der Behandlung oft kerbschnittmäßig. Die kleinen dreifachen Arkaden darunter mögen solchen Zierat ebenfalls besessen haben, denn ihre Bögen sind nur verputzt gewesen. Das viereckige Ostfenster über dem Chorbogen hatte ebenfalls eine mehrfach geknickte Stuckbekrönung; vor allem aber ist die Chorapsis reich geschmückt. Die unteren Nischen sind mit langgestrecktem noch originalem Blattwerk gefüllt, Bögen, Gesimse und Zwickel bis zur Wölbung ornamentiert. Reste in Orleans erweisen, daß alles dies der alten Dekoration nachgebildet ist. Unter dem Putz hat man bei der Herstellung dann jene obere Zwergsäulengalerie aufgefunden, deren Bogenflächen mit den Resten ornamentaler Mosaiken — aufstrebende Ranken — gefüllt sind; das Gewölbe aber ist mit einem ganzen Mosaikbild bedeckt.

Dieses früher bereits erwähnte Gemälde ist für uns von außerordentlicher Bedeutung: das einzige seiner Art aus karolingischer Zeit in germanischen Landen. Sicher nahe verwandt mit den einst in Aachen vorhanden gewesenen (Abb. 164, Tafel XLIV).

Das Bild ist ernst und tieffarbig von bedeutender Wirkung und stellt zwei große Engel dar, die von oben die mittenstehende Bundeslade

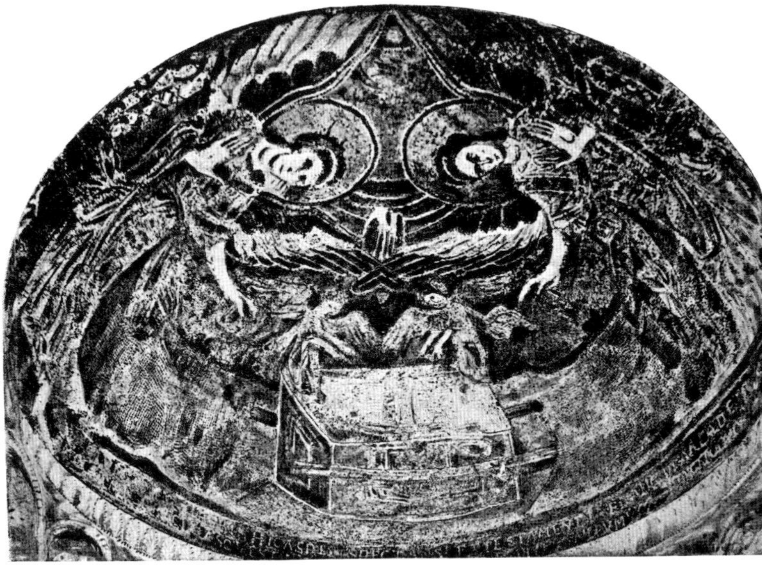

Abb. 164. Germigny-des-Prés. Mosaikbild der Apsis.

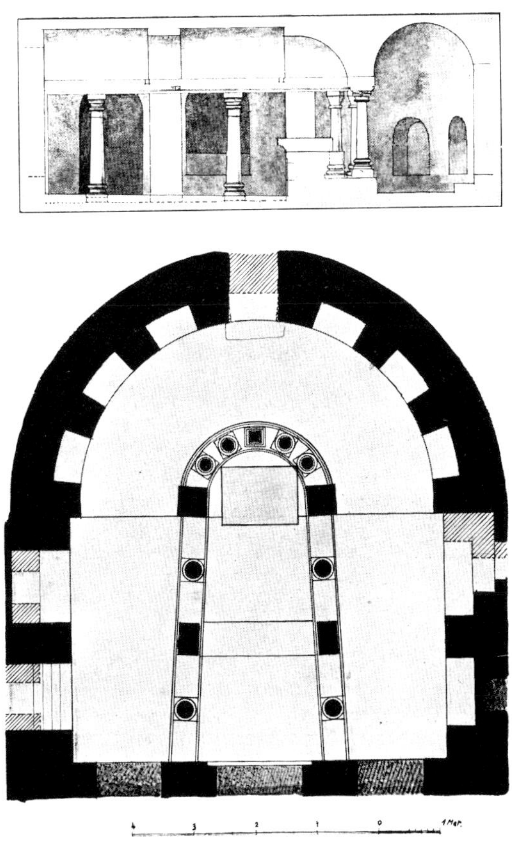

Abb. 167 u. 168. Quedlinburg. Wipertikrypta.

schützen, auf welche eine mitten sich herabsenkende Hand deutet, und auf der noch zwei ganz kleine Engel stehen. Das Ganze von hervorragender Schönheit, gewiß von einem Künstler aus dem Osten ausgeführt. Doch in manchen Kleinigkeiten dem nordischen Geschmacke entsprechend gebildet, vor allem in der an tiefen roten und blauen Tönen, wie Schwarz und Gold reichen Färbung, die stark abweicht, z. B. von der ravennatischen. Auch hie und da, so in der bezeichnenden Verflechtung der Flügelspitzen, direkt germanische Motive zeigend.

Es ist mit einer schönen Bordüre eingefaßt, die Rauten und Sterne aufgereiht enthält; unten ein lateinisches Distichon, das auf die Bedeutung des Bildes hinweist und für den Erbauer Theodulf bittet.

Von diesem Bilde abgesehen haben wir im Formalen des Steinwerkes der Kirche überall Anklänge an die spanisch-westgotische Auffassung zu bemerken, während die Stukkaturen wieder in vielem an die des Oratoriums der Peltrudis in Cividale und an die zu Disentis anknüpfen; kurz, einen im wesentlichen auf der Höhe der damaligen Architekturentwicklung bei den Germanen stehenden Bau. Das wird uns weniger wunder nehmen, wenn wir uns erinnern, daß Bischof Theodulf, der Erbauer, ein Westgote aus Septimanien war, den Karl der Große wegen seiner bedeutenden geistigen Eigenschaften nach Frankreich zog. So war er offenbar auch der Träger der südlichen germanischen Kultur, im Gegensatz zu anderen Helfern Karls, die die italienisch-romanische nach Norden verpflanzten.

Karolingische Zeit

Die Baukunst Karls des Großen schließt sich zeitlich direkt an die bisher behandelte der Merowinger an; doch im Geiste bald weit von ihr abweichend und nur selten mehr ans eigentliche Germanische anknüpfend. Auch ist sie anderweitig hinreichend behandelt und bekannt genug; es liegt denn keine Veranlassung vor, sie noch in den engeren Rahmen unserer Darstellung zu ziehen.

Indessen ist es doch angezeigt, hier wenigstens noch einen kurzen Überblick über die unter Karl und in der unmittelbar folgenden Zeit entstandenen Bauwerke zu geben, um so wenigstens die Anfänge der Steinbaukunst in Deutschland nicht ganz zu übergehen, da unser Vaterland sonst überhaupt nicht zur Erscheinung gelangen würde; da immerhin aber auch die Grenzen zwischen der alten Kunst und der karolingischen sich nirgends völlig scharf ziehen lassen; ferner sind einige Denkmäler selbst noch späterer Zeit dem Geiste nach in die vorkarolingische Periode zu rechnen. Anderseits bewahrt die karolingische Kunst manche Einzelheiten, welche noch zu unserem Gebiete gehören.

Es gilt heute allgemein als feststehend, daß Karl der Große, ein großer und nachdrücklicher Förderer der Kunst, insbesondere der Baukunst, sein Streben doch im wesentlichen darauf richtete und wohl auch richten mußte, das im Süden, in Italien, Geleistete seinem Volke zugänglich zu machen. Es handelte sich in der Tat bei ihm ausschließlich um reinen Import italienischer Kunst; jede Erkenntnis dessen, daß auch den Germanen bereits beschieden war, Bedeutsames zu leisten, mußte ihm fehlen. Seine besondere Bewunderung für Theoderichs des Großen Leistungen auf diesem Felde kann sich also wohl nur auf die Pflege und Fortführung der älteren italienischen Kunst durch diesen König bezogen haben.

Merkwürdig ist dabei, daß des großen Kaisers Bauliebe sich so gut als völlig auf das deutsche Land beschränkte, vielleicht weil er da noch alles, in Frankreich aber nichts mehr zu tun fand. Um Trier, dessen wir oben gedachten, scheint er sich nicht gekümmert zu haben; es erstreckt sich seine fördernde und schaffende Tätigkeit zunächst auf Aachen, dann aber auf den Rheingau und auf die westdeutschen Gebiete.

Aachen, Pfalzkapelle

In Aachen fand er die bereits zur Merowingerzeit bestehende Pfalz vor, die er, wie aus dem Berichte der Zeitgenossen hervorgeht, verschönerte und erweiterte, vor allem aber mit einem weiten Palastbezirk umgab, dessen künstlerischen Höhepunkt seine Pfalzkapelle, die basilica Stae. Mariae, bildete; hier völlig dem folgend, was er im Süden gesehen und schätzen gelernt hatte. Behielt der Saal die Gestalt der alten germanischen Königshallen bei, so verpflanzte Karl in dem Zentralbau seines Münsters eine im Süden und Osten schon gepflegte Idee und Grundform nach Norden. Es erübrigt sich über das Einzelne des Baus hier zu sprechen, gewiß ist, daß wir dessen Vorbilder nicht allein in S. Vitale zu Ravenna und der Rotonda zu Brescia, sondern noch mehr in der Levante zu finden haben. Die künstlerische Ausstattung der Kirche ist durchweg aus der Fremde, vermutlich gänzlich aus Ravenna hierher gebracht; die zahlreichen Säulen stammen aus Theoderichs Palast, wie denn die wenigen noch originalen Kapitelle genau mit solchen aus ostgotischer Zeit in Ravenna übereinstimmen. Der Bronzeschmuck ohne Zweifel ebendaher. Ich habe beim Theoderichdenkmal darauf hingewiesen, daß die Aachener Gitter die Längenmaße der Seiten des letzteren besitzen und unverkennbar ravennatischem Stil folgen. Die bronzene Bärin, der Pinienzapfen und so manches andere selbst jüngerer Zeit sind aus der Fremde hierher gebracht; die Mosaiken und Marmortäfelungen, das opus sectile des Fußbodens ebenfalls von Theoderichs Palast. Nur der Mosaikschmuck der Gewölbe muß neu entstanden sein und lag gewiß in gleichen (byzantinischen) Händen, wie der noch erhaltene von Germigny-des-Prés von 806.

Doch ist ein Neues für uns hier zu beachten: die Abstützung der mittleren Kuppel im oberen achteckigen Umgange durch auf ihre acht Seiten stoßende Tonnengewölbe, sogar mit Ausnahme des östlichen und westlichen Feldes ansteigende (Abb. 165); eine neue Tat auf dem von den Germanen so gepflegten Gebiet der Kombination der Tonnengewölbe zu durchgebildetem und kompliziertem System, wofür wir die Beweise seither so oft gefunden haben.

Ein Weiteres fällt uns hier auf: die Westvorhalle zwischen zwei runden Treppentürmen. Dieses bauliche Motiv scheint nur germanischen Kirchen eigen zu sein und kehrt um jene und die kurz darauf folgende Zeit in Deutschland bis gegen das Jahr 1000 hin oft wieder. So in Köln an

S. Pantaleon, in Bonn, in Münstermaifeld, in Gernrode, in Möllenbeck, in Großenlinden (bei Gießen), wie wir es bereits an der langobardischen Kirche S. Lorenzo zu Verona antrafen, wie ja auch der Rundturm überhaupt, der in Ravenna zuerst auftritt, ein germanischer Kunstgedanke zu sein scheint, der an dem deutschesten aller romanischen Dome, dem zu Worms, seine feinste Höhe erreicht.

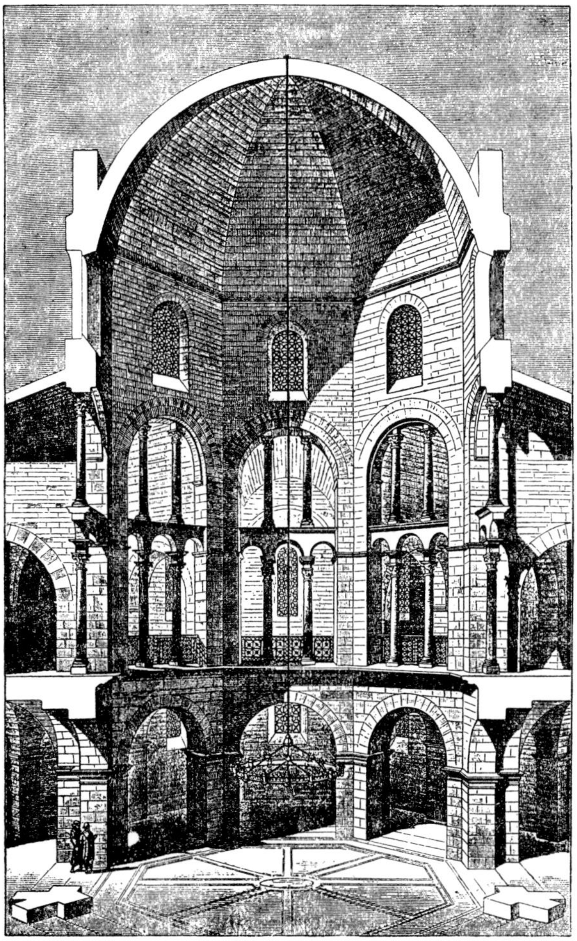

Abb. 165. Münster zu Aachen. Schnitt. Nach Dohme.

Nicht minder ist es nötig, darauf hinzuweisen, daß in den ältesten nordischen Steinkirchen ungemein oft Emporen erscheinen, mehr als sonst irgendwo. Aus welchen Gründen ist noch nicht völlig klar.

Die edle Basilika auf Säulen mit glattblättrigen korinthischen Kapitellen und gerieftem Kämpferaufsatz zu Höchst am Main sei ebenfalls erwähnt. Nicht minder die von Einhard erbauten zwei Pfeilerbasiliken zu Steinbach und Seligenstadt, die Peterskapelle zu Helmstedt, dazu die **Höchst**

Kaiserpfalz zu Nieder-Ingelheim. Hier überall finden wir zwar jenen klassizistischen oder antiken Zug, der Karls Kunst den Namen einer ersten Renaissance verschafft hat; wie aber bereits oben dargelegt, ist er in noch weit höherem Maße und feinerer wie energischerer Ausprägung schon der letzten Zeit seiner Vorgänger eigen, und handelt es sich bei Karl d. Gr., wie es scheint, doch viel mehr um Übertragung der gleichzeitigen nicht der älteren italienischen (oder östlichen) Baukunst nach dem Norden; stehen also seine Bauwerke durchaus auf der Linie seiner eigenen Zeit. Auch der letzte Rest der Pfalz zu Ingelheim, der Saal, zeigt uns eine richtige Übertragung der römischen Basilika, etwa wie Theoderich in Ravenna etwas Ähnliches in der Herkulesbasilika als Börse für die Kaufleute geschaffen hatte, mit schmalen Säulenhallen an der Seite und großer Apsis für den Herrschersitz am Südende. Dieser Saal erweist deutlich, daß sich Karl, wo er ganz neu baute, von der germanischen Sitte auch in der Anlage des Königsaals entfernte und fremdländischer zuneigte.

Ingelheim

Dagegen finden wir aus Ingelheim im Mainzer Museum noch einige bildhauerische Reste, die uns wieder in bekannte Gebiete führen; eine Reliefplatte mit einem säugenden Flügelpferd, in Technik und Behandlung so nahestehend dem Relief aus S. Miguel de Lino in Oviedo, daß wir an eine direkte Verbindung dieser übrigens wohl gleichzeitigen Kunst denken müssen (Abb. 166).

Zwei Pfeilerkapitelle aus Ingelheim weisen ebenfalls auf eigene künstlerische Auffassung hin; sie gehören zu Pfeilern von eigentümlichem Grundriß mit Halbsäulen besetzt, die von einem achteckigen Zentralbau herrühren müssen (s. Abb. 49). Vielleicht Reste der alten Pfalzkapelle; die jetzige Remigiuskirche geht ja nur auf Otto I. und Barbarossa zurück. Da nicht nur Aachen, sondern auch Nymwegen, ja zuletzt noch Goslar eine achteckige Pfalzkapelle besitzen, so hätte es nichts Unwahrscheinliches, daß auch Ingelheim eine solche umschlossen hätte.

Diese Kapitelle weisen außerdem auf einen denkenden nordischen Künstler hin; in der Behandlung denen in Lorsch teilweise verwandt haben sie ganz eigenartige Blattzerspaltungen und eine germanischer Art nahestehende Parallelstellung der Blattrippen und ähnlicher Einzelheiten, die vermuten lassen, daß wir hier doch Werke germanischer Kunst sehen. Wie ja jenes Relief auch gleiches besagt.

Kirchen im Rheingau

Daran schließen sich auf das nächste einige Steinreste an alten Kirchen meist des Rheingaues, wohl alle von Türen herrührend, die bestimmt als im Lande entstanden betrachtet werden müssen. Das sind besonders die drei Türstürze zu Engelstadt, Pfeddersheim und Pfaffenhofen. Der erste lehnt sich in Art der Zeichnung ganz merkwürdig an die westgotisch-spanischen in Toledo und Merida an (s. Abb. 56); die beiden anderen mehr an langobardische Art, worauf auch die dachförmige Gestalt der Steine deutet. Überall aber finden wir die in den glatten Balken einfach auf Grund gesetzten Tiergestalten, die uns die so ähnlichen Arbeiten in Oberitalien ins Gedächtnis rufen. Verwandte Tierdarstellungen, sicher einst als Schmuck von Portalwänden einfach in diese eingesetzt, haben wir auch noch aus Ladenburg bei Mannheim; Ähnliches findet sich vereinzelt in ganz Deutschland, selbst bis nach Holstein hin.

Konnten wir hier auch in der durch Karl der neuen Zeit erschlossenen Gegend noch vereinzelte Regungen der altgermanischen Kunstweise feststellen, so ist aus noch späterer Zeit mehreres zu erwähnen, was wir als die letzten deutlich sich aussprechenden Ausläufer solcher Richtung bezeichnen dürfen.

Das eigenartigste Bauwerk dieser späten dem Geiste nach viel früheren Kunst ist unzweifelhaft die kleine Krypta unter der romanischen Wipertikirche zu Quedlinburg. St. Wipertikrypta zu Quedlinburg

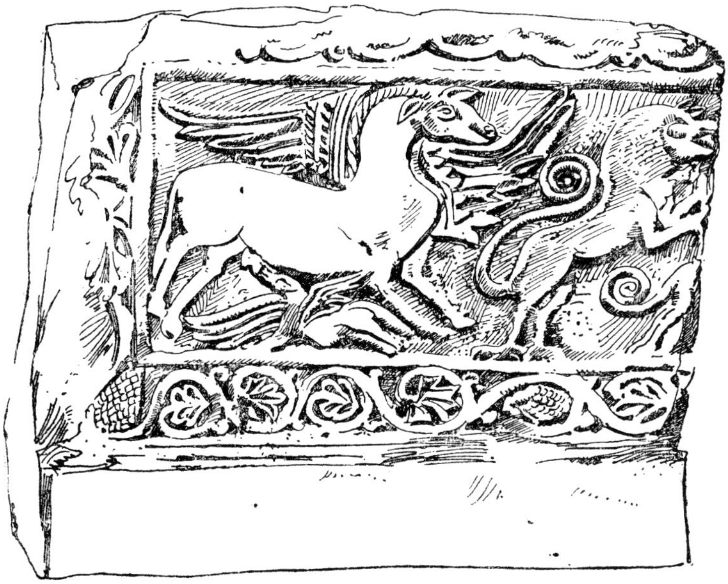

Abb. 166. Relief aus Ingelheim.

Aller Wahrscheinlichkeit nach ist es noch die alte Kapelle der Pfalz der Vorfahren Kaiser Heinrichs I., der Ludolfinger, 929 der Kaiserin Mathilde als Witwengut zugeschrieben; diese machte bereits vor 961 ein Chorherrenstift mit dem Namen der Heiligen Jakobus und Wipertus daraus; zu dieser Zeit oder später wird die alte kleine Pfalzkapelle als Krypta in die neue Stiftskirche eingebaut worden sein (Abb. 167, Tafel XLIV).

Wenn aber gesagt wird, daß wir einen vollständigen Umbau der älteren kleinen ursprünglich flachgedeckten Kirche zur Krypta vor uns hätten, so kann dieser Meinung doch nicht beigetreten werden. Das ganze kleine Gebäude ist so völlig aus einem Gusse, auch von Anfang an ohne Wölbung nicht denkbar, daß es höchstens zweifelhaft sein kann, ob der Bau wirklich schon von den Vorfahren Heinrichs herrührt, die den Königshof an dieser Stelle bereits im 8. Jahrhundert besaßen; oder ob er erst von dem kaiserlichen Enkel erbaut wurde.

Was ihn so außerordentlich interessant macht, ist seine Eigenschaft als eines rein germanischen Steinbauwerkes anfänglichster Art; als des Versuches eines nordischen Baumeisters bei Lösung der Aufgabe den Anforderungen des Stein- und Gewölbebaus zu entsprechen, ohne daß irgendwie eine Nachbildung eines südlichen Vorbildes zu erkennen wäre; vielmehr ist das Ganze in Grundriß und Aufbau durchaus selbständig, entspricht dabei genau den Gesichtspunkten, die wir früher als bei dem Übergange vom Holz- zum Steinwölbebau als maßgebend und wirksam erkannten.

Das Kirchlein ist sehr einfach, von höchst kompaktem Grundriß, dreischiffig; die halbrunde Apsis mit Nischengewölbe ist von einem tonnengewölbten Umgange umgeben, der sich in den Schiffen zu seiten des ebenfalls tonnengewölbten Mittelschiffes fortsetzt. Das Schiff hat nur zwei Joche, die durch Gurtbögen in den Tonnen kenntlich gemacht sind (Abb. 168, Tafel XLIV). Die Stützen bestehen aus je zwei kräftigen rechteckigen Steinpfeilern, zwischen die Säulen gestellt sind, zusammen einen Architravbalken tragend, auf dem das Gewölbe ruht. Ganz holzmäßig; der Balken zieht auch um die Chornische herum, dort auf einem rechteckigen Pfeiler und je zwei kleineren Säulen liegend (Abb. 169, Tafel XLV). In der engen Apsis der Altar; der Chorumgang von sieben rechteckigen Nischen umgeben (die mittelste ist heute zur Türe ausgebrochen). In den Schiffswänden sind je zwei tiefsitzende Fenster. In der Westwand waren drei Türen.

Die Höhenlage und das bedeutende Emporragen in die Kirche beweist, daß diese „Krypta" anfänglich über der Erde lag, wie man selbst noch jetzt ziemlich gleichen Fußes hineintritt.

Der Formalismus ist der einfachste. Der Architravbalken ist unten von zwei Rundstäben mit Plättchen eingefaßt; die Säulen der Chornische haben Kapitelle, die nur ganz roh aus dem Rund ins Viereck übergehen, attische Basen und verjüngte Schäfte; der östlichste rechteckige Pfeiler trägt ein mühsam jonisierendes Kapitell.

Die Südseite des Architravs nach dem Seitenschiff, einst die bestbeleuchtete Stelle, heute dunkel, ziert ein Flechtband mit Kreuz am Ende, einem langobardischen Friesstück in Aquileja des 8. Jahrhunderts stark ähnlich (Abb. 170, Tafel XLV). Die östlichen Säulenkapitelle entsprechen in der Form genau den gleichaltrigen des 9. Jahrhunderts in der Michaeliskirche zu Fulda.

Die vier Schiffssäulen aber, das wichtigste für uns, bilden eine besonders eigenartige und echt germanische Klasse der Stützen (Abb. 51); sie haben sogenannte Pilzkapitelle, die offenbar auf der Drehbank nach Muster eines hölzernen Stützenkopfes nebst den Schäften gedreht sind, eine Form, die nichts mit der klassischen oder südlichen Kunst zu tun hat, sondern nur aus dem Holzbau zu verstehen ist, die denn auch von jeher diese Auffassung gefunden hat. Oben ein nach unten hängender Rundstab, darunter eine Hohlkehle mit Stäbchen und Plättchen.

Wir sehen hier also einen ersten Versuch im nordischen Lande, einen

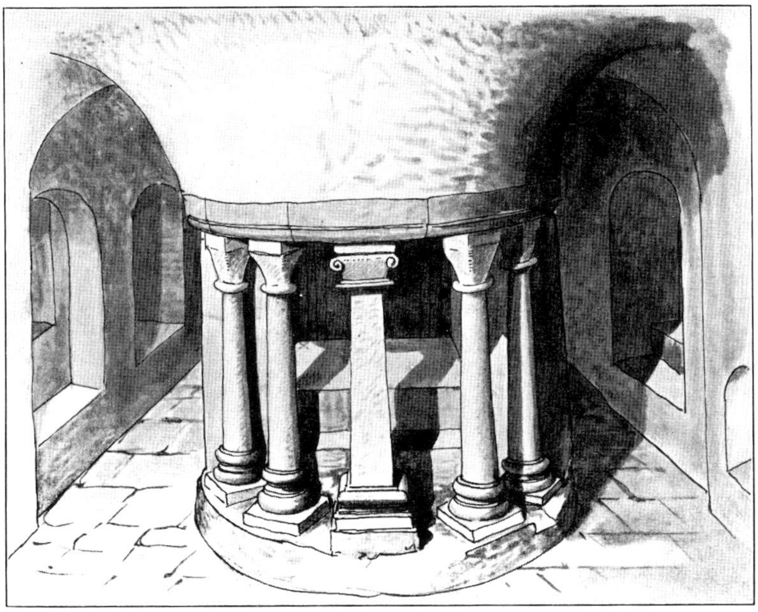

Abb. 169. Quedlinburg. Wipertikrypta. Ostteil.

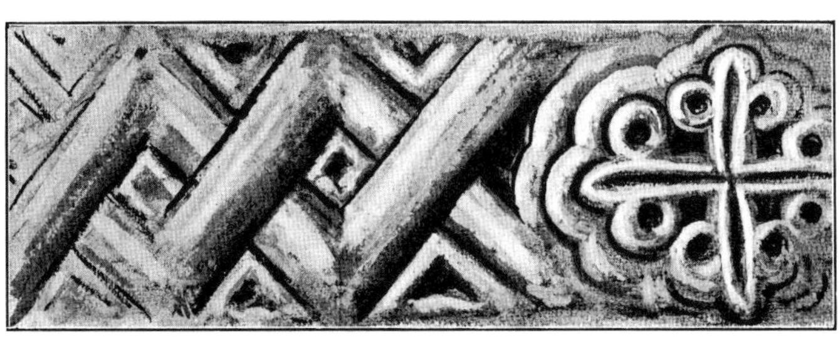

Abb. 170. Quedlinburg. Wipertikrypta.
Ornament auf dem Architrav.

kirchlichen Bau ganz zu wölben, ihn aber sonst möglichst in altgewohnter Weise zu gestalten. Die Stützen um Schiff und Chor sind sicher einfache Nachbildung von solchen an Lauben hölzerner Gebäude; freilich schleicht sich an einzelnen Stellen doch eine südliche Reminiszenz ein: an dem jonischen Ostpfeiler, den attischen Basen und dem Ornament auf dem Architrav, beweisend, daß der Künstler des Baus direkt oder indirekt doch etwas von jener fernen Kunst in Erfahrung gebracht hatte, immerhin ohne sich in einer wesentlichen Richtung von ihr beeinflussen zu lassen.

Die außerordentliche Niedrigkeit und Kleinheit des Gebäudes (lichte Gewölbehöhe 2,70 m, Länge 7,20, Breite 3,80) entspricht den stets winzigen Maßen der Kapellen jener Zeit, wie die Peterskapelle zu Helmstedt ja auch ähnlich geringe Maße hat. Die Anlage des Umgangs um die Apsis ist sehr merkwürdig und vereinzelt dastehend. Doch vielleicht in manchen Eigentümlichkeiten der Zeit begründet. So hatte jene Kapelle zu Helmstedt ursprünglich auf allen Seiten offene Bögen, auch hinter dem Altar, so daß die Gläubigen ringsum im Freien dem Gottesdienst in der winzigen Kapelle anzuwohnen vermochten; durchbrochene Apsiden waren in der frühen christlichen Zeit nicht ganz unbekannt, auch in germanischen Ländern; mit Säulenumgang, wie hier, vor allem bei dem weitberühmten Dom von St. Martin in Tours, an den vielleicht unser Kirchlein eine Erinnerung bilden soll. Ganz offene Umgänge ähnlicher Art (man vergleiche S. Lorenzo in Mailand) sind ebenfalls nichts Neues.

Hierzu mag die Art des mit schwerer Platte bedeckten Altars, der fast die ganze innere Apsis ausfüllt, Veranlassung gegeben haben. Auf seiner Vorderseite bemerken wir unten eine (vermauerte) Öffnung, die nur als einstige Transenna — Durchblick in einen noch tiefer liegenden Raum, der eine Reliquie enthielt — erklärt werden kann; also die Andeutung einer Krypta mit besonderem Heiligtum, die ein Umwandeln des Altars in Prozession wünschenswert erscheinen ließ.

Daher kann unsere Kirche nicht wohl von Anfang an bereits selber Krypta gewesen sein.

Die ganze nationale Eigentümlichkeit unseres Bauwerks stellt es vor die karolingischen Bauwerke, denen es freilich zeitlich folgt. Nicht minder ist es bedeutsam, daß auch hier wieder ausschließlich das Tonnengewölbe auftritt, wie an allen ersten Wölbversuchen der Germanen.

Schloßkirche zu Quedlinburg

Oben auf dem Berge hat Heinrich dann im Bereiche geschützter Mauern seine Schloß- und Grabkirche errichtet, in der er († 936) auch bestattet wurde. Von ihr scheint nichts mehr übrig, als zwei Säulen, die im westlichen Joche der heutigen Krypta der darüber seit Ende des 10. Jahrhunderts errichteten Schloßkirche die Seitenschiffe abtrennen, ganz gleichend denen in der eben besprochenen Wipertikirche. Diese Säulen stehen ebenfalls zwischen zwei schweren rechteckigen Pfeilern, während die übrige jüngere Krypta von lauter freistehenden Säulen getragen wird und mit Kreuzgewölben bedeckt ist.

Dies hat den Gedanken nahegelegt, daß auch diese Pfeiler noch ursprünglich seien, und daß Heinrichs obere Schloßkirche eine vergrößerte Nachbildung der Wipertikapelle gewesen wäre. Das ist möglich; jedenfalls war sie jüngeren Datums, und die Frage bleibt offen, ob ihre Säulen mit Pilzkapitellen eine spätere Nachahmung der in der Wipertikrypta gewesen sein mögen, oder ob beide Kirchen von Heinrich selbst errichtet sind. Auch in diesem Falle müssen wir einen längeren Zeitraum zwischen ihnen annehmen, da der König erst in späteren Lebensjahren zum Städtegründer — auch Quedlinburgs — wurde und seine Residenz damals von seinem Erbgute auf das obere Schloß verlegte.

Leider ist auch von diesem allen sonst jede Spur verschwunden; dagegen ist die erste Krypta seiner Schloßkirche neben seinem Grabe neuerdings wieder ausgegraben worden und zeigt uns die merkwürdigste Gestalt. Es ist ein heute (immer?) oben offener Raum von verlängerter Halbkreisform, der auf der Westseite Öffnungen gegen die tief gelegenen Grabkammern des Kaiserpaares besitzt, und in dem die Kaiserin Mathilde bis zu ihrem Tode († 968) am Grabe ihres Gatten zu beten pflegte. Diese Anordnung verlangt natürlich oben einen Umgang, wie ihn die Wipertikirche besitzt, wodurch die Ähnlichkeit der oberen Kirche mit der unteren noch wahrscheinlicher wird.

Krypta

Die um etwa 2 m vertiefte durch eine schmale Treppe zugängliche Krypta beherbergt nun an ihren Wänden die Reste der ältesten bekannten Stukkaturen auf deutschem Boden, wohl über Frankreich oder die Schweiz aus dem Süden gekommen; eine Gliederung der Wände durch flache Nischen, die durch Halbsäulchen und kandelaberartige Streifen und Archivolten getrennt und eingefaßt werden (der obere Teil war leider zerstört [s. Abb. 65]). Ihrer Art nach können wir diese als eine Fortsetzung der Stuckarbeiten betrachten, wie sie in Germigny-des-Prés vorkommen. Jedenfalls ist die Stucktechnik seit jener Zeit bei den germanischen Völkern (besonders in Deutschland) nicht mehr erloschen und in der Folge gerade in der Harzgegend weiter gepflegt und entwickelt (Gernrode, Goslar, Hildesheim, Drübeck, Halberstadt).

Einen Blick auf ein noch etwas jüngeres Bauwerk müssen wir hier einschalten, das den ersten Schritt ins beginnende Mittelalter tut, doch noch völlig auf den Schultern des alten Germanentums stehend, auf die eben genannte Stiftskirche zu Gernrode, von Markgraf Gero, Heinrichs kraftvollem Feldherrn, gegen die Wenden 961 erbaut.

Gernrode

Heute eine doppelchörige Kirche hatte sie ursprünglich auf der Westseite eine stattliche Vorhalle zwischen zwei runden Treppentürmen, wie wir das schon früher als germanische Eigentümlichkeit erwähnten, ein sehr kurzes ziemlich quadratisches Schiff, unten je zwei Säulen mit Pfeilern als Stützen wechselnd, darüber die beliebte Empore, die sich durch eine Säulengalerie zum Schiffe öffnet. Die Säulchen (Abb. 52) sind ohne Kapitell, an Stelle dessen nur mit einem derben Kämpfer (vgl. Frankenturm zu Trier) bekrönt.

Der Nordturm hat oben Pilaster, die durch Dreiecke in Dachsparrenstellung verbunden sind, anstatt wie die am Südturm durch Bögen. Ganz wie dies Motiv uns an der Front von Lorsch, auch bereits an frühen merowingischen Bauwerken, oft entgegentrat. Diese uralte Zimmermannsform des Dreiecks kommt in Gernrode mehrfach vor; auch an Stelle von Fensterentlastungsbögen (Abb. 60), selbst als eine Überleitung über den Kapitellen zu den Bögen im Schiff. Im ganzen ist unsere Kirche ein derb-kraftvoller Bau, auch im Detail und Schmuck, insbesondere an den Kapitellen, mehr geschnitzt als gehauen, noch überall voll altgermanischer Urwüchsigkeit.

Von Quedlinburg werden wir noch nach Westen gewiesen, an andere Stätten christlicher Ansiedlung in deutschen Urgauen: nach Westfalen. In Werden und Essen erstanden in der karolingischen und sächsischen Zeit zwei Werke besonderer Eigenart; die Münsterkirche zu Essen und die Peterskirche zu Werden. Beide in ihren noch erhaltenen Teilen ansehnliche Westbauten einstiger großer Kirchen. In Essen ist gegen Ende Essen des 10. Jahrhunderts der berühmte Westteil der Altfridschen Basilika aus dem 9. zugefügt worden, ein merkwürdiger Emporenbau, der sich in zwei Geschossen nach der Kirche zu öffnet, die gewiß auch einst Emporen besaß. Dieser Westteil ist bekanntlich ein halbes Sechseck, mit einer Bogenarchitektur, die offenbar von der des Aachener Münsters inspiriert ist; die karolingische Renaissance feiert auch in den übrigen Teilen des turmartigen Vorbaues eine Auferstehung, und zwar in stark antiker Auffassung.

Das ganze Werk entzieht sich als nicht mehr hierhergehörig hier weiterer Besprechung, ist auch bereits anderweit (Humann) gründlich genug behandelt. Aber wir finden in ihm ein Detail, vielleicht noch vom älteren Bau, das uns interessieren muß. Im oberen Turmstockwerk nämlich zwei Säulen mit Kapitellen, die denen der Wipertikrypta ziemlich genau entsprechen; und zwar sind solche umgekehrte Kapitelle auch als Füße benützt. Hier ist es also naheliegend, daß diese Teile, vielleicht schon dem Altfridschen Bau aus der Mitte des 9. Jahrhunderts entstammend, von neuem verwandt sind; dann wäre hier das erste bekannte Auftreten dieser Form konstatiert. Ähnliche Kapitelle, teilweise ebenfalls als Säulenfüße benützt, finden sich übrigens im Kölner Museum, müssen also in Rheinland-Westfalen öfters vorgekommen sein. Nicht ohne Interesse ist es, daß auch an demselben Bauwerk zu Essen die ältesten Würfelkapitelle vorkommen, die wir kennen, spätestens aus dem Anfang des 10. Jahrhunderts herrührend, von denen vielleicht gar angenommen werden darf, daß sie ebenfalls von noch älteren Bauteilen entnommen waren. Denn es läßt sich nicht leugnen, daß das Würfelkapitell durch Ausdrehung einer Kugelform aus einem viereckigen Balken ohne weiteres zu erzielen ist, also die Möglichkeit der Entstehung aus dem Holzbau und der Drechslerei nicht abgewiesen werden kann, wie es oft geschieht.

Ein ferneres Auftreten der Pilzkapitelle ist in Werden an der Ruhr Werden festzustellen, in dem spätkarolingischen Westbau der alten Ludgeribasilika, die ihrerseits einem Neubau des 12.—13. Jahrhunderts Platz gemacht hat. Dieser Westbau ist aber völlig selbständig vorgesetzt und war als Peterskirche fast unabhängig von jener, doch mit ihr räumlich verbunden (Abb. 171). Die Hauptkirche war in der Mitte des 9. Jahrhunderts entstanden, die Peterskirche davor im ersten Drittel des zehnten.

Wie bemerkt, wieder ein freilich sehr mächtiger Westbau der Kirche; eine öfters erwähnte Sonderheit deutscher Kirchen jener Frühzeit.

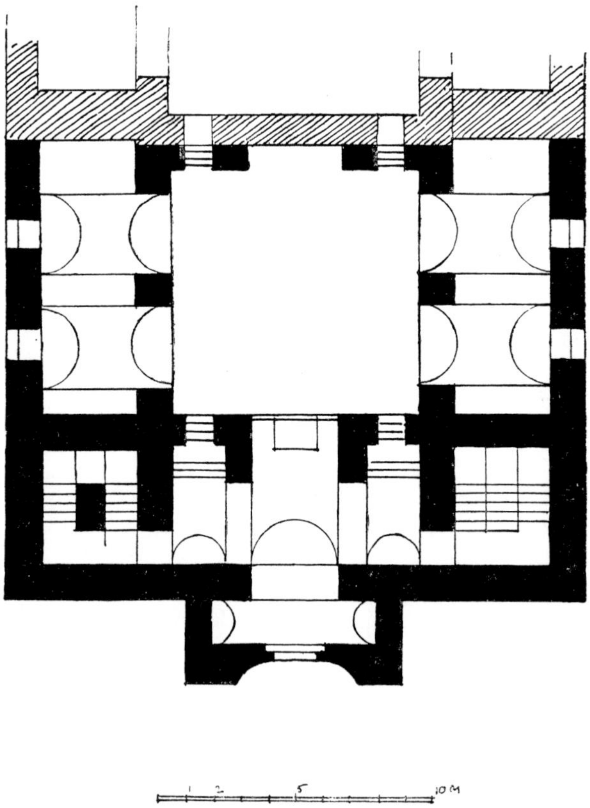

Abb. 171. Werden a. d. Ruhr. Peterskirche.

Und zwar einer, bei dem auch die im Norden so beliebten Emporen rings um einen offenen Mittelraum liefen; also ein Zentralbau, doch ohne Apsis, an deren Stelle die mit Türen versehene Wand nach der Basilika zu trat. Es war dieser Westbau, wie bemerkt, dabei eine selbständige Kirche mit eigenem Patron, zugleich bestimmt für die Ausübung der Sendgerichtsbarkeit. Daher ihre so merkwürdige Form. Ich habe versucht, von dem höchst eigenartigen Bau, der in dieser Art immer noch germanischem Wesen entsprossen zu sein scheint, eine Rekonstruktion nach Effmann zu geben, die die außerordentliche Selbständigkeit und merkwürdige Anlage des Ganzen zeigt, in der nichts Südliches ist (Abb. 172).

Die Emporen des ersten Stockwerkes, durch Treppen in den Ecken

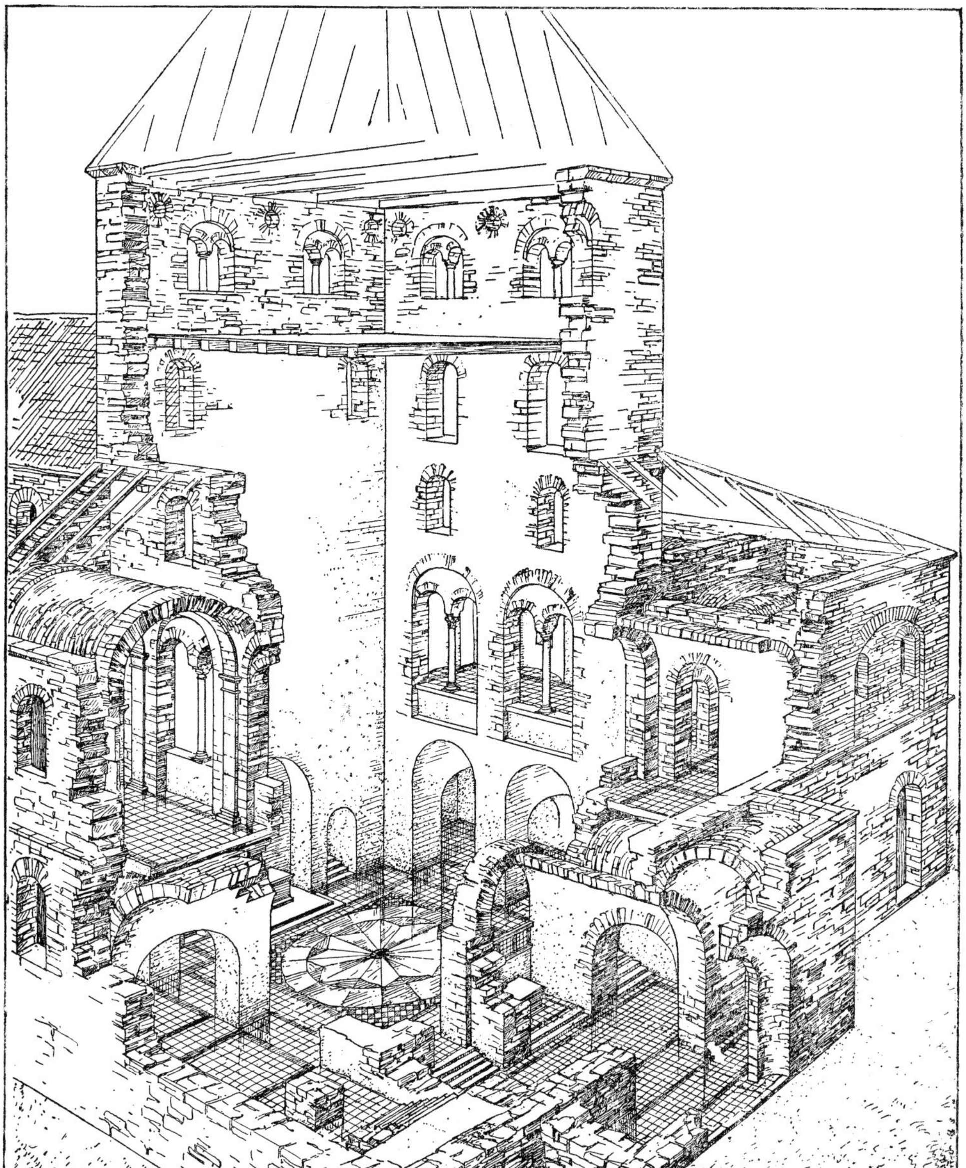

Abb. 172. Werden. Peterskirche. Perspektivischer Schnitt.

zugänglich, haben nun in ihren Bogenfenstern wieder drei Säulchen mit dem Pilzkapitell wie in Quedlinburg, doch etwas schlanker gebildet (Abb. 173). Das vierte ist eine grobe Umbildung des korinthischen, zimmermannsmäßig primitiv. Aber der ganze Raum und seine Einzelarchitektur ist überall kaum karolingisch, vielmehr von älterem Wesen durchdrungen. Selbst die meisten Bögen des Äußeren sind teilweise reine Überkragungen (s. Abb. 58), nur mitten gewölbt.

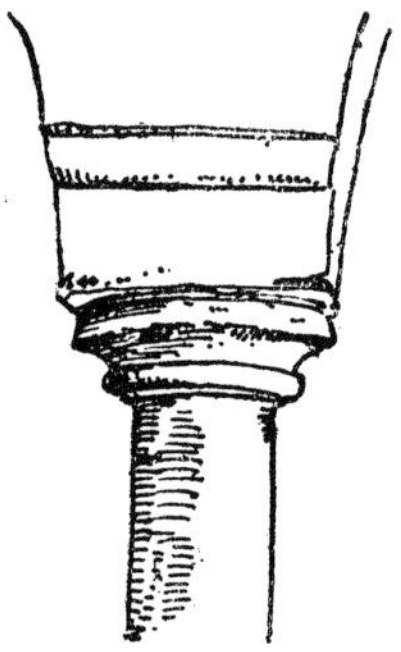

Abb. 173. Werden. Pilzkapitell.

Auch Reste von Dekorationsmalerei haben sich gefunden, Archivolten mit Ornament und Feldern, im gleichen Stil wie ihn frühe karolingische Miniaturen nordischer Herkunft tragen (Abb. 174).

Die Ludgerikrypta ganz im Osten unter dem Chor der heutigen Kirche ist ebenfalls noch erhalten, ein ringförmiger Gang um die Grabkammer des Heiligen († 816), ganz nach Art der ältesten italienischen angelegt, wohl die älteste in Deutschland; die Ludgeridenkrypta im 10. Jahrhundert nach jüngerer Art hinzugefügt.

Hier muß ich noch einen Westeil einert Kirche aus karolingischer Zeit heranziehen: den von

Köln. S. Pantaleon

S. Pantaleon in Köln. Auch hier ein sehr stattlicher gewölbter Raum mit Emporen zu beiden Seiten, eine Vorkirche, mehr als eine bloße Vorhalle, selbst mit Apsiden an den Enden der seitlichen Räume. Dieser großartige Vorraum wurde eingefaßt von den zwei Rundtürmen, wie wir sie früher schon so oft fanden, wie sie gerade an deutschen Kirchenbauten aus dem Ende des ersten Jahrtausends gern erscheinen. Das Äußere und Innere von S. Pantaleon, soweit es noch dem ältesten Bau angehört, ist übrigens dem fränkischen Bauwesen nahe verwandt; in eingelegten Tonplatten, mit Ziegeln durchschossenen und eingefaßten Bögen in der Zweifarbigkeit des Steinbaus und der Bögen, auch innen, weiß und rot, spricht noch einmal die alte Freude an der Farbe aus der Merowingerzeit.

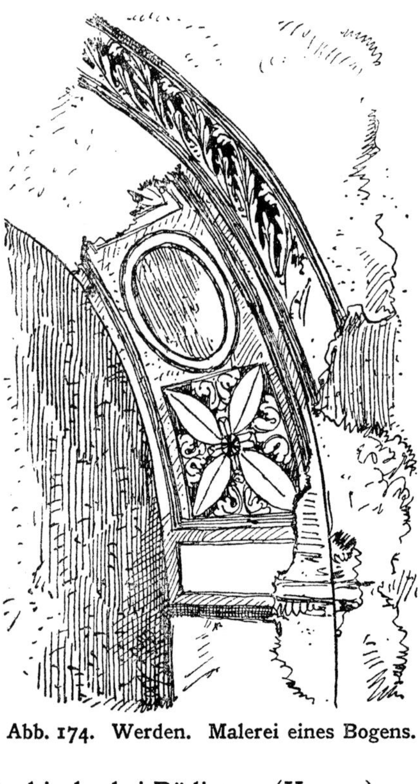

Abb. 174. Werden. Malerei eines Bogens.

Einen besonderen Westbau besaß die Kirche der Abtei zu Korvey, 9. Jahrhunderts, später leider um-

Büdingen

gebaut. In einfachster Form die Totenkirche bei Büdingen (Hessen), wo westlich scheinbar ein breites Querschiff, doch den Eingang enthaltend, sich vorlagert vor das schmälere Langschiff mit rechteckiger Apside im

Osten. In diesem Westbau zieht sogar noch eine sehr alte hölzerne Empore aus Balken ringsum, ganz ursprünglich, da die Steintreppe auf Bögen auf der Nordseite noch zu ihr emporsteigt. Die an der Nordseite des Schiffes durch das Bruchsteingemäuer lang durchziehenden roten Schichten von kleinen Quadern — wenn auch nicht von Ziegeln so doch diese nachahmend — die rote Fensterumrahmung, die beiden kleinen Nischen an der Ostseite, der vorspringende Pfeiler nach dem Schiff zu, das abgeschnittene karolingische Kämpferprofil des Chorbogens sprechen überall für das 9., spätestens 10. Jahrhundert. Wir sehen hier wieder einen ersten Posten des Christentums an einen wichtigen Talausgang des Nordrandes der Wetterau vom Rheingau, wohl von Mainz her, vorgeschoben.

Noch bis vor vierzig Jahren besaß die Kirche auch offenen Dachstuhl; sie ist also trotz ihrer großen Einfachheit eines der charakteristischsten und frühesten kirchlichen Bauwerke Deutschlands.

Wahrscheinlich gehört in dieselbe Kategorie die ganz kleine Kirche zu Goldbach am Bodensee bei Überlingen. Der Grundriß ist sonst der gleiche, nur springt der Westbau — die alte Vorhalle, einst auch durch eine Wand oder wenigstens Pfeiler abgetrennt — nicht vor, sondern etwas zurück. An Kunstformen bietet die Kirche freilich nichts; nur die sehr kleinen alten Rundbogenfensterchen, hoch sitzend und sparsam, wie in Büdingen, haben eine auffallende Form (Abb. 60): sie erweitern sich nach unten, ihre Gewände stehen also schräg, was ihnen eine fast parabolische Umrißlinie gibt. **Goldbach**

Diese Fensterform ist freilich dem Kontinent fremd, sie kommt aber an angelsächsischen Kirchen um so öfter vor; und gewiß ist dies höchst merkwürdige Bauglied nicht ohne Bedeutung: wir haben vielleicht hier eine erste Gründung englischer Missionsgeistlicher vor uns, die ja damals eine gewaltige Tätigkeit in Deutschland entfalteten.

Ob es wohl hiermit zusammenhängt, daß der heilige Pirmin, der erste Gründer der klösterlichen Niederlassung auf der nahen Reichenau um 724, ein angelsächsischer Missionsbischof war?

Jedenfalls auch hier ein erstes germanisches Heidenkirchlein an weithin sichtbarer Stelle am Seeufer, nahe bei den berühmten Heidenhöhlen Scheffels.

Das bedeutende Alter der kleinen Kirche erweist sich darin, daß es schon um 850 auf das reichste ausgemalt wurde, früher als die Kirche zu Oberzell auf der Reichenau, jedenfalls von einem dortigen Künstler; diese schöne karolingische Ausmalung gehört leider nicht in den Bereich unserer Darstellung, fußt auch auf nicht nordischem Vorbild, beweist aber, daß die Kirche nach der ersten Ausschmückung sogar noch einmal erhöht, auch die Fenster um etwa 1 m höher gesetzt wurden, natürlich in der alten Form; die ersten wurden zugemauert und übermalt.

Sie beweist aber nicht, daß die kleine Kirche erst damals erbaut wurde. Auch ihr Grundriß entspricht dem alter angelsächsischer Kirchen, z. B. der Kirche zu Escomb, die ein sehr langes Schiff und rechteckige Apsis, noch genauer aber der von Boarhunt, die sogar ähnliche nach oben verjüngte Fenster besitzt.

Reichenau Die nahegelegenen drei Kirchen auf der Reichenau, teilweise mit gleich prächtiger Ausmalung geschmückt, liegen nicht mehr im Bereiche unserer Aufgabe; gehören auch einer südlichen hierher übertragenen Kunst an.

Ein kleines Bauwerk aus der ersten Zeit der Karolinger müssen wir dagegen als wichtig für die baulichen Bestrebungen der Epoche noch

Fulda nennen: das Kirchlein St. Michael zu Fulda; einen runden Zentralbau, der unter des Rhabanus Maurus Leitung erbaut (den wir bereits als den ersten Bewohner des grauen Hauses zu Winkel kennen lernten), am 15. Januar 822 geweiht wurde (Abb. 175—177).

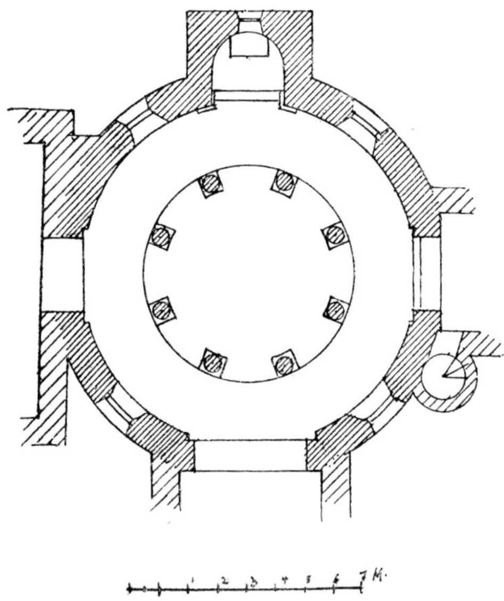

Abb. 175. Fulda. S. Michael.

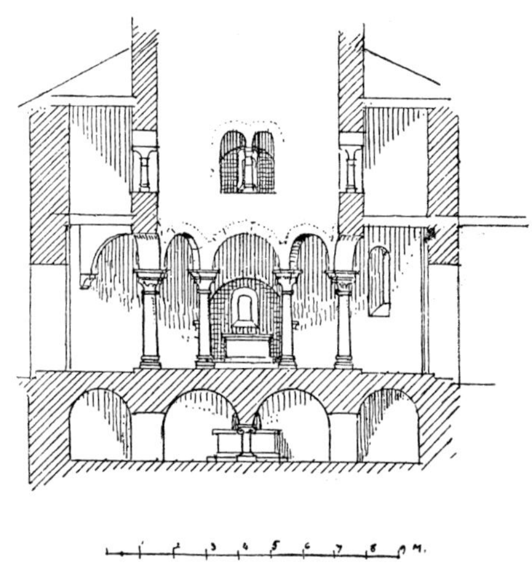

Abb. 176. Fulda. S. Michael. Schnitt.

Auf dem Friedhofe der Geistlichen nahe bei der alten Bonifatiuskirche gelegen, galt sie wie viele spätere als nach dem Muster des heiligen Grabes erbaut. Sie bestand ursprünglich nur aus einem mittleren Kuppelraume, der von acht Säulen umgeben ist, die die hohe Obermauer tragen, und einem kreisförmigen Umgange (Abb. 176); im Osten eine kleine halbrunde Apsis, im Westen eine rechteckige Vorhalle. Unter dem Tempel eine Krypta, deren Gewölbe mitten auf einer jonischen Säule ruht, ebenfalls von einem ringförmigen Umgange umgeben, der durch ziemlich rohe wieder nach oben verjüngte Türöffnungen mit dem Kryptenraum verbunden ist (Abb. 177). Die mittlere Säule verkörpert symbolisch Christus als Stütze der Kirche. Vier der Kapitelle der Säulen des Mittelraumes (Abb. 178, Tafel XLVI) sind korinthischen und kompositen nachgebildet, in einem Stil, der nach dem Osten weist; die vier anderen haben die ganz rohe und einfache Form der Altarsäulen der

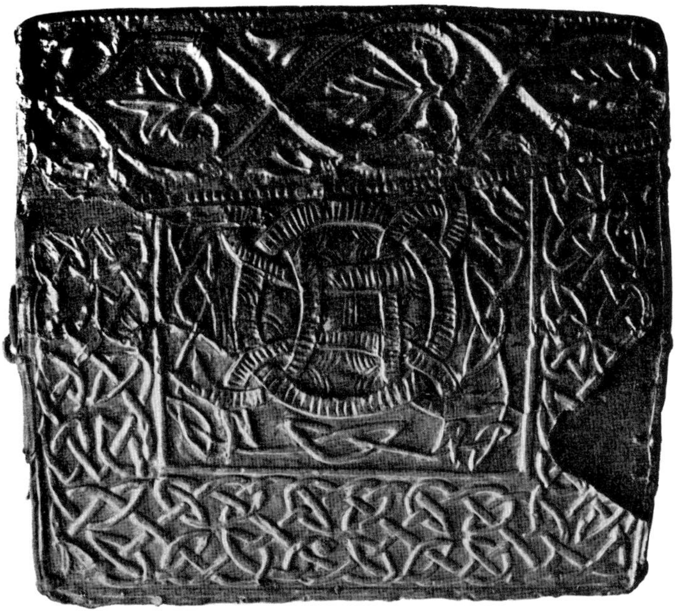

Abb. 179. Chur, Silberne Kassette.
(Phot. Lang, Chur.)

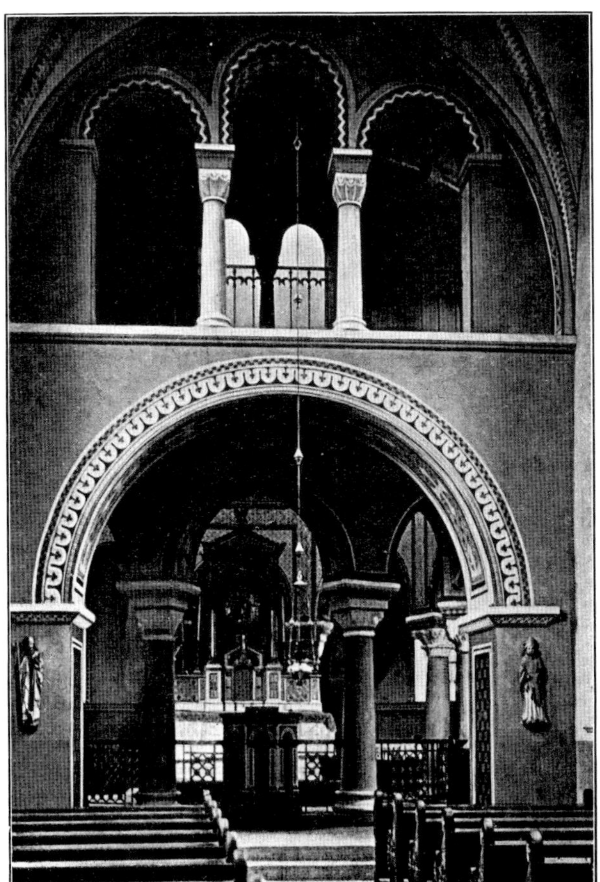

Abb. 178. Fulda. S. Michael.
(Verl. Georg Ostertag.)

Wipertikrypta zu Quedlinburg. In der folgenden Zeit, vielleicht sehr bald, wurde der Umgang mit einer Empore versehen, die sich durch vier Doppelöffnungen auf Mittelsäule mit ausladendem Kämpfer (Abb. 52) gegen den Zentralraum öffnet; wir erhalten jetzt ein Bild, das sich etwas an Germigny-des-Prés wie an Aachen anschließt, doch eine Reihe germanischer Eigentümlichkeiten fortpflanzend.

Hiermit sind die Bauwerke in Deutschland, die unsern Kreis noch in etwas berühren, wohl annähernd erschöpft. Es bleibt noch auf einige ganz frühe in der Schweiz hinzuweisen, die wohl meist von langobardischen Meistern errichtet sein mögen.

Zuerst die neuerlich aufgegrabene kleine Kirche zu Disentis in Graubündten, von der ich schon gesprochen habe; ihre Erbauungszeit fällt zwischen 670 und 789. Sie bestand aus einem rechteckigen Schiff, an das sich östlich drei hufeisenförmige Apsiden anschlossen, ihre ganz besondere Eigentümlichkeit aber darin, daß ihre Schiffswände, in reichster Stukkatur geschmückt, in einem oberen Friese eine Unzahl lebensgroßer Figuren in Relief enthielten, zum Teil bemalt, über einem ebenfalls in Stuck hergestellten Sockel mit Füllungen und Rahmen in verschiedenen Mustern geziert, gekreuzte, schachbrettartige und andere Anordnungen zeigend und wie eine Art Gitterwerk erscheinend (s. Abb. 65); darüber ein schmaler Ornamentfries als Trennung von dem großen Figurenfelde. Disentis

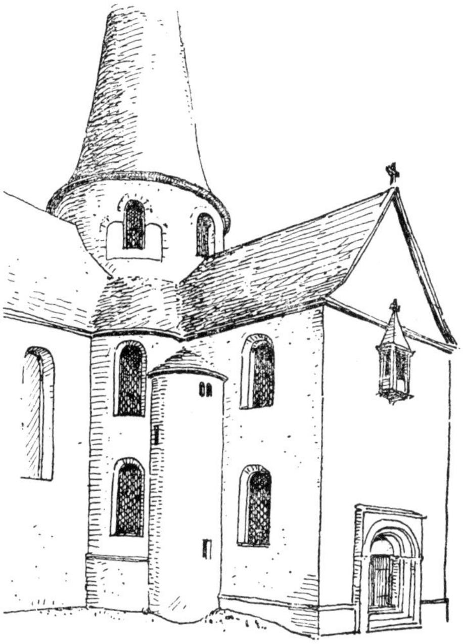

Abb. 177. Fulda. S. Michael. Äußeres.

Die kleinen Fenster, wahrscheinlich sieben an der Zahl, also wohl eines im Westen und je drei an den Langseiten, waren mit gerippten Halbsäulchen und Taubändern, darüber hübschen Archivolten, umrahmt; fast alle Ornamentik im klarsten Kerbschnittstile. Der Raum einst sicher von höchst eigenartiger lebendiger Wirkung und — außer mit dem Oratorium zu Cividale, in der Choranlage mit S. Miguel de Escalada (Abb. 118) und Münster — mit keinem Werke jener Zeit irgendwie zu vergleichen.

Im Bistum Chur finden wir noch in der bischöflichen Kirche zu Chur selber Belege dafür, daß dort bereits im 8. Jahrhundert eine stattliche Domkirche bestanden hat. Wenigstens sind, außer dem reichen Kirchenschatze (Abb. 179, Tafel XLVI), zahlreiche Reste alter mar- Chur morner Schranken echt langobardischen Stils noch vorhanden. Ganz ähnlich im Kloster zu Münster (Graubünden), dessen Kirche ebenfalls die drei hufeisenförmigen Apsiden auf der Ostseite zeigt. Die Kirche selber aber war zur Karolingerzeit auf das reichste ausgemalt, wovon sich noch Reste oberhalb der Gewölbe des 15. Jahrhunderts gerettet haben. Die Kirche hat sonst nichts formal Bedeutsames mehr, als jene sehr schönen Stücke von Marmorschranken mit allerlei Flechtwerk, merkwürdigerweise hier zum Teil hoch nordischer Art, Tierverschlingungen, Drachen u. dgl., wie sie uns nur noch in Metz vorkamen, sodann aber wieder andere große Füllungen, die völlig übereinstimmen mit solchen zu Cividale. Auch die obere Lehnenspitze eines marmornen Priesterstuhles, giebelartig, mit Krabben besetzt, also rein langobardisch. Der Grundriß mit den drei hufeisenförmigen Apsiden erscheint noch an mehreren kleinen Kirchen jener Gegend. So nimmt die Schweiz in diesen Denkmälern eine Zwischenstellung zwischen Spanien, dem langobardischen Italien und dem fränkischen Norden ein.

Münster in Graubünden

Was wir sonst in den deutsch redenden Ländern für unsere Aufgabe noch hierher zu rechnen haben, sind Werke der folgenden Zeiten, in denen sich die alte germanische Tradition gegenüber den mode und herrschend gewordenen wechselnden Stilen in der Stille fortpflanzt. So finden sich an romanischen Bauwerken eine Fülle alter Kunstgedanken, die nicht sterben wollen; Flechtwerk und Ungeheuerwesen, Holzformen aller Art, Kerbschnitt, Rippungen u. dgl. Wo die Volksseele sozusagen unbeobachtet in stillen Winkeln ihr eigenes Gespinst wirkt, da erscheint längst Begrabenes unvermutet immer wieder von neuem.

DIE ANGELSACHSEN

Jahrhundertelang schon hatten die in England herrschenden Römer deutsche Krieger vom Festlande zum Schutz gegen Skoten und Pikten verwendet, selbst im Lande angesiedelt. Um die Mitte des 5. Jahrhunderts aber, da die vielen Hilferufe der Briten nach Rom ungehört verhallten, rief König Guorthigirn in der letzten Not die Angelsachsen zu Hilfe, die unter Hengist und Hors eingedrungen baldigst ein germanisches Königreich in England, zunächst in Kent, aufrichteten.

Nicht lange, so herrschten Angeln und Sachsen, denen sich noch Nordländer (Dänen und Jüten) zugesellten, über das ganze eigentliche England; nur noch der Winkel im Südwesten blieb den keltischen Briten, zum Teil bis zum heutigen Tag; Kelten haben sich auch in Irland und Schottland als wichtiger Teil der Bevölkerung erhalten.

Das angelsächsische Reich, im Anfang des 7. Jahrhunderts zuerst in keltischer Form christlich geworden, fiel dem römischen Katholizismus seit 668 völlig zu, und von da an entfaltete sich auch eine neuere Kultur, zunächst naturgemäß aus dem fernen Osten gekommen, sehr bald aber durchaus germanisch geworden, in aufsteigender Entwicklung; erst wieder unterbrochen durch die furchtbare Dänennot in der Mitte des Karolingerjahrhunderts, der König Aelfred, der letzte Sprosse altgermanischer Könige, erst am Schlusse des Jahrhunderts ein Ziel zu setzen wußte. So wurde er zum eigentlichen Gründer des englischen Königreiches. Wenn auch durch die Normannen erobert, doch langsam wieder vorwiegend angelsächsich geworden, besteht es bis heute.

Die Baukunst aus der sächsischen Zeit ist, soweit Denkmäler von ihr erhalten sind, nur kirchlich. Ihrem Charakter nach zuerst wie immer Import aus dem römisch-griechischen Osten, entwickelte sie sich, wenn auch in kleinen und bescheidenen Werken, mehr und mehr als ein Zweig echt germanischer Kunst, um so klarer, als der Gang der Ereignisse den Verkehr mit dem Osten unterbrach.

Kleinkunst

Die Kleinkunst übten die Angelsachsen wie die anderen germanischen Stämme, sogar mit ganz besonderem Erfolge. Was die angelsächsischen Gräber und andere Fundstätten gespendet haben, ist von hervorragender Schönheit und Feinheit, in jeder Technik und Herstellungsweise, auch in verschiedensten Metallen. Nur die den Franken und Süddeutschen eigene Tauschierarbeit in Silber und Gold auf Eisen scheint zu fehlen. Dagegen haben wir Spangen und Schnallen in Bronze, Silber und Gold, auch mit Edelsteinen, Türkisen, Granaten, Perlmutter in Zellen besetzt (Abb. 10. 18); Schmuckstücke in wechselnden und eigenartigen Formen und von mannigfaltiger Bestimmung; so solche aus drei Nadeln mit Zwischengliedern bestehend (Abb. 180, Tafel XLVII); Fibeln von eigentümlichster Gestalt, alles beweisend, daß in der germanischen gerade die angelsächsische Kleinkunst mit auf der höchsten Höhe stand. In der Folgezeit blieb davon noch manches lebendig. Von dem sehr schönen Juwel Aelfreds (Abb. 181, Tafel XLVII) sprachen wir schon früher; es steht nicht allein; ein etwas älterer Ring Aethelreds und anderes Verwandte gehören zu derselben künstlerischen Richtung.

Die Ornamentik bewegt sich gern auch in reinem Schling- und Flechtwerk, nicht nur in nordischer Tiergestaltung, was man lange dem irischen Einflusse zuschrieb. Aber es scheint, insonderheit seit Salins klaren Darlegungen, ganz sicher, daß diese Art der Verzierung umgekehrt von den Irländern der angelsächsisch-nordischen Kunstweise entnommen und nachher besonders gepflegt worden ist. Die ursprünglich irischen Formen, insbesondere S-förmige Motive, sogenannte Scrolls, sind unter den so völlig verschiedenartigen germanischen sehr wohl herauszufinden.

Manuskriptmalerei

Gleiches gilt ohne jeden Zweifel von der berühmten englischen Manuskriptmalerei, die sich seit dem 7. Jahrhundert so wunderbar entwickelte. Die Eigenart der irischen Arbeiten, ihr wundervolles Tier- und Schlingwerk und ähnliches, stimmt so völlig mit der als angelsächsisch anerkannten, insbesondere aber auch mit der übrigen nordischen Tierornamentik überein, die doch erheblich älter ist, daß über das Verhältnis der Ableitung der „irischen" Ornamentik in der Hauptsache aus der germanischen kein Zweifel bestehen kann.

In Anbetracht dessen nun, daß gleichzeitig treffliche angelsächsische Arbeiten derselben Art und desselben Charakters genug existieren, dürfen wir Hauptwerke dieser Kunst, wie das Buch von Lindisfarne, von Kells und so manches andere, die großenteils gar nicht in Irland selber entstanden sind, getrost als unmittelbare — im Sonderfall mittelbare — Erzeugnisse der angelsächsischen Kunst betrachten.

Es ist hier wohl der Ort, darauf hinzuweisen, daß auch die festländische, insbesondere die karolingische Kunst auf dem Gebiete der Bilderhandschriften Bedeutsames geschaffen hat. Freilich ist bei ihr der Einfluß des Südens und Ostens ein sehr starker. Immerhin aber auch des germanischen Westens, vor allem des so stark missionierenden Angelsachsentums. Und so sind viele schöne Arbeiten etwas späterer Zeit, von denen das Godescalc-Evangeliar Karls des Großen und das goldne Buch in Trier als Beispiel genannt sein mögen, als Fortpflanzung des im angelsächsischen Westen entstandenen ornamentalen Miniaturstils zu bezeichnen, während freilich im figürlichen Wesen die östliche Ferne die Schulung und die Vorbilder lieferte.

Älteste Kirchen

Theodorus aus Tarsus in Cilicien hatte in England das römische Christentum eingeführt. So ist es kein Wunder, daß sein bedeutendster Nachfolger, Bischof Wilfrid von Northumberland (um 670), der eine, wie es scheint, glänzende Bautätigkeit für seine kirchlichen Zwecke ent-

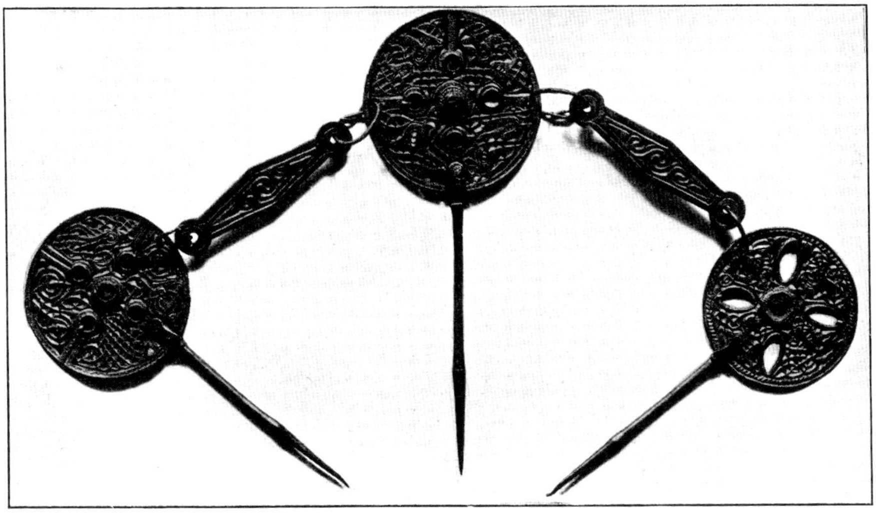

Abb. 180. Angelsächsische Nadeln. Lincoln.

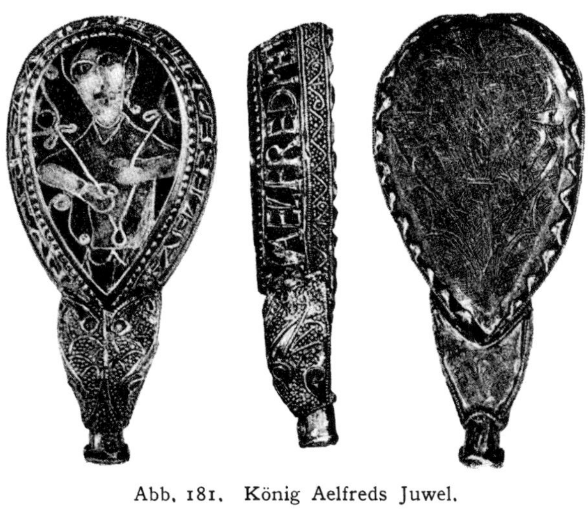

Abb. 181. König Aelfreds Juwel.
(Phot. Frith & Co., London.)

wickelte, sich vorwiegend an die östliche Ferne hielt. Dieser bedeutende Priester stellte die Kirche von York wieder her und deckte sie mit Blei; erbaute eine neue große Kirche zu Ripon (von der die Krypta noch vorhanden ist), eine besonders gerühmte zu Hexham, mit Türmen, vielen Säulen und schönen Gemälden, „so daß diese Kirche nur in Italien ihresgleichen fand". Dieser letztere Ausdruck ist zu beachten.

Bauliche Besonderheiten

Aus seiner Zeit stammen außerdem die Kirchenreste von St. Pankras und St. Martin zu Canterbury, zu Rochester, Brixworth und andere, alle noch fremd in der Anlage, doch allerdings bereits besondere Eigentümlichkeiten zeigend. So eine starke Trennung der Chorpartie, die oft (Rochester, Canterbury) aus einer fast schiffsbreiten halbrunden Apsis mit verlängerten Schenkeln besteht, während das Schiff an Größe im Verhältnisse nicht so sehr überwiegt als später. Diese Chorpartie ist manchmal durch eine Säulenstellung, wohl einst mit Schranken, gegen das rechteckige Schiff abgeschlossen.

Die später allein herrschende Einschiffigkeit der sächsischen Kirchen wiegt jetzt bereits vor; basilikale Anlagen sind selten, stets mit Pfeilern: schon die älteste Kathedrale zu Canterbury scheint eine solche gewesen zu sein, sogar zweichörig mit Krypta, doch ohne Querschiff; die Kirchen zu Wing, Brixworth und Reculver waren ebenfalls dreischiffig; Brixworth freilich ist später der Seitenschiffe beraubt; Reculver abgebrochen; Krypten in ältester Anlageform sind noch vorhanden, so die zu Wing, Ripon, Hexham mit Confessio (Grabkammer) und Wandelgang, die erstgenannte ganz im Sinne der Liudgers zu Werden a. d. Ruhr; auch zu Brixworth muß die Anlage ähnlich gewesen sein, da dort der Wandelgang noch existiert. Langsam treten verschiedene örtliche Eigentümlichkeiten germanischen Ursprunges hervor; so die sich immer mehr verbreitende Anlage von viereckigen Westtürmen, deren es ja weder in Italien noch im Orient gibt; die Querschiffslosigkeit, die vorherrschende Einschiffigkeit und die starke innere Abtrennung der Choranlage.

In der Folge verstärkt sich dies, die Abhängigkeit vom Osten verschwindet. Das basilikale System scheint gänzlich auszuscheiden, die Apsis wird rechteckig, wie in anderen germanischen Ländern. Die formale Anlehnung an die Antike und den Osten weicht dem Eindringen nordischer Holzformen in dem früher entwickelten Sinne, so daß das 8. und 9. Jahrhundert sich hier wie anderwärts im Besitze einer Bauweise völlig nordischer Art sieht. Ihre Eigentümlichkeiten sind größte Einfachheit der Anlage, die vielleicht von hier an die ältesten skandinavischen und deutschen übertragen wurde, wie bemerkt, nur Schiff und meist schmälerer rechteckiger Chor mit engem Eingange, häufig Westvorhalle, sowie seitliche Anbauten von Vorhallen und Nebenräumen an das Schiff, bisweilen querschiffartig, wie wir gleiches schon so charakteristisch an Sta. Cristina de Lena in Spanien auftreten sahen. Das erscheint bereits an der höchst merkwürdigen zerstörten Anlage von St. Pankras in Canterbury, sodann ohne Westvorhalle in feinster Ausbildung in Bradford-on-Avon (Abb. 181), einer Kirche, die auch formal klarste Durchbildung besitzt.

Türme

Der Turm ist, wie bemerkt, stark verbreitet; aus der Angelsachsenzeit finden sich Hunderte von solchen am Westende, aber auch auf der Mitte der Anlage vor dem Chor, Zentraltürme, was bisweilen eine höchst eigentümliche Gesamtgruppe ergibt. Am merkwürdigsten, wenn dieser Zentralturm zum Schiff wird, an das sich links und rechts zwei kleinere Räume anfügen, von denen der östliche den Chorraum bildet (Barton-on-Humber).

Die Türme sind fast alle rechteckig, ohne Spitze, den langobardischen in der Masse nahestehend, doch von selbständiger Durchbildung; an runden fehlt es jedoch auch nicht ganz, die dann manchmal als Apsiden zu dem Kirchenraum hinzugezogen, hufeisenförmigen Grundriß ergeben (Wilton, Bessingham).

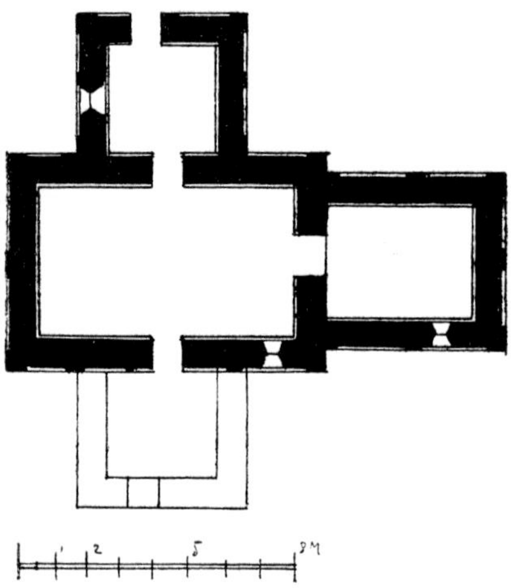

Abb. 181. Bradford-on-Avon.

Von Profanbauten scheint nichts mehr übrig zu sein. Doch soll nicht unerwähnt bleiben, daß die Kapelle zu Deerhurst, ein der Apsis (heute?) entbehrender Langbau, in einer Inschrift von 1056 „royal hall" genannt wird, also vielleicht ein bescheidenes Gegenstück zu jener spanischen Königshalle zu Naranco gebildet haben könnte. Das muß nach genauster Untersuchung vorbehalten bleiben.

Was nun die technischen und formalen Besonderheiten der sächsischen Bauweise anbelangt, so prägen sich diese an ihren wenn auch bescheidenen Werken stets höchst deutlich aus. Das ist schon darin begründet, daß stammliche Eigentümlichkeiten in dem abgeschlossenen Inselreich ungehinderter durchzudringen vermochten, und daß fremder Einfluß, mit Ausnahme desjenigen aus nahegelegenen germanischen Gauen seit der karolingischen Zeit, sich auf die Dauer kaum mehr fühlbar machte. Anderseits aber hat in England die Pietät der späteren Geschlechter jene kleinen und unscheinbaren Baulichkeiten doch weit besser über das Jahrtausend hinaus geschützt, als das in anderen Ländern möglich war, die an der Heerstraße gelegen stets von neuen kriegerischen Durchflutungen heimgesucht wurden. Es ist bedauerlich, daß in jener Epoche gerade in England kein Bauwerk von größerer Bedeutung oder reicherer Ausstattung erstanden ist, das sich unter so günstigen Umständen leicht bis heute hätte retten können.

Immerhin gibt es des Bemerkenswerten noch genug. Vor allem den einzigen sicheren Rest einer Holzkirche aus so ferner Zeit: das Schiff

Greenstead

der Kirche zu Greenstead.

Wenn dieses Bruchstück nun auch keine architektonischen Formen aufweist, so ist es doch schon durch sein bloßes Dasein wichtig. Chor und Turm sind später erneuert oder angebaut; das Schiff ist ein einfach rechteckiger Raum von etwa 8 × 5 m lichter Weite. Seine Wände bestehen aus aufrechtstehenden halbierten Baumstämmen, mit der runden Seite nach außen, ursprünglich nur auf einer Fußschwelle eingezapft und durch eine Oberschwelle mit Holznägeln zusammengehalten. Der Eckbaum ist natürlich nicht halbiert, sondern es ist nur ein Viertel herausgenommen. Die Fugen sind von hinten durch Leisten gedeckt. Der jetzige Backsteinsockel ist neu.

Diese aufrechte Blockkonstruktion ist ja die primitivste von der Welt. Doch mag dies damit erklärt sein, daß die Kapelle ziemlich sicher die ist, die man 1013 zur vorübergehenden Aufnahme der Leiche von St. Edmund errichtete. Daß andere Kirchen vom Zimmermann aufgeführt wurden, ist bezeugt genug; sie müssen für bedeutsamere Zwecke bestimmt auch weniger rohe Konstruktionen gezeigt haben. Die norwegischen (jüngeren) geben Muster dafür, wie dies möglich war. Jedenfalls haben wir hier ein hölzernes kirchliches Bauwerk noch aus der angelsächsischen Zeit vor uns, eines der spätesten und geringwertigsten, doch als das letzte seines Stammes uns ehrwürdig.

Technische Besonderheiten

Die technischen Eigentümlichkeiten der Angelsachsenbauten sind denn, wie die kontinentalen germanischen, vom Holzbau stark beeinflußt. Allerdings sind Lisenen oder Wandstreifen (strips) wohl nicht dazu zu rechnen, vielmehr als eine überall verbreitete Wandgliederung — Pilaster — zu bezeichnen. Auch die doppelten oder mehrfach gekuppelten Fenster auf dünnen Mittelsäulen sind wohl vom Kontinent herübergewandert, wo wir sie schon bei den Langobarden aus dem Holzbau entstehen sahen.

Das öfters auftretende Fischgrätenmauerwerk (herringbone) ist sicherlich aus dem benachbarten Frankenreiche herübergekommen. Vielleicht auch die vielfältige Anwendung der Dachsparrenstellung (Dreiecküberdeckung) über aufrechten Stützen anstatt des Bogens. Diese ist in England häufiger als irgendwo. Es sei dabei nochmals betont, daß an eine einfache Ableitung dieser Form aus dem antiken Dreiecksgiebel nicht zu denken sein wird; denn in unserem Falle handelt es sich um eine Überdeckung eines öfters tiefen Hohlraumes; das Dreieck ist konstruktiv, nicht aber dekorative Gestaltung, wie dort.

Möglicherweise hat das Vorbild der nahen irischen ältesten Steinkirchen hier etwas mitgewirkt, die heute noch zahlreich genug vorhanden sind. Ihre steilen Dächer sind einfach aus Steinen durch Überkragung hergestellt, allerdings innen öfters gewölbt oder durch eine zweite Wölbung unterfangen. Die Christianisierung Englands ging von Irland aus; den irischen folgten erst die angelsächsischen Missionare.

Sind Fenster und Türen also oft mit oberem Dreiecksschluß abgedeckt (Brigstock, Abb. 60), so fehlt es nicht an Rundbögen wie überall, ebenfalls meist aus einem Steine geschnitten, wie sonst bei den Germanen (Diddlebury); auch Hufeisenbögen fehlen nicht (Clee, Brigstock). Bei allen diesen Konstruktionen kommt die germanische Vorsicht, das Mißtrauen gegenüber der Wölbung, auf das unverkennbarste zum Durchbruch; mit Vorliebe werden die Öffnungen nach oben verengert, um der Wölbung möglichst geringe Spannweite zuzumuten. So entstehen die zahlreichen Tür- (Somerford, Keynes) und Fensteröffnungen (Brigstock, Escomb, Boarhunt), die nach oben verjüngt sind, die wir ja auch in Deutschland einige Male vorfanden. Nach Goldbach am Bodensee dürfte diese so charakteristische Fensterform in der Tat aus England importiert sein.

Ist hie und da als Mauertechnik das petit appareil der Franken vorhanden, wohl nach römischem Vorbild, so wiegt doch im allgemeinen Bruchsteinmauerwerk vor, selten durchbrochen durch Verwendung von Ziegeln (etwa zu Bögen), die dann meist von Römerbauten stammen, oder Fischgrätenschichten; manchmal finden wir auch ganz gute Quaderbauten.

Die den Angelsachsen eigentümlichste Konstruktion im Mauerwerk ist entschieden die Verwendung von Steinstreifen und Einfassung in „long and short work", einer Art Steinfachwerk wie es auch die Römer schon kannten. Es sind dies Eckeinfassungen, bestehend aus langen aufrechtstehenden Steinbalken quadratischen Querschnittes, ziemlich regelmäßig unterbrochen durch flache Binder, die nach beiden Seiten tief ins Mauerwerk hineingreifen. Diese höchst charakteristische Bildung der Gebäudeecken, auch an Portaleinfassungen sehr beliebt (Brigstock, Market-Overton), wird in der Tat kaum anders aufzufassen sein, als eine Übertragung von Holzfachwerk in Stein. Die pompejanische gleichartige Verstärkung des Mauerwerks bezeichnet schon Dehio als Steinfachwerk; in England scheint eine solche von neuem sich herausgebildet zu haben. Jedenfalls erklärt B. Brown, dem wir die gründlichsten Untersuchungen über diese Materie verdanken, das Lang- und Kurzwerk als eines der charakteristischsten und unverkennbarsten Merkmale der angelsächsischen Bauweise.

Ferner fällt uns an diesen Bauten die so äußerst häufige Übertragung des Drechslerwerkes auf Stein auf. Steinsäulen kleineren Formates, insbesondere Fenstermittelsäulen, sind fast immer als richtige Baluster gedreht, nicht etwa Verkleinerungen großer Steinsäulen. In der merkwürdigsten Weise sind solche gedrehte Säulchen ohne Kapitell und Fuß in die Portallaibungen des bekannten Portals zu Monkwearmouth, auf jeder Seite zwei, eingestellt, den Bogenkämpfer zu tragen (Abb. 183). Die deutlichste Übertragung des Holzwerks in Stein, die überhaupt nur möglich ist. Selbst in ganzen Reihen nebeneinander sind solche Baluster als Wandzierung beliebt; auch friesartig unter oder in Gesimsen gereiht (Jarrow), wie wir gleiches schon in Germigny-des-Prés fanden. Diese gedrechselten Säulen, in Jarrow und Monkwearmouth in größerer Anzahl vorhanden, stimmen in ihrem Wesen völlig mit den auch bei uns fast bis heute in jeder Verwendungsweise üblichen gedrehten Holzsäulchen, so an Stühlen, Spinnrädern u. dgl. Oft sind sie etwas bauchig, manchmal, wie bei den

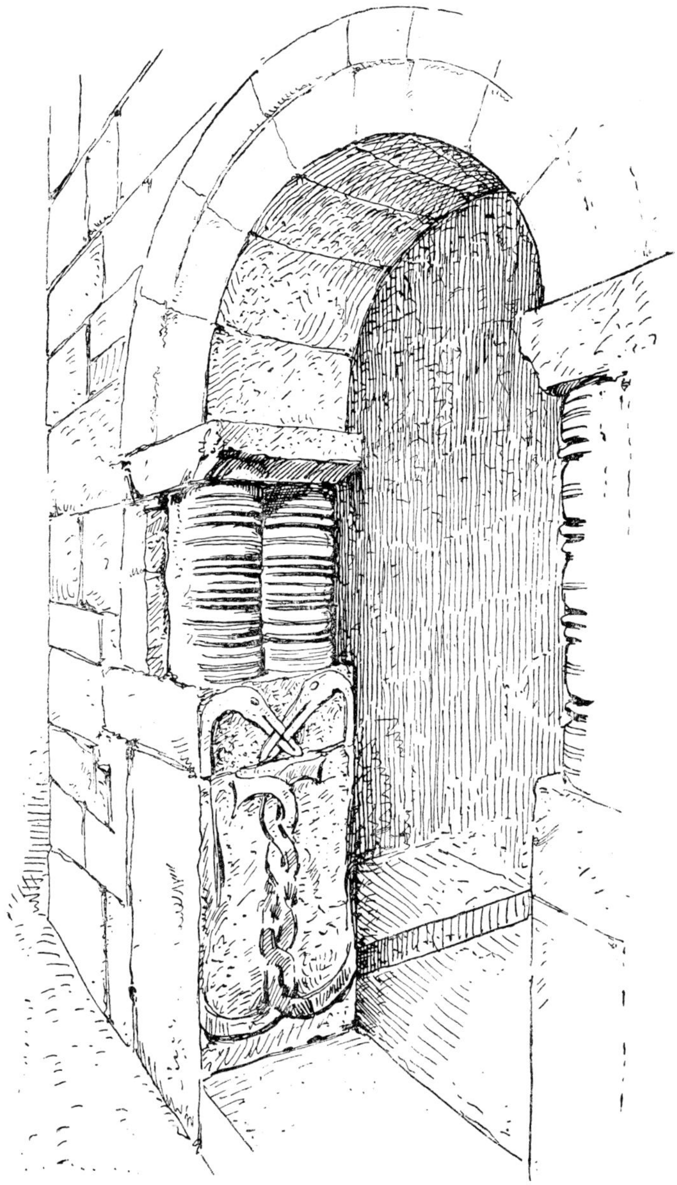

Abb. 183. Monkwearmouth. Portal.

charakteristischen Fenstersäulchen des Turmes von Earls Barton, beinahe faßförmig.

Eine andere früher schon erwähnte wohl aus ähnlichen Grundlagen hervorgehende nordische Wandgliederung ist, wie früher erwähnt, in England ebenfalls nicht selten: die Arkadenreihe oder Zwerggallerie, doch dann ganz flach, wie in Holz geschnitten. Wir fanden diese Form im norwegischen Holzbau bereits von selber gegeben; auch im Dänischen ist sie zu Hause, vielleicht aus England herübergebracht. Insbesondere als einfachste Wandgliederungen außen (Barton-on-Humber) oder innen (Dunham Magna).

Hier mag die Erwähnung der in späterer angelsächsischer Zeit auftretenden Chorbogenumrahmung einen Platz finden, wie wir solche mehrfach in stattlichster Ausbildung antreffen: Halbsäulen und Pilaster ohne ausgebildetes Kapitell den Bogen einfassend und um ihn herumgeführt, durch ein schwereres Kämpfergesims unterbrochen. In Wittering und Bosham, Clayton, Worth und an anderen Orten sind solche in starker, plastischer Ausbildung vorhanden und geben dem kräftig vortretenden Choreingang ein ganz eigenartiges Gepräge.

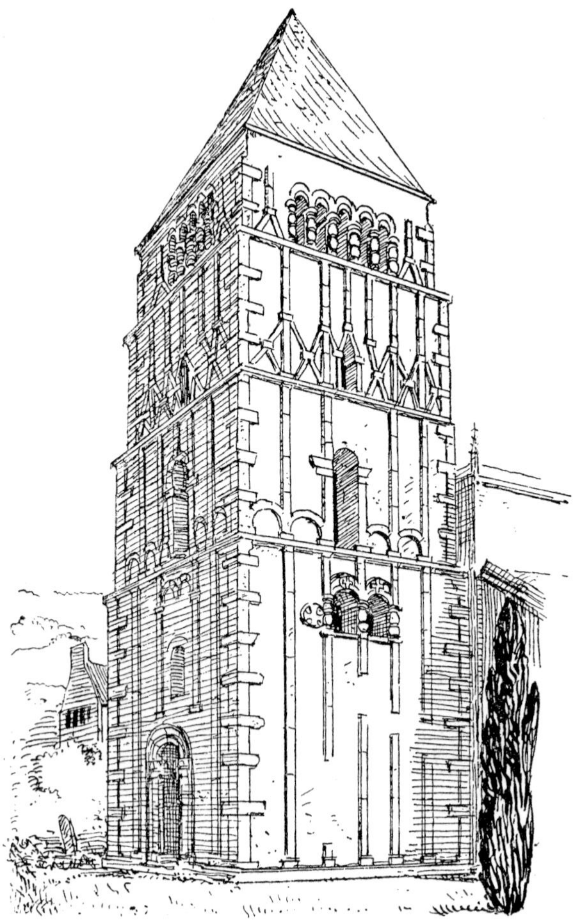

Abb. 184. Earls Barton. Turm.

Eine gar nicht zu verkennende Nachahmung von richtigem Holzfachwerk sodann sehen wir an dem schönen Turme zu Earls Barton, wo dünne Streifen vertikal die Flächen des Gebäudes durchziehen, von Zeit zu Zeit durch Bögen, aber auch durch richtige Balkenkreuze verbunden. An den Ecken Lang- und Kurzwerk (Abb. 184). Eine Erinnerung daran dürfte die äußere Gliederung des Turmes zu Barton-on-Humber sein.

Es bleibt nur noch übrig, die wichtigeren Bauwerke selber zu nennen, die heute noch aufrecht stehen. Es kommen für uns natürlich vorwiegend die in Betracht, die in der Zeit bis zur Dänennot entstanden; die späteren stehen zum Teil bereits unter dem Einflusse der karolingischen Kunst, sind also nicht mehr in gleichem Maße als originalangelsächsisch anzusehen.

Von den ältesten sei hier die Kirche in Brixworth genannt, ein Basilikenbau wohl noch des 7. Jahrhunderts, in der Spätzeit westlich mit einem Turmanbau versehen. Der Grundriß ist dadurch besonders interessant, daß die halbrunde Chorapside, mit einem engen Chorbogen sich öffnend, mit einer Verlängerung der Schenkel versehen ist, wie hierzulande üblich; daß ferner vom Mittelschiff ein besonderer quadratischer Teil vor der Apsis durch drei Bögen auf Pfeilern abgetrennt war (Fundamente noch vorhanden), wie wir ihn auch z. B. in S. Miguel de Escalada in Spanien antrafen. Der offene Dachstuhl ist jünger, doch auf einen ursprünglich vorhandenen gleicher Art deutend; die Trennungspfeiler nach den (abgebrochenen) Seitenschiffen zu sehr lang, größer als die Bogenöffnungen dazwischen. Die Bögen sind aus alten römischen (ganz dünnen) Ziegeln gemauert; der Turm öffnet sich im Oberstock mit einem dreifachen Fenster gegen das Schiff. Die zwei Balustersäulchen dieser Öffnungen ohne Kapitell und Fuß sind geschwellt, fast faßförmig. **Brixworth**

Die Verhältnisse der Kirche sind stattlicher als sonst.

Die anderen Basiliken und größeren Kirchen aus erster Zeit sind alle verschwunden; von Reculver, Ripon, Hexham und den wichtigen Kirchen zu Canterbury, meist aus Wilfrids Zeit, sind nur noch Ruinen oder Fundamente übrig.

Noch vorhanden ist dagegen die kleine Kirche zu Escomb (Durham): ein ganz schmales sehr langes Schiff mit ziemlich quadratischer Apsis, diese mit einem nur etwa 1,50 m breiten, aber beinahe 5 m hohen Chorbogen geöffnet, was einen ganz eigenen Eindruck hervorruft. Der Chorbogen ist in bekannter Art mit Lang- und Kurzwerk (Steinfachwerk) eingefaßt, hat stumpf abgeschnittenen Kämpfer von ungleicher Dicke. Die Türen an der Nordseite des Chores und Schiffes sind ähnlich mit Steinbalken und Bindern dazwischen eingefaßt und haben wagerechten Sturz; dieser ganz zimmermannsmäßig über den Gewänden ebenso ausgeklinkt, wie wir es bei langobardischen Bauten fanden (Cividale), die zwei Fenster der Südseite mit Bogen aus einem Stein nach oben verengert; die der Nordseite ebenso, doch flach abgedeckt. Südvorhalle und große Fenster sind neuere Zutaten, der offene Dachstuhl vielleicht teilweise ursprünglich; mit flachen stichbogigen Dachbalken. **Escomb**

Der ganze Bau ist in guter Quadertechnik ausgeführt.

Man schreibt ihn dem 8. Jahrhundert zu, der Zeit, wo in allen Ländern die germanische Baukunst ihre selbständigste Entwicklung fand. Ich machte schon früher darauf aufmerksam, daß die kleine Kirche zu Goldbach am Bodensee mit dieser angelsächsischen sehr viel gemein hat, nur fehlt hier die Abtrennung einer inneren Vorhalle, die übrigens einst doch bestanden haben dürfte, da das Schiff von sonst geradezu unverständlicher Länge ist.

Der Überrest der Kirche zu Monkwearmouth, bestehend im Westturm und der Südmauer des Schiffes, gehört ebenfalls hierher. Die Kirche ist sonst gänzlich umgebaut, die Länge des schmalen Schiffes war aber **Monkwearmouth** ebenfalls sehr groß. Nur der Turm zeigt noch die alte Architektur und ist von ganz besonderer Wichtigkeit durch sein schon öfters erwähntes Portal, das zu den eigensten Schöpfungen der alten Angelsachsenkunst zählen dürfte.

Der Turm ist heute fünf Stockwerke hoch, in rauhen Quadern und Bruchstein gut erbaut, wie meist ohne Spitze; vier einfache Plattengesimse teilen die Geschosse ab; die oberen sind aber bedeutend jünger (obwohl immer noch angelsächsisch), wie aus dem Vorhandensein der beiden westlichen oberen Fenster des Schiffes hervorgeht, die durch den Turmaufbau heute verdeckt sind.

Der älteste Bau stammte aus der Zeit des Bischofs Benedikt, der um 675 hier ein Kloster gründete und eine Kirche errichtete, ebenso wie die Kirche zu Jarrow. Das Kloster war bedeutend und besaß mehrere Kirchen und Kapellen; doch da die Chronik erzählt, daß Benedikt Maurer und Bauleute aus Frankreich mitbrachte, um seine Kirche nach fränkischer Art zu bauen — im Laufe eines Jahres —, wir aber nichts an ihr finden, was irgendwie fränkisch aussieht, so wird wohl ein Neubau im 8. spätestens im beginnenden 9. Jahrhundert stattgefunden haben.

Der wichtigste Teil der ursprünglichen Vorhalle, jetzt des Turmes der Kirche, ist also das Westportal (Abb. 183); einfach genug, doch hoch bedeutsam. Ein kräftiger Bogen auf zwei stumpf abgeschnittenen Kämpfern ruhend, die einfach abgeschrägt sind; diese Kämpfer ruhen jeder auf zwei freistehenden gedrehten und geringelten Balustersäulen ohne Kapitell und Fuß; der Sockel unter den Balustern springt wieder in die Kämpferflucht vor und zeigt an der inneren Fläche zu Bandornament geflochtene Schlangen, darauf zwei Vogelköpfe mit durcheinander durchgesteckten Schnäbeln. Das ist alles; doch drückt es dem Ganzen den merkwürdigsten Stempel auf. Solches germanisches Ornament wie hier fehlt freilich heute den so einfachen englischen Bauwerken sonst überall; doch wird dessen sicher einst mehr dagewesen sein. Der höchst anspruchslose Formalismus des Ganzen ist von erstaunlicher Wirkung und vereinigt sich zu einem der bezeichnendsten Werke der altgermanischen Kunst mit allen Merkzeichen ihrer Anlehnung an den Holzbau.

Reste ganz gleicher Baluster finden sich an jenen inneren Oberfenstern des Schiffes der Westwand vermauert, doch andeutend, daß diese einst ganz wie das Portal mit bogentragenden Säulchen eingefaßt waren.

In Jarrow sind ähnliche Säulchen in größerer Zahl vorhanden, sowie ein Gesimsrest in der Vorhalle, in dem kleine Baluster dicht nebeneinander als Dekoration verwandt sind.

Die folgende Zeit hat wenig bauen können, wegen der schwierigen politischen Verhältnisse; doch direkt nach der Sicherung des Reiches durch Aelfred den Großen begann ein Wiederaufblühen der alten Kunst, freilich bald durch kontinentale Einflüsse gestört. Aber einige Werke dürfen wir zu unserem Kreise doch noch rechnen, deren Entstehung vielleicht erst dieser Epoche angehört, deren Wesen aber sie als noch ganz in die ältere Kunst gehörig erweist. Andere schreiben sie allerdings überhaupt noch der älteren Zeit, dem 8. spätestens dem Beginn des 9. Jahrhunderts zu.

Vor allem das zierlichste und feinste Werk der Angelsachsenzeit: das Kirchlein zu Bradford-on-Avon (Abb. 185). Oben schon ist der kleine Bau kurz geschildert: ein rechteckiges Schiff, auf das sich der rechteckige Chor mit engem Bogen öffnet; nördlich und einst südlich je eine Vorhalle, die ins Schiff führte. Steile Dächer bedecken den gediegenen derben Quaderbau, der in einiger Höhe von einem Plattengesims umzogen wird; darunter einfache Lisenen, darüber aber ringsum eine flache Arkade oder Zwerggalerie (an der Vorhalle etwas verstümmelt), die ihm seinen be-

Bradford-on-Avon

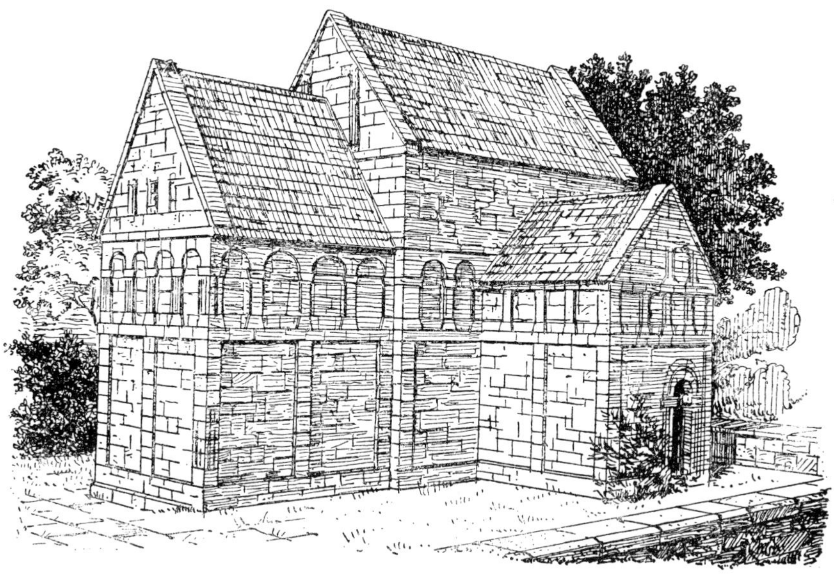

Abb. 185. Bradford-on-Avon.

sonderen Charakter verleiht. Es sind nur ganz flach eingetiefte Bögen auf Pilastern mit schräg geschnittenen Kämpfern und Füßen. Die Giebel zeigen Reste ähnlicher Pilaster, vielleicht einst Fenster umfassend; hier ist der Originalzustand entstellt.

Die Tür der Nordvorhalle sehr eng mit Rundbogen überdeckt und mit flachen Profilen eingefaßt; in der Vorhalle gen Osten ohne Zweifel einst ein Altar. Das Innere der Kirche ist hoch, etwa 8 m, und ebenso lang, aber nicht viel über 4 m breit; der Chorbogen, mit drei Rundstäben eingefaßt, wie üblich sehr eng, noch nicht 1 m weit. Das Südfenster des Chors verjüngt sich nach oben; alles ist sonst sehr einfach; über dem Chorbogen das einzige Skulpturwerk jener Zeit: zwei Engel zu beiden Seiten, Kränze tragend, in bescheidenem Flachstil etwa langobardischen Charakters; vielleicht ein Rest einer größeren Darstellung (Kreuzigung?). Der ganze kleine Bau ist dabei von einer gewissen Vollkommenheit in der Technik; ich neige mich dazu, ihn noch dem 8. Jahrhundert zuzuschreiben, da er mit spanischen Werken der gleichen Zeit die größte innere Verwandtschaft zeigt.

Spätestens ins 9. Jahrhundert rechnet man auch noch die Reste

Deerhurst der Kirche in Deerhurst, insbesondere den Turm und die Ostpartie; letztere besonders ausgezeichnet durch zwei querschiffartig angebaute Vorhallen oder Kapellen mit Oberstockwerk und einem verlängerten halbrunden Chor von Schiffbreite; der Westturm von verlängertem Grundrisse hat ein oberes Zimmer mit einem eigenartigen Doppelfenster nach dem Schiff: drei Pilaster, davon der mittlere kanelliert, schließen zwei mit Dreieck überdeckte Öffnungen ein (Abb. 60); ein Motiv, das in ähnlicher Weise in Aachen an der Westfront der Pfalzkapelle auftritt (vermutlich dort falsch restauriert).

Denselben Grundriß zeigt, doch ohne Westturm, die der folgenden

Worth angelsächsischen Zeit angehörige ganz wohl erhaltene Kirche zu Worth, wo die beiden Kapellen am Schiff aber zu einem wirklichen Kreuzschiff anwachsen, allerdings immer noch niedriger als das Hauptschiff. Der Chor ist verlängert halbrund, mit prächtigem Chorbogen von Rundstäben und Platten auf felsenähnlichem Fußwerke eingefaßt, alles in mächtigen Quadern. Außen sind die Ecken mit Lang- und Kurzwerk ausgebildet, ein Gesims umgibt das Ganze, darunter Streifen pilasterartig ebenfalls in Lang- und Kurzsteinen. Darüber im Chor halbrunde Fenster, im Schiff Doppelfenster — nördlich zwei, südlich eins — auf geschwellter Mittelsäule ohne Kopf und Fuß, nordisch knorrig; die zwei Türen auf den Seiten des Schiffes etwa 1 m weit aber 4 m hoch; echt angelsächsisch.

Breamore Hierher gehört auch Breamore mit seinem langen ebenfalls durch zwei Kapellen querschiffartig ausgestatteten Schiffe; Chor viereckig. Über der Vierung aber ein viereckiger Turmaufbau von geringer Höhe. Die Nordkapelle ist verschwunden.

Alle Ecken sind mit Lang- und Kurzwerk eingefaßt; der einfache Rundbogen der Südkapelle ruht auf stumpfen Kämpfern und trägt als Schmuck die Inschrift: HER SPUTELAD SEO GECPY DRÆDNES DE. (Hier ist dir der Bund offenbar gemacht.)

Wing Die stattliche Kirche zu Wing ist wenigstens zu nennen, das Schiff neu, doch wohl schon ursprünglich basilikal angelegt, der Chor mit Krypta noch erhalten, im Grundriß ein langgestrecktes halbes Zwölfeck bildend; außen ist dieser Teil ausnahmsweise durch Pilaster mit Rundbögen gegliedert; die Fenster sind neuer.

Boarhunt Ferner darf ich die kleine Kirche zu Boarhunt nicht übergehen, schon weil deren Grundriß mit dem der zu Goldbach am Bodensee völlig übereinstimmt; auch ganz gleiche Fensterchen wie dort nach oben verjüngt, sind vorhanden (Abb. 60), nur noch hier mit einem gewundenen Rundstab umfaßt; ferner Bosham von ähnlichem Grundriß, noch viel länger, mit stattlicher Chorbogeneinfassung nach sächsischer Art und Westturm; zuletzt Brigstock, von dem noch der Westturm mit Treppe und das Schiff erkennbar sind; bemerkenswert wegen seiner ebenfalls verjüngten Rundbogenfenster, wegen anderer mit Dreieckschluß, und wegen seines mit Streifen und Lang- und Kurzwerk eingefaßten Chorbogens.

Diese drei Kirchen können der jüngeren angelsächsischen Zeit angehören, doch ohne sich von der altgeübten Weise zu entfernen.

Aber einer sehr bedeutsamen echt germanischen baulichen Leistung der Angelsachsen, die verschiedentlich gestreift ist, müssen wir näher gedenken: ihrer Turmbauten. Unter diesen ragt als Hauptwerk der mächtige viereckige Westturm der Kirche zu Earls Barton (North.) hervor, eines der knorrigsten und kraftvollsten Eigenwerke des alten Angelsachsentums (s. Abb. 184).

Turm zu Earls Barton

Vier sich stark verjüngende (heute mit einem obersten Zinnenkranz abgeschlossene) Geschosse mit Lang- und Kurzwerk an den Ecken bilden seinen Körper. Die Flächen dieser Geschosse aber werden durch vertikale Streifen gegliedert, die über dem ersten Gesims durch Bögen, über dem zweiten durch wirkliche Steinbalkenkreuze (Andreaskreuze), über dem dritten durch Dreiecksstreben verbunden sind. Unten Doppelfenster mit Balustersäulen, darüber Rundbogen- dann Dreiecksfenster; im obersten Stock eine Galerie von fünf Fenstern auf sechs Balustern; alle Formen durchaus zimmermannsmäßig, sowohl die gedrehten Teile als die Flächengliederung, die sich als getreue Übertragung von Holzfachwerk zu erkennen gibt. Das Westportal rundbogig mit zwei Streifen eingefaßt, schwerer Kämpfer mit darauf eingegrabenen Arkaden.

Das Werk ist von völligster Selbständigkeit in seiner Masse mit zurücktretenden Oberstockwerken, wuchtig und knorrig, ein Herkules der Türme, in jeder Linie germanisch, in nichts mehr östlich; ein standard work.

Leider ist der alte obere Abschluß nicht mehr erkenntlich.

Barnack

Von ähnlichem Wesen einfacher ist der Westturm zu Barnack, vor allem dadurch bemerkenswert, daß er sich in einem mächtigen Bogen auf einem völlig „barbarischen" Kämpfergesims gegen das Schiff beherrschend öffnet, und daß seine Fenster alle im Dreieck geschlossen sind. Drei ähnliche Sitznischen sind inwendig unten in die Wände getieft.

St. Peter-at-Gowts zu Lincoln, Clapham, Bosham haben ähnliche einfachere Westtürme, alle von Kraft und Ausdruck in ihrer vierschrotigen Gestalt.

Bei ihnen allen diesen ist eine Eigentümlichkeit bemerkenswert; Türen des oberen Stockwerks der Türme (oder der Vorhalle), die in das Kirchenschiff führen. Vielleicht einst als geschützte Zufluchtsstätten durch eine Leiter von da aus zugänglich, vielleicht auch zu einem in ältester Zeit über der Decke der Kirche liegenden Dachraum führend. Diese Türen, meist mit Guckföffnung daneben, sind stets von charakteristisch sächsischer Form, oft mit Dreiecksüberdeckung versehen.

Barton-on-Humber

Eine ganz besonders merkwürdige Kirche, deren Grundrißanordnung bereits oben erwähnt ist, soll hier am Schlusse der Reihe stehen: Barton-on-Humber. An Stelle ihres Chors ist inzwischen ein langes gotisches

Schiff getreten; aber ursprünglich zeigte sie die merkwürdige Anordnung eines stattlichen Mittelturms mit zwei rechteckigen Anbauten nach Westen und Osten; der Raum im Turm diente als Schiff, der Ostraum als Chor, der westliche als Kapelle (Abb. 186). Die Eingänge waren im Norden und Süden des Turmes.

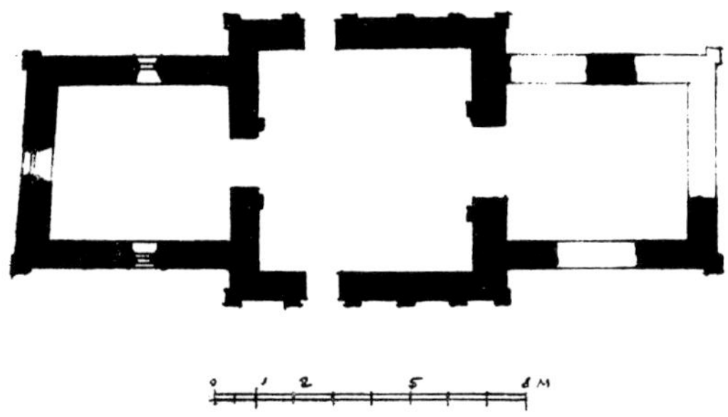

Abb. 186. Barton-on-Humber.

Dieser Grundriß ist sicherlich der merkwürdigste in seiner Zeit und findet nirgends sein Vorbild; also eine Art Zentralanlage, doch in germanischer Auffassung.

Die architektonische Ausbildung beschränkt sich auf den später um ein Geschoß erhöhten Mittelturm: dreigeschossig erhebt er sich mit Lang- und Kurzwerk an den Ecken, dazwischen Streifen, die durch Bögen verbunden sind; im folgenden Geschoß solche auf dem Bogenscheitel sitzend mit Dreiecksverbindungen, darin ein Doppel-

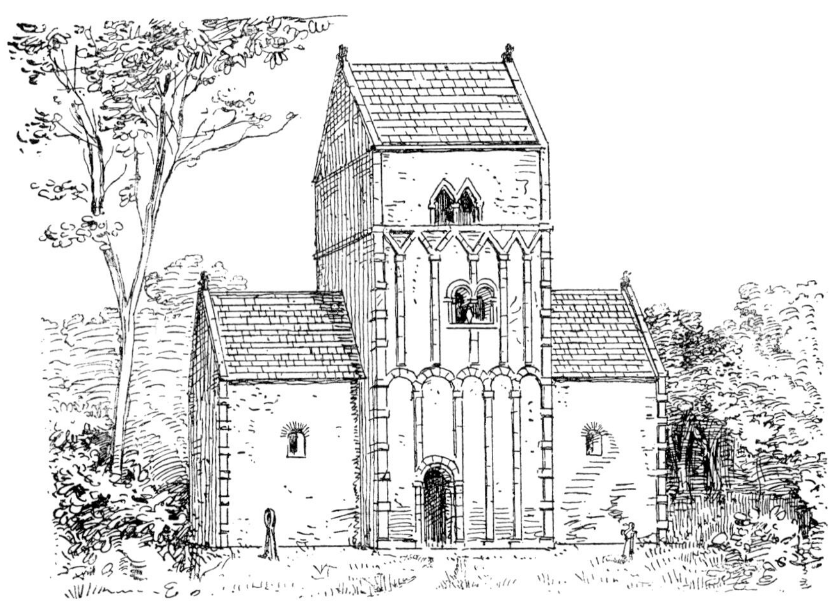

Abb. 187. Barton-on-Humber. Ursprünglicher Zustand nach Brown.

fenster mit Rundbogen auf Mittelbaluster. Das gleiche Doppelfenster im Obergeschoß hat Dreiecksschluß; ebenso die Nordtür im Turm; die Südtür Rundbogen (Abb. 187).

Wir haben hier eine äußere Erscheinung desselben Charakters wie in Earls Barton; wohl von dort beeinflußt. Doch in mancher Hinsicht graziöser; aber ebenso echt angelsächsisch, echt germanisch-zimmermannsmäßig.

Fremde Künstler vom Kontinent, neue Kunstmode, dann der Einbruch der Normannen machten dieser bescheidenen doch so eigenartigen Baukunst ein Ende. Das Mittelalter brach an. Doch gut germanisches Wesen, ursprünglicher und immer wieder hervorbrechender angelsächsischer Grundcharakter, hat neben normannischem bis heute englischer Baukunst seinen Stempel aufgedrückt.

Ein neuer Kunststrom ist heute über die europäische Welt gegangen, uns neue Zeiten und neue Schönheiten bringend. Sein Charakter aber ist germanisch, und sein erster Hervorbruch geschah von hier aus, kam aus angelsächsischem Lande.

Wenig bleibt uns zum Schlusse noch zu sagen. Die alte germanische Kunstzeit ging mit dem 9. Jahrhundert zur Rüste. Das Urland Germaniens, Deutschland und der Norden, wachten damals erst auf, nahmen noch nicht an jener ersten Blüte teil. Skandinavien

Doch ist die spätere Kunstentwicklung auch dort noch in vieler Hinsicht für uns nicht unwichtig, bleibt sie auch außerhalb der eigentlichen Kunstbetrachtung, die wir in unseren Kreis faßten.

Zuerst darf nicht übergangen werden, daß zunächst der skandinavische Norden einen unentbehrlichen praktischen heute noch greifbaren Beleg für die Möglichkeit der einstigen Existenz einer alten germanischen Holzbaukunst von Bedeutung bietet. Denn seit dem Schlusse des ersten Jahrtausends hat sich eine solche dort tatsächlich entwickelt und verhältnismäßig rein und selbständig gehalten, wenn auch nicht ganz ohne Beziehung zu dem damals herrschenden romanischen Stil.

Ich habe schon oben bei der Besprechung des Holzbaus die besondere Stellung des nordischen ausführlicher gewürdigt. Hier sei nochmals betont, daß wir zwar nicht sagen können, daß die ältesten germanischen Holzkirchen gerade so ausgesehen haben wie die norwegischen des 12. bis 14. Jahrhunderts; wohl aber, daß sie wenigstens ähnlich gewesen sein müssen, da sie genau so ganz aus Holz, aus Balken, Planken und Brettern bestanden; sie waren in ähnlicher Verteilung und Art geschnitzt und verziert, gingen genau in derselben Weise aus der Hand des germanischen Zimmerers hervor. Und von den alten Ziermotiven der Völkerwanderungszeit ist ja so manches dort lebendig geblieben in treuer Hut konservativen Volkswesens.

Der Kleinkunst der Skandinavier ist, als der des südgermanischen Landes von Anfang an aufs nächste verwandt, ebenso schon früher ausführlich gedacht.

Für unser Wissen und unsere Kenntnis der früheren und original germanischen Klein- und Großkunst bleibt es ganz unentbehrlich, daß wir die Parallelen dazu in Skandinavien suchen, daß wir unsere Lücken dort ausfüllen können, wenn nicht an Beispielen aus der ältesten, so an solchen der folgenden, der Enkelzeit.

Deutschland

Gleiches gilt denn auch in mancher Hinsicht für Deutschland selber. Auch hier ist alles längst verschwunden, was von erster germanischer Baukunst in Holz einst — wie früher belegt sicher in reichem Maße — vorhanden war.

Aber im frühesten Mittelalter mögen doch noch so manche Zeugen der ältesten Zeit am Leben gewesen sein; mag z. B. im 10. oder 11. Jahrhunderte, wo starke Städte langsam erwuchsen, noch so mancher heilige oder ehrwürdige Bau aus früheren Tagen aufrecht gestanden haben, an dessen Formen man sich damals anlehnte, gerade so, wie wir heute deren aus dem 14. oder 15. Jahrhundert noch besitzen; auch mag so manche altgeübte Zierform sich in den bildhauerischen Schmuck unserer ersten Steindome überpflanzt, kann in den ältesten Städten am Harze sich da und dort ein Stücklein frühester altdeutscher Kunst im Abbild selbst bis heute gerettet haben. Nicht weniges spricht dafür.

Wer aufmerksam den Regungen des künstlerischen Geistes im Volke folgt, findet dafür auch andere Merkzeichen. So vor allem ist es erstaunlich, mit welcher Natürlichkeit sich der bildende Kunsthandwerker ganz von selber, ihm gänzlich unbewußt, wieder auf den gleichen Pfaden findet, auf denen seine Vorfahren einst gewandert sind. Wir sprachen weiter oben von den germanischen Schlosserarbeiten des 16. und 17. Jahrhunderts und davon, daß hier die älteste germanische Kunstphantasie, wie wir sie kennen lernten, von neuem auferstehe; insbesondere in den gehauenen Beschlägen der Türen aus Blech, wo ein Gewimmel von phantastischen Tieren, Schlangen und anderen Ungeheuern erscheint, kaum enträtselbar und doch so wohl bekannt, eine Neugeburt des in Gräbern längst Bestatteten, oder in dem Gittergeflecht der deutschen Renaissance aus durchgesteckten und geschlungenen Stäben, die uns das uralte Flechtwerk der Langobarden in anderem Material neu erstehen lassen.

Wir sehen, daß im 15. bis 17. Jahrhundert in unserem Holzbau, am meisten in den allerältesten Städten, die in die Anfänge unseres alten Reiches hinaufragen, Formen und Bildungen, Profile und Konstruktionen auftreten, die sich damals ganz neu entwickelt zu haben scheinen, in Wahrheit aber uralt sind. Die deutsche Renaissance zeigt im Fachwerk eine Formenwelt, deren Ursprung uns völlig unbekannt scheint; weder ist sie aus der gotischen entsprossen, deren mageres Flächen- und Konstruktionswesen mit dem neuen nichts gemein hat, noch auch etwa dem Vorrat der italienischen nach Deutschland importierten Renaissancewelt. Nein, der deutsche Holzbau, den wir als den der Renaissance bezeichnen, ist etwas ganz anderes: er ist eine Renaissance viel älteren germanischen Holzwesens (Abb. 44, 188, Tafel XLVIII).

Bei ruhiger und gründlicher Betrachtung zwingt sich uns solche Erkenntnis immer stärker und überzeugender auf. Da ist es fast, als ob wir die Urbilder der im Süden, in Spanien und Italien, gefundenen Formen des 7. und 8. Jahrhunderts hier vor uns hätten, wenn auch dies

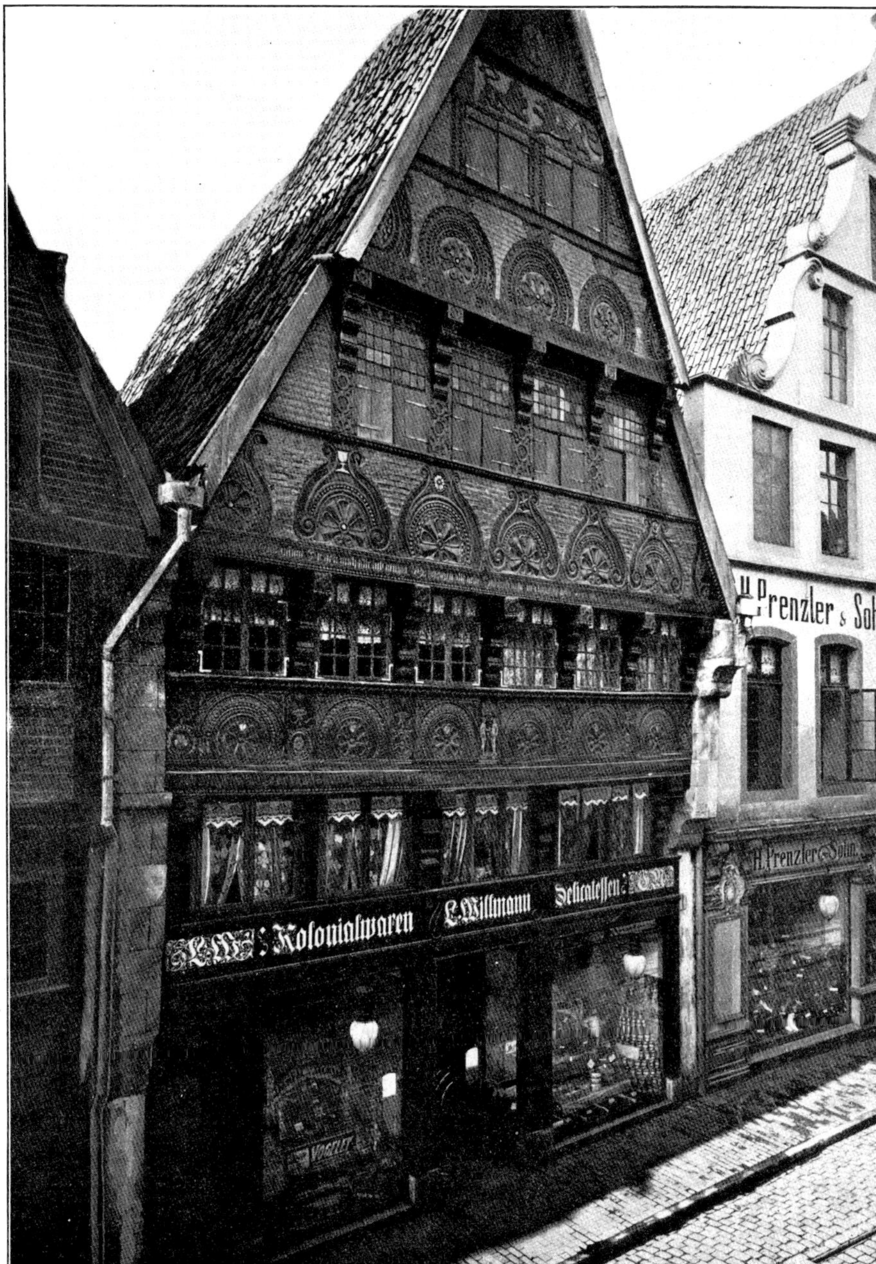

Abb. 188. Haus in Osnabrück.

Nordische um 800 Jahre jünger ist. In der Tat bietet sich hier der Schlüssel zum Verständnis jener Formen der germanischen Steinkunst im Süden und Westen. Gelegentlich des näheren Eingehens auf den nordischen Holzbau haben wir uns bereits über die Eigenart der Formen des Zimmermanns verständigt; die Profile sind in die Balkenfläche eingegrabene Kehlen und Stäbe, Nuten und Linien; nirgends vorspringende Gesimse, wie sie der Steinbau zu bilden hat. Wir finden in Halberstadt Sparrenköpfe profiliert und gekerbt, wie wir sie als Konsolen in Stein in Sevilla und Leon antrafen. Wir sehen in Hildesheim die Vorderfläche der Balkenständer geschnitzt mit eingetieften Halbsäulen und Hermen, genau wie wir solche in Merida einst vorfanden. Wir haben in Göttingen an der Vorkragung eines Holzhauses schräge Kopfbänder mit runden Scheiben am Ende, die den eigenartigen hängenden Konsolen in S. M. de Naranco ganz ungemein ähneln und uns diese erst als Holzformen erkenntlich machen.

Wir sehen die gewundenen Taustäbe und ähnliche gedrehte Bildungen als im Holzbau des Nordens seit dem 15. Jahrhundert in einem Umfange allgemein angewandt, wie wir es nur noch etwa in S. Miguel de Lino, siebenhundert Jahre früher, schauten.

Wir lernen aus den Werken so viel jüngerer Zeit, was eigentlich Holzbau und Holzformen, was die Gedankenwelt des Zimmerers überhaupt sei, wir sehen ihn mit Stemmeisen und Geißfuß sein Schnitzwerk auf glatter Holzfläche auf Grund setzen, hineinkerben und ohne Mühe genau so stilisieren, wie das die Langobarden des 8. Jahrhunderts in gleichem Sinne in Stein vollführten. Das ist nicht Zufall, ist auch nicht allein abhängig von Material, Überlieferung und Gewohnheit, das ruht auf dem viel tieferen Grunde der Stammeseigentümlichkeit, die stets zu ihren Ausgängen, stets zu gleichen künstlerischen Bildungen zurückkehrt.

Auch die nordisch-romanische Baukunst, zeitlich der ältesten Epoche noch nahegelegen, ist selbstverständlich voll von Erinnerungen aus ihr, um so mehr da, wo es sich um uralte Kulturstätten des Deutschtums handelt, wo um jene Zeit wohl noch allerlei lebendig zu sehen war, was in die Jugend unseres Volkes zurückreichte.

Es kann nicht Zufall sein, daß wir am Wormser Dom das älteste Turmideal der Germanen, die Rundtürme, in so hoher Ausbildung antreffen, noch weniger, wenn wir an einem dieser Türme Konsolendigungen eines Rundbogenfrieses finden, die ohne weiteres uns die bekannten Kopfendigungen der altgermanischen Fibeln ins Gedächtnis rufen (s. Abb. 189). Oder wenn wir an einem Portal desselben Domes in der Stadt, an die sich der älteste Sang des deutschen Volkes, das Lied von der Nibelungen Not, heftet, über einem Portal reines langobardisches Flechtwerk sehen, wörtlich genau so gebildet, wie solches aus dem 8. Jahrhundert in Norditalien.

Weltbürgertum und nationales Volkstum

Was im Volke, im Stamme einmal lebendig ist, was zu künstlerischer Verwirklichung drängt, ist ewig, unvergänglich. In nichts ist das Weltbürgertum größer, als im Verständnis und Genusse der Kunstwerke;

im Allgemeinmachen der edelsten Geistesschöpfungen aus aller Welt für alle Menschen. In nichts hat es so wenig Kraft, als in der Schaffung für die ganze Welt gleichmäßig gültiger Kunstwerke. Ein Japaner kann die fernsten Menschen entzücken, aber nur durch echt japanische Kunstwerke, aus dem Geiste und der Art seines Volkes geschaffen. Das ist die inwendige Welt, die einen Dürer und alle großen Künstler erfüllte, die hinausstrebte ins Leben, in die Wirklichkeit.

Die Größten, die ihrem Stamme fremde bildende Kunst brachten, für den Norden ein Thorwaldsen, ein Schinkel, selbst ein Semper, sie werden

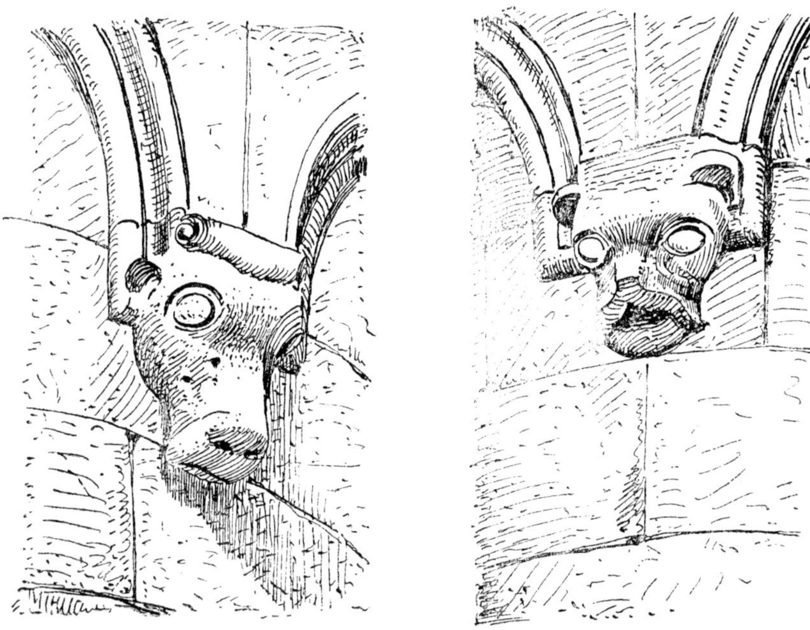

Abb. 189. Konsolen vom Wormser Dom.

langsam vergessen, sie sterben. Nur die bleiben lebendig, die ihres Stammes reine Kinder sind; sie wachsen und werden immer größer.

Welcher Künstler des Westens hat seinem Namen so rasche Berühmtheit erwachsen sehen, als der Japaner Hokusai? — Seine Werke sind in der ganzen Welt gesucht und geliebt.

Hätte der gelbe Maler in der ville lumière seine Lehrer gesucht, seine künstlerischen Ziele gefunden und sie nach Hause gebracht — wer wüßte von ihm?

Wahre und dauernde Kunst kann nur aus Stammesart und aus echt nationalem Wesen hervorfließen. Selbst Goethes des Universalmenschen wirkliche Größe und Bedeutung beruht allein in seinem ursprünglichen und gewaltigen nur universal gewordenem Deutschtum. Der Deutsche, der Germane, der in eigenem Grunde unverrückbar fest wurzelt, kann hinauf und heraus wachsen ins Allgemeine, in die ganze Welt hinein.

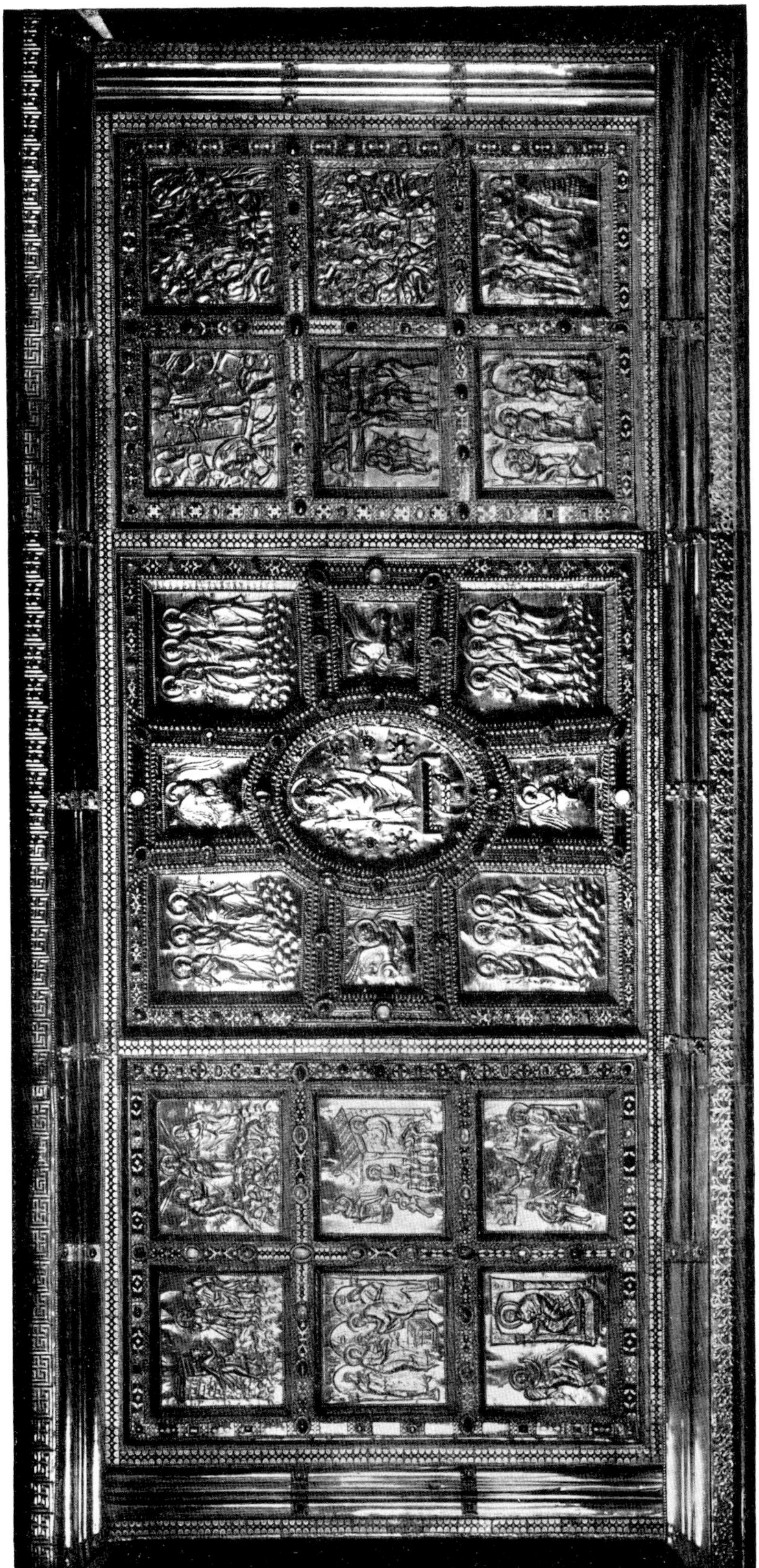

Abb. 190. Altar des Bischof Angilbert in S. Ambrogio zu Mailand. Wolvinius fec. ca. 835.

Wer diese edelsten Wurzeln abschneidet, um hinauszufliegen ins Weite, geht der Kraft für ewig verlustig, die ihn und sein Künstlertum lebendig erhielt; er fliegt in die Lüfte mit den Wolken und zergeht mit ihnen.

Darum ist es höchste Pflicht des deutschen Volkes wie aller Germanen, zuerst dem alten Stamme, der leiblichen und geistigen Heimat treu zu sein und zu bleiben, sich ihrer völlig bewußt zu werden.

Es ist ihm Pflicht, dieses Stammestum immer eifriger zu pflegen, es nicht vergehen und verwischen zu lassen; hier edelste Inzucht zu treiben.

Aber vor allem auch: sich selber kennen zu lernen, sich, sein Wesen, seinen Geist und seine Kunst; deren Grund zu begreifen und zu sichern.

Wenn Chamberlain in seinen Grundlagen des 19. Jahrhunderts das Beste des für diese Grundlagen Geleisteten und die sicherste Bürgschaft für den Wert des Künftigen in dem germanischen Wesen fand, wenn Gobineau eine Zukunft der Menschheit nur von dem sich völlig rein erhaltenden Germanentum erwartete, so waren das bedeutende Weiser genug für unseren Weg.

Vielleicht wirkt der hier gewagte Versuch, unser Volkstum in seiner ältesten greifbaren Gestalt und Betätigung auf dem Gebiete der bildenden Kunst in einigem zu erfassen und erkennen zu lernen, als ein bescheidener weiterer Beitrag in der großen Sache, zum wenigsten nach der Richtung des bitter nötigen Begreifens, daß deutsche oder germanische Kunst der Zukunft, wenn sie überhaupt sein will, bis ins tiefste national sein muß.

Überblick der wichtigen Quellen.[1]

A. Alte Literatur.

Caesar, De bello Gallico.
Strabo, Geographica.
Plinius, Historia naturalis.
Tacitus, Germania. Annales.
Priscus, In: Fragmenta historiae graecae von Müller.
Ammianus Marcellinus, Rerum gestarum libri.
Apollinaris Sidonius, Briefe. — Lobreden.
Gregor von Tours, Historia Francorum.
Venantius Fortunatus, Carmina.
Cassiodorius, Variarum Epistolarum libri XII. — Chronicon.
Procopius, Gotenkrieg. — Vandalenkrieg.
Agathias Scholasticus, Geschichte Justinians. 5 Bücher.
Socrates Scholasticus, Kirchengeschichte. 7 Bücher.
Anonymus Valesianus, De Constantino Chloro, Constantino Magno et aliis imperatoribus et regibus.
Jordanis, De Getarum sive Gotorum origine et rebus gestis.
Walahafrid Strabo, De imagine Tetrici.
Paulus Diaconus, Historia Langobardorum.
Agnellus, Liber Pontificalis.
Einhard, Vita Caroli Magni. — Annales.
Angilbertus, Carmen de Carolo Magno et Leone papa.
Ermoldus Nigellus, Carm. in honorem Hludowici.
Monachus Sangallensis, Taten Karls des Großen.
Helmold, Chronica Slavorum.
Saxo Grammaticus, Historia Daniae.
Edda.
Vulfilas, Bibel.
Annolied.
Beowulflied.
Heliand.
Nibelungenlied.

B. Neuere Literatur.

1. Geschichte und Allgemeines.

F. Dahn, Urgeschichte der germanischen und romanischen Völker. Berlin 1889ff.
Derselbe, Die Könige der Germanen. Berlin 1861ff.
Winkelmann, Geschichte der Angelsachsen. Berlin 1883.

---

[1]) Es ist davon Abstand genommen, in Anmerkungen unter dem Text auf die jedesmalige Quelle zu verweisen, um die Lesbarkeit zugunsten eines wissenschaftlicheren Anstriches nicht zu beeinträchtigen. — Die ungemein bedeutende Zahl von Sonderschriften, besonders auf dem Gebiete der Prähistorie, verbot eine allzu große Ausführlichkeit in der Aufführung dieser Titel.

C. Gurlitt, Geschichte der Kunst. Stuttgart 1902.
J. A. Graf Gobineau, Sur la diversité des races humaines. Deutsche Ausg. von C. Schemann. Stuttgart 1901.
H. St. Chamberlain, Die Grundlagen des 19. Jahrhunderts. München 1902.
L. Wisser, Germanischer Stil und deutsche Kunst. Heidelberg 1899.
Aarböger for nordisk oldkyndighet ok historie. Kopenhagen.
F. X. Kraus, Geschichte der christlichen Kunst. Freiburg i. B. 1896ff.
J. Strzygowski, Kleinasien, ein Neuland der Kunstgeschichte. Leipzig 1903.
H. Janitschek, Geschichte der deutschen Malerei. Berlin 1897.

2. Prähistorie, Ausgrabungen und Kleinkunst.

M. Hörnes, Urgeschichte der Menschheit nach dem heutigen Stande der Wissenschaft. Wien 1892.
Derselbe, Urgeschichte der bildenden Kunst in Europa. Wien 1898.
O. Montelius, Kulturgeschichte Schwedens. Leipzig 1906.
Sophus Müller, Nordische Altertumskunde. Strassburg 1889.
B. Salin, Die altgermanische Tierornamentik. Stockholm 1904.
L. Lindenschmit, Handbuch der deutschen Altertumskunde. Braunschweig 1889.
Derselbe, Die Altertümer unserer heidnischen Vorzeit. Mainz 1881ff.
Derselbe, Die vaterländischen Altertümer der fürstlich hohenzollernschen Sammlungen zu Sigmaringen. Mainz 1860.
J. W. Gröbbels, Der Reihengräberfund von Gammertingen. München 1905.
A. Henning, Der Helm von Baldenheim. Strassburg 1907.
Hampel, Altertümer des frühen Mittelalters in Ungarn. Braunschweig 1905.
Obodesco, Le trésor de Petrossa. Paris 1900.
A. Götze, Gotische Schnallen. Berlin 1907.
Barrière-Flavy, Les arts industriels des peuples barbares de la Gaule du V au VIII siècle. Paris-Toulouse 1901.
Fr. Wieser, Das langobardische Fürstengrab von Civezzano. Innsbruck 1887.
J. de Baye, La bijouterie des Gotes en Russie. Paris 1892.
La necropoli barbarica di Castel Trosino (Monumenti antichi pubblicati per cura della V. accademia dei Lyncei) XII. Mailand 1902.
P. Orsi, Di due crocette auree nel museo di Bologna. Bologna 1887.
A. de Linas, Orfèvrerie merovingienne. Paris 1864.
Derselbe, Les origines de l'orfèvrerie cloisonnée. Paris-Arras 1877—78.
Chifflet, Anastasis Childerici I Francorum regis sive thesaurus sepulchralis Tornaci Nerviorum effosus et commentario illustratus. Antwerpen 1655.
Cochet, Le tombeau de Childeric I. Paris 1859.
F. de Lasteyrie, Déscription du trésor de Guarrazar. Paris 1860.
Fr. Bock, Die Kleinodien des hl. römischen Reiches. Wien 1864.
Ed. Aubert, Trésor de l'abbaye de St. Maurice d'Agaune. Paris 1872.
Exposition de 1900, Catalogue de l'exposition rétrospective.
J. Falke, Geschichte des Deutschen Kunstgewerbes. Berlin 1887.
Kornerup, Kongehöiene i Jellinge. Kopenhagen 1875.

3. Baugeschichte und Baudenkmäler.

R. Dohme, Geschichte der Deutschen Baukunst. Berlin 1887.
Dehio und Bezold, Die kirchliche Baukunst des Abendlandes. Stuttgart 1892ff.
Stephani, Der älteste deutsche Wohnbau und seine Einrichtung. Leipzig 1902.
A. Ricci, Storia dell' architettura in Italia. Modena 1857—60.
A. Venturi, Storia dell'arte in Italia. Mailand 1905.
Holtzinger, Die altchristliche und byzantinische Baukunst. Stuttgart 1899.

Cattaneo, L'architecture en Italie du VI au XI siècle trad. p. le Monnier. Venise 1890.
O. Mothes, Die Baukunst des Mittelalters in Italien. Jena 1884.
M. G. Zimmermann, Oberitalische Plastik. Leipzig 1897.
E. A. Stückelberg, Langobardische Plastik. Zürich 1896.
F. Dartein, Etude sur l'architecture lombarde. Paris 1865—82.
G. Rivoira, Le origini dell' architettura lombarda. Mailand 1908.
De Vogüé, Syrie centrale. Paris 1865ff.
Rohault de Fleury, La messe et ses monuments. Paris 1882ff.
Hübsch, Die altchristlichen Kirchen. Karlsruhe 1863.
H. Gsell, Recherches archéologiques en Algérie. Paris 1893.
Fr. Seesselberg, Die frühmittelalterliche Kunst der germanischen Völker. Berlin 1897.
Enlart, Manuel de archéologie française. Paris 1902.
M. de Caumont, Abécédaire ou rudiment de l'archéologie. Paris 1857.
Derselbe, Bulletin monumental. Paris 1835ff.
A. v. Essenwein, Der Wohnbau. Stuttgart 1892.
Derselbe, Die Kriegsbaukunst. Stuttgart 1883.
Piper, Burgenkunde. München 1895.
Lehfeldt, Die Holzbaukunst. Berlin 1880.
Dietrichson und Munthe, Die Holzbaukunst Norwegens in Vergangenheit und Gegenwart. Berlin 1893.
L. Dietrichson, Vor Fädres Verk. Norges Kunst i Middelalderen. Kristiania 1906.
J. B. Löfler, Udsigt over Danmarks kirkebygninger fra den tidligere middelalder. Kopenhagen 1883.
Derselbe, Danske Gravstene fra middelalderen. Kopenhagen 1889.
Mohrmann und Eichwede, Germanische Frühkunst. Leipzig 1906.
G. Baldw. Brown, The arts in early England. London 1903.
Junghändel & Gurlitt, Die Baukunst Spaniens. Dresden 1890—98.
J. Caveda, Geschichte der Baukunst in Spanien, übers. v. P. Heyse. Stuttgart 1858.
Monumentos arquitectonicos de España. Madrid 1850ff.
Monumentos arquitectonicos de España. Madrid 1905ff.
J. Redondo, Iglesias primitivas de Asturias. Oviedo 1904.
J. M. Quadrado, Asturias y Leon. Barcelona 1885.
J. J. d'Ascensão Valdez, monumentos archeologicos de Chellas. Lissabon 1898.
Th. Kutschmann, Romanische Baukunst und Ornamentik. Berlin 1898.
J. Durm, Theoderichs Grabmal zu Ravenna. (In Ztschr. f. bild. Kunst 1907.)
A. Haupt, Die äußere Gestalt des Grabmals Theoderichs zu Ravenna und die germanische Kunst. (In Ztschr. für Gesch. d. Archit. I. 1. 2.)
B. Schulz, Die Ergänzung des Theoderichdenkmals und die Herkunft seiner Formen. (Ztschr. für Gesch. d. Architektur, I. 8.)
E. Knitterscheid, Die Abteikirche St. Peter zu Metz. (Im Jahrbuch der Gesellschaft f. lotringische Gesch. d. Altertumskunde IX., X. 1897—98.
C. de la Croix, Etude sommaire du Baptistère St. Jean de Poitiers. 2. éd. Poitiers 1904.
G. Rethoré, Les cryptes de Jouarre. Paris 1889.
J. N. v. Wilmowsky, Der Dom zu Trier in seinen drei Hauptperioden. Trier 1874.
J. H. Kessel u. C. Rhoen, Beschreibung und Geschichte der karolingischen Pfalz zu Aachen. (Ztschr. des Aachener Geschichtsvereins III. 1881.)
C. Rhoen, Die karolingische Pfalz zu Aachen. Aachen 1889.
Rhoen, Die Kapelle der karolingischen Pfalz zu Aachen. (Ztschr. d. Aachener Geschichtsvereins VIII. 1887.)
J. Strzygowski, Der Dom zu Aachen. Leipzig 1904.
J. Buchkremer, Das Atrium der karolingischen Pfalzkapelle zu Aachen. (Ztschr. d. Aachener Geschichtsvereins 1898.)
Derselbe, Das Grab Karls des Großen. (Ztschr. des Aachener Geschichtsvereins 1907.)
R. Adamy, Die Einhardbasilika zu Steinbach im Odenwald. Hannover 1885.
Derselbe, Die fränkische Torhalle und Klosterkirche zu Lorsch. Darmstadt 1891.

P. Clemen, Der Kaiserpalast zu Ingelheim. (Westdeutsche Zeitschrift IX. 1890.)
Prévost, La basilique de Théodulphe de Germigny-des-Prés. Orleans 1889.
Vergnaud - Romagnesi, Mémoire sur Germigny-des-Prés. Orleans 1841.
v. Dehn - Rotfelser, Die St. Michaelskirche zu Fulda. (In Mittelalterl. Baudenkmäler in Kurhessen. IV. 1866.)
W. Effmann, Die karolingisch-ottonischen Bauten zu Werden. Straßburg 1899.
G. Humann, Der Westbau des Münsters zu Essen. Essen 1890.
F. X. Kraus, Die Wandgemälde der St. Sylvesterkapelle zu Goldbach. München 1902.
Künstle & Beyerle, Die Pfarrkirche St. Peter u. Paul in der Reichenau. Freiburg 1901.
Künstle, Die Kunst des Klosters Reichenau. Freiburg 1906.
Charlier, Histoire du Duché de Valois (darin: Die Pfalz von Verberie). Paris 1764.
André Steyaert, Nouvelle histoire de Lyon et des provinces du Lyonnais-Forez-Beaujolais etc. Lyon 1895.
Gailhabaud, Denkmäler der Baukunst, herausg. v. L. Lohde.
Raguenet, Petits édifices pour l'étude des styles. Paris 1892 ff.
Dazu die verschiedenen Inventare der Kunst- und Baudenkmäler in Deutschland.

Erklärung einiger wichtiger fachlicher Ausdrücke.

Ambo: Kanzel.
Angon: fränkische Lanze mit langer dünner Spitze und kurzem Schaft.
Apsis: eckige oder halbrunde Altarnische.
Archivolte: Bogeneinfassung.
Architrav: profilierter horizontaler Steinbalken.
Baluster: kleine Geländer- oder Brüstungssäule.
Baptisterium: Taufkapelle oder Tauftempel.
Basilika: Kirche mit erhöhtem Mittelschiff und niedrigeren Seitenschiffen.
Blende: vertieftes Wandfeld.
Bogenfries: fortlaufende Bogenreihe auf Konsolen.
Brünne: Ring- oder Kettenpanzer.
Cipollin: weißlicher Marmor mit grauen Streifen.
Damaszierung: schlangenförmige Musterung der Schwertklingen, durch Schmieden erzeugt.
Diakonikon: Raum in einer Kirche für Geräte, Bücher und Gewänder, auch zu Versammlungen.
Diatretongefäß: antikes Glasgefäß mit andersfarbiger, reich durchbrochener äußerer Glashülle.
Email: Schmelz, auf Metall geschmolzenes farbiges Glas.
Grubenemail: in Vertiefungen eingeschmolzener Glasfluß.
Transluzides Email: durchscheinender oder durchsichtiger Schmelz.
Ermida: Eremitage, einsam liegende Kapelle.
Eucharistie: Hostie in der Monstranz.
Fibula: Spange mit Nadel nach Art unserer Sicherheitsnadeln.
Filigran: Verzierung aus zusammengelöteten gekerbten Gold- oder Silberdrähten, durchbrochen oder auf Edelmetall gelötet.
Franziska: fränkische Streitaxt.
Hängebrakteat: nordische große dünne Goldmünze mit Rand und Öse zum Anhängen.
Hirdstofa: nordische Königshalle aus Holz.
Immersionsbecken: Taufbecken zum Untertauchen.
Kämpfer: Gesims oder vorspringender Stein zum Tragen eines Bogens.
Kanellierung: Verzierung einer Fläche mit längslaufenden Hohlkehlen.
Kassetten: eckige vertiefte Felder.
Kerbschnitt (Kristallschnitt): mit dem Messer in Holz eingekerbte Verzierung von kristallinischen Formen.
Kopfband: schräge Strebe am Kopfe einer hölzernen Säule.
Kyma (Kymation): mit Blattreihe geziertes griechisches Wellenprofil.
Martyrion: Kirche von zentralem Grundrisse oberhalb eines Märtyrergrabes.
Narthex: geräumiger Vorraum einer Kirche.
Niello: Verzierungen aus schwarzem Schwefelsilber, in weißes Silber eingeschmolzen (Tula).

Opus reticulatum: netzförmiges Mauerwerk aus quadratischen übereckstehenden kleinen Steinen.

Opus spicatum: Schichtenmauerwerk aus schrägstehenden Steinen, fischgrätenartig angeordnet.

Oratorium: Betkapelle.

Pendentifs: dreieckige Gewölbeflächen zur Überleitung eines unteren eckigen Raumes in die Rundung einer Kuppel.

Petit appareil: fränkisches sehr regelmäßiges Mauerwerk in horizontalen Schichten aus kleinen ziemlich quadratischen Steinen.

Prothesis: Nebenraum einer Kirche für Darbringung und Zubereitung der Abendmahlsgaben.

Reliquiar: zur Aufnahme einer Reliquie bestimmter Behälter.

Risalit: Vorsprung.

Sax: Messer.

Sattelholz: kurzer Holzbalken quer über einer hölzernen Säule.

Skramasax: einschneidiges Kurzschwert.

Spatha: Langschwert.

Stampfmauerwerk: aus Mörtel mit Steinbrocken (Beton) gestampftes Mauerwerk.

Sturz: steinerner Überlagsbalken eines Fensters oder einer Türe.

Svastika: vierarmiges Hakenkreuz.

Tauschierung: Verzierungen aus Silber oder- Goldstreifen auf schwarzen Eisengrund aufgehämmert.

Triskele: Dreibein, dreiarmiges Hakenkreuz.

Tympanon: halbrundes tiefer liegendes Feld über einer Tür, von einem Bogen umfaßt.

Vierung: Kreuzung des Mittel- und Querschilfes einer Kirche.

Walm: Abstutzung eines Dachgiebels.

Zellenglas: farbige, meist rote Glasstücke oder Edelsteine, in goldene Zellen eingelegt, die durch in Mustern aufgelötete Stege gebildet sind.

Ziborium: Altarüberbau auf Säulen.

Namenregister.

A. = Asturier. Ang. = Angelsachse. B. = Burgunde. D. = Deutscher. F. = Franke. H. = Hunne. L. = Langobarde. N. = Norweger. O. = Ostgote. V. = Vandale. W. = Westgote.

Ortsregister.

K. = Kirche. Kl. = Kloster. Mus. = Museum.